*Karl Bürklen*

# Blinden Psychologie

Verlag
der
Wissenschaften

Karl Bürklen

**Blinden Psychologie**

ISBN/EAN: 9783957004949

Auflage: 1

Erscheinungsjahr: 2015

Erscheinungsort: Norderstedt, Deutschland

Hergestellt in Europa, USA, Kanada, Australien, Japan
Verlag der Wissenschaften in Hansebooks GmbH, Norderstedt

# BLINDEN-
# PSYCHOLOGIE

VON

## PROF. DR. KARL BÜRKLEN

DIREKTOR DER N. Ö. LANDES - BLINDENANSTALT
IN PURKERSDORF BEI WIEN

MIT 3 TAFELN

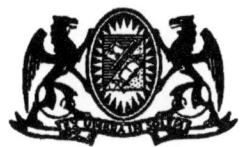

1 9 2 4

LEIPZIG    VERLAG VON JOHANN AMBROSIUS BARTH

# Vorwort.

Das Studium unserer Blindenliteratur machte mir, wie wohl jedem, der sich bisher auf diesem Gebiete zurecht zu finden versuchte, den Mangel eines grundlegenden Werkes über die Eigenart des Blindheitszustandes augenfällig. Forscher und Fachkollegen — von letzteren besonders diejenigen, welche sich für den Blindenunterricht erst vorzubereiten hatten — konnten bei Anfragen um einschlägige Werke nur auf verstreute und kaum zugängliche Teilarbeiten verwiesen werden. Der Wunsch nach einer zusammenfassenden Bearbeitung dieses Stoffes in Form einer „Blindenpsychologie" kam bereits vor vielen Jahrzehnten zum Ausdruck, ohne daß er seither von irgend einer Seite zur Erfüllung gebracht worden wäre.

Neben diesen äußeren Umständen führten mich die von mir an Blinden angestellten psychologischen Untersuchungen und meine Berufung als Dozent an die n.-ö. Landes-Lehrerakademie in Wien zu einer Ordnung und Bearbeitung der Materie. Das Ergebnis einer jahrelangen Sichtung und Verarbeitung ist vorliegendes Buch, dessen „Einleitung" Ziel und Zweck desselben näher darlegt.

Ich widme das Werk in Dankbarkeit der Bildungsstätte blinder Kinder, an der ich das Glück genoß, für unsere Gesichtslosen tätig zu sein und den Segen einer solchen Arbeit kennenzulernen Gelegenheit hatte; ich widme es allen gegenwärtigen und kommenden Fachkollegen, die den gleichen Weg wissenschaftlicher Forschung zur Grundlegung unserer Blindenbildung zu gehen trachten; ich widme es unseren Blinden als Hilfsmittel zur eigenen Erkenntnis und zur Linderung ihres harten Loses; ich widme es unserem deutschen Volke, in dessen Gliederung auch für unsere Blinden Raum geschaffen werden muß; ich widme es aber vor allem unserer deutschen Wissenschaft, die niemals müde wurde, auch für die Lichtlosen die Fackel der Erleuchtung flammen zu lassen!

Purkersdorf bei Wien, im Juli 1924.

Karl Bürklen.

# Inhaltsverzeichnis.

## Tafelhinweis.

# Einleitung.

Kein Fach der Psychologie und Pädagogik ist bisher wissenschaftlich so wenig beleuchtet und erhellt worden wie das die Blindheit umfassende Spezialgebiet. Jahrhundertalte Vorurteile, Ansichten und Meinungen, deren Quellen überhaupt nicht aufzuspüren sind, sind auch heute noch über die Blindheit gang und gäbe. Die nun ein Jahrhundert alte Blindenpädagogik hat durch intensive Beobachtung Blinder wenigstens zum Teil zu einer besseren Erkenntnis geführt und mit den gröbsten Vorurteilen aufgeräumt, aber über die Arbeit des Schuttwegräumens auf dem Wege zur Erkenntnis ist man kaum hinausgelangt. Leider haben sich bisher nur wenige Männer mit der Begründung einer wissenschaftlichen Erforschung des Seelen- und Sinnenlebens Blinder befaßt, und der Versuch einer Zusammenfassung der spärlichen Teilarbeiten und deren Ausgestaltung zu einer „Blindenpsychologie" wurde trotz eines vor einem halben Jahrhundert auf eine derartige Arbeit ausgesetzten Preises nicht gemacht.

Waren für dieses Unterbleiben einerseits die Schwierigkeiten in der Zusammentragung und Sichtung der literarischen Vorarbeiten maßgebend, so anderseits die auch von Fachleuten vielfach geäußerte Ansicht, daß es eine besondere „Blindenpsychologie" nicht gebe, noch geben könne. Es erscheint daher vor allem notwendig, erst die Frage zu beantworten, mit welchem Rechte wir diese Bezeichnung gebrauchen, und inwieweit der Blinde Gegenstand eines besonderen Zweiges der Psychologie sein kann.

Das Gebrechen der Blindheit bringt ohne Zweifel eine wesentliche Beschränkung des Auffassungsvermögens mit sich. Nach dem Satze: „Was nicht in unseren Sinnen war, ist auch nicht in unserer Vorstellung" läßt sich von vornherein annehmen, daß diese Beschränkung einen bedeutenden Einfluß nicht nur auf die körperliche Entwicklung, sondern auch auf das Sinnes- und Geistesleben nimmt. Am deutlichsten tritt diese Erscheinung bei Spätererblindeten zutage, indem diese Einengung ziemlich unvermittelt erfolgt. Hören wir hierüber einen solchen Unglücklichen (E. Haun: Jugenderinnerungen), dessen Augenlicht im eindrucksfähigsten Knabenalter erlosch.

„Der Tag (an welchem er zum Bewußtsein seiner Blindheit kam) bildete einen Wendepunkt in meinem Leben. Darum ist er mir auch so deutlich, so unauslöschlich im Gedächtnis geblieben. An diesem Tage trat ich aus der Welt der sehenden Menschen heraus. Noch trat ich nicht in die Welt der Blinden, aber ich näherte mich ihr unbewußt. Ich trat ein in die Welt, die meine eigene große Welt werden sollte: in die Welt, die ich mir selbst erschuf, in die Welt meiner Phantasie. Noch nicht klar, erst ahnend, dumpf erkannte ich, daß ich hier in der Welt der eckigen Wirklichkeiten nicht mein eigenstes Reich haben würde. So erschuf ich in mir — ich weiß nicht, war es mein eigenstes Produkt? — eine neue, noch ganz enge kleine Welt; eine Welt, in der ich mich nicht an den Bäumen stoßen, nicht in ein Loch stürzen konnte; die Welt meiner eigenen Gedanken und Empfindungen. Ein stilles, noch ganz winzig enges Glück war in mir erkeimt, das Bewußtsein nämlich: Du bist dein eigen Haus! Du hast deinen eigenen Boden, auf dem du hausen magst in Frieden, aus dem dich niemand in der weiten Welt je verdrängen kann."

In überaus zarter Weise finden wir dieselbe Erkenntnis in folgenden Versen („Der Erblindende" von Erika Rheinsch) wiedergegeben:

> „Kühler wird es, wo ich wohne,
> Dämmeriger nah und fern,
> Aus der Himmelsstrahlenkrone
> Fehlt schon mancher schöne Stern.
> Tiefer fußen Tal und Grüfte,
> Zauberhafter rauscht der Hain,
> Und mit süßerem Gedüfte
> Schließt sein volles Laub mich ein.
> Magst du, bunte Welt, verblassen!
> Aus dem feurigen Gewühl
> Kehr' ich schauernd und gelassen
> In mein innerstes Gefühl."

Dem Sehenden, der von dem Unglück der Blindheit befallen wird, kommt es also klar zum Bewußtsein, daß er durch sein Gebrechen in eine andere Welt tritt, daß mit dem Gebrechen vielfache Hemmungen, aber auch Förderungen verbunden sind. Die mit der Blindheit verbundene Einengung in der Tatsachenwelt der Sehenden drängt ihn naturnotwendig in eine bestimmte Geistes- und Gefühlsrichtung, sein Denken und Fühlen, seine Neigungen und Leistungen werden durch das Gebrechen beeinflußt und gewandelt.

Viel deutlicher als beim Spätererblindeten prägen sich die Folgeerscheinungen des Gebrechens natürlich bei den Jugendblinden aus, bei jenen Menschen, die bereits bei der Geburt oder im frühesten Kindesalter das Augenlicht einbüßten. Bei ihnen treten frühzeitig jene Verhältnisse auf, welche in verstärktem Maße teils hemmend, teils fördernd auf das Innenleben einwirken. Es entwickeln sich daher bei ihnen Besonderheiten, welche der Durchschnitt der Sehenden nicht im gleichen Maße zeigt, und es läßt sich wohl denken, daß durch das ausschließliche Zusammenleben von Blinden ohne Umgang mit den Sehenden wohl eine besondere Art von Menschen entstehen könnte.

Nun ist aber infolge der geringen Zahl der Blinden die Abschließung der Blinden von der Welt der Sehenden keineswegs eine vollständige, so daß ihr Entwicklungsgang durch jenen der Sehenden stets beeinflußt bleibt und niemals zu jener Eigenart führen kann, wie sie sich bei einer vollkommenen Absonderung ergeben müßte. Immerhin bleibt aber noch eine Summe von Unterschieden bestehen, und es ist nun die Frage, ob diese sich so weit verdichten, daß der Blinde als Typus erfaßt werden kann.

Zu jenen Zeiten, in welchen eine erziehliche Einwirkung der Sehenden auf die Blinden noch fehlte, und wo man den Blinden einfach sich selbst überließ, blieb seine Entwicklung durch das Gebrechen ganz besonders beeinflußt, und diese Blinden zeigten solche typische Eigenheiten, daß man sich aus diesen Einzelzügen auch heute noch ganz gut das Bild des Blinden der alten Zeit zusammenzusetzen vermag. Wir finden es in Sprichwörtern und Redensarten des Volkes verewigt, das den Blinden hauptsächlich nur als unglücklichen hilfsbedürftigen Menschen, zum größten Teil als Bettler kennen lernte. Im Volksmunde erscheinen die Gesichtslosen schon frühzeitig als eine besondere Klasse von Menschen, zu der sie vor allem durch ihre Hilflosigkeit in der Orientierung, durch die Beschränkung in ihrer Auffassung und in ihren Leistungen sowie durch eine Anzahl seelischer Eigenheiten gestempelt wurden.

Nachdem in Einzelfällen der Nachweis der Bildungsfähigkeit der Blinden erbracht worden war, wandelte sich, während das Urteil der Menge immer noch das gleiche blieb, wenigstens im engeren Kreise die Anschauung über den Zustand der Blindheit, indem immer mehr der gebildete Blinde in den Vordergrund des Interesses trat. Diesen Typus des gebildeten Blinden finden wir zum erstenmal durch den Philosophen Diderot in seinem „Brief über die Blinden" (1749)[1] aus eigener Anschauung geschildert. In dem „Blinden von Puisaux" finden wir einen gesichtslosen Menschen, dem es unter Anleitung der Sehenden und durch eigene Willenskraft wenigstens teilweise gelungen

---

[1] Siehe hier wie auch bei weiteren Autoren das Literaturverzeichnis.

war, aus den engen Schranken, mit welchen ihn das Gebrechen umgab, herauszutreten, Tastgefühl und Gehör sich in weitgehender Weise dienstbar zu machen und sich verschiedene Kenntnisse und Fertigkeiten anzueignen. Die von ihm erlangten Vorstellungen waren jedoch unklar und mangelhaft, seine Urteilskraft blieb eine beschränkte, und seine Anschauungen über Empfindungen und die Sittengesetze der Sehenden zeigten sich von jenen der Sehenden verschieden. Er selbst erkannte die überragenden Entwicklungs- und Leistungsmöglichkeiten der Sehenden, wollte jedoch die eigene Entwicklung in anderer Richtung als diese suchen.

Wenn sich auch in der Folgezeit eine immer größere Angleichungsmöglichkeit der Blinden an die Sehenden durch die einsetzende und sich langsam ausgestaltende Blindenbildung ergab, so ließ sich die Eigenart der Blinden wohl teilweise verwischen, aber niemals ganz aufheben, und sie besteht vor allem bei den Jugendblinden auch heute noch in größerem oder geringerem Maße. Abhängig ist die bei Blinden vorhandene Besonderheit von seiner Veranlagung und Anpassungsfähigkeit, von der auf ihn wirkenden Erziehung, von der eigenen Erkenntnis seiner Lage und seinem Willen. Die Blindenbildung war bisher bestrebt, den Gesichtslosen aus der durch sein Gebrechen bedingten Absonderung zu befreien und ihn der Welt der Sehenden, in der er leben muß und wirken soll, soweit als nur möglich nahe zu bringen. Bei den meisten Blinden sind die Einflüsse einer derartigen Erziehung auch wirksam, und sie entfernen sich immer mehr vom Typus des eigentlichen Blinden. Restlos kann aber eine solche Angleichung niemals gelingen. Dazu sind eben die Folgeerscheinungen des Gebrechens zu groß, und immer wieder von neuem wirksam. Mehrfach haben auch schon Blinde das Wesen ihrer Eigenart zu erkennen versucht und tatsächlich erkannt und nach einer Entwicklung ihrer Persönlichkeit lediglich als Blinde verlangt, ein sicheres Zeichen, daß eine solche Eigenart im Blinden selbst besteht. Vor allem sind es Jugendblinde — aber auch Spätererblindete, welche, von der Erkenntnis geleitet, es niemals dem Sehenden gleichtun zu können, unter Ablehnung der Angleichung die wenn auch einseitige und von der Entwicklung der Sehenden verschiedene Auswirkung der ihnen verbliebenen Kräfte anstreben. Ein anderer Teil der Blinden nimmt einen entgegengesetzten Standpunkt ein.

Hören wir Vertreter beider Richtungen. Es sind dies akademisch gebildete Blinde der Gegenwart, die auf Grund ihrer Selbstbeobachtung sowie vielseitiger Erfahrungen an Schicksalsgenossen einen Gesamtüberblick über die Eigenart der Blindenpsychologie zu geben versuchen. Für Dr. Cohn (1917) gipfelt die ganze Blindenpsychologie darin, in welchem Umfange und bis zu welchem Grade es dem Blinden möglich wird, sich für das fehlende Auge Ersatz zu schaffen und so sein Innenleben zu bilden und ein seelisches Gleichgewicht herzustellen, das durch die Blindheit stark erschüttert wird. „Zunächst ist es der Tastsinn, der durch eine besondere Schulung und Übung sich die Fähigkeit erwirbt, optische Eindrücke in Tasteindrücke umzuwandeln und das Geschaute dem Gehirn als plastisches Bild zu vermitteln. Der Anschauungsunterricht, der durch den Handfertigkeits- und Modellierunterricht eine notwendige Ergänzung erfährt, führt das blinde Kind dann weiter in die Welt der Objekte ein. Es ist wunderbar, wie weit dadurch das Vorstellungsvermögen in richtiger Weise gebildet wird." Mit Hilfe des Tastsinnes kann sich der Blinde alles nahe bringen, was räumlich darstellbar ist. Als zweites Ersatzmoment kommt das Gehör in Betracht. Auch der Geruch leistet dem Blinden unterstützende Dienste.

„Von unwesentlichen Einschränkungen abgesehen, hat der Blinde die Möglichkeit und auch die Fähigkeit, das fehlende Auge bis zu einem Grade zu ersetzen, daß er sagen kann, ihm fehle nichts, als die absolute unbeschränkte Bewegungsfreiheit. Sein gut gebildetes Vorstellungsvermögen vermittelt ihm das ihn umgebende Leben in richtigen Bildern, und sein lebhaft arbeitender Geist, der sich absolut nicht ins Dunkle gebannt fühlt, führt ihn mitten in die Welt der Sehenden. Es gibt nur wenig Blinde, die ihre Blindheit beklagen und sich sehend wünschen."

Ein völlig anderes Bild des Blindheitszustandes entwirft uns Dr. Steinberg (1917), indem er ausführt:

„Der Blinde ist nun einmal ein besonderer Typus. Das Auge ist das wichtigste Organ für die Erfassung der äußeren Welt und, da Wahrnehmungen auch in die komplexesten psychischen Bildungen als Elemente eingehen, zugleich von ausschlaggebender Bedeutung für das gesamte Seelenleben. Sein Einfluß erstreckt sich bis auf rein intellektuelle Leistungen; denn jeder Gedanke muß ausdrückbar sein, so daß wir zugleich mit ihm die Möglichkeit seiner sprachlichen Formulierung setzen. Das sinnliche Substrat der Sprache aber, das mindestens bis zu einer gewissen Stufe der geistigen Entwicklung Träger des Verständnisses ist, besteht ganz überwiegend aus optischen Vorstellungen. Zahllose Vorgänge der verschiedensten Art sind nur durch das Auge wahrnehmbar und können darum den Willen des Blinden nicht anregen und bestimmen. Raumformen und Farbenkomplexe, die ihre Besonderheit zu Trägern ästhetischer Werte macht, können nur durch das Sehorgan unser Gefühlsleben bereichern; und selbst die Beziehungen von Mensch zu Mensch sind in gewissem Grade von ihm abhängig: nur wer das

schmerzliche Zucken um den Mund des still Trauernden sieht, kann
trösten, nur das Auge berichtet uns von dem freundlichen Lächeln, das
uns willkommen heißt. Die Blindheit hat nach alledem einen Ausfall
so mannigfacher und wertvoller Anregungen für das gesamte Seelenleben zur Folge, daß man sich fragt, ob sie dem Unglücklichen überhaupt die Möglichkeit läßt, sich zu einer Persönlichkeit heranzubilden.
Solange man glaubt, sie durch die Mängel, die sie bedingt, erschöpfend
charakterisieren zu können, wird man ihr aber nicht gerecht. Denn dank
der Plastizität des Seelenlebens begründen Ausfallserscheinungen nicht
nur Mängel, sondern auch Abwandlungen des Verbliebenen. Diese Um-
bildungen machen die positiven Faktoren in der seelischen Besonderheit
des Blinden aus. Vor allem gilt es, um eine Entwicklung überhaupt zu
ermöglichen, Ersatz zu schaffen für die zahllosen fehlenden Anregungen
und die von außen kommenden Bereicherungen. Dazu bedarf es einer
andersartigen Einstellung gegenüber der Sinnestätigkeit. Es wird als
selbstverständlich erwähnt und doch in seiner Bedeutung meist nicht genügend gewürdigt, daß sich der Blinde mit großer Intensität den Empfindungsdaten zuwendet, die ihm seine verbliebenen Sinne vermitteln.
Sie bilden die Grundlagen seines Seelenlebens, und nur weil der Sehende
ihrer meist wenig bedarf und sie darum auch nicht voll ausnutzt, kann
er sich schwer einen Begriff von ihrem Reichtum machen. Er ist durchaus groß genug, um das sinnliche Substrat abgeben zu können, das für
die Gestaltung eines mannigfach gegliederten Innenlebens unentbehrlich
ist. Seine intensive Einstellung auf taktile und akustische Empfindungsdaten lehrt den Blinden, sie in ihrer gegenständlichen Bedeutung besser
zu erfassen und ermöglicht ihm darum Leistungen, die der Sehende wohl
nicht grundsätzlich, doch meist tatsächlich nicht vollbringen kann. Ihre
rein psychische Bedingtheit verbietet uns, sie als Geschenk der reuigen
Natur aufzufassen, sondern läßt sie uns als Ergebnis seelischer Arbeit
erkennen und macht zugleich verständlich, wie sich die Späterblindeten
in ihre neue Welt einleben können. Der Blinde, dies folgt unabweisbar
aus unseren Erwägungen, ist ein besonderer Typus: Einmal, weil ihm
die für das Seelenleben des normalen Menschen grundlegenden Wahrnehmungen fehlen, alsdann, weil die durch die verbliebenen Sinne vermittelten, gänzlich andersartigen Eindrücke für seine elementaren
Innenzustände und somit für die Gestaltung seiner Persönlichkeit die
gleiche Bedeutung gewinnen, die sonst den optischen Vorstellungen zukommt."
     Die Nebeneinanderstellung der beiden Schilderungen ist dadurch
von besonderem Interesse, daß der eine Blinde die Kluft, die zwischen
dem Gesichtslosen und dem Sehenden besteht, möglichst zu verringern
strebt, während der andere mit vollem Bewußtsein die vorhandenen

Verschiedenheiten betont und die Entwicklung einer besonderen, dem Erleben des Blinden angemessenen Persönlichkeitsform fordert. Der bekannte Psychologe Prof. Stern (Hamburg) sagt hierzu: „Mir scheint, daß dieser Gegensatz selbst psychologischer Natur ist; vermutlich gehören die beiden Blinden verschiedenen Typen an, die beide in der Blindenwelt zahlreiche Vertreter haben."

Das Endergebnis unserer Betrachtung geht nun wohl dahin, den Blinden gegenüber dem Normalsinnigen als anders gearteten Menschen anzusehen. Nicht nur die allgemeine Anschauung, sondern auch ein tieferes Eindringen in den Blindheitszustand und die Beobachtung Blinder an sich selbst sprechen dafür. Diese Tatsache bleibt auch bestehen, wenn es nicht gelingen kann, den vollkommen reinen Typus des Blinden festzustellen, welcher sich nur in einer abgeschlossenen Welt Blindgeborener entwickeln könnte. Solange die Blinden in die Welt der Sehenden hineingeboren und erzogen werden, wird diese reine Spezies niemals vollständig in Erscheinung treten, so sehr dies auch für die Forschung erwünscht wäre. Man hat also in dieser Hinsicht nur mit Abstufungen zu rechnen. Der Begriff der Blindheit ist ja ein äußerst dehnbarer, denn es gibt außer den vollständig Lichtlosen eine Reihe von Menschen, die geringe oder noch größere Sehreste aufweisen und trotzdem als Blinde bezeichnet werden müssen, weil sie sich ohne Führung nicht zu bewegen vermögen oder bei freier Orientierung zur Erlernung praktischer Berufe der Sehenden nicht unter den gleichen Bedingungen wie diese fähig sind. Weiter kommen zu den von Geburt oder von frühester Kindheit an Blinden Spätererblindete aller Altersstufen. Die Eigenart wird bei solchen, welche von Geburt oder sehr früh und dazu vollständig erblindeten, natürlich deutlicher hervortreten als bei allen anderen, und nur diese Blinden können uns das Durchschnittsbild als Typus liefern.

Ähnlich wie bei den Blinden selbst waren die Ansichten über die Eigenartigkeit des Blindheitszustandes auch bei den Blindenpädagogen geteilt. Während einzelne davon die Aufstellung einer besonderen Blindenpsychologie direkt von der Hand wiesen und als überflüssig erklärten, verhielt sich der größere Teil abwartend, bis sich besonders durch die Arbeiten von S. Heller die entgegengesetzte Anschauung Bahn brach. Heute ist es wohl keine Frage mehr, die Blindenerziehung und den Blindenunterricht auf psychologische Grundlagen aufzubauen, die wieder nur auf dem Gebiete einer besonderen „Blindenpsychologie" gewonnen werden können.

Mit der Feststellung weitgehender Besonderheiten der Blinden ist auch die Berechtigung erwiesen, von einer Psychologie des Blinden zu reden und an deren Begründung und Ausgestaltung heranzutreten. Sie findet in dem blinden Kinde wie an dem erwachsenen Blinden einen höchst interessanten und dankbaren Gegenstand der Forschung.

Die Bedeutung der Blindenpsychologie für die Erziehung und den Unterricht der Gesichtslosen wird vor allem dem Erzieher klar, und der gewissenhafte Pädagoge empfindet es schmerzlich, daß ihm die bisherige Erfahrung über das Sinnen- und Geistesleben Blinder so wenig zu bieten vermag und er zum größten Teil nur auf seine eigenen Beobachtungen angewiesen ist. Dadurch fehlt auch noch der Boden für eine klar sehende und zielbewußte Blindenerziehung. Zur Begründung und Ausgestaltung einer modernen Blindenpädagogik und Methodik erscheint daher die psychologische Forschung als unerläßliche Grundlage, denn auf den verschiedensten Einzelgebieten werden durch die Blindenpsychologie Aufschlüsse gegeben werden, die auf keinem anderen Wege erzielbar sind.

Über die Aufgabe, welche die Blindenpsychologie darin hat, die Stellung des Blinden in der sozialen Gesellschaft zu sichern, äußert sich der später erblindete Dr. Gerhardt (1918) folgendermaßen:

„Die psychologische Forschung ist vor allem anderen dazu berufen, den Blinden von dem sozialen Isolierschemel herunterzuholen und ihn der Gesamtheit einzugliedern, in die er gehört und in der allein er sich zum eigenen Vorteil und dem seiner Umgebung voll zu entfalten vermag. Ein ernstes Streben in dieser Richtung wird ohne Zweifel zu hochinteressanten und wichtigen Endergebnissen führen, die eine wertvolle Ergänzung des bisherigen Wissens vom Seelenleben des Menschen überhaupt darstellen."

Sind Bedeutung und Notwendigkeit der „Blindenpsychologie" klar, so heißt es noch kurz den Weg anzugeben, welchen dieselbe zu gehen hat. Grundlage und Ausgangspunkt für eine Psychologie der gesichtslosen Menschen kann nur die allgemeine Psychologie, also die des normalen Menschen sein. Ohne die Vorarbeiten derselben wäre die wissenschaftliche Erforschung der Blindenseele wohl ein eitles Beginnen. Zum Glück sind aber durch die Ergebnisse der Psychologie des Vollsinnigen so viele Anknüpfungspunkte gegeben, daß durch die Beziehungen auf dieselben die Arbeit der Blindenpsychologie wenigstens teilweise erleichtert ist. Indem wir den vollsinnigen Menschen als Vergleichsobjekt stets im Auge behalten, werden wir uns auch vor der Einseitigkeit der landläufigen Anschauung und Beurteilung des Blindheitszustandes bewahren und dem Vorwurf begegnen, der aus folgenden Sätzen einer Blindgeborenen der Gegenwart (Schmittbetz, 1918) spricht:

„Kürzlich hörte ich einmal die Bemerkung: ‚Die Blinden sind viel heimischer in der Welt der Sehenden, als wir Sehenden in der Welt der Blinden.' Mit Anerkennung und Bedauern wurde das gesagt: Anerkennung dafür, daß dem Blinden ein solches Heimischwerden in der Welt der Sehenden möglich und in der Mehrzahl der Fälle gelungen sei; Bedauern darüber, daß die Sehenden mit Bezug auf die Welt der Blinden es lange nicht so weit gebracht haben. Sehen wir zunächst einmal ab von diesen ‚zwei Welten', deren Vorhandensein fast stets als selbstverständliche Voraussetzung gilt, wo von Sehenden und Blinden die Rede ist. Was der obigen Bemerkung zugrunde lag, war der Wunsch, in die vermeintlich so ganz anders geartete Welt des Blinden, in sein Denken und Fühlen einzudringen und von da aus sein Tun und Lassen, seine Neigungen und Leistungen zu verstehen. Was könnte wohl dem einzelnen Blinden wie der Gesamtheit derselben willkommener sein als dieser Wunsch?! Liegt darin doch zweierlei, was für das Zusammenleben von Menschen, die unter verschiedenen Daseinsbedingungen stehen, so überaus wichtig ist: Einmal die Anerkennung der Berechtigung auf Lebensgemeinschaft, und — doch das macht man sich meist weniger klar — auch der Arbeitsgemeinschaft der Benachteiligten mit den Glücklichergestellten; und dann liegt in jenem Wunsche die Geneigtheit der Sehenden, die Blinden in der durch ihr Gebrechen bedingten Eigenart ihres Wesens zu erfassen. Diese Geneigtheit oder dieses Entgegenkommen der Sehenden wird nur deshalb oft nicht recht gewürdigt, weil die irrigen Voraussetzungen, von denen die meisten Sehenden ausgehen, auf den Blinden unangenehm wirken. Um es kurz zu sagen: Der Sehende läßt sich von der undeutlichen Vorstellung leiten, daß der Blinde ‚anders' sein ‚müsse' als der Sehende, er erwartet und sucht Unterschiede, was sich mehr oder weniger in seinem Verhalten dem Blinden gegenüber bekundet. Der Blinde dagegen möchte das menschlich Gemeinsame betont wissen und daraufhin behandelt werden. Dieser Wunsch des Blinden und jene Erwartung des Sehenden führen, wenn man ihnen weiter nachgeht, auf die Frage zurück: Bestimmen Verhältnisse den Menschen oder bestimmt der Mensch die Verhältnisse? Nun pflegen wir schon längst auch wissenschaftlich so zu arbeiten, daß zunächst die Erfahrung befragt wird, und aus dem, was sie an Material und Beispielen bietet, werden Schlüsse gezogen. In unserem Falle nun sagt die Erfahrung, wie unbefangene Sehende sie mit Bezug auf den Blinden immer wieder machen können: Zunächst ‚Mensch', und erst dann ‚besonders bestimmter' also ‚blinder' Mensch. Daraus folgt als erstes grundlegendes Ergebnis, als ein so selbstverständlich scheinendes und praktisch doch so leicht übersehenes Ergebnis: In der Hauptsache gilt auch für den Blinden die allgemeine Psychologie und erst in zweiter Linie ‚Blinden-

psychologie', d. h. erst dann lassen sich die Abweichungen und eigenartigen Ausprägungen betrachten, wie sie die Blindheit hervorbringen
kann, aber natürlich nicht überall in gleicher Weise hervorbringt."

„Da hat sich nun bisher ergeben, daß Blindenpsychologie wirklich theoretisch und praktisch als das angesehen und angewandt werden
muß, was sie der Wertbedeutung nach ist, nämlich eine durch die
Blindheit bestimmte besondere Art der Psychologie."

Eine vorurteilslose Forschung muß diese Sätze wohl beherzigen.
Die Blindenpsychologie wird die Eigenart des Blinden nicht
von vornherein als gegeben betrachten, sondern sie erst feststellen und klarlegen. Ihr obliegt es also, die Verschiedenartigkeit in der Entwicklung des Blinden aufzudecken und
die Scheidungsgrenzen gegenüber jener der Sehenden zu bestimmen. Das wird ihr am ehesten gelingen, wenn sie den Einfluß
und die Wirkung des ausgefallenen Gesichtssinnes auf die Gestaltung
des Sinnen- und Seelenlebens des Blinden untersucht. Sie wird dabei
von den typischen Erscheinungen an den Gesichtslosen ausgehen,
also vor allem gemachte Beobachtungen verwerten und neue anstellen
müssen.

Die Methoden der allgemeinen Psychologie, Beobachtung und
Experiment, werden auch in der Blindenpsychologie Anwendung zu
finden haben.

Die Beobachtung kann auf der Selbstwahrnehmung beruhen sowie
auf der Beobachtung anderer. Selbstbeobachtungen Jugendblinder und
Spätererblindeter wurden bereits mehrfach gemacht, und wir verdanken
ihnen bereits wertvolle Aufschlüsse. Immerhin ist aber zu erwägen,
welches Gewicht den Selbstbeobachtungen Jugendblinder beizulegen
ist. Th. Heller (1904) meint, „es geht nicht an, Blinde ohne weiteres
zur Darstellung ihrer inneren Erlebnisse zu veranlassen, wie dies früher
häufig genug geschehen ist. Man darf nicht vergessen, daß man
psychologisch vollständig ungeschulten Leuten gegenübersteht, die leicht
geneigt sind, Produkte ihrer Phantasie für tatsächliche Erlebnisse zu
halten. Es ist daher notwendig, die Selbstbeobachtung des Blinden
zunächst zweckmäßig zu leiten, demselben zuerst einfache Aufgaben
zu stellen, welche vom Sehenden leicht kontrolliert werden können,
und erst späterhin, wenn man sich von der Verläßlichkeit der Angaben
hinreichend überzeugt hat, zu komplizierteren Aufgaben fortzuschreiten."
Wie vorsichtig man gegenüber den Angaben von Blinden sein muß,
ist aus der Annahme des „Farbenerkennens" durch das Tastgefühl
zu ersehen, welcher Irrtum hauptsächlich durch Blinde hervorgerufen
und gefördert wurde. Es ist ja auch klar, daß Jugendblinde, welche
sich mit der Sprache der Sehenden zum großen Teil auf unbekanntem

Gebiete bewegen, keine genauen und zutreffenden Angaben über ihren Zustand und ihr Innenleben zu machen vermögen, denn es ist — so sagt die Jugendblinde Schmittbetz (1918) — „wirklich sehr schwer, genau genommen sogar unmöglich, zu sagen, wie anders und eigenartig das Bild aussieht, das sich Blinde von der Außenwelt, von Dingen und Erscheinungen in ihr machen, die ganz oder in wesentlichen Zügen nur für die Augen da sind. Wie dies Bild aussieht, das kann weder ein Blinder noch ein Sehender in allgemeingültiger Weise sagen; und wenn jemand, der von Kindheit an blind gewesen und dann sehend geworden wäre, darüber schreiben wollte, so wären auch dessen Ausführungen nur als Wiedergabe persönlicher Erfahrungen anzusehen, mit denen die anderer Blinder sich durchaus nicht notwendigerweise decken, sondern von denen sie in sehr verschiedenem Grade abweichen können.‟

Die Schilderungen Jugendblinder über ihren Zustand müssen daher stets kritisch betrachtet werden. Weit geeigneter als Jugendblinde erscheinen zur Selbstbeobachtung gebildete Spätererblindete, denen die Welt der Sehenden bereits erschlossen war und welche zur Betrachtung ihres neuen Zustandes wertvolle Vergleichspunkte besitzen. Allerdings erreichen wieder Spätererblindete niemals jenen Grad der Eigenart Jugendblinder, so daß sie uns nur ein annäherndes Bild des eigentlichen Blindheitszustandes zu bieten vermögen. Trotzdem muß zugegeben werden, daß die Blindenpsychologie durch Veröffentlichungen Spätererblindeter in äußerst wertvoller Weise bereichert wurde.

Ergeben sich also für die Selbstwahrnehmung durch Blinde schon bedeutende Schwierigkeiten, so bestehen solche nicht weniger bei der Beobachtung der Blinden durch Sehende, denn auch der kritische Beobachter unterliegt hierbei nur zu oft Irrtümern. Der spekulativen Psychologie ist im Experiment der beste Prüfstein gegeben, und dieses wird daher auf unserem Gebiete eine ganz besondere Rolle spielen müssen. Teilweise lassen sich die an Sehenden gemachten Experimente auch bei Blinden anwenden, teilweise müssen sie jedoch abgeändert, dann aber auch völlig neue verwendet werden.

Ich habe in vorliegendem Werke zum erstenmal den Versuch unternommen, eine zusammenfassende Darstellung der Grundlagen einer Blindenpsychologie zu geben. Einem solchen ersten Versuche müssen zweifellos Mängel anhaften, deren ich mir bei meiner Arbeit auch vollauf bewußt war. Es sind nicht klare Ergebnisse und feststehende Grundsätze, welche auf diesem Forschungsfelde geboten werden können, denn dazu sind wir heute kaum in einzelnen Punkten gelangt. Es ist vielmehr nur eine sichtende Zusammenstellung der Anschauungen, Erfahrungen und Beobachtungen, wie sie bisher an den Lichtlosen gemacht wurden. Die Arbeiten hierüber erstrecken sich auf einen Zeitraum von 200 Jahren

und sind so verstreut und wenig zugänglich, daß ich mir es nicht ver-
sagen durfte, die Autoren möglichst wörtlich und ausführlich zu zitieren;
dies auch deshalb, um in zweifelhaften Fällen dem Leser die Möglichkeit eigener Entscheidung zu wahren. Dafür erscheint die vorhandene
Literatur auch in nebensächlichen Erscheinungen lückenlos verarbeitet;
nur einige wenige Werke sind mir hierbei unzugänglich geblieben, so
daß ich sie indirekt anzuführen gezwungen war.

Als Blindenpädagoge lagen mir bei meiner Arbeit vor allem die
Beziehungen der Psychologie zu Unterricht und Erziehung nahe, und
diese erscheinen daher auch in ausführlicher Weise berührt. Wünsche
ich doch, daß die Ergebnisse wissenschaftlicher Erforschung des Blindheitszustandes auf unsere Blindenpädagogik befruchtend wirken und
den Unterbau für eine dem Wesen der Blindheit entsprechende Bildung
unserer Lichtlosen schaffen. Damit wäre der Dank an die Blindenpädagogik dafür abgestattet, daß von ihr aus die psychologische Forschung auf diesem Gebiete ihren Ausgang nahm. Aus dieser gegenseitigen Befruchtung aber forme sich der wärmende Strahl
der Erkenntnis, welcher das Dunkel um die Welt unserer
blinden Mitmenschen uns und ihnen zugleich zu erhellen vermag.

# I. Teil.

# Die Sinnesempfindungen.

## Der Gesichtssinn.

Der Gesichtssinn kann uns nur so weit beschäftigen, als Reste desselben bei jenen Menschen vorhanden sind, welche unter dem Begriff „Blinde" zusammengefaßt werden. Bekanntlich ist vollständige Blindheit, also das Fehlen jeder Lichtempfindung, verhältnismäßig selten, und wir bezeichnen rund ein Drittel aller „Blinden" als total blind, während zwei Drittel noch über geringes oder größeres Sehvermögen verfügen. Wenn man bedenkt, daß selbst bei weitgehenden Zerstörungen im Sehapparat noch objektive Lichtempfindungen festzustellen sind, und die große Bedeutung, welche selbst geringe Sehreste für den Blinden haben, daneben hält, erscheint eine genaue Feststellung dieser Sehreste unumgänglich notwendig.

Diese Feststellung wird heute nur oberflächlich vorgenommen. Lichtempfindung bezeichnet man kurzweg als Lichtschein, größeres Sehvermögen prüft man mit der Fingerzählmethode und gibt das noch vorhandene Sehvermögen als Fingerzählen in Meterentfernungen an. Die Grenze zwischen Blindheit im praktischen Sinne und Schwachsichtigkeit ist eine ganz unbestimmte.

Die Fingerzählmethode besteht darin, den zu Untersuchenden bei guter Beleuchtung (Rücken gegen die Lichtquelle) die Finger der vorgehaltenen und anfangs leicht bewegten Hand zählen zu lassen. Als Hintergrund genügt eine dunkle Kleidung. Ein normales Auge ist das Fingerzählen auf 50 m imstande; bei herabgesetztem Sehvermögen verringert sich natürlich diese Entfernung. Bei der Prüfung geht man davon aus, die Finger unmittelbar vor dem Auge zählen zu lassen, um sich dann immer weiter von der Versuchsperson zu entfernen, bis man an die Grenze kommt, wo die Zahl der Finger nicht mehr wahrgenommen werden kann. Diese Grenze bezeichnet man durch Angabe in Metern oder durch einen Bruch als Teil des normalen Sehvermögens (10 m = $^1/_5$; 1 m = $^1/_{50}$ der normalen Sehfähigkeit).

Praktische und pädagogische Rücksichten fordern aber eine genauere Feststellung aller noch vorhandenen Sehreste vom geringsten Lichtschein an bis zu den Graden der Schwachsichtigkeit hinauf. Die heute von den Augenärzten vorgenommenen Sehprüfungen reichen für diese Feststellungen nicht aus. Dazu werden diese Prüfungen an Formen (Finger, Buchstaben, Gabelzeichen, unterbrochene Ringzeichen usw.) vorgenommen, welche sich bei stark herabgesetztem Sehvermögen und geringer geistiger Entwicklung nicht als besonders geeignet erweisen.

Vor allem wäre in den Fällen von sogenanntem „Lichtschein", worunter auch viele Fälle von sogenannter „totaler Blindheit" fallen, eine genaue Feststellung der Lichtempfindlichkeit vorzunehmen. Dazu müßte in einem vollständig verdunkelten Raum ein Apparat zur Verwendung kommen, durch den sich ein entsprechend großer Lichtfleck in verschiedenen Abstufungen erzeugen läßt. Damit könnte die unterste Schwelle der Lichtempfindlichkeit bestimmt und nach einer Skala bezeichnet werden. Über diese Reizschwelle hinaus könnte der Versuch gemacht werden, ob auch lebhafte Farben unterschieden und in weißem Licht charakteristische Formen, wie Kreisscheibe, Kreuz usw., erfaßt werden. Erst bei größeren Sehresten sollten die üblichen Sehprüfungsmethoden zur Anwendung kommen, wobei die Landoltschen Ringe und Gabeln den Buchstabenformen vorzuziehen sind.

Lay empfiehlt als einfachste Sehprüfungsmethode für Schüler folgendes Verfahren: Auf einem weißen Karton zeichnet man in Schwarz auf Weiß eine Gabel von nebenstehender Form und Maßen. Diese zeigt

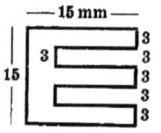

man in verschiedener Stellung (Drehen des Kartons hinter dem Rücken) und läßt den Schüler angeben, nach welcher Seite die Gabel offen ist. Während es sich empfiehlt, bei Sehenden mit weiteren Entfernungen zu beginnen, müssen Schwachsichtige erst die Form genau erfassen, um dann mit der Prüfung unmittelbar vor dem Auge zu beginnen. Bei normaler Sehfähigkeit werden noch bei 10 m Entfernung richtige Angaben gemacht. Die Entfernung, in welcher die Stellung des Zeichens noch erkannt wird, ist im Metermaß anzugeben.

Für Blindenanstalten muß verlangt werden, daß sämtliche Zöglinge einmal im Jahre auf den Zustand ihres Sehvermögens geprüft werden.

Die Klassifikation nach Blindheitsgraden ist durchaus nicht einheitlich, sowie die Grenze zwischen Blindheit und vermindertem Sehvermögen nicht feststeht. Nach wissenschaftlichem bzw. ärztlichem Standpunkte ist unter Blindheit das vollständige Fehlen jeder objektiven

Lichtempfindung zu verstehen. Die Berücksichtigung der Orientierungsmöglichkeit und anderer Umstände führten aber zu nachstehenden Abstufungen:

Katz:
1. Absolute Blindheit.
2. Es ist quantitative Lichtempfindung vorhanden; es wird hell und
dunkel unterschieden.
3. Das Auge ist zur qualitativen Lichtempfindung tauglich; es werden
Bewegungen der Hände, Zählen der Finger usw. aus nächster
Nähe wahrgenommen.

Zehender:
1. Absolute Blindheit; hell und dunkel, Tag und Nacht werden nicht
unterschieden.
2. Blindheit mit geringem Lichtschein; hell und dunkel werden wahrgenommen.
3. Blinde mit gutem Lichtschein; große Gegenstände werden in Umrissen erkannt.

Schmidt-Rimpler: Blind ist ein Auge, das nicht imstande ist,
auf $1/_3$ m Entfernung die Finger einer Hand zu zählen.

Magnus: Das gleiche auf $1/_2$ m Entfernung.

Elschnig: Das gleiche auf 1 m Entfernung.

In der Praxis der Blindenanstalten unterscheidet man gewöhnlich
drei Stufen:
1. Total blind.
2. Lichtschein.
3. Fingerzählen in verschiedener Entfernung.

Pablasek:
1. Völlige Blindheit; hell und dunkel, Tag und Nacht werden nicht
unterschieden.
2. Blinde mit Lichtschein, der ausreicht, Tag und Nacht wahrzunehmen.
3. Blinde mit Lichtschein, der zur Wahrnehmung größerer Gegenstände und lebhafter Farben ausreicht.
4. Blinde mit Lichtschein, der zur Wahrnehmung kleinerer Gegenstände, jedoch nicht für die Teilnahme am Unterrichte Sehender
ausreicht und sich durch optische Gläser nicht ergänzen läßt
(Halblinde).

Fuchs: „Wir nennen diejenigen blind, deren Sehvermögen in un-
heilbarer Weise so sehr herabgesetzt ist, daß ihnen dadurch jeder Beruf
unmöglich gemacht wird, welcher den Gebrauch der Augen verlangt."

Auch das Orientierungsvermögen wird als Maßstab für die Erblindung genommen und gesagt, daß demnach derjenige als blind bezeichnet werden kann, welcher nicht imstande ist, bei guter Tagesbeleuchtung sich allein zu führen. Man kann ungefähr annehmen, daß derjenige an der Grenze der Orientierungsfähigkeit steht, welcher die vorgehaltenen Finger in 1 m Entfernung zählen kann. Wer dies nicht zu tun imstande ist, kann sich in der Regel auch nicht allein führen.

Greff definiert die obere Grenze der Schwachsichtigkeit dahin, daß derjenige schwachsichtig ist, welcher weniger als $^1/_3$ der normalen Sehschärfe besitzt. Als untere Grenze der Schwachsichtigkeit nennt er $^1/_{10}$ der normalen Sehschärfe. Redslob setzt diese Grenze unter gewissen pädagogischen Bedingungen viel weiter herab.

Die Blindheitsgrade werden also gemessen an dem Wahrnehmen des Tageslichtes, der Finger, größerer und kleinerer Gegenstände, der Farben und der Möglichkeit des Lesenlernens, der Orientierung und der Berufsarbeit. Durch diese Verschiedenheiten ergeben sich Zufälligkeiten, welche das Untersuchungsergebnis stark beeinflussen können. Es wäre daher eine einheitliche Sehprüfungsmethode auszuarbeiten, um durch sie die Grade des noch vorhandenen Sehvermögens möglichst genau bestimmen zu können.

Eine genaue Feststellung der vorhandenen Sehreste ist deshalb unbedingt erforderlich, weil das Vorhandensein und die Benutzung eines noch so geringen Sehvermögens für die Blinden von der größten Bedeutung ist. In dieser Hinsicht hat die Blindenpädagogik sich die Schuld schwerer Versäumnisse aufgeladen. Schon die Möglichkeit bloßer Lichtempfindung ist geeignet, auf den Blinden in tiefer Weise einzuwirken. Die Wahrnehmung von Tag und Nacht wirkt doch schon ganz anders, als die auf indirektem Wege gewonnene Kenntnis der Tageszeiten. Mit dem Lichtschein ist ein Sinnenerlebnis von besonderer Art und von so gewaltiger Wirkung gegeben, daß die heiße Bitte des total Erblindeten um einen einzigen Lichtstrahl in das Dunkel seiner undurchdringlichen Nacht wohl verständlich ist. Welcher Lichthunger in den Gesichtslosen lebt, ist ja auch an der übeln Gewohnheit des Augenbohrens zu erkennen, durch welches subjektive Lichterscheinungen verschiedener Art und Intensität hervorgerufen werden, weiter in dem Hineinstieren in eine Flamme oder ins Sonnenlicht und in dem Hin- und Herbewegen eines blitzenden Gegenstandes vor den Augen. Selbst viel größere Sehreste sind bisher bei der Ausbildung der Sinne unberücksichtigt geblieben; dies hauptsächlich mit der Begründung der Schonung des noch vorhandenen Sehvermögens. Wohin diese Begründung führt, zeigt das Schicksal der Schwachsichtigen in den Blindenanstalten, denen man Zwischenpunktdruck mit den Augen lesen läßt, jede andere Inanspruchnahme des Sehvermögens aber streng verbietet.

Es erscheint mithin vollkommen gerechtfertigt, der Frage näher zu treten, in welcher Weise der Gesichtssinn, soweit dies eben ohne Schädigung möglich ist, zu betätigen und auszubilden ist.

Voraussetzung hierfür ist eine genaue Prüfung des vorhandenen Gesichtssinnes durch den Augenarzt, welcher nach der Art des Leidens auch das entscheidende Wort über die Inanspruchnahme der Sehreste zu sprechen hat. Sind diese Voraussetzungen gegeben, so kann wohl kein Einwand mehr gegen besondere Übungen des Gesichtssinnes erhoben werden. Für solche Sehübungen wären erst die methodischen Grundlagen zu schaffen.

S. Heller (1916) stellte in zwei Fällen Sehübungen an, indem er in einem völlig verdunkelten Raume einen Lichtkreis erzeugte, mit welchem in den verschiedenartigsten Variationen die Lokalisation eingeübt wurde. Nach Vermittlung der Farben wurden vorher betastete Gegenstände in den Lichtkreis gelegt und daselbst mit dem Gesicht zunächst fixiert und hierauf unterschieden. Nach Auffassung der einzelnen Teile wurde statt des Lichtkreises auffallendes Licht verwendet. Die geometrischen Körper leiteten zu den geometrischen Formen, zunächst in plastischer und hierauf in graphischer Ausführung über und diese bildeten den Ausgangspunkt für die Auffassung der Buchstaben und das Lesen. In diesem Stadium des Verfahrens entfiel die Notwendigkeit des vorhergehenden Betastens; neue Gesichtsvorstellungen konnten bereits an eingeübte geknüpft werden und die Sehübungen traten aus künstlicher Beleuchtung in das Tageslicht über. Die Hellerschen Versuche wurden weder wiederholt noch allgemein zur Anwendung gebracht.

Die in der Purkersdorfer Blindenanstalt ausgebildete Methode zum Unterrichte der Schwachsichtigen zeigte jedoch den Wert solcher Sehübungen, die selbst bei sehr stark herabgesetztem Sehvermögen möglich sind und große unterrichtliche Bedeutung besitzen. (Näheres hierüber bei Bürklen, 1912, 1917, und Wanecek, 1919.)

# Der Gehörsinn.

Der Ausfall des Gesichtssinnes erhöht von vornherein die Bedeutung aller anderen Sinne. Für den Blinden steht dabei das Gehör an erster Stelle. Zu den frühesten Eindrücken, die das neugeborene Kind erhält, gehören die Gehörseindrücke. Seine sonstige Verbindung mit der Außenwelt ist noch eine sehr behinderte. In diesem Zustande verweilt das blinde Kind viel länger als das sehende und in gewissem Sinne der Blinde sein Leben lang. Scherer (1858) sagt diesbezüglich sehr richtig:

„Nicht das Gesicht ist es, welches den wesentlichen Zusammenhang der Menschen bedingt, sondern es sind dies Sprache und Gehör. Alle Bildung ist durch die Sprache vermittelt und in dieser Beziehung der Mangel des Gesichts bei weitem nicht so beklagenswert und in Rücksicht auf intellektuelle Befähigung weniger von Einfluß, als der des Gehörs und der Sprache."

Welche Rolle das Gehör beim Erlernen der Sprache und dadurch bei der Erlangung der Bildung spielt, ist aus dem Vergleiche der Blinden mit den Taubstummen zu ersehen. Geistes- und Gemütsbildung bleiben bei diesen weit zurück, weil ihnen das Gehör fehlt.

Dem Blinden leistet aber auch das Gehör weit größere Dienste als dem Sehenden. Es ist ihm nicht nur das erste und einfachste Verkehrsmittel mit der Außenwelt, es ermöglicht ihm, wie schon gesagt wurde, nicht nur die Erlangung seiner Bildung, sondern es gewinnt für ihn auch praktische Bedeutung durch Ausnutzung eines musikalischen Gehörs, bietet ihm Hilfe bei der Orientierung, beim Wiedererkennen von Personen an der Stimme und führt ihn sogar zu einer wenn auch nicht immer zutreffenden Beurteilung des Gemütszustandes und der Eigenschaften der Mitmenschen.

Diese hervorragenden Leistungen des Gehörs führten frühzeitig zur Annahme einer besonderen Verfeinerung des Gehörs bei Blinden, worüber in erster Linie eine genaue Hörprüfung aufzuklären vermag.

Die Prüfung des Gehörsinnes bezieht sich auf die Feststellung der Empfindlichkeit (Reizschwelle), der Unterscheidungsfeinheit für Töne, auf das Erkennen der absoluten Tonhöhe und auf die Lokalisation von Schallempfindungen.

In einfachster Weise wird die Hörschärfe für ein oder beide Ohren geprüft durch Annähern und Entfernen einer Taschenuhr an das Ohr; dann wird die Entfernung gemessen, in der die Versuchsperson soeben das Ticken vernimmt. Die Uhr wird dabei genau in der Höhe des äußeren Gehörgangs gehalten und gerade auf diesen zubewegt. Statt der Uhr verwendet man auch den Hörmesser von Politzer. Die Hörprüfung kann auch mittels der Flüstersprache geschehen. Der Untersucher nähert sich dem zu Untersuchenden an, indem er in Flüstersprache Worte vorspricht; die Versuchsperson hat sie nachzusprechen. Bei normaler Hörfähigkeit wird die Flüstersprache in einer Entfernung von 20 bis 25 m vernommen. Ein Nachteil dieser Untersuchung ist, daß die Geschicklichkeit des gleichmäßig lauten Flüsterns großen Einfluß auf das Ergebnis hat. Die angeführten Arten der Hörprüfungen sind natürlich von keiner großen Genauigkeit, werden aber häufig in Anwendung gebracht.

Eine genauere Feststellung der Hörempfindlichkeit ist namentlich bei Kindern sehr schwierig. Zur Untersuchung der Intensitätsverhältnisse der Schallempfindungen sind Vorrichtungen erforderlich, die möglichst kurzdauernde Schalleindrücke hervorbringen, deren objektive Stärke genau bestimmt werden kann und deren Qualität sich bei den Veränderungen der Schallintensität nicht merklich ändert. (Schallpendel, Fallphonometer von Wundt, Hörschärfeprüfer von Zoth.)

Zur Feststellung der Unterscheidungsfeinheit für Töne gebraucht man abstimmbare Stimmgabeln, die mit Laufgewichten versehen sind, oder Tonmesser, auf welchen sich die Töne mit Hilfe des Anblasens von Zungen herstellen lassen. (Tonvariator von Stern.)

Zur Prüfung des Tonsinnes hält Stumpf für notwendig:

1. Nachsingen eines Tones, der auf dem Klavier angeschlagen wird.

2. Die Tonhöhenvergleichung oder Beurteilung, welcher von zwei aufeinander folgenden Tönen der höhere ist.

3. Prüfung, ob bei Verschmelzung von Tönen eines Intervalls bei gleichzeitigem Anschlagen derselben die Einzeltöne erkannt werden.

4. Bestimmung der relativen Wohlgefälligkeit oder Mißfälligkeit zweier kurz nacheinander angeschlagener Akkorde.

5. Die Prüfung des „absoluten Gehörs" oder der Fähigkeit, einen einzelnen Ton rein nach dem Gehör als solchen (als c, e oder h usw.) zu erkennen.

6. Das Gedächtnis für einfache Melodien, geprüft durch Wiedererkennen und Reproduktion einer Melodie oder eines Teiles derselben und das Wohlgefälligkeitsurteil (ästhetisches Urteil) über Melodien.

Die stärkste Entwicklung des Tongehörs findet in den ersten vier bis fünf Jahren statt. Vielfach vervollkommnet sich die Tonunterscheidung vom 8. Lebensjahre an nicht mehr und ist bei Kindern von geringem Tongehör mit dem 14. Lebensjahre bereits abgeschlossen.

Die Lokalisation der Schallempfindungen zerfällt in die Wahrnehmung der Richtung und in die der Entfernung der Schallquelle. Die Richtung wird von der Versuchsperson durch Ausstrecken des Armes angegeben und Abweichungen durch Winkel gemessen.

Die Lokalisationsprüfungen geben meist nur ein unsicheres Resultat. Bei der Richtungslokalisation spielen außer dem Gehör auch die Tastfunktionen der Ohrmuschel und des Trommelfelles mit. Weiter unterliegen die Versuchspersonen bei den Prüfungen mannigfachen Täuschungen. Eine annähernd richtige Entfernungslokalisation ist nur bei Schalleindrücken von bekannter und gleichbleibender Stärke möglich. Die bei diesen Prüfungen zur Anwendung gebrachten Behelfe sind verschiedener Art.

Subjektive Gehörsempfindungen entstehen durch Nachklingen

von starken und lang anhaltenden Klängen, durch Störungen des Blut-
kreislaufs im Ohre (Ohrensausen und Ohrenklingen). Im Ohre selbst
können Geräusche entstehen durch den Pulsschlag, Knacken der Kiefer-
gelenke, Eindringen von Luft u. a. Der Gehörapparat kann auch durch
mechanische Reize (Schlag oder Stoß gegen das Ohr), durch Elektrizität
und krankhafte Vorgänge im Ohr in Erregung versetzt werden.

Prüfungen der Hörschärfe erscheinen bei Blinden besonders notwendig und wären alljährlich vorzunehmen, wobei ein
Hörprüfer einheitlich zur Anwendung zu bringen wäre. Am besten
würde sich hierfür der Hörschärfeprüfer von Zoth eignen. Lokalisationsprüfungen von Schallempfindungen erscheinen wegen der Bedeutung für die Orientierung der Blinden von besonderer Wichtigkeit.

Wie steht es nun mit der bereits erwähnten Annahme einer besonderen Gehörsverfeinerung bei Blinden? Wir finden diese schon
bei den ältesten Autoren der Blindenliteratur erwähnt und sie wird bis
in die neueste Zeit herein wiederholt. Auch die neueren Forscher vermögen sie nicht zu verneinen, doch erklären sie dieselbe durch Aufmerksamkeit und Übung.

Schröder (1886) spricht dies mit folgenden Sätzen aus: „Eine
besondere angeborene Feinheit des Gehörs bei Blinden anzunehmen,
sind wir nicht berechtigt. Nur die größere Übung dieses Sinneswerkzeuges bei Blinden den Sehenden gegenüber verursacht eine größere
Schärfe und Empfindlichkeit.“

Hier kann uns nur die Frage beschäftigen, ob durch die Blindheit
physiologisch eine Steigerung der Hörschärfe eintritt, entsprechend
der Behauptung, die Natur entschädige den Blinden für den Verlust des
Gesichts durch eine von Natur aus vorhandene Schärfung der verbliebenen Sinne.

Die ersten diesbezüglichen Feststellungen wurden von Dufour
(1894) gemacht. „Wenn der Blinde die Geräusche besser unterscheidet,“
fragt er, „hat er auch wirklich eine erhöhte Gehörschärfe? Hört er
schwächere Geräusche oder mit gleicher Stärke entferntere Geräusche?“
Dufour fand eine unbestreitbare Überlegenheit für die Gehörschärfe
junger Blinder gegenüber der der Sehenden. „Die Erfahrungen, welche
man in Blindenasylen machte, haben gezeigt, daß, wenn drei normale
Menschen ein mittleres Gehör von 110 besaßen, drei junge sehende
Mädchen ein mittleres von 160, fünf junge Blinde ein mittleres von 208
hatten. Ein Unterschied, welchen die eingeübte Aufmerksamkeit erklären kann.“

Wie Ansaldi (1895) mitteilt, stellte Grazzi im Florenzer Blinden-
institut Untersuchungen über die Hörfähigkeit der Blinden an und
konstantierte bei diesen „ein durchaus nicht feines Gehör, was sie aber

nicht hindere, sich ihres Gehörs mit vielmehr Nutzen zu bedienen als Sehende".

Ebenso fand Griesbach (1899) bei seinen vergleichenden Untersuchungen der Hörschärfe Blinder und Sehender, daß bei beiden große individuelle Verschiedenheit besteht und das Hören mit beiden Ohren genauer ist als mit einem Ohr. In der Hörschärfe besteht zwischen Blinden und Sehenden kein wesentlicher Unterschied. Griesbach nahm seine Untersuchungen in einem langen Gange vor, indem er Zahlen zwischen 1 und 100 und einsilbige Wörter in scharfem Flüsterton aussprechen ließ. Es wurden 49 Sehende und 19 Blinde mit normalem Gehör geprüft. Die durchschnittliche Hörweite betrug bei den Blinden und Sehenden rechts und links genau 26 m.

Waidele (1905) gab seiner Meinung über den Gegenstand folgenden Ausdruck: „In zahlreichen Fällen von Erblindung, ob solche nun angeboren oder akquiriert sind, läßt sich konstatieren, daß beispielsweise das Gehörvermögen eine Schärfung nicht erfahren hat, daß es dagegen Blinde gibt, welche an abnormen Schallempfindungen (Ohrensausen) leiden und deren Gehörsinn sich eher vermindert hat."

Kunz (1908) untersuchte die Hörweite von 38 Blinden und 5 Sehenden mittels einer Taschenuhr. Die Blinden zeigten dabei eine durchschnittliche Hörweite von 311 cm, die Sehenden von 374 cm.

Hörter (1913), der für seine Versuche zur Feststellung der Hörschärfe abklingende Stimmgabeln benutzte, bestätigte Griesbachs Ergebnisse.

Gleich der Annahme eines besonders scharfen Gehörs der Blinden bestand bis in die neueste Zeit herein auch der Glaube an ihr besonders gutes und von Natur aus vorhandenes Tongehör. Die vielfache praktische Ausnutzung auch eines geringen musikalischen Gehörs bei Blinden mußte diese Annahme bestärken. Aus der Praxis heraus ließen sich wohl Stimmen hören wie folgende: „Blinde sind durchschnittlich nicht mehr und nicht minder begabt für Musik wie Sehende" (Schröder, 1886). Obwohl heute diesem Satze allgemein zugestimmt wird, ist er wissenschaftlich ebensowenig beglaubigt als das früher behauptete Gegenteil, da bisher Untersuchungen des Tongehörs Blinder nirgends stattfanden, obwohl sie bei der praktischen Bedeutung des Tongehörs für die Berufswahl nicht nur naheliegen, sondern als dringend geboten erscheinen.

Bezüglich der Schallrichtungswahrnehmung bei Blinden sagt Dufour (1894): „Was die Abschätzung der Schallrichtung betrifft, so haben die Blinden einen mittleren Irrtum von 6 Winkelgraden, die Sehenden aber von 13 Grad." Die Zahl der Untersuchten und die Prüfungsmethode gab Dufour nicht an. Darauf basiert wohl die im „Hand-

buch" wiedergegebene Anschauung von „Bl." (1900): „Der Schall-
winkel, unter welchem u. a. Richtungsveränderungen wahrgenommen
werden, ist bei intelligenten Blinden ein weit kleinerer als bei Sehenden,
und schon geringe Abweichungen werden sicher wahrgenommen, was
als eine wichtige Funktion 'des Ohres erkannt werden muß."

Dagegen kam Griesbach (1894) wieder zu einem anderen Ergebnis. Er prüfte die Unterscheidung der Schallrichtung bei 28 Sehenden und 28 Blinden in einem etwa 40 m langen Gange und in einem
Garten mittels des Winkelspiegels. Der durchschnittliche Fehler betrug

|  | bei Blinden | bei Sehenden |
|---|---|---|
| für das linke Ohr | 16 Grad 23′ | 17 Grad 9′ |
| „ rechte „ | 19    53′ | 17    40′ |
| „ beide Ohren | 11 „ 47′ | 10 „ 7′ |
| im Mittel | 15 Grad 35′ | 15 Grad. |

Es konnte also in bezug auf die Unterscheidung der Schallrichtung
ein wesentlicher Unterschied zwischen Blinden und Sehenden nicht
nachgewiesen werden. Nach Griesbach variiert das Lokalisationsvermögen für Schallrichtung bei Blinden ebenso erheblich wie bei
Sehenden und ist bei beiden in hohem Grade individuell. Im allgemeinen
werden Schallrichtungen durch Blinde und Sehende bei doppelseitigem
Hören genauer als bei einseitigem Hören bestimmt. Eine Beziehung
zwischen Hörweite und Lokalisationsvermögen besteht weder bei Blinden noch bei Sehenden.

Ansaldi (1895) schreibt dem beiderseitigen Hören eine große
Bedeutung für die richtige Lokalisation der Schallempfindungen zu,
indem er ausführt: „Wenn wir uns den tönenden Raum in zwei Regionen
geteilt denken, in eine rechte und linke Region, und wir hätten eine
Tonquelle in nur einer dieser Regionen, z. B. in der rechten, so würde
sie von dem rechten Ohre in größerer Intensität vernommen als im
linken. So liegt in der Tatsache, daß wir zwei Ohren haben, welche ein
und denselben Ton in verschiedener Intensität je nach dem Wechsel
der Position der Tonquelle und des Hörenden vernehmen, ein Hauptmittel, um auf die Richtung der Tonquelle aus der Verschiedenheit der
Tonaufnahme zu schließen. Wir dürfen aber nicht glauben, daß dies
die gewöhnlichste oder gar die einzige Art sei, die Richtung der Töne
wahrzunehmen, denn dann müßte ein Mensch, der nur ein Ohr hat,
ganz unfähig sein, sich über diese Richtung Rechenschaft zu geben.
Oft habe ich das sehr einfache Experiment gemacht, mir zuerst beide
Ohren zu verschließen und, nachdem ich mich selbst gedreht hatte,
bloß eines frei zu machen, um mich über die Richtung eines Tones zu
informieren; unbeweglich bleibend, habe ich mich überzeugt, daß es

mir auf diese Art unmöglich war, auch nur annähernd die Richtung zu bestimmen. Wenn ich mich aber in der Weise um mich selbst drehte, daß der Ton mich sukzessive in verschiedener Intensität erreichte, konnte ich seine Richtung bestimmen, indem ich die Muskelbewegung mit dem Moment der größten und geringsten Intensität in Einklang brachte. Man kann entgegnen, daß ein nur auf einem Ohr Hörender nicht immer des Muskelsinnes bedarf, um zu erkennen, von welcher Seite der Ton kommt; aber das hat darin seine Ursache, daß er gewöhnt ist, die Richtung der Töne nicht nur aus der Intensität, sondern auch nach dem Timbre zu erkennen. Infolge der komplizierten Struktur der Ohrmuschel erleidet der Timbre noch andere Modifikationen, je nachdem die Tonwelle die Ohrmuschel in einem oder dem anderen Punkt direkt trifft. Während die Wahrnehmung der Tonrichtung für den Sehenden nur von nebensächlicher Bedeutung ist, ist sie für den Blinden von unberechenbarer Wichtigkeit. Durch sie gelingt es ihm, die symmetrischen Stellungen der entfernten Körper und ihre Bewegungen oder umgekehrt jene der eigenen Person in bezug auf die ihn umgebenden Gegenstände zu erkennen."

Th. Heller (1895) machte bei einem Blinden, der nicht einen Schritt ohne Führung zu unternehmen wagte, die Bemerkung, daß derselbe fast niemals entscheiden konnte, von welcher Seite er, namentlich in größerer Entfernung, angerufen wurde. Ebenso vermochte derselbe unterschiedliche Schrittgeräusche nicht zu lokalisieren. Weiter erwähnt Th. Heller: „Wenn auch speziell die Lokalisation des Schrittgeräusches bei anderen Blinden mit viel größerer Sicherheit erfolgt, so zeigten sich bei der Anwendung von Stimmgabelklängen charakteristische Lokalisationstäuschungen. Selbst die einfachsten Beziehungen, wie rechts und links, vorn und hinten, wurden häufig miteinander verwechselt. Es ist auch eine bei Blinden zu beobachtende Tatsache, daß Geräusche im allgemeinen besser lokalisiert werden als Töne."

Javal (1904) sagt über die Fähigkeit der Schallokalisation: „Mit absoluter Sicherheit läßt sich niemals bestimmen, woher ein Ton kommt, aber durch Übung kann man es auch hierin zu einer gewissen Fertigkeit bringen, indem man z. B. den Kopf hin und her dreht und beobachtet, auf welchem Ohre die Empfindung stärker ist."

Von Truschel (1906) wird den Veränderungen in der Tonhöhe eine Bedeutung für die Schallokalisation zugeschrieben, indem er auf diese Veränderungen in der Nähe von Mauern, Häusern, Toreingängen und verschiedenen Objekten aufmerksam macht und daraus folgert, daß diese Veränderungen in der Höhe der verschiedenartig reflektierten Geräusche das Maßgebendste für die X-Empfindungen sind, namentlich der Maßstab für die Abschätzung des Abstandes zwischen Ohr und Reflektor. Diese Veränderungen in der Tonhöhe bewegen sich nach den Angaben verschiedener Blinder meistens zwischen Sekund und Quart, selten darüber hinaus.

Da Krogius (1907) die Untersuchungen Griesbachs für unvollkommen hielt, verwendete er eine andere Prüfungsmethode und fand auf Grund von 6000 Versuchen bei Blinden eine Überlegenheit in der Wahrnehmung der Schallrichtung. Die Blinden unterlagen etwa nur halb so oft Täuschungen wie die Sehenden. Schon früher (1905) hatte Krogius gefunden, daß 20 von ihm untersuchte blinde Mädchen besser und exakter lokalisierten als die sehenden.

Auch Hörter (1913) betrachtete die Versuche Griesbachs zur Feststellung der Schallrichtung deshalb als ungenügend, weil dieser die Schallrichtung mit ausgestrecktem Arm (also ungenau) angeben ließ. Die Hörschärfe prüfte Hörter mittels abklingender Stimmgabeln und fand hierin Griesbachs Anschauung bestätigt.

Eine physiologische Verfeinerung des Gehörs im allgemeinen sowie das Vorhandensein eines besonderen Tongehörs und eine Überlegenheit in der Lokalisation von Schallempfindungen bei Blinden erscheint nicht erwiesen. Eine etwaige Überlegenheit der Blinden über die Sehenden in bezug auf Gehörswahrnehmungen wird der Aufmerksamkeit und Übung zugeschrieben.

Schon die ältesten Blindenpädagogen erkannten die Bedeutung des Gehörs für die Bildung des Blinden und verlangten daher dessen Schulung. So Klein (1819) bei Einführung allgemeiner Sinnesübungen an seinem „Allerlei". Besondere Gehörübungen traten um die Mitte des vorigen Jahrhunderts auf und wurden allmählich systematisch ausgestaltet.

S. Heller (1891) hält ein System für die Erwerbung elementarer Gehörswahrnehmungen weder für möglich, noch für notwendig. Er verlangt aber, daß auch diejenigen Gehörswahrnehmungen, welche weder im Sprach- noch im Musikunterricht Beachtung finden, voller Beachtung und einer systematischen Anreihung wert sind. Ergänzt sollen dieselben werden durch Übungen, welche im Gesangsunterricht allen Schülern die Gesetzmäßigkeit der Tonlehre zum vollen Verständnis bringen. Besondere Sprechübungen sollen auf der Elementarstufe einen selbständigen Gegenstand der Sinnesübungen ausmachen und durch die Verbindung des Hörens mit dem Tasten verlangt S. Heller eine weitgehende Ausbildung des „Tasthörens".

Einen eigenen Lehrplan für die Gehörübungen in der Vorschule stellte Froneberg (1894) zusammen, der sich folgendermaßen gliedert:

1. Schallwahrnehmungen an den Gegenständen in der Schulstube.

2. Die Orientierung in der Schulstube.
3. Orientierung in den anderen Räumlichkeiten.
4. Ein sogenanntes „Allerlei".
5. Übungen zur Ausbildung des musikalischen Gehörs.

Jede Stunde für Gehörübungen umfaßt: 1. Übungen zur Bildung des Gehörs im allgemeinen, 2. Tonübungen, 3. Volkslieder.

In ähnlicher Weise faßt Gigerl (1900) die Gehörübungen auf, wobei er besonders ihren Wert für die Orientierung und die musikalische Ausbildung betont.

Zech (1913) bezeichnet wie S. Heller als Hauptaufgabe des Blindenunterrichts, das „Tasthören" zu pflegen, die innige Verbindung zwischen Tasten und Hören herzustellen. Jeder Gegenstand, der durch den Tastsinn erkannt wird, muß auch durch das Gehör geprüft werden, und bei erneuter Vorführung desselben soll das Objekt durch das Ohr erkannt werden. Von besonderen Gehörübungen spricht er nicht mehr.

Die Ausbildung des Gehörs hat schon im frühesten Kindesalter zu beginnen und kann durch tönendes Spielzeug, Hinweise auf Geräusche und Töne, Erkennen von Dingen nach dem Klange, Verwendung des Ohres bei der Orientierung gefördert werden. Alle diese Mittel haben auch im Unterricht fortgesetzt Anwendung zu finden. Ob besondere systematische, also rein auf das Gehör angelegte Gehörübungen durchzuführen sind, muß als Frage bezeichnet werden. Am ehesten kommen sie für die Vorschule in Betracht, obwohl auch hier schon eine zu weit gehende Einseitigkeit zu vermeiden ist. In der Blindenschule können sie besser durch fortwährende gelegentliche Übung des Gehörs in den verschiedensten Unterrichtsgegenständen abgelöst werden.

# Der Geschmackssinn.

Auch der Geschmackssinn besitzt für den Blinden größere Bedeutung als für den Sehenden. In Verbindung mit dem Geruchssinn gibt der Geschmackssinn Aufschlüsse über Zu- und Abträglichkeit verschiedener Genußmittel. Da beim Blinden die Beurteilung durch das Gesicht wegfällt, ist er hierbei besonders auf den Geschmackssinn angewiesen. Dieser findet beim Blinden auch in der Art Verwendung, daß sie Gegenstände, die sie erkennen wollen, mit der Zungenspitze berühren.

Im schulpflichtigen Alter sind die Geschmacksempfindungen bereits so abgestuft wie bei Erwachsenen. Im allgemeinen kann man bei Blinden wohl eine erhöhte Tätigkeit des Geschmackssinnes und vielleicht auch eine durch Übung erworbene größere Unterschiedsempfindlichkeit

gegenüber den Sehenden annehmen. Die Begründung hierfür fehlt
jedoch noch. Nach Mahner (1909) zeigte sich bei Versuchen an
4 Blinden, daß diese in der Geschmacksempfindlichkeit den Sehenden
überlegen waren. Derartige Versuche sind besonders dadurch erschwert,
daß die Geschmacksempfindungen mit Berührungs- und Temperaturempfindungen verbunden sind.

Geprüft wird der Geschmackssinn, indem man Schmeckstoffe in
verdünnten Lösungen auf die Zunge bringt. Um irgend eine Gesetzmäßigkeit daraus abzuleiten, sind die Ergebnisse bisher nicht verwert-
bar gewesen. Solche Untersuchungen, von denen der naheliegendste
Versuch jener der Prüfung der Ausdrucksbewegungen bei Geschmacksempfindungen wäre, wurden bei Blinden bis auf den oben erwähnten
nicht vorgenommen.

Eine abgesonderte Übung des Geschmackssinnes erscheint undurch-
führbar und wurde auch noch nicht angeregt; bei einer allgemeinen
Sinnesbildung muß jedoch auch der Geschmackssinn in entsprechender Weise berücksichtigt werden, und hierzu ergibt sich
hauptsächlich im Anschauungsunterricht wie in der Naturgeschichte
und Naturlehre vielfach Gelegenheit.

## Der Geruchssinn.

Während eine Geschmacksempfindung nur in unmittelbarer Be-
rührung erfolgt, empfängt der Geruchssinn seine Eindrücke aus der
Ferne. Er erfüllt daher nicht nur seinen Dienst als Wächter für die
Atmungsorgane, sondern wirkt auch bei der Orientierung des Blinden
mit, übernimmt also einen Teil der Aufgaben des fehlenden Gesichts.
Darin liegt sein besonderer Wert für den Gesichtslosen.

Gegenüber dem Geschmackssinn zeichnet sich der normale Geruchssinn durch eine sehr große Empfindlichkeit aus. Dasselbe gilt auch
für den Blinden. Eine Prüfung des Geruchssinnes bietet durch das
gleichzeitige Auftreten von Geschmacks- und auch Tastempfindungen
Schwierigkeiten.

Geprüft wird die Riechschärfe durch den Riechmesser (Olfakto-
meter) von Zwaardemaker, indem man an dem mit Geruchsstoffen
getränkten Rohr, das durch Verschiebungen die Messung gestattet,
riechen läßt. Bei Sehenden wurde durch Prüfung gezeigt, daß der
Geruch bei Kindern weit weniger ausgebildet ist als bei Erwachsenen.

Mit der Prüfung der Riechschärfe bei Blinden befaßten sich nur
Griesbach (1899) und Mahner (1909). Der erstere prüfte 20 Blinde
und 40 Sehende mit folgendem Ergebnis: Ausziehen des Rohres bis zur
Wahrnehmung des Geruchs, bei Blinden 1,56 cm bis 1,94 cm, bei

Sehenden 1,14 cm bis 1,16 cm. Für die Blinden betrug also der Durchschnitt 1,75 cm, für die Sehenden 1,15 cm. Die Riechschärfe erscheint nach diesen Untersuchungen bei Blinden geringer als bei Sehenden. Mahner prüfte die Riechschärfe bei je 4 Blinden, Taubstummen und Sehenden und stellte bei den Blinden die besten Ergebnisse fest, also eine Überlegenheit gegenüber Sehenden und Taubstummen.

Bezüglich der Übung des Geruchssinnes gilt das in dieser Hinsicht beim Geschmackssinn Gesagte. Eine endgültige Entscheidung in dieser Frage vermögen nur neuerliche und umfangreiche Untersuchungen an Blinden zu bringen.

# Der Tastsinn.

Der Tastsinn, welcher uns Druck-, Temperatur- und Schmerzempfindungen als äußere Tastempfindungen und Lage-, Kraft- und Bewegungsempfindungen als innere Tastempfindungen vermittelt, ist neben dem Gehör der bedeutungsvollste Sinn für den Blinden. Er gibt dem Blinden die Anwesenheit körperlicher Dinge kund und gewährt ihm Raumvorstellungen, deren Gewinnung durch das Auge ihm versagt ist. Durch Lokalisation der Tastempfindungen erfaßt er die Form der Gegenstände, gewinnt die räumliche Ausdehnung derselben und schafft sich auf diese Weise auch am ehesten die Möglichkeit der Orientierung zwischen den Dingen. Seine reale Bildung baut sich besonders auf den Tastempfindungen auf, und neben dem Gehör bietet der Tastsinn dem Blinden die wichtigste Grundlage bei seiner Ausbildung.

Lay erörterte (1906) an dem Bildungsgang der taubblinden H. Keller die Möglichkeit, daß lediglich ein auf die Tast- und Bewegungsempfindungen gegründeter Unterricht ein hochausgebildetes Denken, Fühlen, Wollen und Handeln erzielen kann. Bei einem vollständigen Verlust des Bewegungs- oder Muskelsinnes hält Lay die Erziehung im gebräuchlichen Sinne des Wortes überhaupt für unmöglich.

Th. Heller bezeichnet (1904) den Tastsinn als die einzige Quelle räumlicher Erkenntnisse für den Blinden.

Schon in der ältesten Zeit wurde die Bedeutung des Tastsinnes für die Blinden erkannt und derselbe auch nach Möglichkeit für ihre Ausbildung benutzt. Er hat auch unter den Physiologen die größte Beachtung gefunden, da er exakten Messungen zugänglich ist und man durch diese am ehesten die alte Behauptung der Verfeinerung der Sinnesempfindungen bei Blinden bekräftigen oder widerlegen konnte.

Bei der besonderen Bedeutung und dem großen Umfange dieses Gebietes erscheint es notwendig, die verschiedenen Empfindungen des Tastsinnes gesondert zu behandeln.

**Druckempfindungen.** Die Druckempfindungen werden durch
Druckpunkte der Haut aufgenommen, die so zahlreich sind, daß man
sie schwer voneinander sondern kann. Besonders dicht stehen sie an
einzelnen Hautstellen (Zungenspitze, Fingerspitzen).

Die Untersuchung der Druckempfindlichkeit bezieht sich auf
die Feststellung der Reizschwelle und der Raumschwelle.

Zur Bestimmung der Reizschwelle an verschiedenen Hautstellen bedient man sich am häufigsten der von Frey verwendeten
Reizhaare. Diese kann man sich leicht herstellen, indem man Haare
verschiedener Stärke mit Wachs an Holzstäbchen befestigt. Der von
dem Reizhaar ausgeübte Druck läßt sich messen, indem man das Haar
gegen die eine Wagschale einer sehr feinen Wage drückt. Ist das Haar
für den gewünschten Druck zu schwach, so kann man es durch Ab-
schneiden verstärken. Auf diese Weise kann man sich einen ganzen
Satz von Reizhaaren herstellen.

Die Druckempfindlichkeit der Haut zeigt große Verschiedenheiten
(Stirn 0,002 g, Fingerspitzen 0,005—0,015 g, Fersenhaut 1 g). Die Ursache hierfür liegt zunächst in der verschiedenen Dicke der verhornten
Oberhaut, dann in dem Reichtum der Nervenendigungen. Stellen mit
zarter Oberhaut und Haarwurzeln zeigen die größte Empfindlichkeit.

Der erste Forscher, welcher sich eingehend mit der Feststellung
der Reizschwelle bei Blinden im Vergleiche zu Sehenden beschäftigte,
war Griesbach (1899). Nach ihm bedarf es bei Blinden besonders auf
dem Gebiete der Hand, eines stärkeren Eindruckes als bei Sehenden,
um eine deutliche Tastempfindung zu erzeugen. Blinde fühlen ins-
besonders an den Zeigefingerspitzen weniger gut als Sehende, und es
tritt bei den Blinden in vielen Fällen ein Unterschied in dem Empfindungsvermögen beider Zeigefinger hervor.

Die Rolle, welche die Druckempfindungen bei der Orientierung
des Blinden spielen, veranlaßte Kunz (1907) zu einer neuerlichen eingehenden Untersuchung an 22 Blinden mit Reizhaaren von 0,001 g bis
0,5 g hauptsächlich an den Kopfhautstellen und an den Händen. Seine
Ergebnisse sind folgende: „Am hartfühligsten ist stets der Lesefinger.
Dann folgen in der Regel die anderen Finger und der Handrücken. Auf
der Kopfhaut ist die Verteilung der Sensibilität für Druck sehr verschieden. Hartfühlig ist in der Regel das Lippenrot. Dann folgte
meistens, nicht immer, der obere Rand der Ohrmuschel. Die Empfindlichkeit der Nase ist individuell sehr verschieden. Die eigentliche Spitze,
wo die Haut direkt auf dem Knorpel liegt, zeigt sich in der Regel hart-
fühliger als die Querlinie über den Nasenflügeln. Wange und Stirn
sind ungefähr gleich empfindlich. Der untere Teil der Stirn in der Nähe
der Augenbrauen ist empfindlicher als der obere Teil. Krankhafte

Auswüchse scheinen besonders feinfühlig zu sein. Die Wangen sind in der Jochbeingegend empfindlicher als weiter unten. Das Kinn ist bei einzelnen Blinden sehr feinfühlig, bei anderen wieder sehr hart. Personen, welche durchschnittlich sehr feines Druckgefühl haben, zeigen wieder sehr unempfindliche Stellen. Die Verschiedenheiten sind so groß, daß ich an „Normaldruckschwellen" nicht mehr glaube. Sogar bei einer und derselben Person sind die Gesichtsseiten ungleich empfindlich. Die druckempfindlichsten Stellen der Kopfhaut sind der Gehörgang und die Innenseite der Ohrmuschel. An das Trommelfell, dessen Sensibilität bekannt ist, wagte ich mich nicht. Schon die Berührung der inneren Ohrmuschel und besonders der Gehörgangmündung bewirkte bei allen Versuchspersonen lebhaftes Zucken oder helles Auflachen. So sind wir wohl berechtigt, diese Körperteile als feinste Tastorgane des Menschen zu bezeichnen."

Nach Krogius (1907) ist die Härchenempfindlichkeit bei Blinden höher als bei Sehenden, der Unterschied ist jedoch kein auffallender.

Die Feinheit der Raumschwelle (Unterscheidung von zwei Druckempfindungen in geringster Entfernung voneinander) wird mit dem Tastzirkel oder verschiedenen Ästhesiometern vorgenommen. Diese Instrumente gestatten eine sehr genaue Entfernungsmessung der Spitzen, der damit ausgeübte Druck auf die Haut ist aber ein ungleicher. Deshalb verwendete Binet Ästhesiometerkartone, in welche ein bzw. zwei Nadeln senkrecht zur Oberfläche oder besser seitlich eingestoßen sind. Da auch mit diesen Kartonen ein gleichmäßiger Druck nicht zu erzielen ist, konstruierte Kammel ein Gewichtsästhesiometer, bei welchem Nadeln von bestimmtem Gewicht zur Verwendung kommen. Dieses Ästhesiometer ist jedoch nur für Ermüdungsmessungen auf große Raumschwellen (5 zu 5 mm) eingerichtet.

„Die Raumschwelle des Tastsinnes ist an den einzelnen Stellen der Haut außerordentlich verschieden, sie beträgt an den Fingerspitzen 1—2 mm, am Oberarm 6—7 cm. Bei Kindern ist die Raumschwelle ein wenig kleiner, sie sind also empfindlicher als die Erwachsenen. Die Ursache davon ist leicht einzusehen. Durch das Wachstum vergrößert sich die Hautfläche bedeutend, es kommen also, da beim Wachsen nur wenig neue Nervenendigungen entstehen, auf einen Quadratzentimeter Haut beim Erwachsenen weniger Druckpunkte als beim Kinde." (Schulze, 1913.) Das weibliche Geschlecht zeigt kleinere Raumschwellen als das männliche.

Druckschwellen nach Weber:

| | | | |
|---|---|---|---|
| Zungenspitze | 1 mm | Wange | 11 mm |
| Letztes Fingerglied | 2 „ | Handrücken | 31 „ |
| Roter Lippenrand | 5 „ | Mitte des Rückens | 68 „ |

Die Feststellung der Raumschwelle bei Blinden befaßte eine Reihe von Forschern, um dadurch Klarheit über die angenommene Verfeinerung der Sinnesempfindungen bei den Gesichtslosen zu gewinnen.

Czermak (1855) fand bei Blinden folgende Resultate:

1. Die Kinder haben — wie auch bei Sehenden — einen feineren Raumsinn als die Erwachsenen.

2. Die Feinheitsgrade des Raumsinnes sind in ähnlicher Weise wie bei den Sehenden an die verschiedenen Hautregionen verteilt.

3. Die Blinden haben im allgemeinen einen beträchtlich feineren Raumsinn als die Sehenden. Die erwachsenen Blinden scheinen an Feinheit des Raumsinnes sogar die sehenden Kinder zu übertreffen.

Die Ergebnisse Czermaks wurden von Goltz (1858) und Gärttner (1881), allerdings nur an wenigen Versuchspersonen, bestätigt. Letzterer fand an den Fingerspitzen einen Minimalabstand von 2 mm.

Der mit zwei Jahren erblindete Scherer (1874) stellte bei sich und „anderen seiner Mitbrüder" mittels des Tastzirkels die Raumschwelle der Tastempfindlichkeit fest und ordnete die Hautstellen in folgender Reihe: Zungenspitze $1/8$ Linie, Zeigefingerspitze $1/4$ L., andere Fingerspitzen 1 L., innere Fläche der Mittelhand 1 L., Lippen 1 L., äußere Tastfläche der Mittelhand $1\frac{1}{2}$ L., Mitte der Wangen 1 L., obere Wange $2\frac{1}{2}$ L., Rand der Ohrmuschel $2\frac{1}{4}$ L., Oberarm 3 L., Schulter $3\frac{1}{2}$ L., Stirn $2\frac{1}{4}$ L., Nasenspitze 2 L., Oberschenkel $4\frac{1}{2}$ L., obere Fläche des Vorfußes $3\frac{1}{2}$ L., mittlere Sohlenfläche $2-2\frac{1}{2}$ L., große Zehe 1 L. Wird als Umrechnungszahl 1 Wiener Linie mit 2,195 mm angenommen, so erscheinen die von Scherer bei Blinden gefundenen Raumschwellen sehr klein.

Scherer spricht auch von einer Untersuchung mittels Elektromagnet (über die Versuchsmethode keine nähere Angabe), durch welche sich größtenteils übereinstimmende Resultate ergaben. Nur „am äußeren Rand der Ohrmuschel, an der Nasenspitze und an den Hautoberflächen waren die Empfindungseindrücke durch den Elektromagnetismus bedeutend stärker als das noch deutliche Erkennen der zwei Punkte am Zirkel durch das Tasten".

Stanley Hall prüfte nach der Weberschen Zirkelmethode die Tastempfindlichkeit der taubblinden Laura Bridgeman und fand bei derselben eine dreimal so große Empfindlichkeit, als sie nach Webers Versuchen normal ist. (Über H. Keller berichtet Macy, daß ihr Gefühlssinn nicht so fein ausgebildet ist wie bei anderen Blinden.)

Hocheisen (1892) untersuchte bei 7 Blinden die Raumschwelle, um festzustellen, ob die Blinden einen feineren Raumsinn besitzen als die Sehenden. Selten fand er an Stellen mit zarter Haut als Minimalabstand 1,7 mm (unter 1,5 mm nie), meist aber 1,9—2 mm, an der

Nagelphalanx 1,9—2 mm. Nach Hocheisen ist der Raumsinn bei Blinden in geringem Maß und in nicht immer deutlich nachweisbarer Weise verfeinert. Die Verfeinerung führt er auf Übung zurück.

Untersuchungen an der Münchener Stadtbevölkerung und Blinden durch Stern (1895) ergaben eine Verfeinerung der Tastempfindlichkeit bei letzteren. Von 100 Blinden zeigten

47 % Raumschwellen von 0,5—0,9 mm
47 „          „          „   1,0—1,4
7 „                           1,5—1,7
1 „          „               2,0—3,5

am Nagelgliede des Zeigefingers der rechten Hand. Die Versuche waren mit Rankes Doppelnadeln (zwei Nadeln in Messingscheibchen eingelassen) vorgenommen worden.

Bezeugte auch noch Washburn (1895) die Überlegenheit der Blinden, so ergaben die Untersuchungen anderer Forscher abweichende und sogar gegenteilige Resultate.

So stellte Th. Heller (1892) messende Tastversuche an der Leipziger Blindenanstalt an und fand hierbei keine nennenswerte Schärfung des Raumsinnes. Auch bei Uhthoffs (1891, 1897) Untersuchungen einiger Blinder fanden sich keine höheren Werte als bei Sehenden.

Die Untersuchungen von Griesbach (1899) an der Illzacher Blindenanstalt mittels eines Ästhesiometers (parallele, federnde Nadeln mit Nonius) führten zu folgendem Ergebnisse:

„Im Unterscheidungsvermögen für Tasteindrücke besteht in arbeitsfreier Zeit im allgemeinen kein erheblicher Unterschied zwischen Blinden und Sehenden; kleine Differenzen sprechen eher zugunsten der Sehenden.

Bei Blindgeborenen ist die Tastschärfe etwas geringer als bei Sehenden.

Blinde fühlen an den Zeigefingerspitzen weniger gut als Sehende, und es tritt bei ersteren in vielen Fällen ein Unterschied im Empfindungsvermögen beider Zeigefinger deutlicher hervor."

Für die Raumschwellen von 15 Blinden ergaben sich in arbeitsfreier Zeit nachstehende Mittelwerte:

| Stirn | 3,6 mm | Daumenballen | 3,77 mm |
|---|---|---|---|
| Jochbein | 3,7 „ | Linker Zeigefinger | 1,29 „ |
| Nasenspitze | 1,7 „ | Rechter Zeigefinger | 1,55 |
| Lippenrot | 1,5 | | |

Die Raumschwellen der Sehenden waren durchweg kleiner.

Eine Nachprüfung durch Kunz (1907) unter den gleichen Bedingungen bei 8 Blinden lieferte folgende Zahlen:

| | | | |
|---|---|---|---|
| Stirn | 7,0 mm | Zeigefingerspitze | 2,3 mm |
| Äußerer Augenwinkel des Jochbeins | 5,7 „ | Ringfingerspitze | 1,4 „ |
| Oberes Augenlid | 3,0 „ | | |

Griesbach (1902) untersuchte noch einige Schwellenlängen an zwei Blindgeborenen und drei Taubstummen. Die Ergebnisse zeigten eine Verfeinerung der Tastempfindlichkeit der Blinden gegenüber den Taubstummen.

| Schwellenlängen | bei Blinden | bei Taubstummen |
|---|---|---|
| Stirn | 5,50 mm | 8,50 mm |
| Jochbein | 7,75 „ | 11,70 „ |
| Nasenspitze | 4,00 „ | 4,00 „ |
| Zeigefinger | 2,07 „ | 2,23 „ |
| Andere Finger | 1,64 „ | 2,25 „ |

Krogius (1907) prüfte die Druckempfindlichkeit der Haut bei Blinden und Sehenden (Stirngegend zwischen den Augenbrauen) und fand, daß die Sehenden im allgemeinen mehr Fehler machten als die Blinden. Bei der Prüfung der Druckempfindlichkeit am rechten Zeigefinger waren die Blinden den Sehenden ebenfalls überlegen, jedoch ist der Unterschied kleiner als in der Druckempfindlichkeit der Stirn.

Vergleichende Untersuchungen der Raumschwelle durch Mahner (1909) an je 4 Blinden, Taubstummen und Sehenden ergaben die Überlegenheit der Taubstummen über die Blinden, während die Sehenden an letzter Stelle stehen. Petkoff (1914) stellt eine Mehrleistung von 4 Blinden gegenüber 6 Sehenden und 4 Schwachsichtigen fest.

Die verschiedenartigen Untersuchungsergebnisse führt Zoth (1899) auf die Untersuchungsmethoden und die Verschiedenartigkeit der Versuchspersonen zurück. Aber es liegen auch noch andere Gründe hierfür vor.

Eine Verkleinerung der Raumschwelle kann durch aufeinanderfolgendes Aufsetzen der Spitzen stattfinden. Diese Sukzessivschwelle ist gegenüber der Simultanschwelle (gleichzeitiges Aufsetzen der Spitzen) beträchtlich geringer. Auf die Verkleinerung der Raumschwelle haben auch psychische Momente, wie Konzentration (Aufmerksamkeit) und Übung Einfluß. Ermüdung wirkt wieder im gegenteiligen Sinne. Dies fand Griesbach (1899) durch folgende Zahlen:

Raumschwellen am Zeigefinger von Blinden

| | links | rechts |
|---|---|---|
| in arbeitsfreier Zeit | 1,29 mm | 1,55 mm |
| nach geistiger Arbeit | 1,49 „ | 1,91 „ |
| nach Werkstättenarbeit | 1,70 „ | 2,00 „ |

„Der Einfluß der Ermüdung auf die Tastschärfe infolge von Handarbeit, nicht so geistiger Arbeit, tritt bei Blinden deutlicher hervor als bei Sehenden.

Gleichalterige Blinde ermüden in bezug auf die Tastschärfe durch Handarbeit stärker als durch geistige Arbeit; bei Sehenden ist dies nicht der Fall."

Schließlich wird die Tastempfindlichkeit herabgesetzt durch Kälte, Blutleere und Blutstauungen, Genuß von geistigen Getränken und betäubenden Mitteln.

Trotzdem eine endgültige Entscheidung über die Tastempfindlichkeit der Blinden noch aussteht, läßt sich annehmen, daß in physiologischer Hinsicht ein Unterschied zwischen Blinden und Sehenden kaum besteht, daß vielmehr eine Verfeinerung auf Seite der Blinden auf Übung und Anpassung zurückzuführen ist.

Festzustellen wäre noch, daß Reiz- und Druckschwelle nicht im proportionalen Verhältnisse stehen. Die Reizschwelle wird hauptsächlich bestimmt durch die Dicke der Oberhaut und durch den Reichtum der Nervenendigungen. Die Fingerspitzen mit ihrer derben Oberhaut haben eine viermal so niedrige Reizschwelle als der Handrücken mit seiner zarten Oberhaut. Kunz (1907) meint sogar: „Intensives und extensives Empfinden, Druckgefühl- und Raumschwellen scheinen einander fast umgekehrt proportional zu sein. Diejenigen Hautstellen, welche von Natur die größten Raumschwellen aufweisen, sind für Druck in der Regel sehr empfindlich, diejenigen Körperteile hingegen, welche von Natur kleine Schwellen haben, sind für Druck hartfühlig. „Finger und Lippen zeigen die kleinsten Raumschwellen (bei Blinden 1—3 mm). Für Druck sind sie aber außerordentlich hartfühlig. Auf der für Druck sehr feinfühligen Stirn dagegen findet man Raumschwellen von über 10 mm."

Für die Bildung der Raumvorstellungen ist von Wichtigkeit, mit welcher Genauigkeit die Lokalisation von Druckempfindungen auf der Haut stattfindet. Zur Prüfung derselben bedient man sich der nachstehend angeführten Weberschen Methode.

„Die Versuchsperson streckt bei ruhiger Körperhaltung z. B. den Arm aus, schließt die Augen und der Experimentator berührt mit einem spitzen Hölzchen eine Hautstelle, z. B. die Mitte des Handrückens. Die Versuchsperson sucht (mit geschlossenen Augen) mit einem spitzen Hölzchen die betreffende Stelle auf. Der Experimentator hat dafür zu sorgen, daß sie nicht an das von ihm festgehaltene Holz anstößt und muß dies im rechten Augenblick eventuell zurückziehen. Am besten benutzt man einfach zwei lange nicht zu scharf zugespitzte Bleistifte. Dabei läßt sich dann leicht ein schwarzer Punkt auf der Haut angeben,

der die Berührungsstelle des Experimentators markiert, und ebenso
zeichnet die Versuchsperson die von ihr aufgesuchte Stelle durch einen
Punkt an. Aus der Entfernung der beiden Punkte voneinander läßt sich
die Größe des Lokalisationsfehlers messen. Bei genauen Versuchen
wird man natürlich das Experiment auf der gleichen Hautstelle häufig
wiederholen und das arithmetische Mittel aus den einzelnen Fehlern
nehmen" (Meumann).

Aus Untersuchungen bei Sehenden hat sich ergeben, daß die Lokalisationsfehler immer kleiner werden, je mehr man auf die Fingerspitzen
zugeht, um so größer, je mehr man sich dem Rumpfe nähert.

Eine Prüfung des Lokalisationsvermögens für einfache Druckempfindungen fand nach der beschriebenen Methode durch Bürklen
(1920) in der Blindenanstalt in Purkersdorf statt. Untersucht wurden
75 Zöglinge (44 Knaben und 31 Mädchen) im Alter von 7—19 Jahren.
Nach 5 Vorversuchen, abwechselnd am Handrücken und am Unterarm,
wurden je 5 Feststellungen an den beiden genannten Stellen vorgenommen. 3 Knaben und 4 Mädchen zeigten am Unterarm eine bessere
oder gleichgute Lokalisation wie am Handrücken. Von diesen 7 Zöglingen besaßen 5 noch ziemliches Sehvermögen, 2 waren Spätererblindete. Die Untersuchungsergebnisse bei den anderen Zöglingen (68)
waren folgende:

Die Lokalisationsfehler betrugen im Durchschnitt am Unterarm
18 mm, am Handrücken 6,8 mm. Es bestätigt sich dadurch auch bei
Blinden die Tatsache, daß das Lokalisationsvermögen gegen die Fingerspitzen zu zunimmt, gegen den Rumpf zu jedoch abnimmt.

Ein Unterschied zwischen Knaben und Mädchen in der Lokali-
sationsfeinheit trat nicht besonders hervor.

|         | Unterarm | Handrücken |
|---------|----------|------------|
| Knaben  | 17 mm    | 6,00 mm    |
| Mädchen | 19       | 7,70 „     |

Nach dem Alter und der Schul- oder Berufsbildung ergaben sich keine
Verschiedenheiten. Die Blinden mit Sehresten lokalisierten im Durchschnitt nicht besser als die total Blinden.

Temperaturempfindungen. Die Temperaturempfindungen werden durch besondere Kälte- und Wärmepunkte in der Haut vermittelt,
von denen auf 1 Quadratzentimeter Haut 1—2 Wärmepunkte und 11 bis
12 Kältepunkte liegen. Die Temperaturempfindlichkeit ist an Augenlidern, Stirn, Wange, Kinn am größten, kleiner an Brust, Bauch, Arm,
Hand, am kleinsten am Unterschenkel und Fuß. Die Bemühungen,
spezifische Wärme- und Kälteorgane aufzufinden, sind bisher vergeblich
gewesen. Die größte Unterschiedsempfindlichkeit besitzt der Mensch
bei Temperaturen zwischen 26 und 39 Grad Celsius, also ungefähr

bei natürlicher Körperwärme, wo die Haut allerdings eine Abkühlung durch die Lufttemperatur zeigt. Bei tieferen Temperaturen nimmt die Unterschiedsempfindlichkeit viel rascher ab als bei solchen, die über dem günstigen Mittel liegen. Verminderung der Blutzufuhr bringt deutliche Verfeinerung der Temperaturempfindung hervor. Blutstauung führt zu einer Abstumpfung des Temperatursinnes.

Für die Prüfung der Temperaturempfindlichkeit wird die Heizspitze von Frey gebraucht, durch die man mittels Gummischläuchen Wasser strömen läßt, dessen Temperatur an einem Thermometer abgelesen werden kann. Die Spitze des Instruments, die man auf die Haut aufsetzt, hat infolgedessen immer eine gleichmäßige meßbare Temperatur.

Die Untersuchungen der Temperaturempfindlichkeit sind noch wenig vorgeschritten. Bei Blinden unternahm Kunz (1907) einen primitiven Versuch folgender Art. Er ließ in einem ungeheizten Raume zwei gleichgroße Holzkübel aufstellen. Über die Handhaben wurden schmale Leisten genagelt. Beide Kübel wurden bis 12 cm unterhalb der Leisten mit Wasser von 39 Grad Wärme gefüllt. Dann veranlaßte er 12 Personen, 10 Blinde und 2 Sehende, beide Hände in das Wasser zu stecken und sich so über die Kübel zu beugen, daß der obere Stirnrand auf den Leisten ruhte. Sie blieben so eine Viertelminute über den Kübel gebeugt und wurden dann aufgefordert, zu sagen, welches Wasser wärmer sei. Während der Prüfung hatte sich das Wasser in dem einen Kübel auf 36 Grad, in dem anderen auf 36½ Grad abgekühlt. Diese Differenz von einem halben Grad wurde von allen deutlich empfunden. Einzelne verließen sich ausschließlich auf das Gesicht, andere auf Gesicht und Hände. Irgend welche Überlegenheit der Blinden war nicht festzustellen. Bei weiteren Versuchsreihen wurden noch geringere Wärmedifferenzen erkannt, von einer Taubblinden sogar eine solche von nur 0,2 Grad. (Die Unterschiedsschwelle bei Sehenden wurde mit $1/5$—$1/8$° C annähernd bestimmt.)

Eine genauere Untersuchung geschah durch Krogius (1907). Die Prüfung des Temperatursinnes am rechten Augenlid ergab eine geringe Überlegenheit der Blinden über die Sehenden. Ein stärker ausgeprägter Unterschied ergab sich erst bei der Prüfung mittels strahlender Wärme durch einen Wasserzylinder, der zur Hälfte schwarz angestrichen, zur Hälfte weiß war. Die Annäherung des mit Wasser von 42 Grad Celsius gefüllten Zylinders wurde von Sehenden in einer durchschnittlichen Entfernung von 13½ cm, von Blinden in einer solchen von 33,7 cm wahrgenommen. Ein weiterer Versuch bestand darin, den in eine verhältnismäßig nahe Entfernung gebrachten Zylinder abwechselnd mit seiner schwarzen und mit seiner weißen Wand zur Versuchsperson zu kehren.

Die Sehenden erhielten verschiedene Empfindungen meistens nur dann, wenn der Zylinder mit Wasser von 42 Grad gefüllt war. Die Blinden erkannten aber einen Unterschied auch beim leeren oder mit Wasser von Zimmertemperatur gefüllten Zylinder.

Gelegentlich seiner Untersuchungen über den Fernsinn prüfte Wölfflin (1908) nach der Goldscheiderschen Methode die Kälte- und Wärmepunkte auf der Glabella (Stirn) bei mehreren Sehenden und Blinden, ohne dabei eine wesentliche Erhöhung des Temperatursinnes bei Blinden nachweisen zu können. Bei mehreren untersuchten Blinden schwankte die Anzahl der Wärmepunkte nicht unwesentlich und ging zweimal sogar unter diejenige von Sehenden herunter.

Auch in bezug auf die Temperaturempfindlichkeit der Blinden stehen sich also zwei verschiedene Ansichten gegen- über, von welcher bisher die letztberührte begründeter zu sein scheint.

Schmerzempfindungen. Die Haut vermittelt Schmerzempfin- dungen an besonderen Schmerzpunkten, von denen etwa 150 auf einem Quadratzentimeter liegen und überall ziemlich gleich dicht gelagert sind. Die Schmerzempfindungen können für sich allein auftreten, sich aber auch mit Temperatur- und Druckempfindungen verbinden. Sie zeigen gegenüber letzteren geringe Intensitätsunterschiede, denn sie entstehen im allgemeinen erst bei stärkeren Reizen, besitzen aber dafür eine lange Latenzzeit der Reizung und eine längere Nachdauer der Erregung. Schmerzempfindungen kommen sowohl im Gebiete des Tast- wie des Gemeinsinnes (Organempfindungen) vor.

Messungsversuche zur Feststellung der Reiz- und Unter- schiedsschwelle der Schmerzempfindungen erscheinen damit sehr erschwert. Von solchen Versuchen an Blinden ist nichts bekannt.

Als innere Tastempfindungen kommen Lage-, Kraft- und Be- wegungsempfindungen in Betracht, welche auch unter der Bezeichnung „Muskelsinn" zusammengefaßt werden. Man bezeichnet sie auch nicht ganz zutreffend als „kinästhetische" Empfindungen.

Lageempfindungen. Die Lageempfindungen scheinen ihren Hauptsitz in den Gelenken zu haben. „Man kann sie mit dem Kine- matometer von Meumann untersuchen, wobei ein Glied (etwa ein Arm) so eingespannt wird, daß es sich in einem bestimmten Gelenk bewegen kann, wobei man an dem Apparat die Größe der Bewegung (in Winkel- graden) abmißt. Der Experimentator bringt nun den Körperteil in eine bestimmte Lage (passive Bewegung) und läßt angeben, wie weit die neue Lage von der Anfangslage abweicht (Schulze)."

Bei einem total blinden Knaben stellte Ziehen (1913) fest, daß Ohrbewegungen (passive Bewegungen nach verschiedener Richtung) ganz besonders unsicher beurteilt wurden.

Kraftempfindungen. Bei willkürlichen Bewegungen treten außer Lage- auch Kraftempfindungen auf, die hauptsächlich in den Muskeln ihren Sitz haben, von den Lageempfindungen aber schwer gesondert werden können. Am besten werden sie durch Heben von Gewichten untersucht. Es wird dabei eine Anzahl kleiner, ganz gleich aussehender Kästchen, die mit einem Griffe versehen sind und mit Bleiplatten gefüllt werden können, in Verwendung genommen. Die Versuchsperson stellt sich vor den Tisch, die Gewichtskästchen werden genau mitten vor sie hingestellt und sie hat entweder durch sukzessives Heben je zweier Kästchen mit einer Hand oder durch simultanes Heben mit beiden Händen die Schwere der Kästchen zu vergleichen. Die Hebungen müssen nach einem bestimmten Tempo (nach dem Metronom) und bis zu einer bestimmten Höhe erfolgen; die Höhe der Hebung wird geregelt durch eine über den Tisch gespannte Schnur, an welche der Handrücken anschlagen muß.

Schäfer und Mahner prüften (1905) die Unterschiedsempfindlichkeit für gehobene Gewichte an 4 Blinden, Taubstummen und Sehenden, und stellten sie nach ihren Leistungen in folgende Reihe: Taubstumme, Blinde, Sehende. Bei den Sehenden und Taubstummen, nicht aber bei den blinden Kindern, ergab die gleichzeitige Hebung der Gewichte ein besseres Resultat als das Nacheinanderheben.

Weitere Untersuchungen Mahners (1909) in dieser Richtung ergaben dasselbe Resultat, doch erklärte Peiser (1923) die angewandte Methode als unzulänglich. Peiser fand jedoch bei einer strengeren Versuchsanordnung im Vergleiche von 3 Blinden und 2 Sehenden ebenfalls eine Überlegenheit der Blinden hinsichtlich der Unterschiedsempfindlichkeit bei gehobenen Gewichten.

Bewegungsempfindungen. Aus Kraft- und Lageempfindungen ergeben sich die Bewegungsempfindungen, die am Kinematometer derart geprüft werden können, daß die Versuchsperson z. B. den Arm von einer Anfangslage bis an eine bestimmte Stelle und wieder zurückführt und die Aufgabe erhält, den Arm wieder an dieselbe Stelle zu bringen. Die erste Bewegung gilt als „Normalbewegung", die zweite als „Vergleichsbewegung", aus dem dabei begangenen Fehler schließt man auf die Größe der Unterscheidungsfeinheit.

Jugendliche scheinen schon früh die gleiche Feinheit der Bewegungsempfindungen zu erreichen wie Erwachsene. Die neuere Physiologie hat nachgewiesen, daß bei der Bildung der Raumvorstellungen den Bewegungsempfindungen eine weit größere Bedeutung zukommt als den äußeren Tastempfindungen.

Ziehen (1913) wies experimentell nach, daß die kinästhetische Wahrnehmung in einen Empfindungs- und einen Vorstellungsanteil zer-

fällt. Der Empfindungsanteil ist eine mechanische in den Gelenken und
deren Nachbarschaft lokalisierte Empfindung.

Bei Blinden wurden die inneren Tastempfindungen als „Muskelsinn" zum erstenmal von Hocheisen (1892) untersucht. Als Muskelsinn bezeichnet er die Fähigkeit, die verschiedenen Stellungen unserer
Körperteile zueinander, die Lage im Raum, die Bewegungen dieser
Körperteile und die Widerstände, welche den aktiven Bewegungen
derselben entgegentreten, wahrzunehmen. Hocheisen nahm die Prüfung an 8 Blinden (bei 9000 Bewegungen) mittels eines Apparates von
Goldscheider vor und zog aus derselben folgende Schlüsse:

Die Blinden haben einen objektiv nachweisbaren verfeinerten
Muskelsinn. Die Verfeinerung ist jedoch nicht sehr groß und nicht
stets vorhanden. Der Muskelsinn ist innerhalb der einzelnen Alters-
klassen individuellen Schwankungen unterworfen. Die im Tasten geübten Blinden zeigen eine objektiv nachweisbare Verfeinerung der
Empfindungen passiver Bewegungen. Die Ursache dieser Verfeinerung
ist eine psychische, indem durch Schärfung der Aufmerksamkeit und
Übung in der Verwertung sensibler Merkmale Empfindungen von undeutlich merklicher Intensität über die Schwelle gehoben werden. Kinder
besitzen eine feinere Empfindlichkeit für Bewegungen als Erwachsene.
Die Leistungen beider Extremitäten auf dem Gebiete der Bewegungsempfindungen sind wenig verschieden und schwanken in unregelmäßiger
Weise zwischen rechts und links.

Steinberg (1920) hält die Versuche von Hocheisen allerdings
für unzulänglich.

Die größte Leistungsfähigkeit entwickelt der Tastsinn durch das
Zusammenwirken von äußeren und inneren Tastempfindungen.
Katz (1920) bemerkt hierüber:

„Damit unsere Tastphänomene zustande kommen, müssen zwei
Voraussetzungen erfüllt sein: 1. die Sinnesorgane der Haut müssen in
ihren großen natürlichen Verbänden und nicht in ihren Elementen
erregt werden, 2. die Tastorgane oder die als Reize dienenden Mittel
müssen sich in Bewegung befinden."

Unter diesen Voraussetzungen zeigt eine Prüfung des Tastsinnes
dessen besondere Feinheit. Zu einer solchen allgemeinen Prüfung des
Tastsinnes dient das Ästhesiometer von Hering. Dieser Apparat besteht aus zwölf gleich langen zylindrischen Metallstäbchen von 5 und
11 mm Dicke, die mit Draht von 0,1—1 mm Dicke dicht bewickelt sind;
ein Stab bleibt glatt. Die Feinheit des Tastsinnes wird um so größer
sein, je feinere Wickelungen (geringere Rauhigkeit) noch erkannt wird,
wenn man mit einem solchen Stabe über eine Hautstelle streift. Die
Fingerspitzen zeigen bei dieser Prüfung gegenüber anderen Körper-

teilen die größte Tastempfindlichkeit. Nach Katz (1920) werden bei Papieren, welche zwischen Zeigefinger und Daumen betastet, vielmehr durchgetastet werden, noch Dickenunterschiede von 0,01 mm mit großer Sicherheit erkannt. Eine überraschend hohe Empfindlichkeit des Tastsinnes zeigt sich auch beim Betasten von Oberflächen. Papierflächen werden mit völliger Sicherheit ihrem Rauhigkeitscharakter nach erkannt, bei denen Niveaudifferenzen von wenigen Tausendstel Millimeter in der Oberfläche als Reize wirksam werden. Das sind aber Zahlenwerte, die man nach denjenigen Werten, die man bislang als charakteristisch für die Empfindlichkeit des Tastsinnes ansah, für ausgeschlossen halten mußte. Fast scheint es — sagt Katz — daß die kleinsten Niveaudifferenzen infolge der Umstände ihres Wirksamwerdens einen wirksameren Reizwert besitzen als größere.

Diese Feinheit des Oberflächentastens vermag jedoch niemals zu einem Erkennen von Farben durch den Tastsinn zu führen, wie dies auch heute noch in Laienkreisen angenommen wird. Schon Fricke (1715) widerlegte die Ansicht, daß der Blinde Farben greife und verwarf die diesbezügliche Dissertation von J. A. Schmid. Trotzdem kehrte dieselbe noch häufig wieder und fand ihre Begründung darin, daß Blinde durch den Geruch oder die Substanz des Farbenaufstriches die Farben an einzelnen Dingen mehr oder minder gut zu erraten wußten.

In einem Briefe Weissenburgs (1779) erwähnt derselbe, daß er 26 wollene Lappen besitze, deren Farben er, so oft man will, sagen kann. Einen grauen ließ er sich in sechs Stücke schneiden, fünf davon färben. „Ich kenne sie auch," sagt er, „sie sind aber schwerer zu unterscheiden." Schon hierbei kam Weissenburg zu der Anschauung, daß der Blinde Farben nicht unterscheiden könne, was er später (1781) noch klarer ausdrückt: „Ich habe mir alle Mühe gegeben, die schönen, angenehmen und sanften Flächen in meine Einbildung zu rufen, die ich ehemals gefühlt habe, um zu erfahren, ob diese reizenden Bilder unter das Gebiet meines Gefühles kommen würden; aber alle meine Anstrengungen waren vergebens."

In gleicher Weise bemühten sich Blacklock (1741—1791) und Baczko (1807), von denen sich der letztere sogar mit einem Glase die oberste unempfindliche Haut der Finger dünner schabte; aber alles war fruchtlos.

Durch Zeune (1817) wurde ein Versuch zur Feststellung des von ihm angezweifelten Farbenfühlens gemacht, und zwar angestellt mit 13 Zöglingen seiner Anstalt an gleich feinen Tuchstücken von weißer, schwarzer, gelber, roter, grüner und blauer Farbe. Er gab immer zwei Farben zusammen, so daß 15 Vergleichungen stattfanden. Unter 630

Versuchen trafen 386 und 244 nicht, ein Ergebnis, das nach keiner Seite hin entscheidend war. Daß sich Tuchstücke, deren Oberfläche durch den Farbstoff stark verändert wird, zu diesem Versuche nicht eignen, sah Zeune ein, denn für weitere Versuche verlangte er ein ganz dunkles Zimmer und Blumenblätter oder geschliffene Edelsteine von verschiedener Farbe.

Die Forschung über das Wesen der Farbe ließ solche Versuche überflüssig erscheinen und sie wurden auch nicht mehr wiederholt.

Wenn Goethe erklärte, nichts dagegen zu haben, wenn man die Farbe zu fühlen glaube, wie man sie auch schmecken könne, so mögen ihn zu dieser Ansicht Analogien bewogen haben, die wir später als Ersatzvorstellungen für die Farben kennenlernen werden[1]).

In richtiger Weise beurteilte Ansaldi (1895) die Unmöglichkeit des Farbentastens. „Nehmen wir," sagt er, „zwei Glasplatten von derselben Größe mit vollständig glatter Oberfläche, eine farblos, die andere gefärbt, und fragen wir einen Blinden, ob er einen anderen Unterschied bemerke als den der Form und des Gewichts, so können wir sicher sein, daß er nicht den geringsten Unterschied herausfinden wird. Wenn wir jedoch die Frage auf einen anderen Gegenstand beziehen, indem wir ihm zwei Stücke Marmor von gleicher Farbe aber ungleicher Politur vorlegen, so wird der Blinde ohne Zweifel sich auf seinen Tastsinn verlassen und die beiden Platten für ungleich farbig erklären. Daraus erhellt, daß die durch einen beliebigen Körper erregten Tastempfindungen in keiner Weise genügen, auch die Farben zu erkennen."

Die bereits mehrfach berührte Bedeutung der inneren Tastempfindungen für die Wahrnehmung erhellt noch aus dem besonders bei Blinden auftretenden Tastzuckungen. Schon Czermak (1855) beobachtete bei der Raumschwellenuntersuchung mittels des Tastzirkels, daß Blinde jene Körperteile, deren Haut mit dem Zirkel untersucht wird, in fortwährende, nur bei einiger Aufmerksamkeit von Seite des Experimentators bemerkbare kleine und ziemlich rasche Bewegungen versetzen. Sie schienen Czermak unwillkürlich zu erfolgen, weil die Blinden dieselben nie völlig unterließen, auch wenn sie darum nachdrücklich gebeten wurden.

Czermak meinte, dem Blinden mag es mit den Tastzuckungen ähnlich gehen wie dem Sehenden mit der Einstellung der Sehachse. So

---

[1]) In heiterer Weise klärte sich die Frage des Farbenfühlens in der Mailänder Blindenanstalt im Jahre 1870, und zwar durch einen Direktionswechsel. Mit dem Dienstantritte des neuen Direktors vermochten die dortigen Blinden keine Farben mehr durch das Gefühl zu unterscheiden, während sie unter dem Vorgänger dieses Wunderwerk ständig verrichteten.

wie nämlich Sehende, wenn sie einen Gegenstand vermittels des Gesichts scharf wahrnehmen wollen, unwillkürlich die Sehachse auf das zu fixierende Objekt richten, um das Bild desselben auf den gelben Fleck fallen zu machen, ebenso und aus ähnlichen Gründen versetzen wahrscheinlich Blinde ihre Tastorgane in Bewegungen und Zuckungen.

Die gleiche Beobachtung wie Czermak machten Gärttner (1881) und Hocheisen (1892). Letzterer unterschied diese Tastzuckungen von jenen willkürlichen Bewegungen, die auf Wunsch unterdrückt werden und nichts weiter als eine Folge der Gewohnheit sind, die Hände nie ganz ruhig zu lassen, um sich sofort über sich nähernde Objekte zu unterrichten.

Für die Tastzuckungen, die beim Tastlesen der Punktschrift als reibende und drückende Bewegungen über einem Zeichen beobachtet werden können, fand Th. Heller (1904) folgende Erklärung:

„Die Zuckungen, welche bei den Raumsinnesuntersuchungen auftreten, setzen sich aus zwei Bewegungen zusammen, deren eine einen verstärkten oder verringerten Druck zur Folge hat, während die andere in Exkursion um die berührte Hautstelle besteht. Hierbei erstreckt sich der Druck bald auf beide Zirkelspitzen gleichzeitig, bald geht er sukzessive von der einen auf die andere über. Es ist nun wahrscheinlich, daß diese senkrecht auf die Längsrichtung der Tastfläche erfolgenden Bewegungen angeregt werden durch die Undeutlichkeit des Eindrucks und den Zweck haben, die für die Auffassung günstigste Normaldistanz herzustellen. Die sukzessive Druckverstärkung dient offenbar der Überführung des simultanen in einen sukzessiven Eindruck. Die Tastzuckungen sind nichts anderes als unwillkürlich gewordene Tastbewegungen."

Bürklen (1917) gelang es, die zwei verschiedenen Bewegungen (Druck- und Gleitbewegungen) der Tastzuckungen beim Lesen der Punktschrift voneinander zu isolieren und aufzuzeichnen. Nach den von Katz (1920) bezeichneten Voraussetzungen zur Erlangung von Tasterlebnissen kann über den Zweck der Tastzuckungen, dadurch die günstigsten Bedingungen für die Tastwahrnehmungen herbeizuführen, kein Zweifel mehr bestehen.

Die möglichste Schärfung des Tastsinnes ist eine frühzeitig erhobene Forderung der Blindenpädagogik. Vor allem versuchte man die Empfindlichkeit der Tastorgane möglichst zu schonen. So schlug schon Struve (1810) vor: „Da bei Blinden eine außerordentliche Feinheit des Tastens stattfindet, suche man denselben durch Vermeidung alles dessen, was Hand und Fuß hart und unempfindlich machen kann, zu erhalten und zu stärken." Das Handschuhtragen wurde als eine allerdings unerfüllbare Forderung für Blinde aufgestellt. Einzelne Blinde verfielen sogar auf den Gedanken, das Tastgefühl an den Fingerspitzen durch Abreiben der Haut mit Bimsstein und Einstecken der Finger in siedendes Wasser bis zum Abgehen der Haut zu erhöhen. Erst die Vorschläge zur Schärfung des Tastsinnes durch Übung gewannen tatsächlichen Boden.

Klein (1819) verlangte an seinem „Allerlei" die Betätigung des Tastsinnes zum Erkennen von Form und Material der Dinge und gab auch Anleitung für die Gewöhnung des Blinden an Leichtigkeit und Ungezwungenheit in der Haltung und den Bewegungen des Körpers sowie für Orientierungsbewegungen.

Für die Bildung der Hand durch Tastsinn und Muskelsinn trat Roesner (1874) ein, um die Hand des Blinden aus ihrer Verkümmerung, Armut und Not zu retten und auf daß sich die Brücke baue, auf welcher die Formenbilder der Umgebung hinüber wandern mögen zu der hinter dem dunkeln Vorhang lauschenden Seele. Roesner stellte hierfür folgende Stufen auf: 1. Gewinnung der Formvorstellung durch Tast- und Muskelsinn der Hand. 2. Übertragung von Elementen der Formvorstellung in das Bild tastbarer Zeichnungen. 3. Verwandlung gegebener Formelemente und Rückbildung in der Plastik.

Um den Tastsinn immer mehr und immer wirkungsvoller zum raumerweckenden Sinne auszubilden, bezeichnete S. Heller (1891) als Voraussetzung vor allem die Beweglichkeit der Hand. Diese muß durch besondere auf der anatomischen Bildung des Tastwerkzeuges beruhenden Übungen systematisch ausgebildet werden. Daher ist das Handturnen eine Disziplin der Blindenschule, die nicht entbehrt werden kann. Die Übungen des Handturnens weisen nach S. Heller folgende Abteilungen auf: 1. Die Unterscheidung unserer Hand und ihrer Glieder in bezug auf ihre Lage im Raum. Hierzu dienen Bewegungen der Hand als Ganzes und der Glieder der Hand nach den verschiedenen Richtungen, sowie die Dehnungen, Beugungen und Pressungen derselben. 2. Die Betastung des Tastorganes. Diese geschieht durch die verschiedenen Gegenüberstellungen der Finger zum Daumen, der Finger untereinander und zur Handfläche. 3. Parallelbewegungen der einzelnen Hände und ihrer Glieder. 4. Divergierende Bewegungen der Hand und ihrer Glieder. 5. Vereinigung der beiden Hände und ihrer Glieder zu einem Werkzeug der Bewegung. 6. Gruppierung der Finger zu nachahmenden Bewegungen, welche bei der Handhabung der wichtigsten Werkzeuge notwendig sind (ohne Gebrauch dieser Werkzeuge). 7. Dieselbe Gruppierung zu nachbildenden Bewegungen an dem Anschauungsobjekte selbst, wie sie zur Herstellung desselben aus plastischem Stoffe notwendig wären. 8. Fortschreitende und sammelnde Bewegungen, um aus der Zusammenfassung des Einzelnen das Ganze zu gewinnen.

9. Geschicklichkeitsbewegungen, wie dieselben zu Verrichtungen täglichen Gebrauchs notwendig sind. 10. Spielbewegungen.

Gigerl (1904) arbeitete für die Handgymnastik einen besonderen Lehrgang aus, der freie Übungen der Hand und Fingerspiele sowie Fingerübungen an Geräten (Streckbrett, Knotenstab und Klaviatur) enthält. Der Unterricht in der Fingergymnastik wird mit den Zöglingen der untersten zwei Jahrgänge in einer Übungszeit von 10 Minuten vor Beginn des eigentlichen Schulunterrichts vorgenommen.

Zech (1913) erkennt der Fingergymnastik nur einen problematischen Wert zu, da die Entwicklung der Handgeschicklichkeit viel weniger von der anatomischen Beschaffenheit der Hand und der Mechanik ihrer Muskulatur als vom Gehirn abhängt. Die Zeit, die für diese mechanischen und die Schüler nicht interessierenden Übungen gebraucht wird, kann zur anregenden Betätigung der Hände beim Spiel und bei kleinen praktischen Arbeiten nutzbringender verwendet werden.

Diese gegenteiligen Anschauungen über die Ausbildung des Handtastens würden sich nach Feststellung der gleichartigen Tastbewegungen, wie sie zur Auffassung von Tastobjekten notwendig und vorteilhaft erscheinen, leicht überbrücken lassen. Jedenfalls hätten derartige Tastübungen eine viel größere Berechtigung als gesonderte Hörübungen. Das gefundene System der Tastbewegungen gäbe auf der Unterstufe den Stoff für eine besondere an Spiel und Arbeit gebundene Betätigung und hätte weiterhin andauernd zur gelegentlichen Anwendung zu kommen.

Die Übung des Tastsinnes darf jedoch nicht auf die Hände beschränkt bleiben, sondern hat sich auf die anderen Gliedmaßen und den ganzen Körper zu erstrecken. Hierzu bieten Orientierungsübungen die beste Gelegenheit, wobei natürlich auch das Gehör eine wichtige Rolle spielt. Einen Plan für diese Übungen entwarf Meßner (1890), um dadurch den Grund zu einer tüchtigen Orientierungsbildung schon frühzeitig zu legen.

# Der Gleichgewichtssinn.

Dem Gebiete der Tastempfindungen sehr nahestehend oder vielleicht sogar zugehörig sind die Gleichgewichtsempfindungen. Das Organ hierfür befindet sich im inneren Ohre, und zwar sind es die Bogengänge und zwei kleine Säckchen, die je einen aus feinen Kalkkristallen bestehenden Körper (Otolith) enthalten. Diese Otolithensäckchen und die Bogengänge dienen nicht dem Gehör, sondern für die Empfindungen der Bewegung und Haltung des Kopfes und damit des ganzen Körpers. Nach Wundt ist das Gleichgewichtsorgan eine Art inneres Tastorgan,

das mit allen für die räumliche Orientierung wichtigen Sinnen in reflek-
torischer Verbindung steht.

Die Wichtigkeit des Gleichgewichtssinnes ist aus den Störungen
zu ersehen, welche sich bei Sehenden in verschiedenen Bewegungen
durch Schließen der Augen einstellen. Beim Blinden fällt ihm eine
erhöhte Tätigkeit zu, und die Rolle, welche er bei der Orientierung der Blinden spielt, dürfte eine viel größere sein als
bisher bekannt ist.

Schon bei der Bildung der Raumvorstellungen überhaupt kommt
der Gleichgewichtssinn in Betracht, denn Ziehen (1913) nimmt an, daß
die an die kinästhetischen Empfindungen assoziierten Bewegungs- und
Lagevorstellungen vestibular-taktil sind (gebildet aus Tastempfindungen
und Empfindungen des Gleichgewichtsorganes im Vestibulum, Vorhof
des inneren Ohres).

Noch ganz ungeklärt ist die Verbindung des Gleichgewichtsorganes
mit dem sogenannten „Fernsinn" der Blinden, obwohl hier eine solche
naheliegend erscheint. Truschel, welcher den Fernsinn auf die Einwirkung unhörbarer Schallwellen zurückführte, kam schließlich (1908)
zu der Ansicht, daß der von ihm so bezeichnete X-Sinn einesteils auf
einer erhöhten Übung im Empfinden und Verwerten einer bestimmten
Gattung schwächster und undeutlichster Tonintervalle beruhe, andern-
teils (für den Raumsinn wichtigster Teil) in einer erheblichen, ebenfalls
durch Übung erworbenen Verfeinerung des statischen Sinnes bestehe.
Als eigentliches Organ des X-Sinnes ergäbe sich danach der Vestibular-
apparat.

Das Fehlen des Gesichts führte zu der Annahme, daß Blinde dem
Schwindel nicht unterliegen, der als Störung des Gleichgewichts zu betrachten ist. Schon Zeune (1817) stellte jedoch fest, daß die Blinden
dem Schwindligwerden ebenso unterworfen sind wie die Sehenden. Die
Entdeckung des „Tastschwindels" neben dem Gesichtsschwindel bestätigte dies.

Das vorläufig noch vielfach unklare Gebiet des Gleichgewichtssinnes
wurde bei Blinden fast gar nicht berührt, trotzdem diesbezügliche Forschungen besonders deren Raumerfassungs- und Orientierungsvermögen
aufzuhellen imstande wären.

Die Ausbildung des Gleichgewichtssinnes ist in den Tast- und
Orientierungsübungen wie in besonderen Leibesübungen (Turnen) in-
begriffen.

# Die Organempfindungen.

Die Organ- oder Gemeinempfindungen Hunger, Durst, Übelkeit usw., von denen hauptsächlich das sinnlich bestimmte subjektive Befinden des Körpers abhängt, werden auf Einwirkungen auf die Ernährungsorgane im Innern des Körpers zurückgeführt. Sie beruhen also auf inneren Empfindungsreizen. Zu den Organempfindungen gehören auch jene der Haut (Kitzel-, Schauderempfindung usw.) und die Schmerzempfindungen, soweit sie nicht objektiviert, d. h. auf die Dinge der Außenwelt, sondern immer auf das empfindende Ich bezogen werden.

Die Organempfindungen sind noch wenig bekannt, da ihre Erforschung naturgemäß große Schwierigkeiten bereiten. Früher galten sie als Gefühle, während sie gegenwärtig den Sinnesempfindungen zugeordnet werden.

In bezug auf die Blinden stellte man nur allgemeine Erwägungen an. Oehlwein (1883) nimmt z. B. an, daß bei Blinden die Wahrnehmungen durch den Lebenssinn (innerer Gefühlssinn) erhöhter sind als bei Vollsinnigen, wozu wohl in erster Linie die Beobachtung des Vielessens bei Blinden beigetragen haben mag. Genaueres hierüber wurde nicht bekannt und die Annahme einer Steigerung der Organempfindungen bei Blinden durch nichts erwiesen. Allerdings mögen durch das Fehlen des Gesichtssinnes die Erregungen dieser Empfindungen manche Verschiebungen erfahren.

# Der Fernsinn.

Schon an Blinden des 18. Jahrhunderts wurde die Beobachtung gemacht, daß sie die Annäherung an große Gegenstände zu empfinden vermögen.

Zeune (1808) führt die Bemerkung Selds an, „daß die Blinden mit dem Kopfe fühlen, ob ein Körper in der Nähe sei", und dieser Beobachter will auch bei erblindeten Pferden ein Kopfhängen bemerkt haben. Viele Blinde geben nach Zeune selbst diese Ursache ihres Krummgehens an, weil sie Stirn und Wangen gleichsam als ihre Fühlhörner betrachten.

Knie (1821) führte die Annäherungsempfindung an Gegenstände auf den Luftdruck zurück.

Von dem blinden Sergel (1867) wurde diese Empfindung bereits näher beschrieben. Er bezeichnete mit dem Worte „Ferngefühl" die schwache Wahrnehmung entfernter Gegenstände, welche bei gehöriger Aufmerksamkeit auch ohne Schall-, Licht- und Wärmeausstrahlung von Blinden nur im Gesicht bemerkt werden kann. Nach seinen Angaben

zeigt sich das Ferngefühl am deutlichsten in Ohr- und Augengegend,
schwächer an den Schläfen und an der Stirn, noch weniger an den
Wangen und fast gar nicht an den Lippen. „So macht z. B. bei gleicher
Entfernung, Lage und Größe der dem Beobachter zugekehrten Fläche
aufgehängte Wäsche denselben Eindruck wie Holz, Stein und Eisen.
Ob nahe große tropfbar flüssige Körper, wie Meereswogen oder starke
Wassersäulen ebenso wirken können, ist dem Verfasser unbekannt,
doch hält er es für wahrscheinlich. Ein Spalier wirkt in eigentümlicher
Weise matt und undeutlich. Die gewöhnlichen Bäume an einer Straße
kann der Verfasser höchstens 8 Fuß weit fühlen; eine flache Hand nur
etwa 3 Zoll weit. Genau taxieren lassen sich die Dimensionen eines
Körpers nicht. Die Größe geschlossener Räume (zumal bei völliger
Stille) läßt sich nur ganz oberflächlich beurteilen und niemals die Form,
sondern immer nur das Vorhandensein von Gegenständen gewahren.
Wenn die Aufmerksamkeit durch etwas anderes beschäftigt wird, zeigt
sich das Ferngefühl in der Regel gar nicht. Dasselbe ist auch bei einer
halbwegs raschen Annäherung des Bemerkenden oder Bemerkten der
Fall. Durch eine recht langsame Annäherung wird das Gefühl etwas
erhöht; durch das Licht wird es geschwächt, gewissermaßen verworren,
aber nur, wenn das Licht durch einen wahrzunehmenden durchsichtigen
Gegenstand von vorn das Auge des Untersuchenden trifft und empfunden werden kann. Das beste Verstärkungsmittel für das Ferngefühl
ist der Schall, durch welchen auch außerhalb seines Bereiches befindliche Körper fühlbar werden können, weshalb der Blinde, wenn er
sich an einem Orte orientieren will, auch in der Regel ein Geräusch
zu Hilfe nimmt. Ein starker Schall nützt aber hierbei nicht mehr als
ein schwacher; ein sehr starker und voller stört sogar den Eindruck.“
    „Täuschungen gibt es natürlich in diesem Gebiete der Wahr-
nehmung ebenfalls. So scheint z. B. oft eine 3—4 Fuß hohe Körper-
masse die Gesichtshöhe zu haben. Auch ist der Verfasser mehrmals
vor einer scheinbar dicht vor ihm stehenden, aber im nächsten Moment
schon wieder verschwundenen Säule oder Gestalt zurückgeprallt, besonders beim raschen Umbiegen um eine Hausecke. Das Ferngefühl
gehört bei den meisten Blinden zu den Erscheinungen, die ihrer All-
täglichkeit wegen hinsichtlich ihrer Eigentümlichkeiten und Ursachen
gewöhnlich ganz unbeachtet gelassen werden. Deshalb gebrauchen
es auch die meisten unbewußt, und zwar so lange, bis Sehende sie
darauf aufmerksam machen. Nicht selten wird auch geglaubt, daß ein
solcher Blinder durch das Gehör oder durch das Gesicht noch wahr-
nehme. Allein auch bei Ruhe und Dunkelheit und auch bei solchen,
die gar keine Augäpfel haben, wirkt das Ferngefühl.“
    Sergel beschrieb zum erstenmal das Ferngefühl als eine besondere

Empfindung und unterschied es von anderen, wie die Schallempfindungen, die ebenfalls zur Orientierung des Blinden beitragen.

Mit Sergel übereinstimmend ist auch Scherer (1874) der Anschauung, daß das Ferngefühl eine besondere Empfindung darstelle.
„Ich bezeichne jedoch," sagt er, „diese Wahrnehmung nicht als eine
nur schwache, sondern als eine solche, welche verschieden sein kann:
a) nach der Beschaffenheit des Objektes, b) nach der Entfernung desselben, c) nach der Verschiedenheit der Annäherung zu demselben.
Bezüglich der Beschaffenheit des Objekts unterscheide ich die Gegenstände, ob der Körper, dem ich mich nähere, ein nicht belebter (Stein,
Metall) oder belebter Körper (Mensch, Tier, Pflanze) ist. Im speziellen
finde ich in der Totaleinwirkung eines Gegenstandes auf mich eine
Anziehung zu demselben, wenn er sich in einer gewissen Entfernung
von mir befindet, und zwar ohne daß ich von seinem Vorhandensein
unterrichtet bin; komme ich aber in dessen nächste Nähe, so werde
ich von ihm wieder abgestoßen, berühre ich ihn aber unmittelbar, so
finde ich weder Anziehung noch Abstoßung. Zu bemerken ist, daß
Wasser in ähnlicher Weise wie die Metalle wirkt; namentlich bekunden
sich durch eine Doppelanziehung die aus gemischten Gegenständen
gefertigten Körper, z. B. mit Eisen beschlagene Wagen usw. Im allgemeinen bezeichne ich die Wahrnehmung durch das Ferngefühl als
eine totale Einwirkung auf die ganze Obrfläche des Körpers, welche
um so kräftiger sein müßte, wenn nicht eine Ableitung durch die Kleider
stattfände; allerdings können das ganze Gesicht, insbesondere das Ohr,
die Augen und die Wangengegend empfindlicher sein."

Scherer glaubt, daß das Ferngefühl, das nach seiner und anderer
Blinder Erfahrung nicht geleugnet werden kann, in den physikalischen
Gesetzen der Elektrizität begründet sein dürfte, nach welchen sich
Körper, die mit gleichnamiger Elektrizität geladen sind, abstoßen, solche,
die ungleichnamige Elektrizität enthalten, sich anziehen. Scherer stellte
an sich und anderen diesbezügliche Versuche an, ohne sie näher zu
beschreiben oder deren Resultate bekannt zu geben.

Während Scherer noch die Beziehungen erörtert, in welchen
der Fernsinn zu Tast-, Geruch-, Geschmack- und Gehörsinn steht, aber
die Wahrnehmungen durch denselben gesondert betrachtet, trat allmählich eine Zusammenfassung aller Orientierungsmöglichkeiten durch
die genannten Sinne unter den Begriff „Fernsinn" als „6. Sinn" der
Blinden ein, um dessen Vorhandensein sich im 1. Jahrzehnt dieses Jahrhunderts ein heftiger Streit entspann.

Die Auseinandersetzungen hierüber verwickelten sich hauptsächlich dadurch, daß der Begriff „Fernsinn" nicht klar umschrieben wurde.
Schon die verschiedenen Bezeichnungen: Fernsinn, Ferngefühl, Fern-

empfindung, Fernsensibilität, Warnsinn, Annäherungsempfindung, Hindernissinn, 6. Sinn, X-Sinn lassen dies erkennen. Es ist daher, um die Frage „Fernsinn — Fernempfindungen" überhaupt mit einiger Aussicht auf Erfolg beleuchten zu können, das Gebiet dieser Empfindungen eng zu umgrenzen und vor allem alles auszuscheiden, was lediglich nur eine Orientierungsmöglichkeit durch andere Sinne bedeutet. Weder die Lokalisation von Gegenständen im Raume durch das Gehör, noch durch Tastempfindungen (Luftdruck-, Temperaturempfindungen) können zum Fernsinn gerechnet werden, wenn sie auch zu einer Fernwahrnehmung führen. Um einem Irrtum in dieser Hinsicht auszuweichen, wäre für „Fernsinn" besser die von Th. Heller vorgeschlagene Bezeichnung „Annäherungsempfindung" zu setzen. Die allgemeine Gebräuchlichkeit zwingt jedoch vorläufig zur Beibehaltung der Bezeichnungen „Fernsinn — Fernempfindungen".

Der Fernsinn der Blinden wird von der Mehrzahl der Forscher als kombinierte Funktion verschiedener Sinnesreize (Gehör- und Tastempfindungen) bezeichnet. Sie erklären damit, daß der Fernsinn auf keinen besonderen Sinnesempfindungen beruht und auch kein besonderes Sinnesorgan hierfür vorhanden ist. Nach dieser Anschauung erscheint die Bezeichnung „Fernsinn" als hinfällig. Man dürfte in diesem Falle nur von der Orientierungshilfe verschiedener Sinne sprechen. Andere nehmen jedoch für die Wahrnehmung der aktiven, hauptsächlich aber der passiven Annäherung von Gegenständen ganz eigenartige Sinnesempfindungen an und suchen nach einem besonderen Organ für dieselben.

Unter Hinweis darauf wären folgende Fragen zu stellen, wenn von einem Fernsinn überhaupt gesprochen werden kann:

Gibt es unter Ausschluß der bekannten Sinnesempfindungen solche Wahrnehmungen, welche die Annäherung an Gegenstände und von Gegenständen an die Person vermitteln?

Wie sind diese Wahrnehmungen zu erklären?

Welches ist das Organ für diese Wahrnehmungen?

Bei der Annäherung an ein Objekt sind Schall- und Tastempfindungen viel weniger auszuschalten als bei der Annäherung eines Gegenstandes an die Versuchsperson. Es ist daher den unter der letzteren Voraussetzung stattfindenden Untersuchungen der Annäherungsempfindung die größere Beweiskraft zuzuerkennen.

Solche Experimente wurden bereits angestellt und führten zu dem Ergebnis, daß nicht nur bei Blinden, sondern auch bei Sehenden eine Annäherungsempfindung stattfinden kann, die nicht mehr aus einer Kombinationsauffassung der bekannten Sinne zu erklären ist.

Kunz (1907) sagt über derartige Versuche:

„Um die Tragweite des Ferngefühls genauer feststellen zu können, müssen wir Gehör und Tastempfindung nach Möglichkeit ausschalten. Wenn der Blinde in geschlossenem Raume ruhig auf seinem Stuhle sitzt, hört er weder den Schall seiner Tritte, noch spürt er Wind und Windstille, noch erzeugt er selbst Luftströmungen und Wellenstöße, vorausgesetzt, daß er den Kopf ruhig hält. Gelingt es unter solchen Umständen, kleinere Gegenstände geräuschlos und ohne — als solche fühlbare — Windstöße zu erregen, in die Nähe seines Kopfes zu bringen, so können wir die hervorgerufenen Empfindungen, falls solche eintreten, ausschließlich dem Ferngefühl zuschreiben.“

Kunz näherte unter diesen Bedingungen drei Platten (Glasplatte und Pappendeckel 14 qcm groß, 2 cm dicke Filzplatte 9 qcm groß und ein Lineal 4/50 cm) dem Kopfe eines blinden Knaben an. Es wurden auf diese Weise 40 Versuche gemacht. Vor dem Gesichte fühlte der Blinde

| Glasplatte | in einer Durchschnittsentfernung von | 39 cm |
| Pappendeckel „ „ | „ | „ 34 „ |
| Filzplatte „ „ | „ | „ 39 „ |
| Holzlineal „ „ | „ | „ 20 „ |

Links und rechts waren die Wahrnehmungen geringer; über und hinter dem Kopfe wurde nichts gefühlt.

Die erste Versuchsreihe war bei Geräusch angestellt worden und wurde bei absoluter Stille wiederholt. Die Ergebnisse waren diesmal günstiger, doch war die Fernempfindung hinter und ober dem Kopfe wieder gleich Null. Je rascher die Platten gegen die empfindenden Teile bewegt wurden, desto schneller trat die Empfindung ein (Luftdruck oder -zug). Bei sehr langsamer gleichmäßiger Annäherung wurden sie zuweilen seitlich erst bei 10—15 cm Entfernung gespürt.

Da sich bei diesen Versuchen immer noch das Rauschen der Kleider bemerkbar machte, wurden die Platten schließlich an Stangen genähert, und es ergaben sich ungefähr dieselben Resultate wie beim ersten Versuche.

Bei Versuchen an anderen Blinden zeigten sich noch feinere Wahrnehmungen, doch waren darunter auch Versuchspersonen, bei denen die Entfernungen bedeutend zurückgingen, während bei weiteren keine Empfindung festgestellt werden konnte. Bei warmer Witterung zeigte sich eine bedeutende Zunahme des Ferngefühls. Versuche an zwei Sehenden lieferten ein Ferngefühl von 15—27 cm.

Kunz schloß daraus: Das eigentliche Ferngefühl ist von der Hörschärfe, ja vom Gehör selbst, unabhängig. Da, wo es vorhanden ist, verschwindet es auch bei verstopften Ohren nicht. Gegenstände, die sich hinter und über dem Kopfe befinden, werden im Zustand der Ruhe niemals wahrgenommen.

Bei einer weiteren Reihe von Versuchen (1908) stellte Kunz neuerlich fest, daß das Ferngefühl stark von der Lufttemperatur abhängig ist (Zunahme bei steigender, Abnahme bei abnehmender Wärme). Der Wärmestrahlung der Objekte kann es nicht zugeschrieben werden.

Krogius (1907) hatte nämlich bei seinen Zylinderversuchen (siehe Temperaturempfindungen) gefunden, daß die Annäherungsempfindung auch beim leeren oder mit Wasser von Zimmertemperatur gefüllten Zylinder durch Wärmestrahlung hervorgerufen werde. Der leere oder mit Wasser von Zimmertemperatur gefüllte Zylinder wurde von Sehenden in 2,1 cm Entfernung, von Blinden schon in 21,3 cm Entfernung wahrgenommen. Die Blinden zeigten also in der Annäherungsempfindung eine entschiedene Überlegenheit.

Andere Versuche zur Feststellung des Fernsinnes wurden in der Art ausgeführt, daß die Versuchspersonen sich dem Gegenstande näherten. So ließ Th. Heller (1904) Blinde gegen eine auf einem Gestell sich befindliche Schultafel (1,65 cm Höhe und 1 m Breite) gehen, indem er einmal die Tastperzeption durch eine Stirnbinde, das zweitemal die Gehörempfindungen durch Verstopfen der Ohren ausschaltete. Im ersten Falle waren die Ergebnisse, an welchen sich vier Blinde beteiligten, keine besonders günstigen. Wurde die Binde abgenommen, so erfolgte die Bestimmung der Lage des Objekts in der Regel sehr genau, allerdings erst in ungefährer Entfernung von 1/2 m. Die Ausschaltung der Gehörsempfindung, wobei störende subjektive Ohrgeräusche auftraten, führte im wesentlichen zu dem Resultate, daß die sichere Ermittlung des Hindernisses mit Hilfe der Tastempfindungen bloß zu Beginn der Bewegung möglich war. „Befand sich die Wand weiter als 3 bis 4 m, so erwiesen sich die Angaben der Blinden als völlig unzulänglich. Das Hindernis wurde nicht selten übersehen, anderenfalls blieben die Blinden oft in beträchtlicher Entfernung von demselben stehen. Über die Ursache ihres Verhaltens befragt, gaben die Versuchspersonen an, daß sie nur im Anfang den Druck deutlich empfänden. Nach diesen Ergebnissen wird man kaum unrecht tun, daß weder der Tast- noch der Gehörskomponente der Annäherungsempfindungen eine selbständige Bedeutung zukommt."

Genauere Ergebnisse erzielte Wölfflin (1908) mit folgender Versuchsanordnung. Er benutzte als Versuchsgegenstand ein Holzbrett von 1 qm Fläche und 3 cm Dicke, das durch Abnehmen seiner Teile verkleinert werden konnte und auf das er dann die Blinden zugehen ließ. Dabei ergab sich zunächst, daß der Fernsinn nicht bei allen Blinden gleichmäßig entwickelt ist, sondern daß es vielmehr Blinde mit feinerem und schwächerem Ferngefühl und sogar solche ohne Fernsinn gibt; die Abgrenzung der beiden ersten Gruppen ist natürlich nicht ganz leicht, doch wurde ein fein entwickeltes Ferngefühl bei 9 unter 40 Blinden festgestellt. Gingen nun diese Blinden, denen überdies zur Ausschaltung jeder anderweitigen Wahrnehmung die Ohren verstopft worden waren, auf die Holztafel zu, so vermochten sie deren Dasein auf geringe Entfernung zu erkennen und zum Teil sogar auffallend genau ihre Größe anzugeben; wurde dann in der angegebenen Weise die Fläche des Gegenstandes auf die Hälfte verringert, so sank der Wert für den Fernsinn annähernd auf die Hälfte. Über den Sitz dieser Fernempfindung geben die Blinden an, daß er hauptsächlich in der Haut des Gesichts, besonders aber in der Stirn- und Schläfengegend zu suchen sei; am empfindlichsten sind die Vorderflächen des Gesichts, während die seitlichen Teile weniger scharf empfinden und dazu offenbar starke persönliche Verschiedenheiten aufweisen. Diese Angaben wurden durch die Versuche Wölfflins vollkommen bestätigt; wurde beispielsweise den Blinden eine Leinwandmaske angelegt, die nur die Stirn freiließ, die übrigen Teile des Gesichts aber vollkommen bedeckte, so unterschieden sich die für den Fernsinn ermittelten Werte kaum von denen, die bei völlig unbedecktem Gesichte gefunden worden waren, während bei Anlegung einer Maske, die den ganzen Kopf bedeckte, das Ferngefühl bedeutend herabgesetzt, bei Anlegung einer doppelten Leinwandkappe aber vollständig aufgehoben war.

Was das Wesen des Fernsinnes anbelangt, so ist Wölfflin der Ansicht, daß dieser Sinn nicht nur vom Gesichtssinn, sondern auch vom Gehör sowie dem Druck- und Wärmesinn vollkommen unabhängig ist und somit eine Wahrnehmungsquelle eigener Art darstellt. Dieser Ansicht waren auch die Blinden selbst, die ganz deutlich die Fernwahrnehmung von den gleichzeitig auftretenden Wärmeempfindungen zu trennen vermochten und die Fernwahrnehmung gern mit einer leisen Berührung verglichen. Nach seinen Untersuchungen neigt Wölfflin der Ansicht zu, daß der Fernsinn der Blinden seine Wurzeln in den Nervenfasern des Gesichts, besonders des Nervus trigeminus (Gesichtsnerv) hat, daß aber über die Art der Vermittlung und Leitung der hier in Frage kommenden Empfindungen erst weitere Forschungen die letzte Antwort zu geben vermögen.

Schon früher war von Levy (1872) die Ansicht geäußert worden, daß sein Fernsinn mit keinem seiner fünf Sinne etwas zu schaffen habe, und er faßte ihn als sechsten Sinn unter der Bezeichnung „Perzeptio facialis" auf.

Javal (1902) äußerte die Meinung, daß der Mensch wohl noch einen 6. Sinn besitzt, der dem Tastsinn zwar ähnlich, aber doch nicht

gleich ist; er versteht darunter die dem menschlichen Gehirn durch die
gesamte Oberfläche der Haut mitgeteilten Empfindungen. Dieser Sinn
wird vielleicht durch dieselben Schwingungen erregt, wie die Netzhaut
und noch andere Organe. Viele der Wahrnehmungen, die Blinde von
der Außenwelt erhalten, dürften diesem 6. Sinn zugeschrieben werden,
dessen Empfindlichkeit noch größer ist als die des Tastsinnes. Der
Unterschied zwischen diesen beiden ist wohl dahin zu verstehen, daß
der Tastsinn nur durch eine unmittelbare Berührung mit einem Gegenstande, der Hautsinn durch Ätherwellen erregt wird. Javal meint, es
wäre interessant, zu untersuchen, ob die ultravioletten Strahlen nicht
eine gewisse Rolle beim Fernsinn spielen.

Der Späterblindete Lang (1918) nennt den „Hindernissinn" eine
Gabe, „die nicht jeder besitzt, eine Gabe, wie etwa eine künstlerische
oder handwerksmäßige Anlage. Wo sie vorhanden ist, kann sie entwickelt und ausgebildet werden. Wo sie fehlt oder mangelhaft oder
gering ist, wird sich keine Mühe lohnen, die man darauf verwendet."

Obwohl Gerhardt (1920) beim Fernsinn das Zusammenwirken
mehrerer Sinne annimmt, erachtet auch er die Annahme für berechtigt,
es könne fein empfindende Organismen geben, die nicht ausschließlich
auf körperliche Sinneseindrücke angewiesen sind. So zeigte ein blindgeborener Student den Metallen gegenüber eine außerordentliche Empfindlichkeit, was der Vermutung Raum gibt, daß sein Körper magnetischen Einwirkungen stark zugänglich ist. Gerhardt verlangt daher
weitere Untersuchungen über die echte Telästhesie (Fernempfindung).

Die angeführten Untersuchungen lassen annehmen, daß die eigentliche Fernempfindung vom Gehör unabhängig ist, was auch daraus hervorgeht, daß sie selbst Taubblinde (wahrscheinlich auch Taubstumme)
besitzen. Die Frage, ob es sich um Tastempfindungen feinster Art
(Druck- und Temperaturempfindungen) oder um ganz eigenartige Wahrnehmungen handelt, ist noch nicht entschieden. Als Aufnahmestellen
für die Fernempfindungen ergaben sich Gesichtsteile, hauptsächlich
Stirn und Wangen. Es sind dies jene Stellen, welche sich durch eine
besondere Feinheit für Druck- und Temperaturempfindung auszeichnen,
und Kunz (1907) stellte fest, daß das Ferngefühl mit der Druckempfindung proportional sei. Er hält es daher für berechtigt, die Fernwahrnehmungen immer noch als Tast- und Temperaturempfindungen der
unbedeckten Kopfhaut — mit Einschluß des Augapfels —, des äußeren
Gehörganges und des Trommelfelles zu betrachten.

Kunz äußerte diese Anschauung im Gegensatze zu Truschel
(1906), der die Fernwahrnehmung auf unhörbare Schallwellen (X-Wellen)
zurückführte, die zum Teil unbewußt mehr auf das Bogenlabyrinth

des Ohres als auf die Wahrnehmungsorgane in der Schnecke wirken
und folgerte daraus das Vorhandensein eines 6. Sinnes.

Hauptvogel (1906) hält das Trommelfell für die Aufnahme-
stelle des Fernsinnes, für das Mittel eine Substanz der Atmosphäre, die
Äther oder Od genannt werden kann.

Zusammenfassend läßt sich gegenwärtig über den Fernsinn folgendes sagen:

Der Fernsinn beruht auf Annäherungsempfindungen, die
keinesfalls dem Gehör, vielleicht jedoch dem Tastsinn zugeschrieben werden können, die aber auch eine ganz besondere Art von Empfindung darstellen können.

Blinde verfügen wie Sehende in individueller Abstufung
über den Fernsinn. Bei Blinden ist er mitunter in gesteigertem
Maße vorhanden, kann jedoch auch gänzlich fehlen.

Ein eigenes Organ für den Fernsinn konnte bisher nicht
gefunden werden. Als Reizstellen wurden hauptsächlich Stirn und
Wangen, weiter die Schläfengegend mit Ohr und Trommelfell, schließlich das Bogenlabyrinth bezeichnet.

Eine Erklärung des Wesens des Fernsinnes wurde bisher nicht
gegeben.

Als den Fernsinn steigernd werden angeführt: Aufmerksamkeit,
Masse des Gegenstandes, langsame Annäherung, Wärme, Trockenheit,
Dunkelheit und nach Kunz auch Überempfindlichkeit der Haut nach
Krankheiten; als herabsetzend: jeder Umstand, durch den ein anderer
Sinn erregt und die Aufmerksamkeit abgelenkt wird, Kälte, Feuchtig-
keit der Luft, Verdecken des Gesichts, hauptsächlich der Stirn. Die
Wirkungen der Elektrizität und von Strahlungen wurden bisher nicht
erforscht.

Ob der Fernsinn durch Übung zu erwerben oder zu steigern ist,
ist gegenwärtig nicht bekannt.

# Verfeinerung der Sinnesempfindungen bei Blinden.

Erfahrungstatsachen ließen schon die ältesten Beobachter der Blinden eine Verfeinerung der übriggebliebenen Sinne erkennen. Die
Fragen nach den Ursachen dieser Erscheinung beschäftigten die Forscher lange Zeit hindurch und gingen erstens dahin, ob diese Verfeinerung angeboren oder erworben ist und welche Umstände zu einer erworbenen Steigerung beitragen.

Fricke (1715) stand noch auf dem Standpunkte, daß in der Natur
der Mangel des einen Guten durch eine reichere Fülle eines anderen
ausgeglichen werde. Die Übel der Natur, Ungestaltheit des Körpers,

Blindheit usw. werden nach seiner Meinung durch andere Geschenke der göttlichen Gnade aufgewogen.

Die engere Berührung mit und aufmerksame Beobachtung von Blinden zeigte jedoch schon, daß die Verfeinerung durch die erzwungene Erhöhung der Tätigkeit der noch vorhandenen Sinne ihren Grund habe.

So urteilten Baczko (1807) und Struve (1810), von denen der letztere aussprach, daß die noch anwesenden Sinne schärfer und weit brauchbarer werden, „vielleicht weil sie mehr geübt und schärfer angestrengt werden". Auch Rotermund (1815) nimmt an, daß die Sinne bei Blinden aus Not tätiger als bei Sehenden sind, und „indem sie von ihnen mehr geübt werden, gelangen sie dadurch zu größerer Vollkommenheit".

Nach Guillié (1817) trägt die Ermangelung eines Sinnes nichts zum Vorteile des anderen bei, und der Blinde wird für den Verlust des Sinneswerkzeuges, welches er entbehrt, nicht entschädigt.

Klein (1819) äußerte sich folgendermaßen:

„Bei dem Mangel eines so wichtigen Sinnes, wie das Gesicht ist, treten schon in der ersten Jugend sehr häufig Fälle ein, wo das Kind diesen Mangel durch Anstrengung der übriggebliebenen Sinne soviel als möglich zu ersetzen sucht. Dadurch entsteht eine große Übung und Fertigkeit dieser Sinne, und dieses ist es eigentlich, was den meisten Blinden einen Vorzug vor den Sehenden, besonders in Rücksicht des Gehörs und des Gefühls gibt. Die weise Einrichtung der Natur bewirkt auf dem gewöhnlichen Wege, durch Anstrengung und Übung, was man oft als eine außerordentliche Wirkung, gleichsam als eine wohltätige Entschädigung für den abgängigen Gesichtssinn anzusehen pflegt. Die Erfahrung lehrt uns auch, daß manche Sehende, deren Beruf es mit sich bringt, einen einzelnen Sinn vorzüglich zu üben, darin eine bewunderungswürdige Fertigkeit und Sicherheit erlangen."

Auch Rodenbach (1828) nimmt keine quantitative, sondern qualitative Verfeinerung der Sinne bei Blinden an, indem er sagt: „Ein allgemein verbreitetes Vorurteil ist es, daß der Verlust eines Sinnes zum Vorteil der anderen Sinne ausschlägt; diese Behauptung ist kühn, ich sage sogar absurd. Das Vervollkommnungsvermögen des Tastsinnes bei den Blinden, geistvoll der geometrische Sinn genannt, wird ihnen durch fortgesetzte Übung dieses Sinnes zuteil."

Lusardi (1830) ist folgender Anschauung: „Das Gehirn (des Blinden) bleibt mit seinen auf den Gesichtssinn bezüglichen Funktionen unbekannt; lediglich mit den Perzeptionen der übrigen Sinne beschäftigt, verwendet es seine ganze Vitalität auf diese und vervollkommnet dieselben auf Kosten des Gesichtssinnes und in einem höheren Grade, als es der Fall gewesen sein würde, wenn die Sehkraft ebenfalls ausgebildet worden wäre. Daß die Blinden weit weniger als sehende Personen zerstreut werden, kann ebenfalls dazu beitragen, ihr Erinnerungsvermögen zu stärken." Eine physiologische Sinnesverfeinerung lehnt jedoch Lusardi mit folgenden Sätzen ab: „Gemein glaubt man, der Verlust eines Sinnes komme einem anderen zugute; der Blinde habe z. B. einen feineren Tastsinn als der Sehende; diese Ansicht ist irrig; der Blinde hat durchaus keinen wahren Vorzug, sondern wenn er mehr Geschicklichkeit im Fühlen zeigt als der andere, so rührt dies daher, daß er mehr Übung darin hat, weil er sich des Tastsinnes beständig bedienen muß, um den Mangel des Sehens einigermaßen zu ersetzen."

Stumpf (1860) stellte ebenfalls die Frage, ob der Entgang eines Sinnes nicht zum Vorteil der übrigen gereiche und gibt darauf folgende Antwort:

„Wenn man die Sache einfach so versteht, daß der eines Sinnes beraubte Mensch die ihm noch übrigen Sinnesorgane mit um so größerer Gewissenhaftigkeit und Sorgfalt benutzt und daß dieselben durch den häufigen und mannigfachen Gebrauch sich auch mehr vervollkommnen und schärfen, darf die vorstehende Frage ohne Bedenken bejaht werden, denn die Blinden sind ein schlagendes Beispiel für diese Annahme. Darf man aber aus dieser Erscheinung etwa die Folgerung ziehen, daß die innere Beschaffenheit der Organe bei der erhöhten Sinnestätigkeit eine wesentliche Veränderung erlitten hätte? Gewiß nicht. Diese Vollkommenheit ist nur eine natürliche Folge gesteigerter Übung der noch übrigen brauchbaren Sinneswerkzeuge."

Die gleiche Auffassung äußerten auch Scherer (1850), Krause (1883) und Ansaldi (1895), von denen der letztere sagt: „Um eine Erklärung für den außergewöhnlichen Tastsinn der Blinden zu finden, darf man durchaus nicht eine organische Entwicklung des Tastsinnes auf Kosten des Gesichts annehmen, man muß sie vielmehr in der Ausbildung des Muskelsinnes suchen. Die anscheinende Entwicklung resultiert nicht aus physiologischen Veränderungen der Sinnesorgane, sondern aus der veränderten Anwendung und Aufmerksamkeit und der daraus folgenden mnemonischen Verbindung."

Ein ungenannter Fachmann „Bl." (1898) äußerte sich über die Sinnestätigkeiten der Blinden folgendermaßen: „Der fortwährende durch äußere Lebensumstände hervorgerufene Gebrauch der Sinne schärft dieselben. Heute weiß man genau, daß durch den Mangel des Gesichtssinnes die übrigen Sinne veranlaßt werden, ihre Beobachtungen zu verschärfen. Es treten also an diese Sinne erhöhte Anforderungen heran, denen sie nachzukommen trachten, wodurch ihre Art wesentlich — quantitativ und qualitativ — vermehrt wird."

Auf Hindernisse in der Tastverfeinerung wies bereits Asmis

(1863) hin, indem er zugibt, „daß auch der Hand aus der Einbuße des
Auges in allen Fällen eine Schärfung erwachsen wird, wo nicht eine
Abstumpfung der Nerven, wie im höheren Greisenalter, oder eine zu
mangelhafte Entwicklung des Tastsinnes überhaupt, oder durch schwere
Handarbeiten erzeugte Unterdrückung desselben vorliegt".

Die physiologische Verfeinerung, auf welche hier hingewiesen
erscheint, erhielt hauptsächlich durch die Untersuchungen über die
Tastempfindlichkeit ihre Begründung, bei welchen anscheinend die Überlegenheit der Blinden über die Sehenden sich ergab. Siehe die Kapitel
über Gehör- und Tastempfindungen. Griesbachs Untersuchungen
(1899) über Geruch, Gehör und Getast der Blinden lieferten jedoch
das gegenteilige Ergebnis. Dieses veranlaßte Kunz (1902) zu nach-
stehender Folgerung: „Eine (physiologische) Überlegenheit des Sensoriums der Blinden über das der Sehenden ist bis jetzt auch in
bezug auf Geschmack und Gefühl nicht nachgewiesen worden. Aber
selbst wenn exakte Versuche in dieser Beziehung ein Plus für die
Blinden ergeben sollten, so würde dasselbe wohl kaum ausreichen, um
das bezüglich der anderen Sinne durch Griesbach nachgewiesene
Defizit zu decken. Von einer Verfeinerung des Sensoriums im allgemeinen durch den Verlust eines Sinnes könnte also auch dann noch
nicht die Rede sein; sonst müßte der Verlust des Gehörs auch ver-
feinernd und schärfend auf die anderen Sinne wirken, und der Verlust
beider höchsten Sinne müßte die übrigen auf ganz besondere Weise
emporheben." Kunz ist mit Griesbach der Anschauung, daß mit
einem Glied alle anderen, durch die Blindheit das ganze Sensorium
leidet.

Javal (1904) nennt die Annahme, daß nach Verlust eines Sinnes
die anderen an Schärfe zunehmen, grundfalsch. „Sie widerspricht der
Lehre von den Empfindungen sowohl wie der Erfahrung. Ein Blinder
hört auch nach jahrelanger Übung eine Uhr nicht aus größerer Entfernung, als wie er sie hörte, als er noch sehen konnte. Eine Verfeinerung des Gehörs, des Geruchs und des Tastgefühls findet beim Blinden
nicht statt, wohl aber lernt er es, die ihm durch diese Sinne zukommen-
den Nachrichten besser auszudenken."

Die neueren Untersuchungen über die Sinnesschärfe Blinder (Krogius, Mahner u. a.) deuten wieder auf eine Verfeinerung hin, ohne
die Ursachen dieser Steigerung zu berühren.

Die alte Anschauung der angeborenen Verfeinerung ausgeschlossen, bliebe also noch die Frage offen, ob diese physiologischen
oder psychologischen Charakter besitzt und was zu dieser Steigerung
der Sinnestätigkeit hauptsächlich beiträgt. Die Verfeinerung durch Übung
und Aufmerksamkeit drückt sich auch physiologisch aus, wie dies die

Untersuchungen über die Tastempfindlichkeit nachgewiesen haben. Sie ist aber durch psychische Momente hervorgerufen. Hierzu kommt noch, wie Wundt (1910) ausführt, das Moment der Anpassung.

„Die Leistungsfähigkeit unserer Sinnesorgane wird durch die Einwirkung der Reize in der Regel nur dann gesteigert, wenn bestimmte, dem Gebiet der Triebäußerungen angehörende Handlungen dem Reiz entgegenkommen. So wird die planmäßige Übung des Gehörorgans in dem aufmerksamen Hinhören auf Schallreize von der Ohrenheilkunde als ein wirksames Mittel zur Heilung der Gehörschwäche angewandt. So wird ferner unser Auge durch einen längeren Aufenthalt im Freien, der uns zum fortwährenden Sehen in großen Entfernungen nötigt, in seiner Sehschärfe vervollkommnet. In allen diesen Fällen allmählicher Veränderungen der Sinneswerkzeuge unter bestimmten Übungsbedingungen spielen die Triebe eine entscheidende Rolle: durch den Willen zu hören, durch den Willen, ferne Gegenstände zu sehen, wird dort das Gehör, hier das Sehorgan in seinen Funktionen vervollkommnet, d. h. in der besonderen Richtung der Reizwirkung den Lebensbedingungen angepaßt. Wir können dies als ein Prinzip der Anpassung der Sinnesfunktionen an die Reize und der Sinneswerkzeuge an die Funktionen bezeichnen."

Die angeführten psychischen Momente weisen deutlich auf die Möglichkeit einer Verfeinerung durch die Sinnesübungen hin.

Zusammenfassend läßt sich also über diesen Punkt sagen:

Der Blindheitszustand nötigt naturnotwendig zu einer erhöhten Betätigung der noch vorhandenen Sinne und erklärt damit deren Verfeinerung, die nicht angeboren, sondern erworben ist. Diese Verfeinerung hat ihren Grund in psychischen Vorgängen (Aufmerksamkeit, Übung, Anpassung) und tritt in individueller Abstufung auch physiologisch in Erscheinung.

Selbstverständlich ergeben sich auch bei diesem Nachweise Grenzen der Sinnesentwicklung, die trotz größter Schärfung einzelner Sinne übertriebene Anschauungen in dieser Hinsicht hinfällig erscheinen lassen. Der Blinde, welcher mittels seines feinen Geruchs einem spanischen Könige das Wild aufspürte, jener Feinnasige ohne Augen, der bei jedem Menschen feststellen konnte, aus welchem Jahrhundert seine Seele stamme und in welchem Körper sie früher gewesen, der blinde Karawanenführer der Wüste und der blinde Schifführer im Nebel sind dieselben Phantasieprodukte wie der blinde Farbenfühler.

## Zusammenhang der Sinne. Stellvertretung (Sinnesvikariat).

Der innige Zusammenhang der Sinnesempfindungen ergibt sich aus der Verbindung zwischen den nervösen Leitungsbahnen, welche die Reize dem Zentralorgan zuführen, und aus dem gemeinschaftlichen Zentralorgan, dem Gehirn und dessen Tätigkeit. In gewissen Fällen der Leitungsunterbrechungen treten an die Stelle der normalen Leitungswege Hilfs- oder Zweigbahnen. Im Zentralorgan kann die Funktion einer Sphäre durch eine andere übernommen werden. Darin liegt die Möglichkeit einer Stellvertretung, einer vikarierenden Funktion der einzelnen Sinne.

In noch unbestimmter Weise drückt dies schon Burdach (1844) mit nachstehenden Worten aus: „Der innere Zusammenhang, in welchem die verschiedenen Sinne untereinander und mit dem Wahrnehmungsvermögen stehen, macht die Tatsache erklärlich, daß der Mensch eine dunkle Ahnung von einem Sinne haben kann, der ihm selbst abgeht, indem er die bei ihm vorhandene Lücke im System der zur Wahrnehmung führenden Tätigkeiten einigermaßen fühlt."

Als Beispiele für den Zusammenhang der Sinnesempfindungen lassen sich anführen, daß Kälte- und Wärmepunkte der Haut auch durch mechanische Reize erregbar sind, daß die Haut überhaupt ein Mosaik von empfindlichen Punkten darstellt, die als Nervenendigungen verschiedener Fasern angesehen werden, von denen jede Sorte eine besondere Art von Empfindungen vermittelt. „Das tonische Organ (Gleichgewichtsorgan) steht funktionell in enger Beziehung zu den übrigen Sinnen, und zwar wahrscheinlich zu allen, wie ja diese selbst wieder durch intrazentrale Bahnen verbunden sind" (Wundt, 1910).

Das Gehirn, welches den Mittelpunkt für alle psychischen Vorgänge bildet, bietet in gewissen Fällen einen funktionellen Ersatz für einen stattgehabten Verlust. Thomson führt in seinem Buch „Das Gehirn und der Mensch" folgendes Beispiel hierfür an:

„Das Bewußtsein des Gesichts oder Gehörs ist nicht im Auge bzw. im Ohr, sondern in besonderen Stellen auf der Gehirnoberfläche. Krankheitsprozesse ermöglichen es, den Gehirnmechanismus der Sprache mit aller Genauigkeit wohlüberlegter Experimente zu analysieren. Nur auf diese Weise erfahren wir, daß die Sprache von zweifacher Art ist. Die erste besteht aus Worten, welche zu uns kommen. Das sind Worte, welche durch das Ohr kommen und dann an eine bsondere Stelle in der sogenannten ersten Schläfenwindung in der Hörzone der Hirnrinde gehen, wo sie als Worte aufgenommen werden, und Worte, welche durch das Auge beim Lesen zu uns kommen und die an eine ganz andere Stelle gehen als die Ohrworte, nämlich in die sogenannte Winkelwindung in der Hirnrindensphäre, welche sie als Worte aufnimmt. Wir müssen uns daran erinnern, daß keine Ähnlichkeit irgend welcher Art zwischen dem Klang des Wortes „Mensch" z. B. und dem geschriebenen Wort „Mensch" besteht, denn Ton und Aussehen sind zwei völlig getrennte Dinge; also haben gehörte und gesehene Worte beide ihre besonderen Gehirnregister. Neuerdings hat sich zweifellos ein drittes mit dem Tastsinn verbundenes Wortregister ergeben, wodurch die Blinden befähigt werden, zu lesen, aber eine besondere Stelle ist noch nicht bestimmt."

Der Zusammenhang der Sinne erklärt sich auch aus der Entwicklung der Sinnesorgane. Diese sind aus dem Hautsinnesorgan durch Differenzierung der Sinneseindrücke entstanden. „Die Funktionen des allgemeinen Sinnesorganes, die Tast- und Gemeinempfindungen, erscheinen als Ausgangspunkte der Entwicklung" (Wundt, 1910). Daran schließt sich die Entwicklung von Druck- und Temperatursinn, weiterhin Geschmack-, Gehör- und Gesichtssinn. Bei niederen Organismen zeigt die Haut trotz Fehlens besonderer Sinnesorgane Reaktionen auf Licht.

Damit erscheint die Möglichkeit einer Stellvertretung der Sinne untereinander begründet und dieselbe ist auch durch Untersuchungen erwiesen. Es handelt sich jedoch darum, die Art und den Umfang dieses Sinnesvikariates festzustellen. In bezug auf die Blindheit ist vor allem die Frage zu beantworten, ob irgend einer der noch vorhandenen Sinne des Blinden Gesichtsempfindungen zu vermitteln vermag. Es wurde bereits davon gesprochen, daß Blinde mit fehlenden Augäpfeln, deren Sehnerv noch gesund ist, subjektive Lichtempfindungen durch Druck (das sogenannte Augenbohren) hervorrufen. Eine Lichtempfindung muß dabei wohl vorhanden sein, denn sie bereitet dem Blinden einen ungewohnten Genuß. Damit aber erscheint jede weitere Möglichkeit zur Gewinnung von Lichtempfindungen erschöpft, und auch diese ist für Blindgeborene ausgeschlossen, denn das Gehirn kann (nach Wundt), ohne daß zuvor die Netzhaut in Funktion war, keine Lichtempfindungen vermitteln. Allerdings kann die einmal entstandene Sehfunktion nach Entfernung des äußeren Sinnesorganes fortdauern, da noch der Erblindete mit atrophischen Sehnerven Gesichtsvorstellungen (Gestalt- und Farbenvorstellungen) zu erwecken vermag. Physiologisch erscheint also eine Stellvertretung der Sinne nur in sehr beschränktem Umfange möglich und könnte dem Blinden keinerlei praktischen Nutzen gewähren. Wie bei der Verfeinerung der Sinne sind jedoch auch bei der Stellvertretung psychische Momente vorhanden.

„Die Stellvertretung ist im Gebiete der zentralen wie der anderen physiologischen Funktionen überall nur ein Spezialfall der Übung und Anpassung. Sie ist insofern ein extremer Spezialfall, als sie sich hierbei auf Funktionen erstreckt, zu denen die betreffenden Elemente zwar natürlich die erforderlichen Anlagen in sich tragen mußten, die sie aber direkt bis dahin nicht ausgeübt haben" (Wundt). Diese Stellvertretung geht auf Assoziation gewonnener Vorstellungen, also auf psychische Bedingungen zurück. Hauptsächlich in diesem Sinne gibt es ein Sinnesvikariat, das für die Bildung des Blinden die größte Bedeutung besitzt.

Das Sinnesvikariat wurde schon in der ältesten Blindenliteratur berührt und blieb bis heute eine vielerörterte und heiß umstrittene Frage. Wir treffen diesbezüglich bei den älteren Autoren auf eine viel zutreffendere Annahme als späterhin.

So schon bei Fricke (1715), der folgender Meinung über die Sache ist:

„Wir haben dir, guter Leser, mit Hilfe Gottes einige Beispiele von gelehrten Blinden vorgeführt. Ohne Zweifel hast du dich verwundert über die bedeutende Empfänglichkeit, Auffassungskraft und Stärke des Geistes, über die Treue des Gedächtnisses und die Sicherheit des Urteils, wodurch jener natürliche Mangel des Augenlichtes von der Vorsehung ergänzt wird. Wenn nämlich die Augen, durch welche die meisten Vorstellungen von den Dingen in uns entstehen und deren wir uns zur Beobachtung der meisten Erscheinungen, zur Auffindung der Wahrheiten und zur Erforschung von tausenderlei Dingen fast ausschließlich bedienen, ihre Kraft verlieren, so müssen wir uns um einen Ersatz umsehen bei anderen Sinnen und Fähigkeiten, denen eigentlich von Natur aus eine andere Aufgabe zufällt; nichtsdestoweniger kann durch einen anderen Sinn, durch das Gehör, den Tastsinn usw., mit Beihilfe dieselbe Höhe der Bildung und des Wissens erreicht werden wie durch das Gesicht; mittels des Gehörs und Tastsinnes können ähnliche Beobachtungen vom Geiste angestellt und Vorstellungen gewonnen werden, kann mit derselben Geschicklichkeit, mit derselben Richtigkeit die innere Natur der Dinge erforscht werden."

Fricke schreibt also ganz richtig die Stellvertretung des Gesichts durch die anderen Sinne geistigen Kräften zu und erwähnt damit zusammenhängend die Verfeinerung der Sinne, für die er jedoch die Ursache nicht ausdrücklich nennt. „Oft werden sogar, was fast unglaublich ist, an den Sinnen ganz gesunde Menschen von diesen Unglücklichen, die des Augenlichtes entbehren, übertroffen."

Die gleiche Anschauung in bezug auf das Sinnesvikariat äußerte Baczko (1807), welcher der Ansicht ist, „daß bei dem Verluste eines Sinnes ein anderer Sinn Ideen erregen könne, die eigentlich nur Vorwurf des verlorenen Sinnes sind, oder daß ein Sinn den anderen zuweilen reichlich ersetzt und daß Gewohnheit bei lebhaften Eindrücken der Phantasie dem Blinden eine gewisse Fertigkeit verschaffe, ohne daß dazu alsdann noch ein besonderes Nachdenken erforderlich ist. Schlußfolge: daß, wenngleich der Verlust des Gesichts ein außerordentliches Übel bleibt und unsäglichen Nachteil zur Folge hat, die Vorsehung dennoch jedem Blinden, der seine Kräfte üben will, außerordentliche Hilfsmittel gab, um den erlittenen Verlust, wenn nicht ganz, so doch größtenteils zu ersetzen."

Beschränkt läßt auch Struve (1810) das Sinnesvikariat gelten. „Das Gefühl und Gehör ersetzen in etwas das fehlende Sehen."

Von Rotermund (1815) wäre folgender Satz anzuführen: „Die Anschaulichkeit, verbunden mit der augenblicklichen Schnelligkeit, womit das Gesicht die Wunder der Natur oder die mannigfachen Gegenstände der Kunst entfaltet, übersteigen weit jeden Eindruck, den das Gefühl oder die anderen Sinne uns zu verschaffen imstande sind. So groß indessen auch diese Vorzüge sind, so gibt es doch nur wenige unter den durch diesen Sinn erlangten Kenntnissen, die wir nicht durch aufmerksame und geduldige Beharrlichkeit den Blindgeborenen oder sehr früh Blindgewordenen mitteilen könnten."

Auch Klein (1819) ist der Anschauung, daß „bei dem Mangel eines so wichtigen Sinnes, wie das Gesicht ist, schon in der ersten Jugend häufig Fälle eintreten, wo das blinde Kind diesen Mangel durch Anstrengung der übriggebliebenen Sinne soviel als möglich zu ersetzen versucht."

Im Gegensatz zu den deutschen sprachen sich französische Fachleute, so Guillié (1817) wohl für das Sinnesvikariat aus, schlossen dabei aber eine physiologische Verfeinerung der Restsinne aus.

Lusardi (1830) wendete sich gegen eine physiologische Stellvertretung der Sinne: „Der Tastsinn kann das Auge so wenig lehren, von den Farben zu urteilen, als das Auge die Fähigkeit erwerben kann, die Härte der Körper zu beurteilen. Der Tastsinn kann nur für einen Diener, nicht aber als ein Berichtiger des letzteren gelten. Die Sinne, welche die verlorenen ersetzen, gewinnen gewöhnlich durch die stärkere Übung mehr Geschicklichkeit und Feinheit; allein die Finger der Blinden lernen nie wirklich sehen."

„Im allgemeinen strebt die Natur," sagt Burdach (1844), „ein gewisses Mittelmaß der Lebendigkeit herzustellen und jede Abweichung von demselben nach der einen Seite hin durch ein entgegengesetztes Verhältnis auf der anderen Seite auszugleichen. Übrigens ist jede Steigerung eines Sinnes zum Ersatz eines mangelnden weniger Naturgabe, als vielmehr durch eigene Tätigkeit erworben."

Nach Asmis (1863) vermögen Gehör- und Tastsinn für den
fehlenden Gesichtssinn „Surrogate" zu schaffen, es ist aber keinem
jener Sinne „die Befähigung verliehen, durch eine wirkliche Stellvertretung in die Funktionen eines anderen Sinnes einzugreifen".

Scherer (1874) ist folgender Meinung: „Wenn es auch leider
eine traurige Wahrheit ist, daß ein Sinn den anderen nie ganz ersetzen
kann, so ist aber doch die Möglichkeit, ja die Wirklichkeit vorhanden,
daß die Summe der noch übrigen Sinne zusammengenommen in ihrer
harmonischen Ausbildung und Schärfe den mangelnden Sinn nicht nur
in vielen Fällen zu ersetzen, sondern sogar in manchen Stücken zu
übertreffen vermag."

In der Folge wurde die physiologische Veränderung der Sinne
durch die Blindheit immer mehr bestritten und zur gänzlichen Ablehnung eines Sinnesvikariates benutzt.

Appia (1881) beantwortete die Frage nach der Ersetzbarkeit
der Sinne dahin, daß „die Wahrnehmungen, die wir den fünf Sinnen
verdanken, untereinander absolut nicht übertragbar sind, und in dieser
Hinsicht ihre physiologische Wechselbeziehung gleich null ist, da kein
Sinn an die Stelle des anderen treten kann". Appia erkennt im Gehirn
das vermittelnde Organ zwischen den Sinnen. „Im Hintergrund der
Sinne ist ein organisches Zentrum vorhanden, dessen Aufgabe es ist,
die Sinne miteinander in Beziehung zu setzen und unter denselben
eine physiologische Verbindung zu vermitteln, welche mit der Tatsache
der gegenseitigen Unersetzbarkeit nicht vereinbar ist."

Ihm folgte W. Binder (1885), indem er ausführt: „Jedes der fünf
Sinnesorgane hat einen eigentümlichen Bau, hat eine bestimmte Art
der Empfänglichkeit, die nur auf bestimmte Reize von außen eingerichtet ist; im Gehirn wird immer jede Reizung des Sinnes als eine
besondere Sinnesempfindung wahrgenommen. Es kann wohl der einzelne Nerv andere Reize empfangen, aber er wird gegen dieselben
nicht reagieren, er wird keine Wahrnehmung, Vorstellung, Erkenntnis
vermitteln." Binder verweist darauf, „daß jeder Sinn seinen eigenen
Apparat besitzt, daß jeder Sinn eigenartig tätig ist, nur auf bestimmte,
ihm konvenierende Reize reagiert und dieselben zu Vorstellungen vermittelt oder auslöst, daß er aber fremdartige Reize nicht zur Anschauung,
zur Vorstellung bringt; ferner folgt daraus, daß alle Anschauungen
streng individuell sind und von keinem anderen ebenso wie von uns
erfaßt werden können. Darauf gründet sich die Unmöglichkeit, einem
anderen etwa durch Beschreibung dieselbe Anschauung, dieselbe Vorstellung von einem Gegenstande zu verschaffen, die wir haben. Einem
Blinden kann man durch Beschreibung nicht die Vorstellung von Farben,
einem Tauben nicht die von Tönen beibringen. Aus all dem können

wir den Schluß ziehen, ⸱daß es ein Sinnesvikariat, d. h. ein klares vollständiges Ersetzen der Anschauungen des einen Sinnes durch die Anschauungen eines anderen Sinnes, nicht gibt und daß dieser Ausdruck
„Sinnesvikariat", d. h. die Stellvertretung der Sinne, mit Unrecht in
der Physiologie gebraucht wird."

Dagegen meinte Dufour (1895), der Physiologe könne schon
allein durch theoretische Schlüsse darauf kommen, eine Ergänzung
der Sinnesfähigkeiten anzunehmen. „Der teilweise Ersatz eines mangelnden Organs durch gesteigerte Entwicklung anderer Organe ist eine
Tatsache, die man täglich beobachten kann." Nach Dufour ist diese
Vertretung nur eine beschränkte. „Die Ergänzung der Funktionen,
da dieselbe nicht durch Vererbung entwickelt und fixiert wird, bleibt
beim Blinden in engen Grenzen. Dieselbe wird sich darauf beschränken,
was Übung, wiederholte Erfahrung und nur auf bestimmte wahrnehmbare Phänomene besonders gerichtete Aufmerksamkeit zu leisten vermögen. Dies ist jedoch keineswegs gering zu schätzen, und das Leben,
das in seinen Beziehungen infolge des Mangels eines der wichtigsten
Sinne in einem Punkte geschwächt ist, empfängt von einer anderen
Seite teilweise Ersatz durch die Entwicklung einer spezifischen Empfindungsfähigkeit in den Gehirnzentren."

Ansaldi (1895), der als Blinder alle notwendigen Vorbedingungen
zu besitzen glaubt, um auf die Frage betreffend des Ersatzes der Sinne
eine befriedigende Antwort geben zu können, behauptet, „daß der
einzig mögliche Ersatz für das fehlende Augenlicht in der praktischen
Betätigung des Blinden liegt, während die eigentliche Qualität der
Lichtempfindung für einen von Geburt aus Blinden überhaupt nicht
faßbar ist, wie Kant behauptet hat".

Auf den Untersuchungen Griesbachs (1899) aufbauend, die zu
dem Ergebnis führten, daß bei Blinden eine Verfeinerung nicht stattfinde, wendete sich Kunz (1902) mit Entschiedenheit gegen ein Sinnesvikariat. Er sagt: „Dank der eingehenden und gewissenhaften Untersuchungen Griesbachs und anderer Forscher dürfte das Dogma vom
Sinnesvikariat in sich zusammenfallen, wie so mancher andere Glaubenssatz, der jahrhundertelang die eine oder andere Wissenschaft beherrscht
hat, den Ergebnissen exakter Forschung gewichen ist." Kunz muß
entgegengehalten werden, daß die Griesbachschen Ergebnisse von
späteren Untersuchungen nicht voll bestätigt wurden und daß er bei
seiner Ablehnung so wie Binder die psychischen Momente der Stellvertretung ganz außer acht ließ und sie rein physiologisch begründete.

Waidele (1905) betrachtete es ebenfalls als wissenschaftlich feststehend, „daß es kein Sinnesvikariat gibt, daß das Fehlen eines Sinnes
nie und nimmermehr dazu beiträgt, einen anderen Sinn über sein

Maß hinaus zu stärken, so daß er den fehlenden ganz oder teilweise ersetzen kann."

Anknüpfend an die Versuche von Schäfer und Mahner über die Unterschiedsempfindlichkeit für gehobene Gewichte sagt jedoch Meumann (1911): „Es zeigte sich hierbei zugleich, daß die von Kunz und Griesbach aufgestellte Behauptung: wenn ein Sinn leidet, so leiden alle, nicht richtig ist und daß es in der Tat eine Art von Stellvertretung der einzelnen Sinne füreinander, ein sogenanntes Sinnesvikariat, gibt."

Schließlich hat Steinberg (1920) diese Frage berührt und findet, daß schon die speziellen Leistungen des Tastlesens und Orientierens für ein Sinnesvikariat sprechen, das man jedoch nicht auf quantitative Verhältnisse beschränken dürfe. Den Grundgedanken desselben sieht er darin, daß die Hemmungen der seelischen Entwicklung, die mit der Blindheit gegeben sind, durch die erhöhte Verwertung der verbliebenen Eindrücke überwunden werden können. Bedingungen hierfür sind Übung und Aufmerksamkeit, ein spezifisches Gerichtetsein, eine besondere Einstellung des Gesichtslosen auf die Erscheinungen und Vorgänge der Umwelt.

Petzelt (1923) sieht das Problem des Sinnesvikariats in der „Nutzbarmachung der fehlenden Inhalte optischer Provenienz im Hinblick auf mögliches Verstehen zwischen Sehenden und Blinden, deren Relationen in Fundierungen der Restsinne erlebt werden", also in dem nach ihm bezeichneten „Visualisationsbezug".

Damit hat sich wieder jener Standpunkt ergeben, auf dem die ältesten Vertreter des Sinnesvikariates bei Blinden standen und wie er in der neueren Psychologie nach den Ausführungen im Eingang dieses Kapitels anzusehen ist. Die Stellvertretung der Sinne ist nicht als Übernahme der physiologischen Funktionen des Gesichtssinnes durch die verbleibenden Restsinne zu verstehen, sondern in der Erschließung des Verständnisses der fehlenden Empfindungen durch die auf anderem Wege erlangten zu sehen und stellt in dieser Art einen Spezialfall der Übung und Anpassung dar.

# Sinnestäuschungen.

Unter Sinnestäuschungen werden auf Assoziation beruhende Unrichtigkeiten in der Sinneswahrnehmung verstanden. Sie kommen in allen Sinnesgebieten vor und wurden bei Sehenden genauer erforscht. Wieweit Blinde ihnen unterliegen, ist noch wenig untersucht worden.

Die bisher bekannt gewordenen Untersuchungen seien nachstehend angeführt.

In das Gebiet der Tasttäuschungen gehört die von Weber beobachtete Tatsache, daß man beim Tasten mit einem Stock nicht nur in der den Stock haltenden Hand, sondern auch an der Spitze des Stockes, da wo dieser auf einen festen Gegenstand gestoßen wird, eine Empfindung zu haben glaubt. Es handelt sich hierbei — nach Wundt (1910) — um eine verschiedene Teilung der bei jeder Tastwahrnehmung verbundenen Tast- und Sehbestandteile. Man tastet in diesem Falle an der Stelle, die den Stock hält, man sieht aber im ergänzenden Phantasiebild die Stelle der äußeren Berührung. Bei Blindgeborenen könnte also diese Täuschung nicht vorkommen; doch wäre dies erst festzustellen.

„Wird ein Empfindungsnerv in seinem Verlaufe durch einen ihn treffenden Reiz erregt, so macht die entstehende Empfindung den Eindruck, als ob sie von den Endigungen des Nerven aus hervorgerufen worden wäre; sie wird also auch in das Gebiet dieser Nervenendigungen bzw. entsprechend nach außen projiziert" (Zoth, 1900). Es kann also bei Blinden zu Täuschungen kommen, durch welche ein Druck oder Stoß oder andere Tastempfindungen am Arm und an der Hand in die Hand bzw. Fingerspitzen verlegt werden.

Abstumpfung der Tastfläche kann zu Trugwahrnehmungen bei Blinden führen, von welchen Griesbach (1899) bemerkte: „Unter Blinden und Sehenden gibt es Personen ohne, mit wenigen, mit vielen Trugwahrnehmungen; von den untersuchten Hautstellen fallen die meisten Trugwahrnehmungen im allgemeinen auf das Jugum (Jochbein), die wenigsten auf die Fingerkuppen. Die Trugwahrnehmungen bei Blinden und Sehenden steigern sich mit wachsender Reizzahl und Druckzunahme. Durch scharfe Spitzen (des Ästhesiometers) werden bei Blinden und Sehenden häufiger Trugwahrnehmungen erzeugt als durch stumpfe Spitzen."

Der Täuschungsversuch von Aristoteles mit der Kugel zwischen den gekreuzten Fingern, bei welchem man die Vorstellung von zwei Kugeln erhält, sowie dessen Abänderung von Drobisch (Winkeltäuschung an den beiden Stielen eines geöffneten Zirkels) treten auch bei Blindgeborenen ein, in besonderer Lebhaftigkeit aber bei Erblindeten in Übereinstimmung mit den fortwährend bewahrten reproduktiven Gesichtsbildern (Wundt).

„Auf einer Verwechslung der Kraft- und Bewegungsempfindungen beruht eine eigentümliche Täuschung bezüglich der Größe der betasteten Objekte, welche bei Ausschluß der optischen Kontrolle auch von Sehenden zu beobachten ist. Man gebe der Versuchsperson zuerst einen Holz-, dann einen gleich großen Papierwürfel (aus Karton) in die Hand, ohne eine vorhergehende Tastmessung zuzulassen. Regelmäßig wird nun der Holzwürfel für kleiner gehalten als der Papierwürfel. Daß diese Täuschung dem umschließenden Tasten eigentümlich ist, geht daraus hervor, daß ein analoger Irrtum über die Größe von Flächen beim Auflegen auf die ruhende Hand nicht erfolgt. Offenbar ist der Widerstand, welchen der Holzwürfel der Kontraktion der Handmuskulatur entgegensetzt, ein größerer als jener, welchen die Hand an dem elastischen und daher nachgiebigen Papierwürfel findet, die Kraft des Umschließens ist im ersten Falle größer als im zweiten. Nun wird die größere Kraftempfindung nicht ausschließlich als solche beurteilt, sondern das Plus der aufgewandten Kraft wird zum Teil auf die Bewegungsempfindungen übertragen und so die Vorstellung einer stärkeren Zusammenziehung, in bezug auf das Objekt die Vorstellung eines kleineren Körpers hervorgebracht" (Th. Heller, 1904).

Dieses Ergebnis der Hellerschen Untersuchung bedarf wohl der Überprüfung, denn Wundt (1910) erklärt im Gegensatz hierzu:

„Je härter das Material ist, desto größer erscheint ein Gegenstand, damit ist aber auch eine weitere Täuschung verbunden: je härter der Gegenstand ist, den wir betasten, um so schwerer scheint er bei gleicher Größe zu sein." Eine Umkehrung dieser Täuschung liegt wieder darin, daß von zwei gleichen Gewichten ungleichen Volumens das voluminösere leichter erscheint.

Auf eine gegenseitige Beeinflussung der Kraft- und Bewegungsempfindungen ist auch die Täuschung zurückzuführen, daß im allgemeinen die tatsächlich geometrisch gleichen, jedoch mit größerem Tastaufwand betasteten Strecken physiologisch als die größeren erscheinen. Die gleiche Strecke erscheint also beim Aufwärtstasten länger als beim Abwärtstasten.

Wie Th. Heller (1904) angibt, machte Schorsch[1]) diesbezüglich folgende Bemerkung: „Beim Heboldschreiben wird als Vorübung eine Umzeichnung der im Blechlineal ausgeschnittenen Rechtecke vorgenommen, wobei man der gleichmäßigen Orientierung halber eine bestimmte Ecke als Ausgangspunkt der Schreibbewegung anzugeben pflegt. Bei diesen ersten Schreibübungen geschieht es nun nicht selten, daß der Schüler den zum Schreiben verwendeten Farbstift an der linken unteren Ecke des Ausschnittes abbricht. Dies erfolgt aus dem Grunde, weil die Hemmung der Abwärtsbewegung eher eintritt als der Blinde vermutet, der sich bemüht, die in entgegengesetzter Richtung gezeichneten Vertikalstrecken einander vollkommen gleich zu machen."

Th. Heller bestätigte durch das Experiment diese Beobachtung

---

[1]) Blinde Versuchsperson.

und fand: „Wenn die Tasttäuschungen sich auch in der Vertikalebene besonders intensiv geltend machen, so fehlen sie doch auch nicht bei den analogen Bewegungen in der Horizontalebene, wenngleich sich hier zwischen geometrischer und physiologischer Größe der Taststrecken keine beträchtlicheren Unterschiede ergeben."

Eine Reihe von optischen Täuschungen haben auch für den Tastsinn Geltung, vor allem die, daß ausgefüllte Strecken überschätzt werden gegenüber unausgefüllten, eingeteilte gegenüber nicht eingeteilten. Nach Th. Heller (1904) wird von zwei gleich großen Buchstaben der Kleinschrift der aus Punkten zusammengesetzte (Perldruck, Stachelschrift) als größer bezeichnet als jener in glatten Relieflinien. „Um die Verhältnisse zu vereinfachen, kann man den Blinden statt der Buchstaben einen kontinuierlichen und einen aus Punktdistanzen bestehenden Strich, beide von etwa 2 cm Länge, zur Vergleichung geben." Noch besser ist ein ½ m langes Lineal zu verwenden, dessen eine Hälfte glatt bleibt, während man die andere Hälfte auf 2—3 cm Entfernung einkerbt. Beim Überfahren erscheint die gekerbte Hälfte länger.

Bei Sehenden besteht die Tendenz, Raumstrecken, bei denen nur die Endpunkte berührt werden, die dazwischen liegende nicht berührte oder minder beachtete Strecke in ihrer Länge zu unterschätzen. Die gleiche Täuschung tritt auch bei Blinden ein. Da für diese bei der Raumerfassung vielfach punktuelle Eindrücke maßgebend sind, erscheint diese Täuschung besonders beachtenswert, indem sie den Blinden die Gegenstände kleiner erscheinen lassen kann, als sie in Wirklichkeit sind.

Hier wäre auch noch zu erwähnen, daß eine lineare Strecke länger erscheinen kann, wenn ein stärkerer Druck ausgeübt wird. Bei Druckveränderung kann auch eine Richtungstäuschung eintreten. „Die von Weber beobachtete Täuschung bezüglich der Richtung einer geradlinigen Kante trifft bei Blinden ebenso zu wie bei Sehenden, wenn man nach einiger Übung den Druck kontinuierlich abzustufen vermag. Bei der Durchmessung einer größeren geradlinig verlaufenden Strecke, z. B. einer Tischkante, hat der Blinde aus zahlreichen früheren Erfahrungen den Wechsel seiner Muskelgefühle in richtiger Weise deuten gelernt, es entsteht demnach nicht dieselbe Täuschung. Wohl aber macht sich eine solche geltend, wenn es sich um die Umschreibung einer krummlinigen Bahn handelt. Dann erscheint eine völlig kreisrunde Fläche an der Stelle der äußerlichen Ablenkung der Bewegung gleichsam zusammengedrückt, ungefähr in Gestalt einer der Kreisform sich nähernden Ellipse" (Th. Heller, 1904).

Wie die Untersuchungen Peisers (1923) zeigen, unterliegen die

Blinden beharrlich der Charpentierschen Täuschung, die darin besteht, daß ein in der Hand erhoben gehaltenes Gewicht um so leichter
erscheint, je mehr Muskeln des Armes gleichzeitig in Tätigkeit gesetzt
werden.

In das Gebiet der Zeitvorstellungen gehört folgende Täuschung,
welche wohl auch bei Blinden auftreten dürfte. „Um die Genauigkeit der Auffassung kleinster Zeiten zu messen, läßt man kurze Zeit-
strecken, die am besten durch Schalleindrücke begrenzt werden, miteinander vergleichen. Diese kann man herstellen teils als sogenannte
„leere Zeiten“, die einfach durch kurze Schläge (Metronom) begrenzt
werden, oder als sogenannte „kontinuierlich ausgefüllte Zeiten“, die
man durch gleichmäßig angehaltene Töne darstellt. Bei solchen aus-
gefüllten Zeiten treten Zeittäuschungen ein. Bei kleineren Zeiten unterhalb zwei Sekunden erscheint eine ausgefüllte Zeit größer als eine
leere. Bei größeren Zeiten bis etwa zehn Minuten verursacht jede Aus-
füllung mit geistiger Arbeit eine ganz bedeutende Überschätzung der
Zeitstrecke. Diese Täuschung verliert sich wieder mit zunehmender
Länge der Zeit“ (Meumann, 1911).

Auf den Einfluß von Gesichtsassoziationen ist die ebenfalls von
Weber gemachte Beobachtung zurückzuführen, daß die Stellung, in
welcher ein Buchstabe, den man in großen Zügen auf die Haut schreibt,
am leichtesten erkannt wird, mit der Hautstelle veränderlich ist. So
muß z. B. der Buchstabe L folgende Lagen haben: auf dem Hinter-
kopf L, Stirn ⌐, Kreuzbein Γ, Bauch ⌐. Nach Versuchen, die Churchill (1903) teils im psychologischen Laboratorium, teils in der Blindenanstalt zu Leipzig ausgeführt hat, lesen alle Individuen auf der Rückseite
des Körpers, vom Standpunkt des Schreibenden betrachtet, in richtiger
Schriftlage (L), auf der Vorderseite (Stirn, Wangen) lesen die meisten
in Spiegelschrift (⌐), einige aber richtig; endlich am Bauch und an der
Vorderseite der unteren Extremitäten liest ungefähr die Hälfte der Personen in Spiegelschrift und umgekehrt zugleich (⌐). In letzterer Beziehung bilden jedoch die Blindgeborenen eine Ausnahme, die fast alle
auch hier aufrecht lesen (unter acht nur ein einziger umgekehrt). Diesen
Unterschied führt Curchill darauf zurück, daß bei Blinden mehr als
bei Sehenden die Schriftlage vom eigenen Standpunkt (nicht vom
Standpunkt des Schreibenden) abhängig ist.

Namentlich die Tasttäuschungen können bei der Vorstellungsbildung des Blinden störende Wirkungen ausüben. Es
erscheint daher notwendig, den Blinden auf dieselben direkt
aufmerksam zu machen.

## II. Teil.

# Die Vorstellungen.

### Gesichtsvorstellungen.

Vorstellungen sind Erinnerungsbilder der Empfindungen. Ein besonderer Sitz der Vorstellungen im Gehirn wie bei den Empfindungen wurde bisher nicht gefunden. Die Vorstellungen beziehen sich auf die Empfindungen und werden daher nach den Sinnesgebieten als Gesichts-, Gehörvorstellungen usw. unterschieden.

Da die Erwerbung von Vorstellungen von der Möglichkeit der Sinneseindrücke abhängt, vermag der Blinde keine Gesichtsvorstellungen zu erhalten. Wir haben bereits gehört, daß zur Erlangung einer Lichtempfindung, daher auch einer Lichtvorstellung die Netzhaut bereits in Tätigkeit gewesen sein muß. Bei total Blindgeborenen erscheint daher jede Gesichtsvorstellung ausgeschlossen. Nun ist aber totale Blindheit in den seltensten Fällen angeboren. Bei der Mehrzahl der als blind Bezeichneten sind Lichtempfindungen bereits vorhanden gewesen oder auch noch vorhanden. Daher mag die Behauptung kommen, daß viele Blinde noch Gesichtsvorstellungen einfachster Art wie von Licht und Farben besitzen.

In den „Empfindungen eines Blindgeborenen" (1757) wird von letzterem bemerkt, daß sich in den „inwendigen Zellen der Sinnen
Nebst den Gestalten des Zirkels, des Winkels, der sphärischen Kugel,
Auch von dem Licht und den Farben verwegene Figuren abdrücken,
Welche sich in dem Gehirn wie gegenwärtig erzeugen;
Denn es fehlet da nicht an luftigen dünnen Gestalten,
Wenn ich die mystischen Namen des Hellen und Sichtbaren denke.
Und das Licht wird nach meiner Vermutung entzündete Luft sein,
Aber die nicht verletzet, die vielmehr angenehm streichelt,
Und des Tags sich ergießt, zu geistig, als daß ich sie fühle.
In den nächtlichen Stunden muß sie sich schwächer ergießen,
Weil sie (die Sehenden) in ihrem Gefühle dann oft so kurz sind
als ich bin."

Im zweiten Satze sucht sich der Blindgeborene eine Vorstellung vom Licht zu machen, indem er Gesichts- und Tastsinn in Vergleich zieht, wie dies auch der Blinde von Puisaux gegenüber Diderot (1749) tat, indem er auf die Frage, welches seine Meinung über das Gesicht sei, antwortete: „Es ist ein Sinn, auf welchen die Luft denselben Eindruck macht wie mein Stock auf meine Hand. Denn wenn ich meine Hand zwischen ihre Augen und einen Gegenstand bringe, so ist meine Hand ihnen gegenwärtig, aber der Gegenstand ist ihnen abwesend. Dasselbe kommt mir vor, wenn ich eine Sache mit meinem Stocke suche und statt deren eine andere finde."

Weissenburg (1781), der imstande war, sich die Zahl auf der Rechentafel oder eine mathematische Figur „in der Luft" vorzustellen, wußte von der Farbe nichts zu sagen, „denn der Blinde läßt sichs nicht einfallen, an Farben zu gedenken, die er nicht kennt".

Rodenbach (1828) glaubt, daß der Blinde, dessen Auge ganz eingeschrumpft und atrophisch entartet ist, nur ein Gefühl für Wärme, Feuchtigkeit und dergleichen haben könne, die bloß zufällig mit dem Vorhandensein des Lichtes zusammenfallen oder deren Entwicklung durch die Sonnenstrahlen begünstigt wird.

Dagegen führt Stumpf (1860) Aussagen von Blinden an, daß sie ganz gut zu unterscheiden wissen, ob sie sich an einem hellen oder dunkeln Orte befinden. Viele bemerken den Durchgang der Wolken vor den Sonnenstrahlen, kleinere Blinde spielen mit den Händen vor ihren der Sonne zugewandten Augenstumpfen. Befragt man sie über den Grund hiervon, so erhält man unbestimmte Antworten, die indes so viel entnehmen lassen, daß sie dennoch für einen höheren oder geringeren Grad von Lichtempfindung empfänglich seien. Man befragte einst einen ziemlich befähigten Blinden, was er bei einem heftigen Lichtschimmer empfinde. „Es scheint mir," entgegnete er, indem er schnell mit der flachen Hand über die Augen fuhr, „daß mir dies die Luft abschneide."

Die Frage, ob die Blinden eine Vorstellung von Licht und Farbe gewinnen können, beantwortete ein ungenannter Autor (1879), indem er Angaben aufgeklärter Blinder hierüber anführt, aus welchen hervorgeht, daß sie trotz vollständiger Blindheit immer noch eine Empfindung für das Licht haben. „Wenn ich von Licht und Farbe auch nicht sprechen kann," sagte P. Sgobba, „erfreue ich mich ihrer in meinem Herzen; beschreiben kann ich sie nicht". Dies mag, wie der Verfasser meint, mit verschiedenen fühlbaren Veränderungen der von Licht erfüllten Luft zusammenhängen.

Reuß (1917) glaubt feststellen zu können, daß der Blinde das Licht als ein Etwas fühlt, „das weder Gehör, noch Getast, noch Geschmack, noch Geruch ist. Aber schon dadurch, daß er es als ein außer diesen Empfindungen stehendes Etwas wahrnimmt, zeigt es uns eine geheime Tätigkeit des Sehsinnes. Dieser verborgene Sinn arbeitet sogar einigermaßen richtig, indem er die Hauptverhältnisse der einzelnen Farben wirklich abschätzt und abtönt. Ja, es ist möglich, daß der Blindgeborene ein ästhetisch richtiges Bild von Farbenzusammenstellung in sich trage und ausspreche, obwohl er von der Wirklichkeit der Farben überhaupt keine Ahnung hat, sondern nur gewisse Regungen der Sehkraft unbestimmte Gefühle in ihm wecken".

Während die Gesichtsvorstellungen der Blindgeborenen als etwas höchst Unklares bezeichnet werden, ist es Tatsache, daß Spätererblindete ihre Sehvorstellungen behalten, wenn sie auch mit der Zeit mehr und mehr verblassen. Wir besitzen diesbezügliche Bemerkungen schon von Baczko (1807).

Der mit 10 Jahren erblindete Knie (1837) äußert sich hierüber folgendermaßen: „Obgleich mein Sehorgan so völlig zerstört ist, daß ich weder den Glanz der Sonne, noch das Leuchten des Blitzes, noch die Helle eines Feuers oder eines brennenden Lichtes mit Hilfe desselben unterscheiden kann, so besitzen doch, meinen vielfältigsten und ruhigsten Beobachtungen zufolge, alle Nerven meines Organismus, vorzugsweise die meines Angesichtes, ein gewisses Lichtgefühl, so daß es für mich leise, freilich nur sehr leise Abstufungen zwischen der vollen Finsternis, einer sternenlosen Nacht, der Tageshelle, wenn der Himmel mit Wolken bedeckt ist, dem völlig hellen Tage und der Glanzfülle des Sonnenscheines gibt. Trete ich in die letztere, so ist es nicht bloß die Wärme, die wohltätig auf mich wirkt, sondern eine eigentümliche Klarheit, die mich alsdann umgibt und die sich unwillkürlich über alle Bilder meiner inneren Anschauung ergießt; während das Gegenteil stattfindet, wenn ich in die Dunkelheit der Nacht trete, wo es, um mich des Ausdruckes zu bedienen, gleichsam schattenreicher in meiner Seele wird, hierbei ganz abgesehen von der für das Ohr sehr auffallenden Stille der Nacht und dem geräuschvolleren Zustande der Natur während des Tages. Ich glaube als einer, der bis in sein 10. Jahr gesehen hat, die volle Rückerinnerung an Finsternis, Licht und Farben zu besitzen. Da ich bei der Vorstellung mathematischer Konstruktionen, von Maschinen und anderen Gegenständen, ja selbst von Personen, die ich früher nie gesehen habe, mich durchaus gedrungen fühle, mir die feinsten Linien, wie die größeren Teile derselben in meiner inneren Anschauung etwas heller oder, was am häufigsten der Fall ist, dunkler als den übrigen Raum zu denken, um ein deutliches Bild von denselben zu gewinnen, und da ich schon mit mehr als einem Blindgeborenen den Versuch glücklich durchgeführt habe, mathematische Konstruktionen mit den-

selben bloß im Geiste zu entwickeln, so glaube ich, daß auch Blindgeborene oder sehr früh Erblindete keineswegs von einer absoluten
Finsternis umgeben sind, sondern ebenso wie ich gewisse leise Abstufungen der sie umgebenden Dunkelheit empfinden, nur ohne sich
derselben klar bewußt zu werden, weil ihnen das tertium comperationis,
das so wichtige dritte Glied der Vergleichung einer völligen Licht-
anschauung mit ihren verschiedenen Nüanzierungen von der reinsten
Tageshelle bis zur schwärzesten Nachtfinsternis hinab fehlt."

Kröger (1830) erwähnt von einem Spätererblindeten: „Die Rückerinnerungen an frühere Anschauungen mögen dem Erblindeten nach
und nach schwächer werden, besonders bei den Farben; allein Richard
sind sie, vielleicht aus dem Grunde, weil er schon in den Jünglings-
jahren sich befand, als er erblindete, noch alle sehr lebhaft; er vermag
sogar, obgleich bereits sieben Jahre sein Unglück tragend, sich noch an
jede Farbe und alle Nuancen derselben zu erinnern. Ja, wenn man ihm
eine von der Sonne beschienene Schneefläche schildert, oder er sich
das glänzende Licht der Sonne lebhaft vergegenwärtigt, so empfindet
er ein so starkes Gefühl der Blendung, daß ihm die Tränen in die Augen
treten."

„Wenn ein Erwachsener erblindet", sagt Ansaldi (1895), „kann
er sich bei Beginn dieses neuen Zustandes noch die beleuchteten Bilder
vorstellen, und zwar mit besonderer Lebhaftigkeit im Traum. Aber
nach einiger Zeit nimmt die Erinnerung an das Licht derart ab, daß
auch die tröstenden Traumbilder aufhören und die Fähigkeit, durch
Willensanstrengung diese Vorstellungen auch im wachen Zustande zurückzurufen, ganz schwindet. Es ist erwähnenswert, daß die Vorstellung
der Farben für die Blinden untrennbar von den Gegenständen wird, an
welchen er sie einst erblickt hat, und daß er nicht fähig ist, sie auf
andere zu übertragen".

Der mit 25 Jahren erblindete Albrecht (1907) spricht aus eigener
Erfahrung: „Die aus der Zeit des noch vorhandenen Augenlichtes
herübergenommenen Gesichtseindrücke haften mit großer Lebhaftigkeit, da sie durch keine neuen ersetzt werden. Sie befähigen den
Spätererblindeten zu genauen Vergleichungen und Schlüssen für seinen
nunmehrigen Zustand. Ein Beweis für die Treue der Farbenbilder ist
es, daß ich z. B. sogar oft die herrlichsten Gemälde im Traum erblicke."

Auf welche Zeit die Erinnerung an Licht- und Gesichtsvorstellungen
zurückgehen kann, ist schwer zu entscheiden. Die nachfolgende Bemerkung der taubblinden Helen Keller würde dafür sprechen, daß
ein Rest davon auch bei den in frühester Kindheit Erblindeten vorhanden ist. Sie sagt: „Gleichwie die Wurzeln in der dunkeln Tiefe

doch Anteil nehmen an des Wipfels Freuden, den Sonnenschein, die milde Luft empfinden, vermöge der Allliebe der Natur — so besitze auch ich eine Anschauung von Dingen, die ich nicht sehen kann. Es scheint mir, als liege in jedem von uns die Fähigkeit, die Eindrücke und Empfindungen zu verstehen, die das Menschengeschlecht von Anfang an gehabt hat. Jedes Individuum besitzt eine unter der Schwelle des Bewußtseins verborgene Erinnerung an die grünende Erde und die murmelnden Gewässer und weder Blindheit noch Taubheit kann es dieser von vergangenen Generationen her überkommenen Gabe berauben."

Das Verlangen der Wiedererweckung oder Erneuerung von Gesichtsvorstellungen bei Spätererblindeten ist natürlicherweise ein großes. Knie (1837) kam sogar auf den Gedanken, als er von den Erscheinungen des tierischen Magnetismus namentlich über das Sehen bei völlig verschlossenen äußeren Sinnesorganen durch die Ganglien des Unterleibes hörte, ob es nicht vielleicht möglich wäre, einem Blinden, bei dem das Augenlicht völlig unbrauchbar geworden ist, vielleicht dennoch die Anschauung der Farben durch Versetzung in den magnetischen Schlaf zu verschaffen, und wenn dies zuerst bei einem Blindgewordenen, der die Farbenvorstellung noch hat, gelungen wäre, dann auch mit Blindgeborenen zu versuchen. „Der Gedanke selbst ist leider nur Gedanke geblieben, weil sich trotz meiner Bereitwilligkeit, den ersten Versuch mit mir selber machen zu lassen, doch niemand fand, der mir damals an Nervenkräften überlegen gewesen wäre." Knie stellte vergebens die Anfrage an die Naturforscher, ob es nicht irgend eine Stelle des menschlichen Leibes gebe, „die als ein Sammelplatz vieler Nerven eines Lichteindruckes vielleicht durch Verdünnung der Haut oder mittels verstärkter Zuleitung des Lichtes durch Linsengläser, oder auch sonst auf eine Weise empfänglich gemacht werden könnte[1]."

Der Physiker Zehnder kam zu dem Ergebnis, daß ein, wenn auch spärlicher Ersatz der Augen für die Blinden nicht aussichtslos erscheine. Sein „künstliches Auge" besteht im wesentlichen aus einer photographischen Kamera, in der die Mattscheibe durch einen möglichst empfindlichen Teil der Haut ersetzt ist. Als solche empfiehlt er eine entsprechend große Stelle der Brusthaut, auf welche durch die Sonnenstrahlen erzeugte Bilder einfachster Art (Linien in verschiedener Lage, Kreislinien und auch Buchstaben) geworfen werden. Wie weit die Anpassungsfähigkeit der Körperoberflächennerven an

---

[1] Der französische Physiologe Farigoule glaubt die Möglichkeit gegeben, daß Blinde, sofern sie durch die Hypnose zu einem bestimmten „Bewußtseinsverhältnis" gebracht werden, mittels der Haut sehen können, wozu besondere Nervenenden, die „Menisken" dienen sollen.

diese Aufgabe geht, weiß Z e h n d e r allerdings nicht, hält es aber für
denkbar, daß sich durch Übung auch diese Nerven zu einer Feinheit
und Brauchbarkeit entwickeln, von der wir gegenwärtig keine Ahnung
haben. Selbst wenn der Vorschlag Z e h n d e r s zu einer praktischen
Verwendungsmöglichkeit führen könnte, wäre damit nur ein schwäch-
licher auf Tastempfindungen beruhender Ersatz für das Auge gefunden.

Bei all dem Angeführten handelt es sich, soweit Blindgeborene
in Betracht kommen, natürlich nicht um Gesichtsempfindungen und
-vorstellungen im Sinne des Sehens, sondern um einen E r s a t z f ü r
die unmöglichen Gesichtsvorstellungen, den man auf mancherlei
Weise und auf verschiedenen Sinnesgebieten zu finden versucht hat.
Am deutlichsten tritt dies in der Art hervor, wie Blinde eine Vorstellung von den Farben zu erlangen trachten.

Schon K l e i n (1819) bemerkt hierzu, der Blinde setze an die
Stelle der Farbe, von der er gern spreche, weil er Sehende einen be-
sonderen Wert darauf legen höre, ein Bild seiner Phantasie, wo-
durch er diese ihm unzugängliche Eigenschaft der Körper ergänzt.
„So verglich ein Blinder die Wirkung einer hellen Farbe mit dem
Schall einer Trompete, ein anderer hat als Ursache, warum ihm
Schwarz nicht gefalle, angegeben, weil es keinen schönen Namen
habe. Diese beiden Vorstellungsarten und Urteile eines Blinden von
Farbe gründen sich auf das Gehör. Die Phantasie des Blinden stellt
sich die Farbe selbst nicht als etwas Fühlbares vor."

R o d e n b a c h (1828) erwähnt: „Metaphysiker haben versucht, den
Blinden auf künstlichem Wege eine Farbenvorstellung zu geben, die
darin bestand, die Töne der verschiedenen Instrumente mit den Farben
zu vergleichen. Denkt euch, sagten sie, daß der Trompetenton dieselbe Wirkung auf das Ohr ausübt, als der Scharlach auf die Augen.
Diese Methode ist sinnreich genug, aber sie ist unvollständig und be-
weislos."

In deutlicher Weise spricht sich S c h e r e r (1871) hierüber aus:
„Der Blindgeborene hat von dem wirklichen Aussehen der Farben
gar keine Vorstellung. Er muß deshalb solche Vorstellungen zu Hilfe
nehmen, die er schon hat, um sich die von den Farben zu vermitteln.
Die Eindrücke nun, die der Sehende von den Farben ihm schildert,
übersetzt er sich gleichsam in seine Gefühlssprache und die in ihm
bereits liegenden und deutlich ausgeprägten Gefühle aus anderen
inneren Anschauungen werden ihm gleichsam zur Brücke, solche ver-
nommene Schilderungen von den Eindrücken der Farben auf die Sehenden sich selbst zugänglich zu machen. Nichts aber wirkt mächtiger,
ergreifender auf das Gefühlsleben des Blinden als die Musik. Daher

gibt sie ihm auch in den meisten Fällen den Träger dieser inneren Vermittlungen ab. So auch bei den Farben. Einzelne Töne, Tonarten, Tonstücke usw. vertreten dem Blinden die Farbentöne der Natur." Wir haben es hierbei mit Ersatzvorstellungen zu tun, welche auch bei Sehenden sich aus der Assoziation ergeben und auf Analogien der Empfindungen beruhen. Durch sie erscheint, wie dies noch vielfach betont wurde, für Blinde die Möglichkeit gegeben, sich Farben durch Vergleichung mit anderen Sinneseindrücken vorzustellen. „Auf diese Weise," führt Appia (1881) aus, „erklärte ein Blinder die rote Farbe als Etwas, welches dem Schall einer Trompete ähnlich sei; ein anderer verglich sie mit dem fühlbaren Eindruck, welchen die Zähne einer Säge hervorbringen."

Genauere Angaben über diese Ersatzvorstellungen machte die im 3. Lebensjahre erblindete Poetsch (1899). Ihre Farbenvorstellungen beruhen ebenfalls auf Assoziationen; sie knüpfen teils an Gehör-, teils an Tastempfindungen an. Besonders tritt der Gehörsinn hervor. Beide Gruppen scheinen aber in der Art der Gefühle, die sie hervorrufen, parallel zu gehen; kalte, in der Klangfarbe abweisende Menschenstimmen erscheinen ihr z. B. als weiß, und ebenso vermutet sie eine weiße oder wenigstens lichte Färbung bei kalten oder glatten Tastempfindungen, also bei gewissen Papierarten, bei Kattun und Leinenstoffen. Gelb verbindet sich ihr auf beiden Gebieten mit der Empfindung von etwas unangenehm Grellen; braun erscheint ihr das zu sein, was für das Gehör oder Gefühl etwas Verschwommenes, Undeutliches hat. Solche Vorstellungen lehnen sich oft an bestimmte Erfahrungen an. Weil einem gewissen Blau mehrmals eine weiche Tastempfindung entsprach — das erstemal war es bei einem Puppenkleide — war diese Farbe für sie mit der Vorstellung von etwas Weichem verbunden. Dunkelgrün hat für sie immer etwas Aufregendes, denn sie hätte in ihrem vierten Jahre einen grünen Augenschirm tragen sollen und sich mit Händen und Füßen dagegen gesträubt. Was die Tastnerven beunruhigt, namentlich gemusterte Stoffe wie Krümmer, Plüsch und Samt, stellt sie sich als grün vor. Bei durchbrochenen Stoffen glaubt Poetsch Rosa wahrzunehmen, ebenso bei heiteren, schelmischen, graziösen Tönen, etwa von einem Glockenspiel oder den Stimmen übermütiger Menschen, besonders von Kindern. Auf die Bildung ihrer Begriffe von Schwarz und Grau scheint eine ihr gebliebene schwache Lichtempfindlichkeit nicht ohne Einfluß zu sein; sie glaubt sich in engen dunkeln Gassen oder in überfüllten Zimmern von diesen Farben umgeben, während sich ihr eine ausgeprägte Erinnerung von Weiß aufdrängt, wenn sie große freie Plätze überschreitet. Bei der Beurteilung von Menschen sind die Blinden

in hohem Grade von den Farbenvorstellungen abhängig, die durch Gehörsempfindungen hervorgerufen werden. Poetsch berichtet, daß ihr
die Stimme eines Dienstmädchens, das ihr viele Gespenstergeschichten
erzählte, als intensiv schwarz erschien. Eine Dame, die sie kennen
lernte, schien ihr eine ausgesprochen grelle „gelbe" Stimme zu haben,
bei näherer Bekanntschaft entdeckte sie aber auch warme „rote" Töne;
mit Rot bezeichnet sie bei einem Organ Güte, Wohlwollen, und bei
einem schwarzen Farbenton stellt sie sich Energie, unter einem hell-
blauen Begeisterung vor. Auch Geruchsempfindungen machen sich
bei der Bildung von Farbenvorstellungen geltend; man hört von Blinden
Ausrufe wie „es riecht gelb, grün usw". Aber nicht alle Blinden
haben solche Farbenvorstellungen und andere werden sich ihrer nicht
klar bewußt. Natürlich schaffen sich Individuen mit reger Phantasie
leichter eine Farbenwelt als solche, bei denen das Verstandeselement
überwiegt.

Th. Heller (1904) stellte die Beziehungen zwischen Farben und
Tönen bei drei Blinden fest (siehe Tabelle!). Einen praktischen Wert
schreibt er denselben nicht zu. „Eine Bereicherung der Vorstellungswelt wird, wie leicht einzusehen, durch diese Surrogate keineswegs
bewirkt, denn es handelt sich hier stets um Anwendungen und Modifikationen der durch unmittelbare Wahrnehmung gewonnenen Bewußt-
seinselemente."

Nach Voß (1914) haben die sog. Farbenhörer „die subjektive Überzeugung, daß das Ohr ihnen zweierlei vermittelt; in erster Linie
akustische Vorstellungen als primäre Empfindungen, dann aber gleichzeitig eine sekundäre Farbenwahrnehmung. Die letztere wird als Se-
kundärempfindung bezeichnet, weil sie der betreffenden akustischen
Vorstellung untergeordnet ist, gleichsam nur mitklingt oder mitschwingt.
Das Ohr beschränkt also seinen Einfluß nicht auf die ihm zugewiesene
Sphäre, sondern macht einen Übergriff in die Funktionen eines anderen Sinnes. Man nennt solche sekundäre Farbenwahrnehmungen bei
akustischen Erregungen Photismen. Voß führt in der Kieler Blindenanstalt zwei blinde Farbenhörer an, ein 12jähriges Mädchen, das fast
jeden Lichtschimmer verloren hat und einen 13jährigen Knaben, der
im achten Jahre erblindete. Beiden waren die Farben vorher bekannt.
Sie verbanden ein- und zweifarbige Photismen mit Personen. „Anfangs
glaubte ich, daß der Charakter einer Person oder doch der erste Eindruck derselben auf T. entscheidend für das Photisma sei. Bei ge-
nauerer Prüfung aber fand ich, daß diese Faktoren ganz ausgeschaltet
werden müssen; denn die Farbenwahrnehmungen sind unabhängig
von körperlichen und seelischen Eigenschaften der Person. Sie haben
überhaupt nichts mit der Person an sich zu tun, sondern hängen an

dem Namen derselben, und zwar nicht nur an Vornamen, sondern
auch an Zunamen[1])."

Voß teilt weiter mit, „daß der Knabe J. einen viel größeren
Reichtum an Sekundärempfindungen als das Mädchen T. hat. Er hat
in erster Linie Photismen für Personen, dann aber auch noch für alle
Wochentage, viele Ländernamen, Feiertage und Ferien, für Schule,
Schlaf, Buch und Bibliothek. Auch die Stimmen der Tiere, das Läuten
der Anstaltsglocke, das Fahren des Zuges, das Vorbeisausen eines
Automobils, das Tuten der Dampfer und Fabriken erscheinen farbig.
Dazu hat er noch ganz bestimmte Formvorstellungen der Photismen,
rechteckige Streifen von der Breite eines Fingers und wechselnder
Länge. In diesen Streifen liegen die Farben entweder nebeneinander,
wie das meistens der Fall ist, oder sie schlängeln sich in feinen Fäden
bunt durcheinander, wobei einige Farben gewöhnlich in den Vordergrund treten".

Die Ansicht der blinden Schmittbetz (1917) über die Farbenvorstellungen Gesichtsloser ist folgende: „Bei einem Blinden, der nie
eine Lichtempfindung gehabt hat, wird eine Farbe vielleicht nicht als
Einzelbegriff gedacht werden können, sondern nur in Verbindung mit
einem tastbaren Stoff oder Gegenstand, oder die Gedankenassoziation,
in welcher der Begriff auftritt, ist es, die ihm auch einigen Inhalt verleiht."

Wanecek (1917) stellte Beobachtungen über den Gebrauch der
Farbennamen der Blinden an und es ergab sich dabei, daß die Schul-
kinder unter den Blinden am richtigsten mit den Farbennamen operieren.
Bei der Zusammenstellung von Gegenstand und Farbe überwiegen
die typischen Assoziationen (rot—Blut, grün—Wiese). Mit zunehmendem Alter werden die typischen Assoziationen einförmiger. Zusammenfassend führt Wanecek an, „daß der Blinde im Gebrauch der Farb-
namen typische Assoziationen am meisten gebraucht und Fehler nur
in äußerst geringer Zahl macht. Dem Blinden gegenüber ist also eine
Scheu im Gebrauche von Farbennamen nicht geboten. Der Umstand,
daß ganz eigenartige, selten gehörte Verbindungen von Farbennamen
und Gegenstandsbegriffen auftreten, ferner, daß die Farbennamen der
alltäglichsten Dinge in typischen und möglichen Assoziationen richtig

---

[1]) Ähnliches erzählt Möricke in dem Roman „Mäler Nolten" von einem
blinden Knaben, der sich mit der Gärtnerei beschäftigte. „Da er nicht von Geburt,
sondern etwa seit seinem fünften Jahre blind ist, so kann er sich Farben und Gestalten vorstellen, aber wunderlich klingt es, wenn man ihn die Farben gewisser
Blumen mit großer Bestimmtheit, aber oft grundfalsch so oder so angeben hört;
er läßt sich seine Idee nicht nehmen, da er sie ein für allemal aus einem unerklärlichen
Instinkt, hauptsächlich aus dem verschiedenen Geruche, dann aber auch aus dem
eigentümlichen Klange eines Namens vorgefaßt hat."

gebraucht werden, zeigt uns, daß der Blinde ein scharfes Ohr für die Tatsachen seiner Umwelt hat, die er ihrem eigentlichen Inhalte nach nicht erfassen kann".

Hauptvogel (1917) macht ebenfalls ziemlich genaue Angaben über die Farbenideen der Blinden (Tabelle!).

Steinberg (1920) sagt darüber: „Die Analogien der Empfindung ermöglichen als Mittelglied eine Beziehung zwischen den Daten verschiedener Sinne. Wie beim Sehenden nicht selten gewisse Töne bestimmte Farben reproduzieren, so rufen auch beim Blindgeborenen Farbennamen häufig Klänge wach, deren Stimmungswerte denen der Farben entsprechen. Der Gefühlscharakter letzterer ist nämlich selbst dem zugänglich, der nie gesehen hat, weil die Farbennamen oft in poetischen Zusammenhängen auftreten, deren Stimmungsgehalt dem der Farben konform und dem Lichtlosen unmittelbar erfaßbar ist."

Ein Beispiel, wie ein blinder Dichter diese Ersatzvorstellungen zu verwerten vermag, sei in O. Rennefelds Gedicht „Des Lichtes Melodie" wiedergegeben.

„Im Schlund der Hörner zischen gelbe Flammen,
Wie Funken spritzt es von den schrillen Flöten,
Fanfaren schmieden schmetternd Erz, zu töten,
Was graue Pauken kalt und dumpf verdammen.
Die finstern Bässe wie ein Sumpf verschlammen,
Und immer dunkler sich die Geigen röten,
Und grüne Töne springen auf wie Kröten!
Ein Meer Musik schlägt schwer und schwarz zusammen."

Beziehungen zu den Farbenvorstellungen ergeben sich aber auch aus verschiedenen Redewendungen und aus der poetischen Sprache mit ihren Umschreibungen und Vergleichen.

„Daß die besprochenen Surrogatvorstellungen," sagt Th. Heller (1904), „hauptsächlich dem Gehörsinn angehören, erklärt sich daraus, daß dieser Sinn beim Blinden vorzüglich der Träger ästhetischer Wirkungen ist."

Krogius (1905) fand, daß die von ihm untersuchten blinden Mädchen sich für Gesichtsvorstellungen (Farben) sehr interessierten; „sie haben mehr oder weniger richtige Vorstellungen von der Gefühlswirkung verschiedener Farben, wofür den Blinden die metaphorischen Ausdrücke, wie ‚rosige Brille, graue Tage' und namentlich die Gedichte besondere Dienste erweisen".

Schließlich wirken die Anschauungen der Sehenden in diesem Punkte auf die Blinden zurück. „Der Blinde weiß z. B.," wie Oppel (1888) erwähnt, „daß die Sehenden ihre Gemütsstimmungen in äußeren

## Zusammenstellung
### der von Blinden für Licht und Farben angegebenen Hilfsvorstellungen.

|  | Gehör: | Tastgefühl: |
|---|---|---|
| Rot | Trompete (Baczko)<br>Trompete (nach Th. Heller)<br>Piccolo (nach Th. Heller)<br>Fl.-piccolo (nach Th. Heller)<br>Violine (Rennefeld)<br>Septakkord G-Dur (nach Th. Heller)<br>Dreiklang Fis-Dur (nach Th. Heller)<br>Quartsextakkord A-Dur (n. Th. Heller) | Eindruck, welchen die Zähne einer Säge hervorbringen. (Moyes.) |
| Rosa | Altstimme (Hauptvogel)<br>Kinderstimme (Poetsch)<br>Glockenspiel (Poetsch) | Durchbrochene Stoffe. (Poetsch.) |
| Gelb | Flöte (Baczko)<br>Flöte (nach Th. Heller)<br>Klarinette (nach Th. Heller)<br>Klarinette (Hauptvogel)<br>Horn (Rennefeld)<br>Sextakkord A-Dur (nach Th. Heller)<br>Quartsextakkord C-Dur (n. Th. Heller)<br>Septakkord B-Dur (nach Th. Heller)<br>Grelle Damenstimme (Poetsch) | Dürres Blatt. (Krieger.) |
| Braun | Tenorstimme (Hauptvogel)<br>Verschwommene undeutliche Töne<br>(Poetsch) | Verschwommene undeutliche Empfindung.<br>(Poetsch.) |
| Violett | Cello (nach Th. Heller)<br>Septakkord E-Dur (nach Th. Heller)<br>Dreiklang C-Dur (nach Th. Heller) |  |
| Grün | Flöte (Scherer)<br>Flöte (Hauptvogel)<br>Flöte (nach Th. Heller)<br>Klarinette (nach Th. Heller)<br>Dreiklang G-Dur (nach Th. Heller)<br>Sextakkord C-Dur (nach Th. Heller) | Glatte polierte Fläche. (Moyes.)<br>Gemusterte Stoffe (Samt, Plüsch).<br>(Poetsch.)<br>Saftiges Blatt. (Krieger.) |
| Blau | Flöte (Baczko)<br>Orgel (Scherer)<br>Waldhorn (Hauptvogel)<br>Violine (nach Th. Heller)<br>Viola (nach Th. Heller)<br>Dreiklang E-Dur (nach Th. Heller)<br>Dreiklang Es Dur (nach Th. Heller)<br>Sekundakkord F-Dur (nach Th. Heller) | Weicher Stoff (Puppenkleid). (Poetsch.) |
| Weiß | Oboe (nach Th. Heller)<br>Klavier (nach Th. Heller)<br>Dreiklang C-Dur (nach Th. Heller)<br>Septakkord H-Dur (nach Th. Heller)<br>Sopranstimme (Hauptvogel)<br>Kalte abweisende Stimme (Poetsch) | Freier Platz. (Poetsch.)<br>Glätte. (Krieger.) |
| Hell | Flöte (Rennefeld)<br>Hohe Töne (Baczko) | Kalte und glatte Tastflächen (Papier,<br>Leinen). (Poetsch.) |
| Grau | Pauken (Hauptvogel)<br>Pauken (Rennefeld) |  |
| Dunkel | Baßstimme (Rennefeld)<br>Tiefe Töne (Baczko) | Enge Gasse, überfülltes Zimmer.<br>(Poetsch.) |
| Schwarz | Posaune (Scherer)<br>Posaune (nach Th. Heller)<br>Kontrabaß (nach Th. Heller)<br>Dreiklang B-Moll (nach Th. Heller)<br>Verm. Septakkord Cis-Moll (n. Th. Heller)<br>Baßstimme (Hauptvogel)<br>Donner (Scherer)<br>Name „schwarz" (nach Klein)<br>Stimme eines Dienstmädchens, welches Ge-<br>spenstergeschichten erzählte. (Poetsch). | Reinheit. (Krieger.) |

Zeichen zu erkennen geben, tiefe Trauer durch schwarze Kleidung, laute Freude durch rote oder andere lebhafte Farben, er hört von der schwarzen Bahre, von schwarzem Verrat sprechen. Das Frühlingsgrün der Hoffnung, das weiße Kleid der Unschuld, das blaue Zelt des Himmels erwecken süße, milde Gefühle in ihm und so wird er bei den Namen vieler Farben, faßt er auch ihre Gesichtserscheinungen nicht auf, ihren Sinn aus ihren Verbindungen und dem allgemeinen Gebrauch erkennen." Nach den Angaben von Scherer Hoffnung—grün, Treue—blau, nach Poetsch Güte und Wohlwollen—rot, Begeisterung—hellblau, Energie—schwarz.

Die Wandelbarkeit dieser Hilfsvorstellungen bezeugt Krieger (1923) mit folgender Bemerkung: „Ich kann mir als Hilfsvorstellung wohl denken, das Licht und die weiße Farbe seien die Glattheit eines Gegenstandes, wogegen schwarz und die Dunkelheit durch die Rauheit dargestellt würden. Diese Hilfsvorstellungen benütze ich vielleicht jahrelang so; dann aber sagt man mir, es wäre besser, mir die Sache umgekehrt vorzustellen. Ich kann diese Hilfsvorstellungen sehr leicht über den Haufen werfen, es ist mir gar kein innerer Verlust, nun ein gegenteiliges Prinzip zu gebrauchen. Nicht allzuviel besser verhält es sich mit Hilfsvorstellungen, die ich der Musik entnehme. Etwa: die hohen Töne, die Durakkorde, seien die weiße Farbe oder das Licht, wogegen die tiefen Töne, die Mollakkorde, die schwarze Farbe und die Dunkelheit ausdrücken. Oder ich vergegenwärtige mir die grüne Farbe mit dem saftigen, duftenden Blatt im Frühling, hingegen wäre mir das dürre Blatt im Herbst die gelbe Farbe. Aber alle diese Vorstellungen kann ich jederzeit und ganz schmerzlos mir nach Belieben umdeuten."

Nach alledem erscheinen die Ersatzvorstellungen für Licht und Farben teils als Beziehungen von Gefühlsmomenten, die sich zwischen den Sinnesgebieten von selbst einstellen, teils als Produkte von mehr oder weniger zufälligen Erlebnisverhältnissen und sind individuell verschieden. Obwohl sie wenig praktischen Wert besitzen, würde es sich bei dem großen Interesse, welchem sie bei Blinden begegnen, empfehlen, sie in ein einfaches System zu fassen, um sie auf diese Weise den Gesichtslosen nahe zu bringen.

Es erscheint noch von Interesse, in welcher Weise sich der Blinde eine Vorstellung der Sehfähigkeit der Normalsinnigen macht.

Dufour (1895) meint darüber: „Der Blinde hört wohl von Gesichtswahrnehmungen sprechen, aber kann sich dieselben nicht anders vorstellen, als wir uns das Glück eines Menschen vorstellen, der, mit einem sechsten Sinn ausgestattet, uns beklagen und uns über ungekannte Wahrnehmungen erzählen wollte. Wir würden einen solchen

Menschen mit Interesse hören, aber wir würden uns nicht über die Maßen betrüben über den Nichtbesitz eines sechsten Sinnes; denn wir besitzen nicht eine sechste Art von Wahrnehmungszellen im Gehirn, welche diese sechste Wahrnehmung beanspruchen könnte."

An sich würde uns allerdings das Vorhandensein eines sechsten Sinnes bei einem andern kaum unglücklich machen. Gesetzt aber, es gäbe solche Menschen, die uns durch ihren sechsten Sinn überlegen wären und in unsere Lebensverhältnisse wahrscheinlich zu unserem Nachteile eingreifen könnten, so würden wir bald unsere Unzulänglichkeit fühlen und darüber ebenso betrübt sein wie heute der Blinde über das fehlende Gesicht, dessen Verlust ihn an sich nicht unglücklich, aber in seinem Wirken minderwertig macht.

Dieser Empfindung gibt der Blindgeborene (1757) in folgenden Worten Ausdruck:

„Dieses Geschlecht der Menschen beweist mir allzuviel Ehre,
Daß es mich für sein Mitglied erkannt und unter sich duldet,
Ungeachtet die Hand der Natur, als sie mich gebildet,
Vor der Zeit müd und träge, mich unvollendet gelassen
Oder ihr erster Gedanke mich nicht zum Menschen bestimmt hat.
Das ist gewiß, die ließ mir ein vornehmes Gliedmaß zurücke;
Meine geehrten Brüder, die Menschen, betiteln es ‚Auge‘,
Welches mir zwar auch unter der Stirn angehörigen Ortes sitzt,
Aber mit keinem geschickteren Gefühl als des Kinns und der Wangen.
Äußerlich erscheint es bei mir nicht schlechter gemacht als bei ihnen;
Wie es inwendig gestaltet sei, kann mein Verstand nicht verstehen.
Dieser kömmt da zu kurz und könnte sich leicht übersinnen.
Was ich von seinen Wirkungen weiß, sind erstaunliche Wunder.
Mittels der Augen erkennen die Menschen die Dinge von ferne,
Fernerher, als sie die riechende Nase zum Haupte herbeiholt
Oder die hörenden Ohren in ihrem Mäander empfangen.
Keine Gestalt kann verborgen vor ihrem Antlitz hervorgehen.
Oft verstehen sie meines Gemüts geheimeste Neigung,
Ehe ein verratendes Wort mir noch von den Lippen geflossen.
Ebene, Berg und Tal und Wiesen und einsame Wälder,
Die ihr Fuß noch niemals betreten, die Hand nicht berührt hat,
Können die Leute nach ihren Gestalten und Winkeln und Seiten,
Ihrer Erhebung, Vertiefung und Länge weissagend beschreiben.
Durch die wilde zerfließende See selbst bemerken sie Pfade.
Sie überfällt der Himmel, der regnen will, nie unerwartet.
Auf der glattesten Leinwand bemerken sie Höhen und Tiefen,
Berg' und Täler und Flüss' und wandelnde Menschen und Tiere.
Was noch unbeantwortlicher ist, auf leinenen Blättern,

Fühlen sie Ton und Stimmen abwesender Völker und Zungen.
Welch ein zaubrisches Werkzeug, womit sie die Wunder verrichten!
Sicher ein Gliedmaß, das über die Luft hin sein Fühlen erstrecket,
Wie den Luftpfad das Ohr bis zum Schalle der zitternden Saiten
Und die Nase bis zu den duftenden Nelken entdecket."

Wie schwer es besonders blinden Kindern fallen muß, sich einen
Begriff vom Sehen zu verschaffen, geht aus den Worten hervor, mit
welchen in den Erinnerungen einer Blindgeborenen (1850) der Zeitpunkt geschildert wird, wo die Blinde, welche bis zum 12. Jahre keine
Kenntnis von ihrer Blindheit hatte, von ihrem Vater über ihren Zustand aufgeklärt wird.

„Die Enthüllung, welche mir gemacht war und deren erster Eindruck so schwach gewesen, verfehlte nicht, bald einen merklichen
Einfluß auf mein Dasein zu üben. Ich legte mir eine Menge Fragen
über diesen neuen und unbekannten Zustand, den man mir beschrieben
hatte, vor und suchte mir möglichst Rechenschaft darüber zu geben.
Ich hatte, um meine Zweifel zu lösen, den Gedanken, einen seltsamen
Versuch zu machen. Eines Morgens zog ich ein Kleid wieder an, das
ich schon einige Zeit infolge der raschen Entwicklung, welche damals
mein Wuchs von Monat zu Monat machte, nicht getragen hatte und
zeigte mich so gekleidet plötzlich in der Tür des Wohnzimmers,
worin sich meine Pflegerin schon bei einem Fenster arbeitend, befand. Ich blieb horchend stehen. ‚Jesus, Luzie!' sagte sie, ‚warum
hast du denn dieses alte Kleid angezogen, das dir nur bis zu den
Knien reicht?' Ich erwiderte bloß einige nichtssagende Worte und
zog mich zurück. Ich erlangte hiermit die Überzeugung, daß Martha
unmittelbar, ohne die Hand auf mich zu legen, hatte erkennen können,
daß ich das zu kurze Kleid wieder angezogen hatte. Dies war mithin das Sehen. Ich wiederholte allmählich viele Dinge in meinem
Gedächtnis, die von den Personen, welche mich umgaben, täglich auf
dieselbe Weise gesehen werden mußten und die von ihnen auf andere
Weise nicht erkannt werden konnten. Ich begriff auf keine Art, wie
das geschah, aber ich wurde zuletzt überzeugt. Und dies führte stufenweise eine vollständige Umwandlung in meinen Vorstellungen herbei.
Ich gestand mir, es sei in der Tat zwischen mir und den anderen Menschen eine Verschiedenheit der Organisation von der größten Wichtigkeit vorhanden; während ich mit ihnen durch das Getast und das Gehör in Verkehr stehen konnte, standen sie mit mir durch einen unbekannten Sinn in Verbindung, der mich schon aus der Ferne gänzlich umfaßte, mir folgte, mich durchdrang und vom Aufstehen bis zum
Schlafengehen gewissermaßen beherrschte. Welch sonderbare Macht,
der ich wider meinen Willen unterworfen war, ohne sie meinerseits

über irgend jemand ausüben zu können. Anfangs wurde ich dadurch beunruhigt und eingeschüchtert. Ich empfand darüber eine Art Eifersucht. Es erschien mir eine undurchdringliche Scheidewand zwischen der Gesellschaft und mir sich zu erheben. Ich fühlte mich unwillkürlich geneigt, mich wie ein besonderes Wesen zu betrachten, das sich gewissermaßen verbergen müsse, um zu leben."

In ähnlicher Weise erwähnt eine andere Blinde in ihren Kindheitserinnerungen (1901), wie schwer es ihr wurde, sich eine Vorstellung vom Sehen in die Entfernung zu machen.

Auf Fragen, wie die Blinden sich das Sehen vorstellen, erhielt Gaedecke (Handbuch, 1900) die verschiedensten Antworten. „Einige meinen, daß das Sehen geschehe, indem alles licht und hell sei, beim Blinden sei alles dunkel; die anderen denken sich das Sehen so, daß dabei die Gegenstände auf große Entfernung schon erkannt werden, beim Blinden erst in der Nähe, dem tastenden Finger erreichbar; die dritten meinen, der Sehende reibe die Augen, und dann werden sie befähigt, die Dinge zu erkennen, ähnlich dem Vorgang, den viele Blinde mit ihren Fingerspitzen vornehmen, wenn dieselben kalt sind oder längere Zeit aufmerksam gefühlt oder gelesen haben."

Daß Blindgeborene vor allem keine räumlichen Sehvorstellungen besitzen, sondern sich dieselben nach Wiedererlangung des Gesichtes erst bilden müssen, zeigen die Beobachtungen an operierten Blindgeborenen (Starkranke), von denen die erste Operation, durch Chesselden (1728) ausgeführt, in der alten Blindenliteratur vielfach Erwähnung fand.

Mit der Erfahrung wächst natürlich auch das Verständnis für den Begriff des Sehens bei Blinden. Bl. (1910) führt darüber an: „Das Benehmen der Blinden, ob nun bewußt bei älteren oder unbewußt bei jüngeren Personen, ist ein solches, das den sicheren Schluß erlaubt, sie seien sich über die Wirkungen des Sehens klar. Das Abwenden beim Gefühle der Scham; das Bedecken des Gesichtes mit den Händen; das Verstecken von Gegenständen, die ein Sehender nicht bemerken soll; das Verlangen oder der Versuch, Fenster oder Glastüren zu verhängen, um sie dadurch undurchsichtig zu machen usw. beweisen, daß der Blinde die Tragweite der Bestrebungen, das Sehen zu verhindern, kennt. Außerdem kann man im Verkehre mit Blinden häufig beobachten, daß sie Gegenstände, die sie andern zeigen wollen, in ganz richtiger Weise halten, sie in verschiedenen Richtungen bewegen, um sie von allen Seiten betrachten zu lassen. Blinde beurteilen meist mit großer Sicherheit, ob sie von einem bestimmten Orte bemerkt, gesehen werden können oder ob sie durch irgend ein Hindernis den Blicken des Sehenden entzogen werden."

# Gehörvorstellungen.

Die Gehörvorstellungen (Geräusche und Töne) sind die ersten und häufigsten Vorstellungen, welche der Blinde von Kindheit an unbehindert zu erwerben in der Lage ist. Sie bilden sich bei ihm auch in derselben Weise wie beim Sehenden. Ihre übermächtige Bedeutung für den Gesichtslosen liegt auf den Gebieten der Sprache und der Musik. Die Kennzeichnung des Blinden als „Ohrmenschen" in den nachstehenden Versen des Blindgeborenen (1757) ist treffend genug:

„Die Natur hat mich hinter das Tor einer Welt hingestellet,
Die der vollends gebildete Mensch mit dem sehenden Gliedmaß
In den heimlichsten Ecken unaufgehalten durchstreifet,
Aber die meinem gestümmelten Leib zu durchwandern gesperrt ist.
Hinter dem Tor des bezaubernden Eilandes steh' ich gebannt
In den engsten Kreis und lausche mit offenen Ohren,
Was für erstaunliche Wundergeschichten der reisende Seher,
Der sich darinnen verirrt hat, nach langsamer Rückkunft erzählet.
Alsdann hang ich an seiner Erzählung mit jungem Erstaunen,
Niemals mit Hören gesättigt."

In erster Linie führen die Gehörvorstellungen den Blinden zur Erlernung und zum Gebrauch der Sprache. Das Erfassen der Laute und Worte durch das Ohr geht bei ihm ungehindert vor sich; allerdings entgehen ihm hierbei die sichtbaren Stellungen der Sprechorgane, so daß aus diesem Grunde wohl eine Verzögerung beim Sprechenlernen für das blinde Kind eintreten kann.

Einen weiteren Grund hierfür führte Diderot (1749) an. Er meinte, daß ein Blindgeborener schwerer sprechen lernen muß, als ein anderer, da die Zahl der Objekte, welche für ihn nicht fühlbar sind, viel größer ist. „Er hat also weniger Gelegenheit als wir, zu vergleichen und zu kombinieren. Wie will man z. B. das Wort ‚Physiognomie' in seinem Gedächtnis befestigen? Was sind für einen Blinden ‚tote Augen, lebhafte Augen, Augen voll Geist'?"

Diderot bezieht sich dabei auf den Sprachinhalt, der bei Blinden ein beschränkter und mangelhafter ist und bleibt, da die Verknüpfung von Wort und Sache bei ihnen nur schwer bewerkstelligt werden kann. Tatsächlich erlernt und gebraucht aber der Gesichtslose die Sprache gleich dem Sehenden, obwohl er vielfach mit derselben nicht die gleichen Anschauungen verbindet. „Eine Menge lebendiger Beziehungen und treffender Anspielungen, die eine umfassende Kenntnis der Sprache voraussetzen, müssen dem Blinden entgehen. Nur in seiner eigenen Sprache drückt man sich mit Sicherheit und Gewandtheit aus; der Blinde bedient sich aber einer ihm fremden, nämlich der unsrigen," sagt Stumpf (1860). Er gibt damit die auf Diderot zurückgehende Ansicht Dufaus (1837) wieder und hält die Bildung einer besonderen Blindensprache nicht nur für möglich, sondern auch für empfehlenswert, indem er ausführt:

„Eine Sprache von Blinden und für Blinde erdacht, dürfte mit der unsrigen wenig Ähnlichkeit haben; sie würde und müßte sich ausschließlich auf die Eindrücke des Gehör- und Tastsinnes stützen und wäre somit zwar arm an Formen und Ausdrücken, dagegen aber ungemein klar und bestimmt. Ihre streng logische Konstruktion und ihr Gefüge wären wohl wenig geeignet für rhetorische Begeisterung und poetischen Schwung, die Wissenschaft dagegen könnte in ihr ein taugliches Mittel zu strenger Analyse und systematischer Begründung finden."

Oppel (1890) argumentierte dagegen folgendermaßen:

„Dufau bringt Anschauen und Vorstellen in das Denken und hält infolgedessen die Begriffe Anschauen (Vorstellen) und Denken nicht hinreichend scharf voneinander und sieht sich ferner veranlaßt, dem Worte ‚denken‘ eine Ausdehnung zu geben, welche demselben nicht zugesprochen werden kann. Daher bedarf Dufaus Satz der Berichtigung, bzw. der Ergänzung und muß heißen: Der Blinde spricht die Sprache der Sehenden und denkt in der Sprache der Sehenden."

Oppel weist darauf hin, daß der Inhalt unserer Sprache die Quantität der Vorstellungen eines Blinden, der wohl unsere Sprache hört und spricht, aber in bezug auf die Verbindung der Anschauungen mit dem Worte in einer dem Sehenden gegenüber sehr eingeschränkten Lage sich befindet, weit überragt. „Jene Wörter, deren Bedeutung nur in der Gesichtswahrnehmung liegt, sind jedoch für ihn keineswegs objektiv völlig leer; sondern ihre Bedeutung bilden Ahnungen, Vorstellungen, welche zu jener in irgend einer Beziehung stehen. Um die Sprache des Blinden zu heben, bleibt nichts übrig, als den Eintritt passender Assoziationen und Analogien herbeizuführen. Dies tut der Unterricht im besonderen und natürlich der Umgang mit Sehenden im allgemeinen."

„Der Blinde baut seine innere Sprachform auf, eine Sprachform, die freilich in ihrer Dürftigkeit mit 'der üppigen Fülle der inneren Sprachform des Sehenden in keinem geringen Kontraste steht. Aber nicht durchwegs ist dies der Fall. Bald nähert sich die innere Sprachform des Blinden derjenigen der Sehenden, bald entfernt sie sich von ihr, bald berührt sie dieselbe, ja bald werden beide eins; — bald aber tritt sie von derselben weit zurück und verliert sich manchmal zögernd, manchmal jäh ins Unendliche, Unbegrenzte. Allein wenn auch die er-

wähnte Dürftigkeit der inneren Seite der Sprache eines Blinden geeignet erscheint, die Meinung zu begünstigen, ein großer Teil seiner
äußeren Sprachform, die wie ein Mantel die innere bergend umgibt,
sei für ihn ganz unfaßbar, so besitzt dieselbe bei ,all ihrer Dürftigkeit dennoch eine so große Kraft, daß er befähigt ist, den Geist der
Sprache zu erfassen, sich in ihr durch ,sie zu 'erheben, und inmitten
der Sehenden erglänzen zu lassen sein geistiges Licht."

Die Bildung einer besonderen Blindensprache hält O p p e l überhaupt für unmöglich, weil dafür sowohl die subjektiven wie auch die
objektiven Bedingungen fehlen.

„Es ist nicht in Abrede zu stellen — sagt er —, daß bei Erfüllung
gewisser Voraussetzungen auch die Blinden sich eine Sprache gebildet
hätten; denn auch sie besitzen wie die Sehenden die Keime jenes Wesens,
das nach außen Sprache, nach innen Vernunft ist. Eine auf diese
Weise gebildete Sprache würde selbstverständlich von der Sprache
der Sehenden in vieler Beziehung ,abweichen; doch müßten sich auch
zwischen beiden zahlreiche Berührungspunkte ergeben. D u f a u meint,
daß eine eigentümliche Blindensprache das tüchtigste Werkzeug für
Untersuchungen und Forschungen wäre, — wenn der Untersuchende
oder Forschende selbst zu den Blinden zählte — füge ich bei. Für
einen Blinden könnte eine ihm eigentümliche Sprache wohl ,nett und
bestimmt sein', allein das, was mit ,Hilfe einer solchen Sprache erforscht würde, könnte gewiß nur einen Blinden befriedigen; für einen
Sehenden trüge es den Stempel der Unvollkommenheit, weil ja der
Blinde unter sonst gleichen Umständen in bezug auf die geistige Entwicklung den Sehenden nicht erreichen kann; denn der Mangel des
Gesichtes schränkt die Empfindung so bedeutend ein, daß die Welt
bei dessen Abgang nur sehr unvollkommen aufgefaßt werden kann.
Weil nun die Welt des Realen und diejenige des Geistigen voneinander abhängen und sich gegenseitig bedingen, der Blinde aber mit
der eingeschränkten Empfindung zur völligen Wahrnehmung überhaupt und des letzten Problems äußerer Erkenntnis, nämlich der Bewegung insbesondere nicht befähigt ist, so leuchtet ein, daß seine
Sprache für den Sehenden einen zwar interessanten aber auch äußerst
lückenhaften Charakter haben müßte."

„Für die Blinden könnte eine auf dem Prinzipe der Schallnachahmung beruhende Sprache nicht angenommen werden. Allerdings
kämen auch in einer Blindensprache durch Schallnachahmung gebildete
Wörter vor; aber eine Sprache, durchweg auf der Basis der Onomato-
poesie fußend, eine Sprache, in der die Natur in ihrem Brausen und
Sausen, in ihrem Brüllen und Donnern, in ihrem Schnarren und Gurgeln,
in ihrem Pfeifen und Singen usw. nachgeahmt wird, würde man bei

den Blinden, hätten sie eine eigene Sprache, ganz und gar vergeblich
suchen."

Auch S c h m i t t b e t z (1917) ist der Anschauung, daß praktische
Gründe eine besondere Blindensprache unnötig und unmöglich erscheinen lassen. Der gewiß bestehende Unterschied erscheint ihr übrigens nicht von der Art, daß er eine große Abweichung in der Sprache
hervorbringen könnte. Eine besondere Blindensprache könnte nur in
völliger Absonderung durch Generationen entstehen. Es ist den Blinden
also wenn auch nicht gerade unmöglich, so doch sehr erschwert, eine
eigene, sie und ihr Innenleben betreffende Sprache zu schaffen.

Da der sprachliche Ausdruck den Charakter der Unanschaulich-
keit trägt, ist — nach P e t z e l t (1923) — dem Blinden die Sprache
das gleiche Ausdrucksmittel wie dem Sehenden. Er muß nur die richtigen Bedeutungsbeziehungen gewinnen, wenn diese auch nicht wie
beim Sehenden aus Wahrnehmungen zu erlangen sind. Dann gebraucht
auch der Blinde sinnvoll die Sprache der Sehenden.

Ein besonderer Sprachausdruck der Blinden könnte am ehesten
in der P o e s i e sichtbar werden, deren Wohlklang und Rhythmus auf
sie die größte Anziehungskraft ausüben. Die Blinden neigen nicht nur
der Wiedergabe dichterischer Erzeugnisse zu, sondern sie versuchen
selbst vielfach ihren Empfindungen und Regungen darin Ausdruck zu
geben. Sie bedienen sich dabei aber der gleichen Wendungen und
Bilder wie die Sehenden und eine Eigenart im sprachlichen Ausdruck
ist nicht zu bemerken. Als erster Blinder, der in dieser Hinsicht seine
eigenen Wege geht und in seinen Dichtungen die Bilder vielfach den
Gehör- und Tastvorstellungen entnimmt, ist R e n n e f e l d zu nennen.
Einige Proben sollen dies zeigen:

„Bald schlägt ein Tag die erste Taste
    der Schwermut an — (Herbstsonett.)
Die Erde ist Duft und der Himmel ist Klang — (Des Lichtes Me-
lodie.)
Nur die Sehnsucht singt, und der Abend geigt
    ganz leise über dem Meere — (Der Wanderer.)
Wächter im hellen Land,
    hältst dein blasses Träumerangesicht
    milder meiner Seele zugewandt,
    und ich lausche deinem Licht. (Mondlicht.)
Wir aber können dich so herrlich nicht verkünden,
    wie sehr wir auch das All und unser Blut belauschen. (Des
Lichtes Melodie.)
Der Sonne Strom umschwoll die Bergeswände,
    die Goldflut stieg, bis wir im Meer ertranken,

und Lüfte kosten lind wie Frauenhände
von unserer Stirn die Nebelduftgedanken. (Des Lichtes Melodie.)
Immer weiß sie zu trösten,
legt auf die fiebernd entblößten
Wunden die kühle Hand. (Nacht.)
Mich erwürgt der Nebel, und die Stille sticht
mir in das Herz mit tausend spitzen Zungen — (Des Lichtes
Melodie.)
Freundin schmiege deinen Blick
in mein Herz — (Sonette an Senta.)
Daß deines Auges Strahl wie eine Saite
in mir erzittert und das Dunkel überspinnt. (Vorklang.)

„Die Gehörswahrnehmungen sind," nach S. Heller (1885), „un-
bestritten die reichste und ergiebigste Quelle für das Empfindungs-
leben, dessen Pflege in der Blindenbildung von höchster Bedeutung
ist und auch die intellektuelle Bildung wesentlich beeinflußt. Diese
Wirkung des Gehörs ist in einem jener erhabenen Gesetze begründet,
welche beweisen, daß das Göttliche in jedem Menschen lebt und webt,
und daß die Sehnsucht nach dem, was der Seelen Licht bedeutet, auch
den Blinden hinanzieht zu den höheren Zielen des Lebens und Strebens. Dem Ton haftet nicht die Beschränkung an, welche von dem
Bereiche der ausgestreckten Hand abhängig ist, er durchfliegt den un-
endlichen Raum, er bringt dem Blinden im Vogellied den Wohllaut
der Lüfte, im Sturmesbrausen die fernsten Regionen nahe und im
Donner den unerreichbaren Himmel. Den größten Zauber, den uns
das Auge verschafft, indem es uns zur Unendlichkeit hinanzieht und uns
so im Bilde erscheinen läßt, was ewig und erhaben ist, verschafft dem
Blinden die Gehörswahrnehmung, welche dem Lichtberaubten die Unendlichkeit herniedersenkt."

Diese Entbindung von der Wirklichkeit geschieht schon durch
die Sprache, mehr aber noch durch die Musik. Wie Stumpf (1860)
ausführt, ist diese Kunst den Blinden ganz und gar zugänglich. „Hier
hemmen keine unübersteiglichen Hindernisse ihre Fortschritte, die Erlernung derselben erleichtert ihnen ein durch Naturnotwendigkeit an-
geregtes, durch beständige Übung geschärftes und ausgebildetes Sinnesorgan. Darum die entschiedene Vorliebe der Blinden für die Musik.
Ein innerer, ihnen unbewußter Trieb zieht ihr ganzes Wesen zur Harmonie; sie suchen sie, sie sehnen sich nach ihr; sie sind geborene
Musiker, weil sie hören; wir geborene Dichter, weil wir sehen. Um
sich von dieser Wahrheit zu überzeugen, darf man nur sehen, mit
welcher Begierde ein blindes Kind, wenn es kaum den Windeln ent-

wachsen ist, auf dem nächst besten Instrumente Töne und Harmonien aufsucht. Aus dieser Neigung und Anlage für Musik entspringt auch das Wohlgefallen des Blinden am Versbaue und sein Geschick, selbst deren zu machen, ohne Dichter zu sein. Es ist die rhythmische Anordnung der Laute, der gleichmäßige Fall der Silben, die sein Ohr ansprechen und erfreuen. Man kann sich täglich davon überzeugen, daß der Blinde in der Musik Einbildungskraft, Geist und Geschick zeigt. In dieser ihm vorzugsweise angemessenen Sprache kann er alle Gefühle seines Herzens offenbaren, darum phantasiert er mit so viel Talent, sobald er nur die einfachsten Gesetze der Harmonie kennen gelernt hat. Da sieht man ihn bewegt und begeistert; hier fühlt er sich frei von seinen körperlichen Fesseln."

Die Worte, welche der Dichter B ü r g e r (1785) in das Stammbuch der blinden Musikerin P a r a d i s schrieb, haben daher gewiß ihre Berechtigung:

„Dein Schicksal werde nie gescholten!
Zwar raubt's dir Phöbus' goldnen Strahl,
Doch hat dir diesen tausendmal
Sein goldnes Saitenspiel vergolten."

Daß die Gehörswahrnehmungen dem Blinden auch das Vorhandensein von Gegenständen im Raume vermitteln, wurde bereits bei der Lokalisation der Schallwahrnehmungen berührt und wird später bei den Kapiteln „Raumwahrnehmung und Orientierung" ausführlich behandelt werden.

Das Gehör führt aber auch den Blinden zur B e u r t e i l u n g   d e s G e m ü t s z u s t a n d e s ,   C h a r a k t e r s   u n d   s e l b s t   d e r   ä u ß e r e n   P e r s ö n - l i c h k e i t   v o n   M i t m e n s c h e n   d u r c h   d e r e n   S t i m m e   u n d   S p r a c h e .

So erwähnt schon D i d e r o t (1749) von dem Blinden von Puisaux: „Die Glätte der Körper hat für ihn nicht weniger Verschiedenheit als der Klang der Stimmen. Er beurteilt die Schönheit nach dem Gefühl; das ist leicht zu begreifen. Aber schwerer zu fassen ist es, daß er in dieses Urteil das über die Aussprache und den Klang der Stimme mit einschließt."

Daß ein derartiges Urteil eine gewisse Berechtigung hat, ergibt sich besonders aus den Veränderungen der Stimme bei Gemütserregungen. Aber es lassen sich auch noch weitergehende Schlüsse machen, die allerdings nicht immer zutreffend sind, wie nachstehende Ausführungen darlegen.

R o d e n b a c h (1828) sagt: „Bemerkenswert ist die Geschicklichkeit, mit der die Blinden die zwischen dem Klange der Stimmen und dem Charakter bestehenden Beziehungen herausfühlen. Die darin Erfahrenen lesen sozusagen in der Seele mit einer Feinheit und einem

Talent, das die Gesichtsbegabten selten besitzen." Er behauptet, daß
der Blinde einen Höckerigen leicht an der Stimme erkenne und erzählt
auch, daß ein Blinder in einer Abendgesellschaft das Alter der verschiedenen gegenwärtigen Personen nach der Stimme richtig beurteilte.
Die Begriffe der Blinden über die körperliche Schönheit fremder Personen, deren Stimme sie hören, hält dagegen Rodenbach für entlehnt. „Der Zauber einer guten Aussprache und einer sanften wohlklingenden Stimme kann für die Blinden das Idealbild der Schönheit
sein; dem ist so, wenn sie von einem Sehenden gehört haben, daß
die betreffende Person hübsch ist. Wenn man ihnen aber sagt, daß
sie häßlich ist, verschwindet die Illusion."

„Die Stimme hat für den Blinden eine Menge feiner Abstufungen,
die uns entgehen. Mehrere Blinde versicherten (nach Stumpf 1860), daß
die Stimme es sei, die ihr erstes Urteil über die mit ihnen in Berührung
kommenden Personen begründe. Sie fühlen sich mehr oder weniger
zu andern hingezogen, je nach dem Grade der Annehmlichkeit und
Sanftheit der Stimme des Sprechenden. Nach ihr beurteilen sie oft mit
auffallender Richtigkeit: Schönheit, Alter, Wuchs und körperliche Gebrechen. Diesen Beziehungen des Tones der Stimme zu den Regungen
des Herzens, wie sie der Blinde auffaßt, mag allerdings etwas Wahres
zugrunde liegen; allein ein zuverlässiges Urteil gewährt dieses Hilfsmittel nicht und der Blinde ist dabei ebensogut wie wir bei unseren
physiognomischen Betrachtungen einer Menge von Täuschungen und
Irrtümern unterworfen, die erst eine spätere Erfahrung zu berichtigen
vermag."

Dufour (1895): „Die menschliche Stimme hat für den Blinden
dieselbe Bedeutung, welche der Gesichtsausdruck für den Sehenden
hat. Ihre Klangfarbe ist abhängig von der Ausdehnung und Zusammenziehung des Kehlkopfes und den klangbildenden Höhlungen und man
kann sagen, daß auch die menschliche Stimme eine Physiognomie hat,
denn sie ist abhängig von der ganzen Person. So ziehen Blinde aus
einigen gesprochenen Worten oft ganz unerwartete, aber richtige
Schlüsse auf das Äußere der sprechenden Person. Ebenso schließt der
Blinde aus der Klangfarbe der Stimme auf das Alter, die Konstitution,
ja auf den Charakter des Sprechenden. Wir stellen uns vor, daß der
Blinde (durch Übung) die Geräusche und Stimmen unterscheidet, und,
da die menschliche Stimme vielleicht mehr an seelische Erregungen
und Gefühle gebunden ist, ist es denkbar, daß durch ein besonderes
Eindringen der Blinde besser in unseren Herzen liest, als wenn er
unsere Gestalt sähe."

Ansaldi (1895) gibt ebenfalls der Meinung Ausdruck, daß der
Timbre der menschlichen Stimme von der physischen Konstitution

abhängig ist, wodurch es dem Blinden möglich wird, wenigstens annähernd die größere oder kleinere harmonische Übereinstimmung der Körperteile zu erkennen. Man dürfe jedoch nicht glauben, daß es möglich sei, daraus gewisse einzelne Formen des Körpers oder gar die Farbe der Haare oder des Gesichts zu bestimmen. Es handle sich nur um eine unbestimmte Vorstellung, welche sich durch ein Gefühl des Vergnügens oder der Abneigung äußert, welches der Ton einer Stimme hervorruft.

Auch Th. Heller (1904) ist der Anschauung, daß diese indirekten Vorstellungen, welche er zu den Surrogatvorstellungen zählt, stets nur einen ganz allgemeinen schematischen Charakter tragen können. „Ähnlich wie die Stimme ist auch das Schrittgeräusch für den Blinden von Wichtigkeit, und er gelangt auf Grund der letzteren Gehörswahrnehmung oft zu viel sichereren Urteilen über Gestalt und Aussehen der Personen als auf Grund der ersteren. Zur Berichtigung dieser Momente wird häufig die Wahrnehmung der Höhe, aus welcher die Stimme der Person ertönt, verwendet."

Und der blinde Sizeranne bemerkt hierzu: „Der Ton verrät den Menschen und zeigt ihn, wie er ist. Solange du stumm und unbeweglich vor einem Blinden stehst, kann er unmöglich wissen, wer du bist und welche Absicht du hast; jedoch kann diese Situation nicht lange dauern; du bewegst dich, du hustest, du nießest; das genügt für ihn, um zu wissen, daß einer da ist, oft sogar, wer da ist; du sprichst, o, du bist verraten. Eine Person erkennt man an der Stimme fast ebensogut als am Gesicht; die Stimme verändert sich weniger."

Damit sind wohl genügend Belege dafür erbracht, in welcher Weise Gehörvorstellungen auch in dieser Hinsicht dem Blinden wertvolle Dienste zu leisten vermögen.

## Zeitvorstellungen.

Die Zeitvorstellungen werden hauptsächlich durch das Gehör gebildet, indem jede Tonempfindung eine bestimmte Dauer besitzt. Eine untergeordnete Rolle bei ihrer Bildung spielen die an die Bewegungen unseres Körpers gebundenen inneren Tastempfindungen, da auch sie genau bestimmte und quantitativ vergleichbare Zeitvorstellungen erwecken.

Die Untersuchungen der Zeitvorstellungen werden durch das Gehör vorgenommen und beziehen sich auf folgende Punkte:

1. Auffassung der kleinsten Zeiträume, die noch unmittelbar verglichen werden können. Dazu gehört auch die Auffassung der Verhältnisse von Rhythmus und Takt.

2. Auffassung größerer Zeiträume während einer Tätigkeit.
3. Auffassung der Zeitmaße in Gleichzeitigkeit, Aufeinanderfolge,
   Dauer und Wiederkehr. (Heute, gestern, morgen usw.)
4. Verständnis der Zeiteinteilungen (Stundenteile, Tageseinteilung,
   Wochen, Monate, Jahreszeiten, Gegenwart, Vergangenheit und
   Zukunft).

Die Prüfung der kleinsten Zeiträume wird durch Stimmgabel-
oder Harmoniumtöne (als ausgefüllte Zeitstrecke) oder durch Metro-
nomschläge (leere Zeitstrecke) von verschiedener Dauer (0,3—3 Sekunden) vorgenommen, deren Dauer miteinander verglichen werden.
Hierzu sind komplizierte Apparate (von Wundt oder Meumann) notwendig.

Aus den Untersuchungen an sehenden Kindern hat sich ergeben,
daß die Entwicklung der zeitlichen Vorstellungen beim Kinde zurück-
bleibt, während die räumlichen Vorstellungen sich sehr gut entwickeln.
Die besondere Benützung und Übung des Gehörs bei blinden Kindern
läßt annehmen, daß sich bei diesen die Entwicklung der Zeitvorstellungen rascher vollzieht als bei sehenden. In bezug auf einfache Takte
zeigt sich bei letzteren schon innerhalb des zweiten Jahres ein gewisses Maß richtiger Auffassung. „Allein eine genauere Untersuchung
des rhythmischen Verständnisses der Kinder hat gezeigt, daß sich ihre
Auffassung und ihre Wiedergabe aller feineren Taktverhältnisse nur
sehr langsam entwickelt und durchaus einer besonderen Erziehung bedarf. Wir sehen, daß man nicht die richtige Auffassung und Wiedergabe beliebiger Tempo- und Taktverhältnisse der Musik von jüngeren
Kindern verlangen kann, sondern daß nur mittlere Tempi und einfache Taktverhältnisse ihnen ohne besondere Übung zugänglich sind."
(Meumann, 1911.) Es sind dies wichtige Hinweise auf den Unterricht in der Musik, beim Sprechen, Schreiben und im Turnunterrichte
Blinder.

Auch das Verständnis für größere Zeitverhältnisse (das bisher nur
durch unsichere Aussageversuche geprüft werden konnte) bleibt lange
Zeit unvollkommen. Daher ergibt sich die didaktische Forderung, daß
den Anfängern alle Zeitverhältnisse in Erzählungen und Veranschau-
lichungen besonders erklärt werden müssen. (Meumann, 1911.)

Von den Tastvorstellungen sind es besonders jene der Ortsbewe-
gung, welche einen zeitlichen Charakter gewinnen. So entspricht bei
den Gehbewegungen ein Doppelschritt durchschnittlich einer Sekunde.
In den Schrittbewegungen ist auch der natürliche Ausgangspunkt rhyth-
mischer Wahrnehmungen zu sehen.

Taktförmige Körperbewegungen verbinden sich nun leicht mit
rhythmischen Schallgebungen; es tritt eine Verbindung von zeit-

lichen Tast- und Gehörvorstellungen ein. So beim Marsch, Tanz
und der rhythmisch ausgeführten mechanischen Arbeit, aber auch bei
der Lautbildung der Sprache. „Als Artikulationsbewegungen gehören
diese zu den rhythmischen Funktionen des Tastsinnes, als Lautbildungen
reichen sie in die musikalische Rhythmik hinüber." (Wundt, 1911.)

Über die Zeitvorstellungen der Blinden wissen wir nur
sehr wenig. Es ist klar, daß sie für sie von noch größerer Wichtigkeit sein müssen als für die Sehenden. Auch ist anzunehmen, daß
sie sich früher und intensiver entwickeln als beim Sehenden. Wenn
Diderot (1749) vom Blinden von Puisaux berichtet, daß er „mit viel
mehr Genauigkeit als wir die Dauer der Zeit nach der Folge der Handlungen und Gedanken schätze", so gilt diese Annahme mehr oder
minder von allen Blinden, obwohl wir eine wissenschaftliche Bestäti-
gung nicht besitzen.

Einen wesentlichen Dienst leisten dem Blinden die Zeitvorstellungen bei der Orientierung im Raume. „Der Blinde bestimmt
Länge und Breite eines Raumes nach der zur Durchmessung desselben
erforderlichen Schrittzahl (und Zeit). Wenn der Blinde die Länge seiner
Schritte genau kennt, so ist er jederzeit imstande, die auf diese Weise ab-
gemessenen Dimensionen in den üblichen Maßeinheiten auszudrücken."
(Th. Heller, 1904.) (Siehe Kapitel Orientierung!)

## Tastvorstellungen.

Als Tastvorstellungen kommen sowohl Lagevorstellungen als
auch Bewegungsvorstellungen in Betracht, welche in ihrem Zusammenwirken die später zu besprechenden Raumvorstellungen bei
Blinden ergeben.

Als nächstliegendes Objekt für die Gewinnung der Lage- und Bewegungsempfindungen ist der eigene Körper des Blinden zu betrachten.
Die Unterscheidung der verschiedenen Körperteile voneinander, ihre
Beziehungen auf bestimmte Richtungen und Entfernungen im Raume
führen zu diesen Vorstellungen. Dabei wirkt ein Körperteil derart,
daß die anderen durch ihn in ihrer Stellung orientiert werden. In den
meisten Fällen ist dies der Kopf, zuweilen auch der Rumpf oder die
Füße. Beim Sehenden ist der Kopf als Träger des Gesichtssinnes das
hauptsächlichste Orientierungsorgan, aber auch beim Blinden scheint
dies der Fall zu sein, da im Kopf auch der Sitz des Gleichgewichtssinnes (tonisches Sinnesorgan) ist, das für die Lage- und Bewegungsvorstellungen größte Bedeutung besitzt. In erhöhter Weise wirken beim
Gesichtslosen aber auch andere Körperteile, wie z. B. Hände und Füße,
als Orientierungsorgane mit.

Die Tastvorstellungen am eigenen Körper, bei deren Bildung also

alle Körperteile mitwirken, sind bereits imstande, dem Blinden zwei-
und dreidimensionale Raumvorstellungen zu vermitteln. Es muß daher
wundern, daß man die Entstehung von Raumvorstellungen bei Blinden
überhaupt für unmöglich halten konnte. Die Übertragung der im
Tastraum des eigenen Körpers gemachten Erfahrungen auf den weiteren
Tastraum ist allerdings durch das Fehlen des Gesichts erschwert, und
diese Schwierigkeiten steigern sich mit der zunehmenden Größe des
Objektes. Der Blinde bleibt in der Erfassung von Gestalt und Größe der
Gegenstände gegenüber dem Sehenden weit zurück, die Raumerfassung
ist ihm jedoch durch die Tastvorstellungen möglich. Da hierbei Lage-
und Bewegungsvorstellungen eine ganz besondere Aufgabe übernehmen,
seien sie auch getrennt behandelt.

Lagevorstellungen. Die Lagevorstellungen gehen auf die Lokalisation der Berührungsempfindungen (siehe diese!) zurück. Diese erfolgen bei der Berührung von verschiedenen Hautstellen des Körpers,
also im sogenannten passiven Tasten. Die einfachste Vorstellung
dieser Art, die Wahrnehmung zweier Punkte voneinander, erscheint
bereits bei der Feststellung der Raumschwelle behandelt. Beim Aufsetzen zweier Spitzen in einem über die Raumschwelle hinausgehenden
Abstand auf die Haut kann nicht nur die Entfernung, sondern auch
die Richtung beurteilt werden. Die Lokalisation eines Punktes im
Raume geschieht durch Beziehung auf einen bestimmten Körperteil
bzw. auf den Körper überhaupt. Auf diese Art entsteht die Auffassung der eindimensionalen Raumgebilde, der Strecken.

„Bei der Vergleichung von Längen (gerader und gekrümmter
Strecken) scheint die Zahl der richtigen Fälle bei den Blindgeborenen
etwas größer zu sein als bei den Sehendgeborenen.“ (Ziehen, 1913.)

Die Zahl der Punkteindrücke, welche gleichzeitig wahrgenommen werden können, ist natürlich eine beschränkte. Die Sechs-
zahl wird als die äußerste Grenze für die simultane Auffassung durch
den Tastsinn angegeben. Hierbei spielt die gegenseitige Lage der
Punkte eine wichtige Rolle. Wie Th. Heller (1904) nachwies, „liegen
drei und vier Punkte in regelmäßiger Anordnung der simultanen Auffassung weit günstiger, als dieselbe Zahl von Punkten in unregelmäßigen
Entfernungen. Die Fünfzahl der Punkte erschien unter allen Umständen ungünstig. Bei der Verwendung von sechs punktförmigen
Reizen war die Anordnung in drei genau untereinander befindlichen
Reihen zu je zwei Punkten die beste. Obzwar als Ort des Eindruckes
nicht die Fingerspitze, sondern der Handteller gewählt wurde, so schien
dieses Verhältnis doch unverkennbar auf die Einwirkung der Punktschrift hinzudeuten.“ Bei der Anordnung von sechs Punkten in der
Form eines regelmäßigen Sechseckes war die Beurteilung ungünstig.

Das passive Tasten durch bloße Berührung bietet auch bereits die Möglichkeit der Auffassung zweidimensionaler Raumgebilde, der Flächen. Durch Auflegen von großen Flächen kann deren ebene oder gekrümmte Richtung wahrgenommen werden. Das Erkennen der Flächenbegrenzung ist allerdings beschränkt.

Die allgemeine Tatsache, daß der Tastsinn vornehmlich auf die Unterscheidung punktförmiger Eindrücke angelegt ist, bringt es mit sich, daß wie bei den Strecken die Endpunkte, so bei den Flächen Eckpunkte für die Erfassung entscheidend sind. Versuche von Meumann zeigten, daß Flächenfiguren, deren Eckpunkte durch Stifte markiert waren, leichter erfaßt werden als reine Flächenformen.

Die Frage, welche Flächenformen in Punkt- und Linienabgrenzung und bis zu welcher Seitenzahl solche erfaßt werden, versuchten Petkoff (1913) und Steinberg (1920) zu beantworten. Nach den Untersuchungen des ersteren nahmen blinde Kinder mit der Zeigefingerspitze Dreieck, Quadrat, Rechteck, Kreis und Ellipse, in einzelnen Fällen auch das Sechseck wahr und zeigten damit eine große Überlegenheit über sehende Kinder. Steinberg, der die Figuren auf die Fingerballen (direkt unterhalb der Grundphalangen) aufsetzte, kam zu folgenden Ergebnissen: „Sicher erkennbar sind nur Drei- und Vierecke, die über ihre Seitenzahl hinaus freilich bloß in mehr als der Hälfte der Fälle richtig als gleichseitig und gleichschenklig, als Quadrat oder Rechteck bezeichnet werden. Beim Fünf- und Sechseck ist so gut wie stets selbst die Kantenzahl nicht simultan wahrnehmbar; oft gibt man sie einfach als mehrseitig an. Während Sechseck und selbst Fünfeck gelegentlich rund erscheinen, bezeichnen zwei Versuchspersonen Ellipse und Kreis ganz vorwiegend als Sechsecke." In der ein wenig gewölbten Mitte der Handfläche waren die Resultate günstiger. „Kurven erscheinen hier nie als Polygone, Vielecke nie als Kurven, und auch die Seitenverhältnisse der einzelnen Figuren werden etwas besser ertastet."

Als passives Tasten ist auch noch jenes zu betrachten, bei welchem eine Umschließung des Tastobjektes durch das Tastorgan vorkommt, und durch welches die dreidimensionale Erfassung möglich wird. Abgesehen von den Umschließungsbewegungen erfolgt die Aufnahme der Tastempfindungen im Ruhezustand. Wenn für diese Tastart auch andere Körperteile, wie z. B. der Mund, in Betracht kommen können, bleibt sie doch hauptsächlich auf eine, bzw. beide Hände beschränkt. Selbstverständlich können hierbei nur solche Objekte zur Verwendung kommen, welche über den Handtastraum nicht hinausreichen.

Die Lagevorstellungen, welche bei diesem umschließenden Tasten gewonnen werden, ermöglichen eine Ausmessung charakteristischer Punkte nach allen drei Dimensionen. Auch darin ist jedoch bald eine Grenze gegeben. Wie schon Th. Heller (1904) feststellte, ist eine präzise plastische Vorstellung beim umschließenden Tasten nicht möglich. Der Blinde ist dabei nur imstande zu sagen, „ob er einen eckigen oder runden Körper in den Händen habe, oder ob der Körper regelmäßig oder unregelmäßig sei. Dieses Tasten liefert demnach unter allen Umständen nichts anderes als ein schematisches Gesamtbild der Objekte." Es kann also weder die Gestalt noch die Größe des Gegenstandes genau bestimmt werden.

Nach E. Binder (1905), welcher die verschiedenen Theorien des Raumproblems eingehend erörterte, weist die Tastempfindung fünf Momente oder Merkmale auf: 1. die Tastqualität, 2. das Lokalzeichen (dieses dokumentiert sich dadurch, daß der Blinde stets mit größerer oder geringerer Genauigkeit anzugeben weiß, an welchem Punkte der Hautoberfläche er eine Berührung, einen Druck usw. erfahren hat), 3. die Intensität, 4. die zeitliche Dauer und 5. das Merkmal der Räumlichkeit. Im letzten Punkte wendet sich Binder gegen die Annahme der genetischen Theorien, nach welcher eine Raumvorstellung durch die Verbindung von Tast- und Bewegungsvorstellungen zustande komme. „Ohne ihrer völligen Verwerfung das Wort reden zu wollen, muß ich auf einige Tatsachen aufmerksam machen, welche mich veranlaßt haben, in meiner Darstellung eine nativistische Position zu vertreten und der Tastempfindung ein ursprüngliches räumliches Merkmal zuzuschreiben. Wenn man eine Stelle der Hautoberfläche mit einem Tastobjekt berührt und hierbei jede Muskelerregung vermeidet, so entsteht in dem Bewußtsein des Blinden eine Raumvorstellung ohne daß dieser jedesmal vermöge der psychologischen Analyse die Anwesenheit reproduzierter Bewegungsempfindungen konstatieren könnte." Binder behauptet daher, „daß die Tastempfindung als das einzige konstitutive Element der räumlichen Tastvorstellung anzuerkennen sei, wenngleich die Bewegungsempfindungen als akzessorische Elemente bei der Bildung der Raumvorstellungen häufig eine wichtige Rolle spielen". Eine besonders bedeutungsvolle Rolle teilt Binder den Bewegungsempfindungen bei der Vorstellung von Tiefendimensionen zu.

Steinberg (1920) hat über das umschließende Tasten genauere Untersuchungen angestellt. Es gliedert sich in ein- und beidhändige Formen. „Die wichtigste der ersteren ist die einfache Greifbewegung: Der Daumen tritt den vier Fingern gegenüber und berührt einen von ihnen mit seiner Kuppe, sofern es der Umfang des Gegenstandes zuläßt." Die Hand erfaßt auf diese Weise Umfang, evtl. Seitenzahl und stellt Unterschiede im Durchmesser fest (Verjüngungen, Verdickungen). „Bei der zweiten einhändigen Tastart wird der Gegenstand von den drei mittleren Fingern wie bisher umschlossen, während sich der kleine mit seiner Endphalange an die Deckfläche, der Daumen mit seiner Kuppe an die Grundfläche anlegt. Die zweite Form des einhändigen Tastens hat den Vorzug vor der ersten, daß sie neben der seitlichen Begrenzung auch die Grund- und Deckfläche erfaßt, ist ihr aber darin beträchtlich unterlegen, daß sie nur Objekte von sehr geringem Umfang völlig umschließen kann. Letzteren stellen deshalb die Blinden beim unbeeinflußten Tasten meist durch die Art fest, die dann nicht selten spontan von der zweiten abgelöst wird. Ist der Umfang des Körpers klein genug, um gemäß der ersten Art von einer Hand umschließbar zu sein, seine Höhe aber zu bedeutend, als daß sie auf diese Weise ganz wahrgenommen werden könnte, so umfassen ihn beide Hände in jener durchaus analogen Form des beidhändigen Tastens, bei der die Daumen mit ihren Rücken, die Zeigefinger mit ihren Radialflächen fest aneinander liegen. Ist der Umfang der Reize aber zu groß, als daß er gemäß der ersten ein- oder beidhändigen Art umschließbar wäre, dann wird die zweite Form des beidhändigen Tastens gebraucht, die der zweiten der einhändigen Tastart analog ist. Die Kombination der ersten und zweiten einhändigen Tastart ergibt die Möglichkeit einer dritten beidhändigen Form, wie sie etwa bei einem Kegel angewandt werden könnte, dessen obere Hälfte für die erste, dessen untere Hälfte für die zweite einhändige günstigere Bedingungen bietet."

Das wichtigste Ergebnis der Steinbergschen Untersuchungen mit diesen Tastarten (mit drei- bis mehrseitigen, durchwegs 12 cm hohen Prismen) ist ein erster Einblick in die Struktur der haptischen Raumwahrnehmung. „Die Blinden sind primär nicht auf die einzelnen Merkmale eingestellt, sondern durchgängig auf die Form, die sie darum unmittelbar erfassen. Der Blinde kann nicht mehr als vier Merkmale streng gleichzeitig ertasten. Die Bedingungen für ihre Wahrnehmung sind um so günstiger, je charakteristischer das Objekt gegliedert ist."

Th. Heller (1904) hatte noch gefunden, „daß die Verhältnisse der Form dem Blinden zunächst ziemlich gleichgültig zu sein scheinen. Weit mehr interessiert ihn die wechselnde Beschaffenheit der Oberfläche, ihre Temperatur, Rauheit oder Glätte."

Dagegen bemerkte E. Binder (1905): „Jeder Blinde und ebenso jeder Sehende weiß, daß das, was sich ihm, wenn eine andere Person seine Hautoberfläche mit einem Gegenstande sanft berührt, in seiner Vorstellung am lebhaftesten aufdrängt, nicht eine Tastqualität, sondern die Form des Tastobjektes ist. Daß letzteres eine flächenförmige Aus-

dehnung hat und wie groß beiläufig diese Fläche ist, darüber kann der
Blinde ohne weiteres entscheiden; nicht so sicher hingegen ist er auf
den ersten Aspekt hin in bezug darauf, ob die Tastfläche glatt oder
rauh, weich oder hart usw. ist, und er muß sich erst mit Hilfe von
Tastbewegungen darüber Gewißheit verschaffen."

Auch Fischer (1907) stellte bei seinen Modellierversuchen die
gleiche Tatsache fest. „Auffällig trat ihm dabei zum erstenmal bei
allen Angaben das Überwiegen des rein Räumlichen, der Formvorstellungen der Größe, Länge, Breite und Dicke, der Richtung und
Lage der Teile zueinander, der räumlichen Anordnung derselben, entgegen. Die Wahrnehmungen über die Qualität und Intensität, des
Rauhen, Weichen usw. wurden selten erwähnt; oft wurden über das
Material falsche Angaben gemacht, während die räumlichen Verhältnisse richtig erkannt wurden. Da die Anzahl und Verschiedenartigkeit der Berührungsempfindungen (Qualitäts- und Intensitätsempfin-
dungen) naturgemäß beschränkt ist, so ist es erklärlich, daß der Blinde
dem räumlichen Moment in seinen Vorstellungen den Vorrang einräumt; die Raumverhältnisse erregen sein Interesse in höherem Grade
und haften fester in seinem Gedächtnisse. In allen Vorstellungen der
Blinden scheint mir das Geometrische derart vorzuherrschen, daß sie
unseren rein geometrischen Vorstellungen von Linien, Winkeln, Flächen und Körpern ähnlich sind."

Damit sind jene Tastarten angeführt, welche Lagevorstellungen
zu vermitteln vermögen. Sie werden, nachdem sich das Tastorgan
dabei in Ruhe befindet, unter der Bezeichnung „Ruhetasten" oder
im Hinblick auf die vermittelten Empfindungen als „Drucktasten"
zusammengefaßt. Weil sie einen einheitlichen Eindruck des Gegenstandes ermöglichen, nennt es Th. Heller „synthetisches Tasten",
doch erscheinen die ersteren Bezeichnungen zutreffender, weshalb wir
sie zum Gebrauche empfehlen.

Bewegungsvorstellungen. Um das im passiven Tasten gewonnene schematische Gesamtbild einer Raumform zu genauer Anschauung zu bringen, bedarf es der Bewegungsvorstellungen. Die
inneren Bewegungsempfindungen zeichnen sich gegenüber den äußeren
Tastempfindungen durch größere Schärfe aus. Durch die Bewegungen
der Tastorgane ist es auch möglich, diejenigen Hautstellen, welche
die größte Tastempfindlichkeit zeigen, sukzessive mit den einzelnen
Teilen eines Gegenstandes in Berührung zu bringen. Damit ist die
dominierende Stellung der Hände als Tastorgane gegeben und es tritt
das aktive Tasten ein, welches in seiner Anwendungsmöglichkeit
dem passiven weit überlegen ist.

Wird mittels dieser Tastart eine Raumform umfahren, so treten zu den druckförmigen Empfindungen innere Lageempfindungen hinzu, aus welchen sich die Vorstellung des Gegenstandes immer mehr ergänzt. Die Bewegungsempfindungen sind an sich unräumlich, aber sie gewinnen die Räumlichkeit durch Beziehung auf die Lagevorstellungen, mit denen sie sich verbinden. Nach Th. Heller (1904) „erlangen nur dort die Bewegungen eine spezielle Bedeutung für die Raumvorstellung des Blinden, wo sie sich zu assoziieren vermögen mit dem Simultanbild des Objektes". Dieser Anschauung Th. Hellers, daß weder das synthetische noch das analytische Tasten für sich allein eine adäquate Raumvorstellung vermitteln könne, widersprach Treves (1910) und zeigte durch seine Versuche mit 23 blinden Zöglingen des Mailänder Blindeninstitutes (Beugeübungen der Arme, Abschätzung von Längen, Übungen über den Verlauf und die Richtung von geraden und krummen Strecken, Nachzeichnen von Strecken, Winkeln und Quadraten), „daß der Blinde von seinen ausgedehnten und absoluten Gliederbewegungen eine umfassende, der ausgeführten Bewegung wohl entsprechende Vorstellung erwirbt und nicht bloß die Vorstellung einer zeitlichen Folge von partiellen Bewegungen. Die auf eine Bewegung sich beziehenden kinästhetischen Empfindungen sind für den Blinden eine angemessene Quelle von adäquaten Raumvorstellungen, sowohl in Beziehung auf den Umfang als auf die Richtung. Solche Empfindungen und Vorstellungen bieten dem Blinden vollkommen ausreichende Anhaltspunkte, um die Ausdrucksweise zu beherrschen, deren der Sehende sich bedient, wenn er seine Raumvorstellungen kundgibt."

Es überrascht, schon Diderot (1749) in richtiger Weise darüber sprechen zu hören, wie sich ein Blinder Vorstellungen von den Figuren bildet, indem er sagt: „Ich glaube, daß die Bewegung seines Körpers, die bei der Bewegung mögliche Gegenwart seiner Hand an verschiedenen Orten, die ununterbrochene Empfindung eines Körpers, welcher sich zwischen seinen Fingern bewegt, ihm die Kunde von einer Richtung gibt. Wenn er die Finger an einem straff gespannten Faden entlang gleiten läßt, so bekommt er die Vorstellung einer geraden Linie; folgt er der Richtung eines schlaff gespannten Fadens, so erhält er die Vorstellung einer gebogenen Linie. Durch oft wiederholtes Fühlen und Tasten befestigt sich in ihm die Erinnerung an die auf verschiedene Weise erhaltenen Eindrücke. Dann erst ist er Herr darüber, diese Eindrücke und Punkte zu verbinden und Figuren daraus zu bilden. Obgleich die Tastempfindung unteilbar ist, so dauert sie doch eine gewisse Zeit, in welcher der Blinde Gelegenheit hat, in Gedanken hinzuzufügen oder zu zerschneiden und so die berührten Teile zu vergrößern oder zu verkleinern. Er setzt auf diese Weise Punkte, Flächen und feste Körper zusammen; ja er wird sich selbst einen großen Körper wie die

Erdkugel vorstellen können, wenn er sich der Größe des Globus entsprechende Fingerspitzen andichtet und sie mit den Empfindungen der Länge, Breite und Tiefe ausrüstet."

Heinicke (1784) stellte fest, „daß der Blindgeborene eine unverfälschte Idee von der Dichtigkeit habe. Sie ist bei ihm eine Empfindung des Widerstandes oder der Wirksamkeit äußerlicher vorhandener Dinge, und er denkt sie in ihrer ganzen Reinigkeit. Mit dieser Idee verbindet er alsdann die Idee der Ausdehnung, und diese ist bei ihm nichts anderes als eine vervielfältigte Empfindung von Dichtigkeit vieler wirkender Dinge außereinander. Bei ihm entsteht diese Idee durch Berührung von allerlei Körpern mit seinen Fingern oder mit seiner ruhenden oder bewegten Hand."

Spätere Autoren und neuere Untersuchungen haben die Bedeutung der Bewegungsempfindungen und -vorstellungen klar erwiesen.

Nach Ansaldi (1895) erzeugt der Muskelsinn „die Entwicklung des organischen Gedächtnisses, die äußerste Genauigkeit in der Schätzung sowohl der Dauer als der Länge und der Richtung der Bewegungen. Infolge dieser sukzessive vereinten Empfindungen des Tastsinnes und der Muskelanstrengung gelingt es dem Blinden, sich Vorstellungen von was immer für einem Körper oder einer Serie von Körpern zu machen." (Siehe Bewegungsempfindungen!)

In eingehender Weise hat Th. Heller (1904) die Bedeutung der Tastbewegungen dargelegt.

Um die raumbildende Kraft des Tastens mit bewegter Hand festzustellen, unternahm Steinberg (1920) Untersuchungen, die erkennen ließen, daß die haptische Formwahrnehmung der Blinden „unmittelbar auf die Gestalt gerichtet ist und sie daher unmittelbar ertastet". Allerdings ist auch hier wieder eine Grenze gegeben. „Die Raumform muß in ihrer spezifischen Einheit im Bewegungserlebnisse zum Ausdruck kommen, soll letzteres überhaupt zum Raumerlebnis werden können. Wenn ein Übergang von haptischen Bewegungserlebnissen in reine Raumerlebnisse überhaupt möglich ist, findet er bloß im engeren und weiteren Tastraume statt (siehe die späteren Ausführungen über den Tastraum!), weil allein in ihnen Bewegungserlebnisse Gestaltserlebnisse sein können. Wenn der Blinde einen Körper allseitig mit den Händen umschließt, dann ist auch ein freilich sehr beschränkter Raum unmittelbar als simultanes Ganzes gegeben. Eine Bewegung von geringem Umfange verläuft daher auch für ihn anschaulich im Raume. Dies macht die Tatsache begreiflich, daß die phänomenalen Bewegungsgestalten des engeren Tastraumes alsbald zu Raumgestalten werden; daß selbst der Blindgeborene während des Tastens das Entstehen von Figuren erlebt. Grundsätzlich anders sind die Verhältnisse im wei-

teren Tasträume. Die Objekte können hier nicht mehr allseitig umschlossen und simultan erfaßt werden, so daß ihre Ganzheit nie
direkt in einer reinen Raumvorstellung gebbar ist."

Th. Heller (1904) bezeichnete das aktive Bewegungstasten
als „analysierendes Tasten", da es hauptsächlich die Einzelheiten
eines Gegenstandes vermittelt.

Beim Bewegungstasten ergeben sich wieder verschiedene Tastarten, die näher beschrieben werden müssen. Im allgemeinen stellte
man fest, daß der Blinde beim Betasten eines Gegenstandes denselben
mit seinen Tastorganen in den Grenzlinien umfährt. Wenn die dabei
vorgenommenen Bewegungen auch nicht bei allen Blinden vollkommen
gleichartig sind, so erfolgen sie doch, wie Th. Heller (1904) bemerkt,
in den Fällen vollkommener Tastentwicklung nach einem übereinstimmenden Schema, ohne daß sich die Blinden hierüber Rechenschaft
geben. Sie sind also zum Teil automatisch geworden. „Daß die Tastbewegungen bei vielen Blinden einen übereinstimmenden Charakter
zeigen, rührt durchaus nicht davon her, daß dieselben etwa ursprünglich in der Organisation des Tastorgans zweckmäßig angelegt sind,
sondern für diese wie überhaupt für alle Bewegungen gilt das Gesetz der einfachsten Innervation: indem nämlich alle beim Tasten un-
nötigen, dieses also erschwerenden Bewegungen weggelassen werden,
entwickelt sich schließlich eine Gleichartigkeit des Bewegungssystems,
welche durchaus nicht als eine ursprünglich bedingte, sondern vielmehr als eine gewordene anzusehen ist. Das Tasten der Blinden be-
folgt das Gesetz der möglichsten Kraftersparung."

Auch Peiser (1923) beobachtete bei seinen Untersuchungen, wie
sich Tasten und Tastlesen bei Blinden unter immer einfacheren Begleiterscheinungen vollzieht.

Vergleichsweise Untersuchungen über die Reproduktion von Tastbewegungen stellte Krogius (1905) mit 20 Blinden und 18 sehenden
Mädchen im Alter von 11 bis 19 Jahren an, indem er einfache aus
Karton hergestellte Figuren mit den Fingern umfahren ließ (die Sehenden mit verbundenen Augen) und dann die Umrisse derselben mit den
von Kohlenpulver geschwärzten Fingern auf Papier wiederholen ließ.
Dabei zeigten in allen Fällen die sehenden Mädchen genauere Tastwahrnehmungen als die Blinden. Krogius erklärt diese Überlegenheit aus der Interpretation der Tastempfindungen durch die Gesichtsvorstellungen bei Sehenden.

Bei kleinen Objekten genügen zur Erfassung die Tastbewegungen
der Hände, bei größeren sind solche der Arme und schließlich solche des
Gesamtkörpers notwendig. Wie Th. Heller (1904) ausführt, kommt im
ersteren Falle nicht ein Finger in Anwendung, sondern stets werden zum

Betasten zwei Finger in Anspruch genommen. „Das Meßinstrument wird innerhalb des engeren Tastraumes gebildet durch das Entgegenstellen des Daumens und Zeigefingers, welch letzterem häufig der Mittelfinger assistiert. Der zu betastende Gegenstand wird an zwei entgegengesetzten Stellen erfaßt und nun gleiten die beiden Finger über die entgegengesetzten Konturen hinweg, wobei die Entfernung der Finger im Vergleich zu ihrer Anfangslage ein Maß abgibt für die Verlaufsrichtung der Begrenzungslinien. Ist eine Änderung der ersten Entfernung nicht erforderlich, behalten die Finger während der Bewegung ihre Lage bei, so laufen die Begrenzungslinien einander parallel; entfernen sich die Finger, so ergibt sich eine Divergenz, nähern sich dieselben, so ergibt sich eine Konvergenz der Begrenzungslinien. Auf diese Weise erfolgt aber keine absolute Auffassung der Bewegungen, sondern stets wird die Bewegung des einen in Relation gesetzt zu der Bewegung des anderen Fingers. (Relatives Tasten.) Bei dieser Beurteilung kommt dem Blinden das genaue Bewußtsein von der jeweiligen Lage seiner Tastfinger vorzüglich zu statten; eine große Anzahl Blinder besitzt in diesem Konvergenzmechanismus einen wunderbar feinen absoluten Größenmaßstab." Th. Heller bezeichnet diese Tastart als Konvergenztasten.

„Auch im weiteren Tastraum benützt der Blinde einen Konvergenzmechanismus durch die funktionelle Verbindung der beiden Tastorgane (Hände und Arme). Unter gewöhnlichen Umständen ist hier eine vollkommen symmetrische Koordination der Tastbewegungen zu konstatieren, was auf die gemeinsame Innervation der beiden Bewegungsapparate hindeutet. Die Messungen im engeren und weiteren Tastraum bestehen nicht isoliert nebeneinander, sondern gehen kontinuierlich ineinander über. Es ist so dem Blinden die Möglichkeit geboten, eine Anzahl von Objekten in doppelter Weise zu messen, entweder durch die Benutzung des Konvergenzmechanismus der Hand oder des Konvergenzmechanismus der Arme. So können denn die beiden Maßstäbe sehr einfach aufeinander bezogen werden, die Maximalwerte des einen sind zugleich die Minimalwerte der andern."

Steinberg (1920) gliedert das Bewegungstasten entsprechend den angewandten Organen und der Einstellung auf die Reize:

„In ersterer Hinsicht lassen sich zwei Gruppen von Grundformen unterscheiden: Akte nämlich, bei denen simultan nur eine, und solche, bei denen gleichzeitig zwei Bewegungen ausgeführt werden. Die erste Art nennen wir mit Th. Heller absolutes Tasten, die zweite Form Konvergenztasten. Bei jenem kommt natürlich stets nur eine Hand in Frage, und zwar bei Kanten entweder die Kuppe des Zeigefingers allein (punktuelles oder Einkuppentasten) oder die Kuppen bzw. die

Endgelenke der drei mittleren Finger, denen sich der kleine nicht selten beigesellt. Wie bei der ersten Form des einhändigen umschließenden Tastens liegen sie dicht aneinander und bilden eine Einheit, weshalb wir hier von absolutem Tasten mit der Kuppen- oder Endgelenkeinheit oder kurz von linearem Tasten sprechen. Die gleiche Einheit kommt bei Flächen zur Anwendung, bei denen aber nicht nur Kuppen und Endgelenke, sondern die ganzen Beugeseiten der Finger, häufig auch noch die distalen Partien der Mittelhand in Funktion treten. Es sind zwei Fälle zu unterscheiden, je nachdem die im Sinne der Bewegung verlaufenden Kanten des Objektes parallel oder senkrecht zur Längsrichtung der Finger liegen. Wir bezeichnen diese Formen des Tastens mit der Beugeseiteneinheit in Parallel- und Lotstellung kurz als Flächentasten."

„Das Konvergenztasten gliedert sich in ein- und beidhändige Arten. Die ersteren bestehen in dem einhändigen punktuellen Konvergenztasten oder dem Tasten mit der Einkuppenkonvergenz, bei dem Daumen und Zeigefinger einer Hand mit ihren Kuppen an gegenüberliegenden Kanten entlang gleiten; ferner in dem einhändigen linearen Konvergenztasten oder dem Konvergenztasten mit der Kuppeneinheit, bei dem die Kuppe des Daumens und die Kuppen der einheitlich verbundenen anderen Finger in Anwendung kommen; schließlich in dem einhändigen konvergenten Flächentasten oder dem Konvergenztasten mit der Beugeseiteneinheit, bei dem der Daumen und die vier Finger mit ihren Beugeseiten in Lotstellung gegenüberliegende Flächen betasten. Das beidhändige Konvergenztasten gliedert sich in das beidhändige punktuelle, lineare und Flächentasten in Parallel- und Lotstellung, wobei die Funktionen jeder Hand denen der entsprechenden absoluten Formen gleichen."

„Gehen wir nicht von den angewandten Organen, sondern von der Einstellung auf die Reize aus, so haben wir zwei Hauptarten des Bewegungstastens zu unterscheiden, je nachdem die Bewegungen isoliert oder in Beziehung aufeinander wahrgenommen werden. Demgemäß sprechen wir hier vom isolierten und vom beziehenden oder relativen Tasten." Die Schwierigkeiten dieses relativen Tastens erhöhen sich mit der Ausdehnung des Objektes und, wenn durch dasselbe ein Ortswechsel des betastenden Blinden vorgenommen werden muß. „Beim Ortswechsel des Reagenten," sagt Steinberg, „fehlt der konstante Punkt, auf den die Bewegungsphasen anschaulich bezogen werden können, was wir als notwendige Bedingung für die einheitliche Erfassung der angeführten Bewegung erkannten."

Steinberg faßt das Resultat seiner Analyse über die Tastauffassung dahin zusammen, „daß Körper, deren Ausdehnung über den

weiteren Tastraum hinausgeht, in ihrer Gesamtheit nicht anschaulich
erfaßbar sind. Sie geben sich vielmehr in Inhalten, die nur einzelne
Züge zu adäquatem Ausdruck bringen, die wir deshalb mit Hitschmann als Surrogatvorstellungen bezeichnen".

Zur Erfassung eines Tastobjektes und zur Erweckung einer richtigen, der Wirklichkeit entsprechenden Tastvorstellung müssen Lage-
und Bewegungsempfindungen zusammenwirken, wobei letztere die entscheidende Rolle spielen. Aus diesem Grunde erscheint nicht nur eine
entsprechende Schulung der Hand, sondern auch eine methodische
Anordnung der Tastbewegungen bei der Veranschaulichung, die
wir bisher im Blindenunterrichte entbehren mußten, notwendig. Hierzu
liegen folgende theoretische Erörterungen vor.

S. Heller (1909) lieferte einen Beitrag „Zur Einführung in die
Lehre vom Tasten", dessen große Bedeutung er von neuem betont,
indem er sagt: „Von dem im Zustand der Blindheit Befindlichen
werden die durch das Tasten erworbenen Vorstellungen dem Effekte
nach ganz ähnlich als Bausteine für die Bildung verwendet, wie dies
der Vollsinnige mit den Vorstellungen tut, die ihm die Funktion des
Sehens vermittelt hat. Dieser Parallelismus ist ein gegebener und tritt
um so deutlicher und wirkungsvoller hervor, je mehr der Tastsinn zum
Zwecke der zielbewußten Wahrnehmungsfähigkeit ausgebildet wird.
Somit darf das Tasten keine mechanische Tätigkeit bleiben, es muß in
einer Weise vollbracht werden, welche seiner physiologischen Eigenart, wie seiner geistbildenden Aufgabe in gleicher Weise entspricht. —
Die Vorstellungen, welche wir uns von der physischen Beschaffenheit
der Körper bilden, werden durch jene Tätigkeit der Tastorgane herbeigeführt, in welcher die Druck- und Bewegungsempfindungen zusammenwirken. In der Tastfunktion, wie sie das blinde Kind ohne Anleitung
und ohne einen anderen Zweck als den des bloßen Erkennens und
Benennens irgend eines Objektes ausübt, sind die Druckempfindungen
überwiegend. Bei dieser Art des Tastens tritt jene höchste Qualität,
welche der Parallelismus zwischen den Ergebnissen des Gesichts- und
Tastsinnes herbeiführt, nicht oder nur minimal hervor. Zur größten
Intensität jedoch wird diese Qualität ausgebildet, wenn die Bewegungsempfindungen vorherrschend sind, so daß sie die Druckempfindungen
im Vorstellungsprozeß unterordnen, für sich in Anspruch nehmen und
zweckdienlich leiten. In den Bewegungsvorstellungen sind die beiden
Hauptformen unserer Anschauung im engsten wie im weiteren Sinne,
die räumliche und zeitliche, miteinander vereinigt; ihre Art, wie ihren
Wert bestimmen die Willensakte, welche auf die Bewegungsorgane
einwirken. Deshalb ist die Erweckung, Ausgestaltung und Anwendbarkeit jener in Rede stehenden höchsten Qualitäten des Tastens durch

die Beweglichkeit der Hand allein, wie sie wirksam durch das Handturnen herbeigeführt wird, keineswegs hinreichend, sondern der Tast-
akt muß nach einem vorher erwogenen und festgestellten, von logischen, mathematischen und ästhetischen Motiven beeinflußten Plan
von der ersten Bildungsstufe an vollbracht werden."

Schon 1891 hatte S. Heller diesbezüglich ausgeführt: „An das
Handturnen und seine Anwendung im freien Spiel reiht sich die Auffassung der Gestalten an. Hierunter ist keineswegs die der Form
allein verstanden, sondern die aller Faktoren, von welchen die Form
bedingt ist, und dies sind vornehmlich der Stoff und der Zweck,
welchem der Gegenstand zu dienen hat. Die Gestaltlehre führt aber
auch naturgemäß auf das nächste Glied in dem System der Tastwahrnehmungen, auf die Ausbildung des Tastmaßes, über, da die Begrenzung der Form — insbesondere die regelmäßige Begrenzung —
von der Dimension abhängig ist. Dieses Tastmaß ist wohl imstande,
ein Äquivalent für das Augenmaß zu bilden; wie dieses durch Bewegungen des Auges Dimensionen abschätzt, geschieht dies beim
Tastmaße durch fortschreitende Bewegungen der tastenden Finger."

Nach Th. Heller nimmt Grasemann (1913) sechs Stufen der
Tastentwicklung an:
Synthetische Tastarten (Ruhetasten).
1. Stufe. Auflegendes Tasten, wobei der Blinde seine Hand nur
flach, ohne sie zu schließen, auf den Gegenstand legt.
2. Stufe. Umschließendes Tasten mit einer Hand.
3. Stufe. Umschließendes Tasten mit zwei Händen.
Analysierende Tastarten (Bewegungstasten).
4. Stufe. Absolutes Tasten. Die Spitze des Tastfingers verfolgt
die Konturen des ruhenden Gegenstandes.
5. Stufe. Relatives Tasten. Konvergenztasten im engeren Tastraum. (Körper starr, Hand und Arm beweglich.)
6. Stufe. Konvergenztasten im weiteren Tastraum. (Beide Hände
und Arme beweglich.)

„Bei der Herausstellung der obigen sechs Stufen der Tastentwicklung bin ich mir wohl bewußt," sagt Grasemann, „damit nicht eine
Entwicklung gekennzeichnet zu haben, die jedes Individuum notwendig
durchlaufen müßte; dazu bedürfte es gründlicher wissenschaftlicher
Untersuchungen. Ich habe nur die Tastarten nach dem Grade ihrer
Zweckmäßigkeit für die Erwerbung adäquater Raumvorstellungen ordnen wollen. Daß diese Stufenfolge aber ungefähr der Entwicklung des
Individuums entspricht, ist nach meinen Beobachtungen und nach den
folgenden Ausführungen wohl anzunehmen. Untersuchen wir, was aus
dieser psychologischen Grundlegung für den Betrieb des Raum-

lehreunterrichtes in der Blindenschule folgt, wenn er unter Berücksichtigung der psychologischen Verhältnisse das Tasten der Blinden ausbilden will."

„Selbstverständlich werden die meisten blinden Kinder bei ihrem Eintritt in die Mittelstufe schon über das synthetische Tasten hinausgewachsen sein und sich selbständig ein Konvergenztasten angeeignet haben. Es gibt aber doch noch einige unter ihnen, die kaum das synthetische Tasten verstehen. Sie haben bei den betasteten Gegenständen nur Interesse gehabt für die wechselnde Beschaffenheit der Oberfläche, ihre Temperatur, Rauheit oder Glätte. Es gilt, sie auf die reine Raumform hinzulenken; dazu ist der Raumlehreunterricht geeignet, wenn die verwendeten geometrischen Körper aus demselben Stoff und von gleicher Oberflächenbeschaffenheit sind. Dadurch wird das Interesse von der Qualität der äußeren Tastempfindung abgelenkt und auf die Raumform hingelenkt. Dabei hat der Lehrer die Möglichkeit, die notwendigen analysierenden Tastbewegungen zu kontrollieren und auf diese Weise die Verschmelzung derselben mit den äußeren Tastempfindungen zu veranlassen."

„Aber auch bei Kindern, die sich schon selbständig ein Konvergenztasten angeeignet haben, ist diese Fähigkeit nur eine unsichere, die zu größerer Bewußtheit erhoben werden muß. Wie weit die meisten Kinder im Gebrauch des Konvergenzmechanismus zurückgeblieben sind, kann man am deutlichsten erkennen, wenn man von ihnen verlangt, die Länge oder Dicke eines ihnen ganz bekannten Gegenstandes mit Daumen und Zeigefinger oder mit dem Konvergenzmaß der Arme anzugeben. Man wird über den negativen Erfolg dieser Prüfung ganz verblüfft sein. Darum müssen vor allen Dingen die konvergierenden und divergierenden Tastbewegungen des Daumens und Zeigefingers geschult werden, damit sich ein Maßstab für die relative Messung herausbildet. Man setze aber dieses Konvergenzmaß auch zu den absoluten Maßen in Beziehung. Das geschieht, indem man die Kinder sehr häufig Strecken, Winkel, Körper, Richtungen schätzen und Schätzungen durch nachfolgendes Messen prüfen läßt. Auf diese Weise kann man es erreichen, daß die Konvergenzmaße sich bis zur geometrischen Genauigkeit entwickeln."

„Man achte aber darauf, daß man die Ausbildung des Konvergenztastens zunächst immer an solchen Körpern übe, die in den Hohlraum der beiden Hände hineinpassen, damit sie der doppelten Möglichkeit des synthetischen und analysierenden Tastens zugänglich sind. Denn es entwickeln sich ja nur dann genaue Raumvorstellungen, wenn die Tastbewegungen des analysierenden Tastens auf das Simultanbild des synthetischen Tastens bezogen werden können. Darum sind die von den Lehrmittelhandlungen zu beziehenden geometrischen Körper nach meiner Meinung schon zu groß für diesen Zweck."

In einer Abhandlung „Zur Lehre vom Tasten" behandelte Zech (1919) das Tasten in seiner Beziehung zum Unterrichte. „Dem Blindenlehrer muß es vor allem darauf ankommen, die Lehre vom Tasten auf die Praxis des Unterrichtes zu übertragen; Unterricht und Lehrmittel müssen von ihr aus beleuchtet werden."

Zech unterscheidet Ruhe- und Bewegungstasten. Ersteres könnte man auch Drucktasten nennen. Das Bewegungstasten teilt er nach der Art der Bewegung in greifendes, gleitendes, umschließendes und spannendes, zählt also im Gegensatze zu allen genannten Forschern das greifende und umschließende Tasten nicht zum Ruhe-, sondern zum Bewegungstasten. „Beide Tastarten, das Ruhetasten und das Bewegungstasten, sind für die Anschauungsgewinnung gleich wichtig; sie wirken wechselweise fast stets zusammen und verhalten sich zueinander wie Synthese und Analyse."

„Das greifende Tasten ist die einfachste Art des Bewegungstastens. Es beansprucht in der Regel den Daumen und Zeige- oder Mittelfinger und kann nur bei kleinen Objekten Aufschluß über deren Form und Größe geben. Druck- und Spannungsempfindungen wirken hier zusammen. Das gleitende oder fließende Tasten tritt bei der Auffassung linearer und flächenhafter Objekte in Erscheinung (Linien- und Flächentasten). Das gleitende Tasten gibt Aufschluß über Richtung und Ausdehnung des Objekts und über die Abweichung der Tastbewegung von der Ebene. Die Richtung wird am genauesten erkannt bei kurzen Strecken, weil hier die im Handmechanismus gegebenen kinästhetischen Empfindungen den Eindruck verstärken. Bei längeren Strecken kommen die ungleich gröberen Innenempfindungen des Handgelenks und der Armgelenke in Betracht."

„Besitzt das gleitende Tasten raumbildende Qualitäten? Gewinnt der blinde Schüler durch den über die erhöhten Grenzlinien einer Figur gleitenden Finger eine genaue Vorstellung über ihre Gestalt? Die Frage muß im allgemeinen verneint werden. Eine Figur will einheitlich aufgefaßt sein; alle Teile gehören ihr zugleich zu und wollen gleichförmig bemerkt sein. Diese gleichzeitige Auffassung scheitert an dem Nacheinander des tastenden Fingers. Das umschließende Tasten, bei dem die Hand durch Beugung sich dem Objekt anschmiegt, ergibt den besten Aufschluß über Form und Gestalt des Körpers, besonders dann, wenn die geschlossene Hand nicht in der Ruhelage verbleibt, sondern durch öftere Änderung ihrer Lage den Tasteindruck erneuert. Äußere und innere Tastempfindungen verbinden sich hier aufs engste miteinander. Neben die Druckreize treten Sehnen-, Gelenk-, Muskel-

und Hautverschiebungsempfindungen. Die Hand sucht beim Umschließen des Objekts eine solche Lage einzunehmen, daß die Gelenk-
stellen auf die Kanten des Objekts zu liegen kommen, denn die Ge-
lenkstellen besitzen einen feineren Raumsinn als die umgebenden Haut-
partien."

„Das spannende Tasten vollzieht sich in der Weise, daß sich der
Daumen dem Zeige- oder Mittelfinger oder nur einem von ihnen gegen-
überstellt. Das Objekt wird entweder durch mehrfaches Öffnen und
Schließen sowie leichte reibende Bewegungen der gegenübergestellten
Tastfinger oder durch gleichzeitiges Führen der geöffneten Finger an
den entgegengesetzten Konturen des Objekts entlang geprüft. In
letzterem Falle gestaltet sich das Tasten zum Paralleltasten. Das einfache Spannungstasten kommt in der Regel dort zur Anwendung, wo
sich der Blinde über die Ausdehnung eines Körpers orientieren will.
Dagegen tritt dort, wo der Blinde die Form eines Objekts ergründen
will, das Paralleltasten ein, gewöhnlich in Verbindung mit dem umschließenden Tasten. Objekte, bei denen diese beiden Tastarten zur
Anwendung kommen können, werden am genauesten erfaßt."

„Freilich ist die Objektsauffassung auch bei dem sorgfältigsten
Zusammenwirken der verschiedenen Tastarten immer noch keine vollkommene, soweit man von einer solchen durch den Tastsinn überhaupt
sprechen kann. Erst beim Gebrauch, bei der Arbeit werden die wichtigsten Eigenschaften der Dinge offenbar. Es tritt hier dem allgemein
orientierenden Tasten jene Aktivität orientierend zur Seite, die in dem
stärkeren Bewußtwerden kinästhetischer Empfindungen und Gleich-
gewichtserscheinungen begründet ist. Man könnte die Vervollständi-
gung der Objektauffassung durch den praktischen Gebrauch, durch
die Arbeit, auch ein Tasten nennen und die Bezeichnung Gebrauchs-
tasten oder Arbeitstasten wäre wohl zu rechtfertigen." (Als besondere Tastart kann dieses „Arbeitstasten" nicht angesprochen
werden.)

„Passives Tasten tritt da ein, wo das Tastwerkzeug nicht frei-
tätig vorgeht, sondern wo es geführt wird; ebenso ist das Aufnehmen
von Druckreizen bei ruhendem Tastorgan ein passives Tasten. Das
aktive Tasten hat einen höheren Wert als das passive."

„Die richtige Vorstellung eines größeren Objekts macht dem Blinden
Schwierigkeiten. Die tastende Hand kann immer nur einzelnes wahrnehmen, und der Blinde muß dann mühsam konstruierend und be-
rechnend die Teilwahrnehmungen im Geiste zum Ganzen verbinden.
Will der Blinde die Ausdehnung eines Hauses ergründen, so geht er an
dessen Außenmauern entlang. Zum „Tasten" ist also die Bewegung
des Gesamtkörpers erforderlich. Es kann sich freilich dabei nicht mehr

um ein Tasten im eigentlichen Sinne handeln, an dem ja die äußere Haut Anteil haben müßte, sondern um eine Reihe von Innenempfindungen, die mit der Fortbewegung gegeben sind."

An die Beschreibung des Tastens und der verschiedenen Tastarten, die er zusammenfassend darzustellen versuchte, schloß Zech Bemerkungen über ihre Verwendung im Unterrichte und die Einrichtung der verschiedenen Lehrmittel und Lernbehelfe.

Es ist nach allen diesen Ausführungen außer Frage, daß wir bisher noch keine klare Einteilung der verschiedenen Tastarten besitzen. Um eine methodische Schulung der Tastbewegungen beim Blinden zu erreichen, sei der Versuch einer Zusammenstellung der Tastarten der Hand in ihrem Verlauf und in ihrer Wirksamkeit gemacht, welche der Blindenlehrer vor allem im Raumlehreunterricht und weiter bei jeder Veranschaulichung vor Augen haben müßte, um zu einer Methodik des Tastens in der Blindenschule gelangen zu können.

(Siehe Tafel I auf S. 110/111: „Die Tastarten der Hand in ihrem Verlauf und in ihrer Wirksamkeit"!)

Wenn für die Gewinnung von Tastvorstellungen auch hauptsächlich die Hände als dominierende Tastorgane in Betracht kommen, so dürfen doch auch andere Tastorgane nicht vergessen werden. Die Füße mit den Zehen vermögen Aufschluß zu geben über die Beschaffenheit der begangenen Bodenfläche, die Beine mit ihrem Schrittmaß ermöglichen verschiedene Ausmessungen im Bewegungsraum. Für die Erfassung von Größe und Gestalt ausgedehnterer Körper kommen auch andere Körperteile wie der Körper überhaupt in Betracht, indem er zugleich ein viel gebrauchtes Tastmaß für diese Gelegenheiten abgibt.

In ähnlicher Weise wie allzu große Objekte entziehen sich auch Dinge von sehr geringer Ausdehnung der Auffassung durch das Tastgefühl. In kleine Zwischenräume vermag nicht mehr die Fingerspitze, sondern höchstens der Fingernagel einzudringen, weshalb auch dieser zur Tastauffassung benützt wird. „Feine Unebenheiten werden," wie Zech (1919) ausführt, „durch kratzendes Tasten erkannt, etwa die eingeritzte Skala eines Metermaßes oder eines Thermometers. Auch beim Schreiben der Punkt- und Planschrift beim Vorfühlen der Schreibzeile mit der linken Hand, ist der Fingernagel tätig. Man achte also darauf, daß die Nägel des Blinden nicht zu kurz geschnitten sind und steuere der häufig vorkommenden Unsitte, die Fingernägel abzunagen. Die Empfindlichkeit des Fingernagels erklärt sich dadurch, daß er beim kratzenden Tasten wie ein Hebel wirkt, der auch die kleinste Druckschwankung den im Nagelbett liegenden Nervenapparaten mitteilt. Übrigens kommt dazu, daß durch die Untersuchung mit dem

Stellung und Bewegung der Tastorgane

# Die Tastarten der Hand in ihrem Verlauf und in ihrer Wirksamkeit.

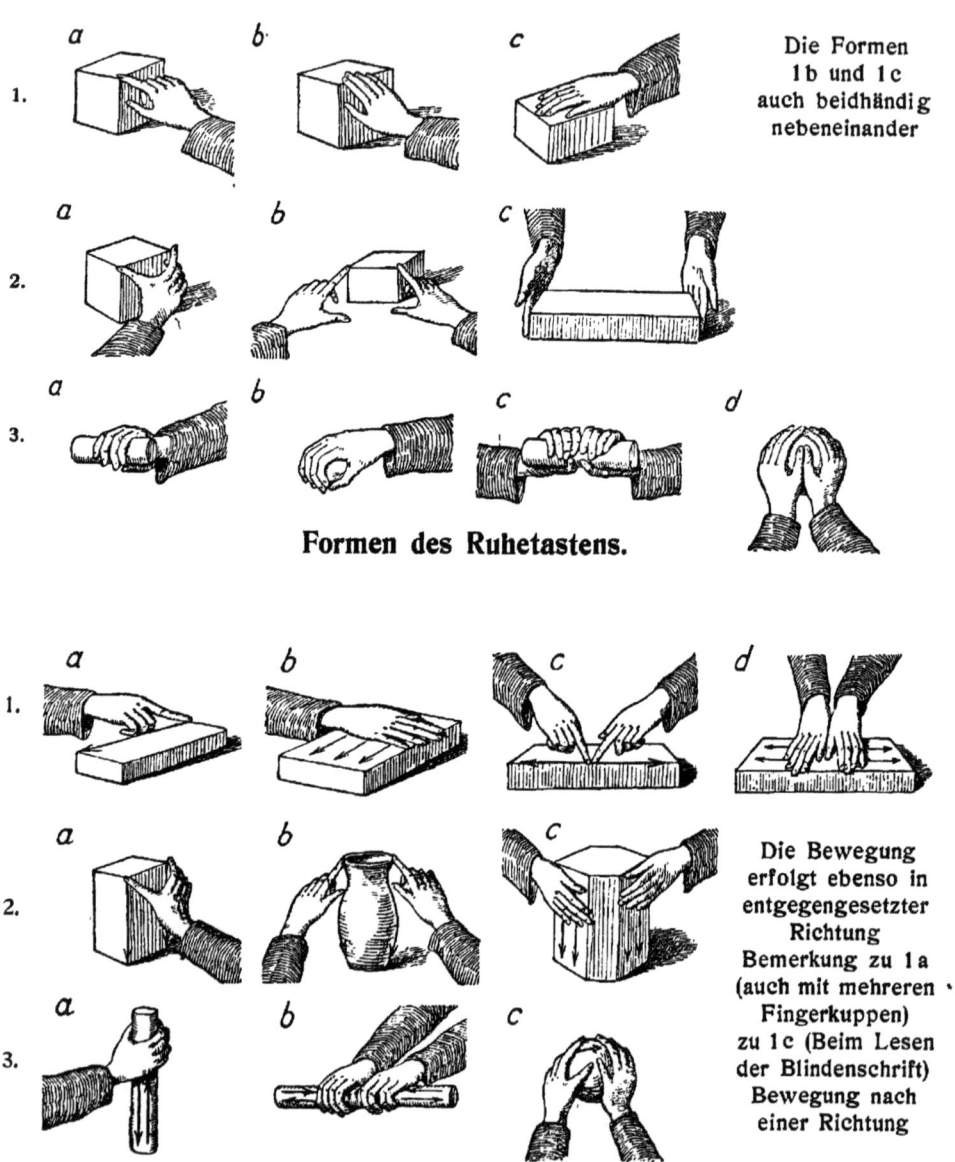

Die Formen
1b und 1c
auch beidhändig
nebeneinander

**Formen des Ruhetastens.**

Die Bewegung
erfolgt ebenso in
entgegengesetzter
Richtung
Bemerkung zu 1a
(auch mit mehreren
Fingerkuppen)
zu 1c (Beim Lesen
der Blindenschrift)
Bewegung nach
einer Richtung

**Formen des Bewegungstastens.**

| Vermittelte Empfindungen | Vermittelte Vorstellungen | Tastarten | Einteilungsgrund |
|---|---|---|---|
| 1 a) Druckempfindung<br>b) „<br>c) Druck- und Temperaturempfindung<br>(Äußere Tastempfindungen) | a) Lagevorstellung eines Punktes<br>b) Lagevorstellung und ungefähre Ausdehnung der betasteten Linie<br>c) Lagevorstellung, ungefähre Ausdehnung und unsichere Auffassung der Beschaffenheit der betasteten Fläche | Fingertasten<br>(mit einem oder mehreren Fingern)<br><br>Handtasten<br>(mit einer Hand oder beiden Händen)<br><br>(Die Arme sind nur als Fortbewegungsorgane zu betrachten) | Verwendete Tastorgane |
| 2 a) Druck- und Spannungsempfindung<br>b) Druck- und Spannungsempfindung<br>c) Druck-, Spannungs- und Temperaturempfindung<br>(Äußere und innere Tastempfindungen) | a) Lagevorstellung und Entfernung zweier Punkte<br>b) Lagevorstellung und Entfernung zweier Punkte<br>c) Lagevorstellung und Entfernung zweier Flächen | | |
| 3 a) Druck-, Spannungs- und Temperaturempfindung<br>b) Druck-, Spannungs- und Temperaturempfindung<br>c) Druck-, Spannungs- und Temperaturempfindung<br>(Äußere und innere Tastempfindungen) | a) Umfang eventuell Seitenzahl, Durchmesser (Verjüngungen, Verdickungen) des Körpers<br>b) Erfassung der gesamten Begrenzung. (Schematisches Gesamtbild durch Synthese)[1]<br>c) wie a, d) wie b | Passiv:<br>Ruhetasten<br>1. Auflegendes<br>2. Spannendes<br>3. Umschließendes<br>Aktiv:<br>Bewegungstasten<br>1. Auflegendes<br>2. Spannendes<br>3. Umschließendes | Zustand<br>(Ruhe oder Bewegung)<br>der Tastorgane |
| 1. Druck-, Spannungs- und Bewegungsempfindungen, von denen die letzteren vorherrschen<br>Dazu Temperaturempfindungen | a) und c) Lage, Verlauf und Länge der Begrenzungslinien<br>b) und d) Lage, Begrenzung, Größe und Beschaffenheit der Flächen | | |
| 2. Druck-, Spannungs- und Bewegungsempfindungen, von denen die letzteren vorherrschen<br>Dazu Temperaturempfindungen | a) und b) Lage, Verlauf und Länge zweier Linien<br>c) Lage, Verlauf und Größe zweier Flächen | Punkttasten<br>Linientasten<br>Flächentasten | Ausdehnung der Tastfläche |
| 3. Druck-, Spannungs- und Bewegungsempfindungen, von denen die letzteren vorherrschen<br>Dazu Temperaturempfindungen | a) und b) Umfang, Seitenzahl, Ausdehnung, Oberflächenbeschaffenheit des betasteten Teiles, jedoch keine Gesamtvorstellung<br>c) Gesamtvorstellung des Körpers mit allen äußeren Merkmalen im Handtastraume durch Synthese und Analyse. Im Armtastraum ungenauere Vorstellung durch Synthese | Absolutes Tasten<br>Relatives Tasten<br>(Konvergenztasten)<br>(Paralleltasten) | Beziehung der Tastempfindungen<br>(Einstellung auf die Tastreize) |
| Druck-, Spannungs- und Temperaturempfindungen | Simultanes Erfassen der Form und Größe | Synthetisches Tasten im Handtastraum | Auffassung |
| Druck-, Spannungs-, Bewegungs- und Temperaturempfindungen | Erfassen von Einzelheiten und Zusammenfügung zu einem Ganzen | Analytisches Tasten im Hand-, Arm- und Körpertastraum | |

[1] Es werden nicht mehr als vier Merkmale gleichzeitig erfaßt.

Nagel häufig Geräusche entstehen, die bei der Vorstellungsbildung
ebenfalls verwertet werden."

Zum Abtasten besonders kleiner und feiner Tastobjekte kommen
schließlich Zunge und Lippe in Verwendung, von denen die erstere
ja die größte Tastempfindlichkeit besitzt. Nach Th. Heller (1904)
findet sich die Entwicklung dieser Tastwerkzeuge für feine räumliche
Unterscheidungen nicht bei allen Blinden. „Unter 50 Zöglingen der
Blindenanstalt Wien-Hohe Warte waren nur 8 (5 Mädchen und
3 Knaben) mit Lippe und Zunge in entsprechender Weise zu tasten befähigt. Die Anwendung dieser Hauptpartien für das räumliche Tasten
erfolgte immer spontan; Versuche, auch die anderen Blinden zu derartigen Tastleistungen zu befähigen, wurden schließlich als zwecklos
aufgegeben. Das Lippen- und Zungentasten kommt hauptsächlich bei
botanischen Untersuchungen in Betracht. Wird den betreffenden Blinden eine Blüte vorgelegt, so versuchen dieselben zunächst die Verhältnisse der Form durch das manuelle Tasten festzustellen. Dies gelingt
aber kaum in befriedigender Weise: durch die gröbere Berührung der
Finger erleidet das Objekt störende Formveränderungen, und um diese
Fehler auszugleichen, kommt nunmehr das Lippentasten, für welches
schon eine leise Berührung genügt, in Verwendung. Bemerkenswert
erscheint es dabei, daß die Lippen vor und während des Tastaktes
wiederholt befeuchtet werden. Hier erfolgt aber auch die genaue Bestimmung der Oberflächenbeschaffenheit. Selbst bei der Betastung
von Objekten, für deren genaue Auffassung das manuelle Tasten ausreicht, wird für die Bestimmung jener Qualitäten, die sich zwischen
Rauheit und Glätte abstufen, das Lippentasten in Anwendung gebracht. Die genaue Analyse der Blüte ist nun Aufgabe des Zungen-
tastens. Durch rasch erfolgende Bewegungen der Zunge zählt der
Blinde die Blumen- und Kelchblätter, er dringt unter günstigen Verhältnissen auch in das Innere der Blüte ein und sucht die Anzahl der
Staubgefäße festzustellen. Zur Entwicklung präziser Raumvorstellungen
unterhalb der Grenzen des manuellen Tastens wird der Blinde jedoch
in keinem Falle befähigt." Th. Heller erscheint es daher zweifelhaft,
ob das Lippen- und Zungentasten so bedeutende Vorteile bietet, daß
diese für die aufgewendete Zeit und Mühe entschädigen. Tatsächlich
finden diese Tastwerkzeuge nur gelegentliche Verwendung und sind in
derselben hauptsächlich durch gesundheitliche Rücksichten beschränkt.

Zu diesen von Natur aus vorhandenen Tastorganen kommen noch
Hilfsmittel, mit denen sich der Blinde zum Tasten ausrüstet. „Es
ist," wie S. Heller (1892) ausführt, „möglich, durch eine mechanische Verlängerung der Finger, insofern sie auch eine Verfeinerung
derselben ausmacht, das Eindringen in kleine Zwischenräume und die

Wahrnehmung solcher Merkmale zu ermöglichen, die dem Finger ohne
Ausrüstung verborgen oder ganz undeutlich bleiben. Der Widerstand,
den eine solche Ausrüstung erfährt, kommt einer Druckempfindung
gleich, welche sich dem Finger und seiner Innervation mitteilt und sich
so in eine übertragene Tastempfindung verwandelt." Solche Hilfsmittel sind Nadeln und feine Stäbchen. „Beim Schreiben der Punkt-
und Flachschrift wirkt der Schreibstift als Taststäbchen. Beim Handfertigkeitsunterricht und bei gewerblichen Arbeiten werden die Werkzeuge: Schere, Messer, Hammer usw. als Tastmittel gebraucht." (Zech,
1913.)

Zur Vergrößerung der Tasträumlichkeit findet für die Hand des
Blinden der Stock die häufigste Verwendung: Javal (1904) nennt
den Stock, dessen sich die Blinden bedienen und den man mit Recht als
eine Verlängerung des Tastsinnes bezeichnen kann, das „Fühlhorn"
des Blinden. Wird der Stock durch ein elastisches leichtes Stäbchen
ersetzt, so ist die Tastempfindung eine noch viel feinere.

Durch die angeführten Hilfsmittel wird das Tasten des Blinden
ein zweifaches: ein unmittelbares (direktes) und ein mittelbares
(indirektes).

Der Raum bis zu jenen Punkten, welche bei starrem Körper mit
bewegten Armen und Händen durch die Fingerspitzen erreicht werden,
wurde als Tastraum bezeichnet. Dieser Tastraum entspricht ungefähr der Gestalt einer Halbkugel. Innerhalb desselben ist durch
die Bewegung der genannten Tastorgane eine Abmessung nach allen
Richtungen möglich. Th. Heller (1904) teilte diesen Tastraum in
einen engeren Tastraum (mit beiden Händen umschließbar) und in
einen weiteren Tastraum (durch die bewegten Arme gegeben). An
diesen Bezeichnungen wurde bisher festgehalten. Die Bezeichnung
„Handtastraum" an Stelle des engeren und „Armtastraum" an
Stelle des weiteren erscheint jedoch zutreffender. Außerdem wurde bei
dieser Festsetzung außer acht gelassen, daß es neben den Händen mit
ihren Verlängerungen (den Armen) auch noch andere Tastorgane des
Körpers gibt, von denen als äußerste Füße und Kopf zu betrachten
sind. Für die Gewinnung von Tastvorstellungen und Raumvorstellungen
besitzen diese Organe eine bisher wenig beachtete Bedeutung. Es
würde sich daher empfehlen, auch von einem „Körpertastraum" zu
sprechen. Dadurch ergäbe sich die Teilung des größtmöglichen Tastraumes in Hand-, Arm- und Körpertastraum (abgekürzt H-, A-, K-Tast-
raum).

## Lesen und Schreiben der Blinden.

Das Lesen und Schreiben der Blinden, welches sich im zweidimensionalen Raume vollzieht, ist deswegen, weil es lediglich auf Tastvorstellungen beruht, von ganz besonderer Eigenart. Vor allem ist das Lesen der Blindenschrift ein Tastlesen gegenüber dem Augenlesen der Sehenden.

Als Leseorgane fungieren die Hände bzw. deren Finger, von denen namentlich die Fingerspitzen besondere, das Tasten vermittelnde Endorgane besitzen. Für das Tastlesen kommt jene Hautstelle der Fingerbeere in Verwendung, welche von der Mitte der sogenannten Tastrosette bis zur Wölbung unter dem Fingernagel reicht. Die Fläche, die bei leichtem Aufdrücken der Fingerspitze auf das Papier bedeckt wird, ist bei den Fingern derselben Hand verschieden groß. Bei den Zeige- und Mittelfingern, die beim Tastlesen die Hauptrolle spielen, ist die Tastfläche des stärkeren Mittelfingers an und für sich größer als die des Zeigefingers, verringert sich aber durch die notwendig stärkere Krümmung und die sich daraus ergebende Steilstellung ungefähr auf dieselbe Größe. Weiterhin ist die Tastfläche der Lesefinger nach der Stärke der Finger infolge individueller Entwicklung nach Alter und Geschlecht verschieden. Die Form der Tastfläche ist ein Oval von kreisähnlicher bis zu länglicher Ausdehnung. Steilstellung der Finger verkürzt das Oval. Man hat angenommen, daß diese Flächen stets die Lesezeichen zu bedecken vermögen. Namentlich jüngere Leser vermögen jedoch nicht immer die Lesezeichen mit leicht aufgedrückten Fingerspitzen voll zu bedecken, so daß in solchen Fällen ein Flacherstellen der Lesefinger oder stärkeres Aufdrücken notwendig erscheint. Obwohl die Möglichkeit des Tastlesens bei allen Fingern gegeben ist, kommen infolge ihrer bevorzugten Stellung besonders die Zeige- und Mittelfinger in Betracht. Der Seltsamkeit halber sei erwähnt, daß von Blinden auch das Tastlesen mit anderen Organen (Fußzehen) versucht, aber bald wieder aufgegeben wurde. (Bürklen, 1917.)

Das Tastlesen bedingt eine Schrift in erhabener Darstellung, eine Reliefschrift, und eine solche Schrift wird als besondere Blindenschrift bezeichnet. Die Erkenntnis, daß die Finger des Blinden Augen seien, führte frühzeitig zu dem Versuche, die Schrift der Sehenden für die Blinden tastbar herzustellen. Aus Holz geschnittene und aus Draht geformte Buchstaben sind bereits aus alter Zeit bekannt. Aber erst die Buchdruckerkunst ließ die Herstellung eines tastbaren Schriftdruckes möglich erscheinen. Tatsächlich wurden diesbezüglich bereits im 16. Jahrhundert flüchtige Versuche unternommen, doch erschien

**Blinde**

*A B C D E F G H I J K L M*
*a b c d e f g h i j k l m*

1. Ältester Blindendruck in Ku

A B C D E F G H I J K L M

2. Älterer Liniendruck in Anti

A B C D E F G H I J K L M

3. Stachelschrift in Antiqua v

A B C D E F G H I J K L M

4. Perldruck in Antiqua. Stuttgar

A B C D E F G H I J K L M
a b c d e f g h i j k l m

5. Späterer Antiquadruck. Wien

6. Runenschrift von J. Gall. Star

7. Blindenschrift von W. Moon.

8. Punktschrift von L. Braille. S

Verlag von Johann Ambrosius Barth in Leipzig.

**riften.**

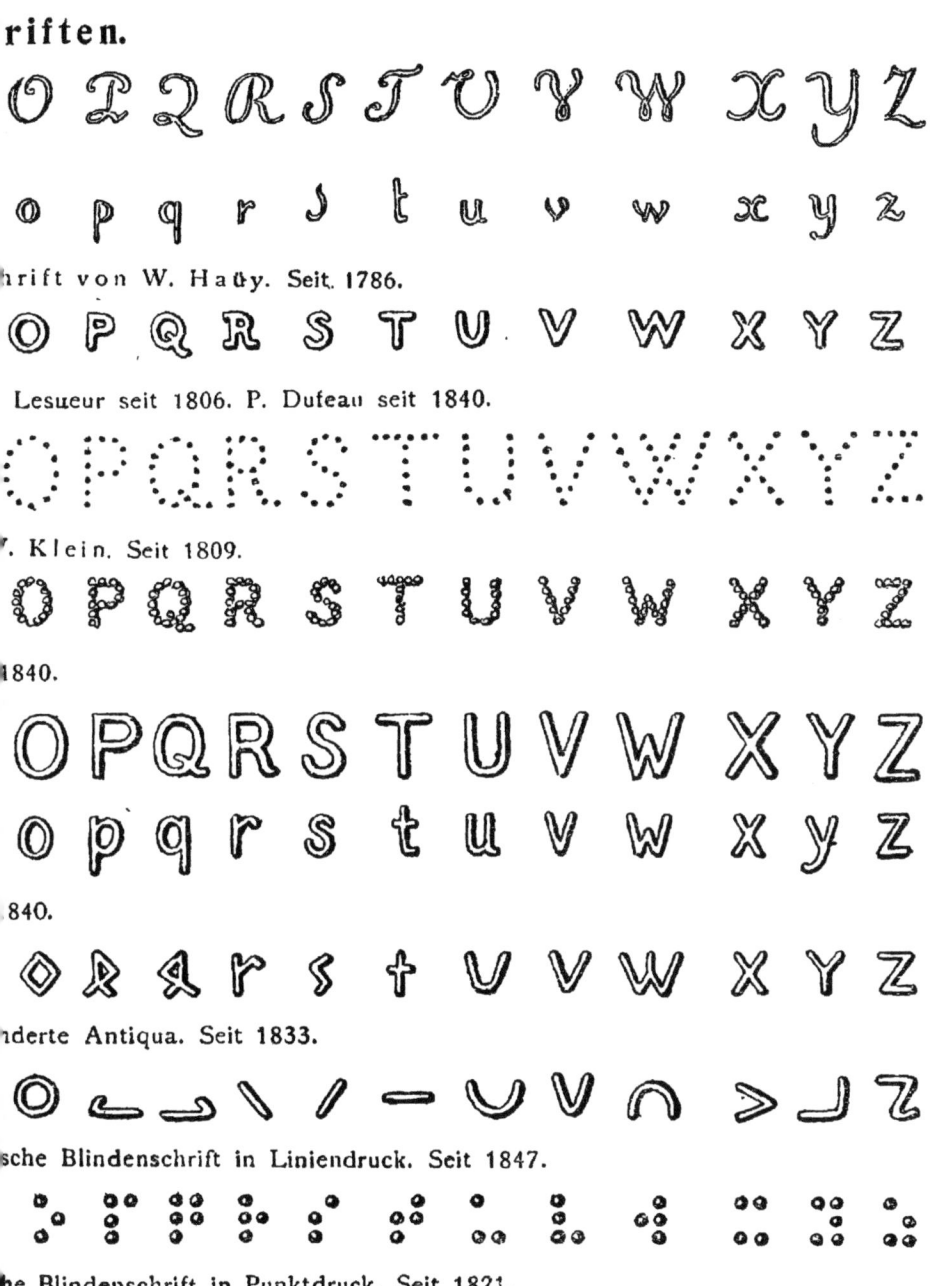

hrift von W. Haüy. Seit. 1786.

Lesueur seit 1806. P. Dufeau seit 1840.

. Klein. Seit 1809.

1840.

840.

nderte Antiqua. Seit 1833.

sche Blindenschrift in Liniendruck. Seit 1847.

he Blindenschrift in Punktdruck. Seit 1821.

das erste Buch in Reliefdruck für Blinde erst im Jahre 1786. Es war die von dem Begründer des Pariser Blindeninstituts V. Haüy verfaßte „Abhandlung über die Erziehung blinder Kinder". Das Buch war von besonders geschnittenen Lettern auf feuchtem Papier in einem schwachen Relief gedruckt worden. Haüy wählte anfangs für seine Reliefblindendrucke die am Ende des 18. Jahrhunderts allgemein gebräuchliche Kursivschriftformen in Groß- und Kleinbuchstaben (siehe Tafel „Blindenschriften"!) und hielt damit an einer einheitlichen Lese- und Schreibschrift fest. In den ersten Jahrzehnten des 19. Jahrhunderts wurden jedoch die Kursivschriftformen bereits durch die einfacheren und leichter tastbaren Antiquaformen ersetzt. Die von dem Nachfolger Haüys, Dufau, herrührenden Großbuchstaben dieser Schrift enthielten noch manche Nebensächlichkeiten, doch wurden die Formen bei wechselnder Größe immer mehr vereinfacht. Bei der technischen Herstellung des Antiquadruckes unterschied man den Linien-, Stachel- und Perldruck. Diese Druckarten gehen nebeneinander und erlöschen mit dem Aufgeben der Antiquaformen in der zweiten Hälfte des vorigen Jahrhunderts.

Den Blindenpädagogen genügten auch die Antiquaformen in bezug auf leichte Erfassung nicht, und es wurden daher mannigfache Versuche zu einer weiteren Vereinfachung angestellt. Die Gallsche Runenschrift bedeutete bereits eine starke Abänderung der Antiqua, denn einzelne Formen ließen die ursprünglichen Zeichen nur mehr schwer erkennen. Noch weiter von ihren Vorbildern entfernte sich die Moonsche Blindenschrift, so daß die Zeichen für Sehende unlesbar wurden und damit bereits eine spezifische Blindenschrift geschaffen war, die aber immer noch, wenn auch an möglichst einfachen und charakteristischen Linienformen festhielt.

Die Lösung des Problems einer vollendeten Blindenschrift gelang jedoch nicht auf diesem Wege. Sie ergab sich vielmehr aus der Tatsache, daß für das Tastgefühl der Punkt das einfachste Gebilde sei und daher eine Blindenschrift aus Punkten zusammengesetzt sein müsse. Die Erfahrung lehrte, daß gegenüber dem Linienrelief das Punktrelief leichter zu tasten ist. Das zeigte schon der Stachel- und Perldruck. Außerdem war durch eine Punktschrift die verloren gegangene Einheitlichkeit von Lese- und Schreibschrift wieder herzustellen. Alfr. Mell (1919) erörtert in eingehender Weise die Vorarbeiten hierfür.

Gedanke und Ausführung der Idee, aus Punkten eine Blindenschrift zusammenzustellen, rühren von dem Franzosen L. Barbier her, der sich als Beamter mit der Telegraphie beschäftigte. Er stellte nicht nur ein System für eine solche Schrift auf, sondern schuf auch eine Schreibtafel, mittels der sich seine Punktschrift leicht herstellen ließ.

Wohl erwies sich sein System, das im Pariser Institut im Jahre 1821 Eingang fand, aus mehreren Gründen als zu umständlich, fand jedoch durch den Zögling L. Braille eine geniale Vereinfachung. Als Braillesche Punktschrift hat sie dann ihren Siegeslauf durch die Blindenwelt angetreten. Wohl gab es noch einen harten Kampf zwischen ihr und den Linienschriften, aber die Jahre 1850 bis 1870 entschieden endgültig den Streit mit der allgemeinen Annahme der Punktschrift. (Bürklen, 1917.)

Wundt (1910) nennt die Geschichte des Tastlesens und der Blindenschrift „eine lange Geschichte der Überwindung von Vorurteilen, die sämtlich in einer falschen Analogie zwischen Gesichts- und Tastsinn ihre Quelle hatten. Als man zuerst zu Anfang des 19. Jahrhunderts den Plan faßte, den Blinden das Lesen zu lehren, ging man von dem Gedanken aus, daß der Tast- dem Gesichtssinn verwandt sei, und daß es sich daher nur darum handeln könne, die Buchstabenzeichen, deren sich der Sehende beim Lesen bediene, in die gröberen Verhältnisse des Tastsinnes zu übertragen. Man fertigte also Blindenschriften an, die genaue, nur stark vergrößerte, aus vertieften oder erhabenen Linien zusammengesetzte Nachbildungen unserer Buchstabenschrift waren. Dies war in doppelter Beziehung ein Fehlgriff. Erstens ist unsere Schrift, wenn sie sich auch aus gewissen natürlichen Anfängen heraus geschichtlich entwickelt hat, doch ihrem Wesen nach ein konventionelles System von Zeichen. So gut wir dasselbe bei der Stenographie zum Behuf größerer Geschwindigkeit verändern, geradesogut ist natürlich auch der Blinde, wenn sich für seine Bedürfnisse eine andere Schrift besser eignet, nicht an die Zeichen des Sehenden gebunden. Zweitens aber stand man unter dem Vorurteil, der Tastsinn sei geradeso wie das Auge auf die Wahrnehmung kontinuierlicher Linien angelegt. Merkwürdigerweise hat die Praxis diesen zweiten Irrtum früher als den ersten erkannt: man schuf nun eine ‚Stachelschrift‘, bei der die Linien der Buchstaben durch Reihen erhabener Punkte ersetzt waren, während die Formen der gewöhnlichen Buchstaben immer noch beibehalten wurden. Endlich brach der selbst blinde Lehrer L. Braille (richtig Barbier) auch mit dem ersten dieser Irrtümer".

Die Ausführungen Wundts werden von Steinberg (1920) in folgender Weise wiederholt: „Die Geschichte der Blindenschrift ist ein prägnanter Ausdruck für die Differenz der günstigsten Auffassungsbedingungen des Gesichts- und des Tastsinns. Da man ursprünglich von der freilich vielfach unausgesprochenen Voraussetzung ausging, die Akte beider seien von gleicher Struktur, legte man, schon um den Blinden möglichst wenig zu isolieren, vor allem Wert darauf, daß seine

Schrift nur in unvermeidlichen Momenten von der allgemein gebräuchlichen abweiche. Man stellte also die gerade meist verwandten Zeichen erhaben dar, und als sich sehr bald zeigte, daß ¹diese Formen zu mannigfach gegliedert sind, um leicht ertastet werden zu können, reduzierte man sie auf ihre charakteristischen Züge, hielt aber an ihrer linearen Begrenzung fest. So weit man die Strecken bei unveränderter Gesamtgestalt durch dicht aneinander liegende Punkte ersetzte, geschah dies lediglich aus Gründen der technischen Darstellbarkeit. Als konstitutives Element des Buchstaben führte erst B a r b i e r den Punkt in die Blindenschrift ein, indem er bis zu zwölf Einheiten bestehende Zeichen bildete. Den grundsätzlichen Vorzug seiner distinkten Formen vor den linearen erkannte der selbst blinde B r a i l l e , legte seinem Systeme aber eine Sechspunktgruppe zugrunde, die sich in zwei vertikale Reihen von je drei Elementen gliedert. Dank eigener Erfahrungen wurde er hiermit bezüglich der höchsten Zahl und der Anordnung der Punkte den spezifischen Auffassungsbedingungen des Tastsinns völlig gerecht. Daß es trotzdem eines halben Jahrhunderts bedurfte, um seinem in den zwanziger Jahren des 19. Jahrhunderts ausgearbeiteten Systeme an allen Blindenanstalten Eingang zu verschaffen, beweist aufs klarste, wie fern man von einer theoretischen Einsicht in die Struktur des Tastens war."

Nicht nur die historische Entwicklung, sondern auch die Tatsache, daß auch heute noch Linienschriften der Sehenden als Verkehrsschriften mit letzteren von Blinden gebraucht werden, macht es notwendig, neben dem System der heute allgemein gebrauchten Punktschrift auch das System der Linienschriften zu berühren. Ein Beschluß des Blindenlehrerkongresses in Dresden (1876) lautete: „Die Blinden sollen eine Schrift zur Korrespondenz mit Sehenden und eine solche zu ihrem besonderen Gebrauch erlernen; die Unzialschrift und eine mit der Brailletafel hergestellte Punktschrift eignen sich hierzu am besten."

Unter den Linienschriften hatte also nach mehr als 50 jährigen Versuchen mit allen möglichen Schriftarten die Antiqua mit ihren Großbuchstaben den ersten Platz errungen, den sie allerdings nur mehr für einen Nebenzweck behaupten konnte, da sie als Leseschrift bald darauf von der Punktschrift verdrängt wurde. Der Dresdener Blindenlehrerkongreß (1876) befaßte sich sowohl mit den Formen als mit dem Druck dieser Schrift. Bezüglich einer Vereinfachung stellte man die Forderung auf, daß dabei der Charakter der Schrift gewahrt bleibe, so daß sie von Blinden und Sehenden gelesen werden könne. Als Buchstabengröße wurde die Höhe von 7 mm angenommen, da größere Buchstaben eine Abwärtsbewegung der Lesefinger notwendig machten.

Über die Frage, ob die Unzialschrift in glatten Relieflinien oder im sogenannten Perlreliefdruck (aneinandergereihte Punkte) herzustellen sei, erstattete das sächsische Landes-Medizinalkollegium ein vom physiologischen und pathologischen Standpunkte gegebenes Gutachten. Dasselbe beruhte auf Leseversuchen mit diesen Schriftdrucken und sprach sich dahin aus, daß der Perldruck leichter zu tasten sei, daß aber das Lesen in glatten Reliefbuchstaben (anfangs größer als 7 mm) zu beginnen habe, weil „diejenige Druckart vorzuziehen ist, welche den Tastsinn der Blinden zur höchstmöglichsten Feinheit ausbildet". Auf diesen anfechtbaren Satz hin wurde auch der glatte Reliefdruck empfohlen mit dem Zusatze, daß „die vorhandenen Bücher mit punktierten Unzialzeichen von den geübten Lesern ohne Gefahr für den Tastsinn benutzt werden können".

In dem Augenblicke, in welchem man mit der angeführten Unzialschrift die eigentliche Blindenschrift geschaffen zu haben glaubte, war deren Schicksal bereits durch die Annahme der Brailleschen Punktschrift entschieden. Seither steht sie nur mehr als Kleinsche Stachelschrift in Verwendung, deren Formen von der gebräuchlichen Großantiqua fast gar nicht abweichen.

Die Braillesche Punktschrift beruht auf einer Gruppierung von Punkten auf einem Sechspunktfelde, das zwei senkrechte Reihen zu je drei Punkten untereinander oder drei wagrechte Reihen zu je zwei Punkten nebeneinander enthält. Dieses Sechspunktsystem bietet nicht nur die Möglichkeit einer ausreichenden Zahl von Kombinationen, sondern gestattet noch eine simultane Erfassung der Zeichen und paßt sich in seiner Rechteckform der Tastfläche des lesenden Fingers gut an. Die Bezeichnung der Punkte durch Ziffern geschieht derart, daß die Punkte der linksstehenden senkrechten Reihe mit 1, 2, 3, die der rechtsstehenden mit 4, 5 und 6 belegt werden, so daß in den wagrechten Reihen die Punkte 1 und 4, 2 und 5 sowie 3 und 6 stehen.

Braille wählte von den möglichen Kombinationen der oberen vier Punkte unter Ausscheidung jener Gruppierungen, welche Anlaß zu Verwechslungen geben können, die einfachsten für die ersten zehn Buchstaben des Alphabets A bis J aus, nannte dieselben Grundzeichen und bildete aus ihnen durch Hinzufügung des Punktes 3 eine zweite Reihe K bis T und durch Hinzufügung der Punkte 3 und 6 die Zeichen U bis Z. Schließlich verwendete Braille die Grundzeichen durch Tieferstellung um eine Punktreihe als Satzzeichen und durch Voraussetzen eines eigenen Zifferzeichens als Ziffern. Das deutsche Alphabet der Brailleschen Punktschrift zeigt umstehende Anordnung.

Wie bei der Linienschrift ist man auch bezüglich der Punktschrift auf der Suche nach einer entsprechenden Schriftgröße ganz empirisch verfahren, ging von möglichst großen Formen[1]) aus und suchte die Schriftgröße immer mehr herabzudrücken. Von einer untersten

## Deutsches Alphabet[2]).

A B C D E F G H I J

K L M N O P Q R S T

U V X Y Z SZ ST

AU EU EI CH SCH Ü Ö W

ÄU Ä IE Zifferzeichen

1 2 3 4 5 6 7 8 9 0

, ; : . ? ! ( ) „ * "

Apostroph  Gedankenstrich und Abteilungszeichen

Grenze, die dem Tastlesen nicht förderlich schien, kam man dann auf eine mittlere Größe zurück. Aber auch innerhalb dieser bestehen

---

[1]) Gegen zu große Schriftformen wendete schon Guillié (1817) ein, daß ihre Verwendung der Absicht gleichkomme, durch Erregung eines großen Geräusches sich einem Tauben hörbar zu machen.·

[2]) Die kleinen Punkte sind nur zur Bestimmung der Lage beigefügt.

heute noch große Unterschiede. Am häufigsten ist die mittlere Größe von 7—7,5 mm Buchstabenhöhe, die sich bis 8 mm erhöht und auf 6 mm herabgeht. Im allgemeinen kann man sagen, daß die Schriftverkleinerung Fortschritte macht, denn der Kleindruck ist neueren Datums. Ohne physiologische Begründung gab man damit lediglich den Vorteilen der Raumersparnis nach. Noch größere Unterschiede als in der Buchstabenhöhe finden sich in der Buchstabenbreite (3—5 mm). Die Punktdurchmesser schwanken zwischen 1,2 und 2,1 mm, die Punkthöhe bewegt sich zwischen 0,5 und 1 mm. Der Form nach sind die Punkte halbkugelförmig. Die Punktabstände zeigen im allgemeinen große Verschiedenheiten in den Zwischenräumen zwischen je zwei neben- oder untereinanderstehenden Punkten, und zwar gehen die Entfernungen von 0,2 bis 1,6 mm. Je größer die Punkte gebildet erscheinen, desto geringer wird natürlicherweise ihr Abstand. Die Schwellenlänge (Abstand von Spitze zu Spitze zweier Punkte) geht von 2,1 bis 3,2 mm, überragt also die Raumschwelle der Fingerspitzen mehr oder minder. Der Buchstabenabstand ist bei allen Schriftarten größer als der Punktabstand innerhalb der einzelnen Zeichen (1,4 bis 2,2 mm). In dem überholten Zwischenzeilendruck finden wir noch Zeilenabstände bis zu 9,5 mm, aber auch im Zwischenpunktdruck finden wir noch solche von 2,9—6,2 mm.

Der Mannigfaltigkeit der jetzt gebräuchlichen Schriftgrößen ist das Verlangen nach Gewinnung einer Einheitsgröße gegenüberzustellen. Zur Erreichung dieses Zieles machte B ü r k l e n (1918) folgende Vorschläge.

Für die Tastbarkeit der Punktschriftzeichen ist in erster Linie die Schwellenlänge maßgebend. K u n z (1902) hält für das Tastlesen der Punktschrift eine Schwellenlänge von 3 mm für notwendig und beruft sich dabei auf die Erfahrung, während B ü r k l e n bei seinen Leseversuchen feststellte, daß eine Entfernung von 2 mm zwischen den einzelnen Punkten der Punktschriftzeichen zu gering erscheint, während andererseits eine Entfernung von 3 mm als durchaus hinreichend angenommen werden kann, auch für ungeübte Leser. Mit Rücksicht darauf, daß erwiesenermaßen die Sukzessivschwelle eine geringere als die Simultanraumschwelle ist, wäre innerhalb von 2—3 mm eine Normaldistanz für den Punktabstand zu suchen. Zur Erprobung der Lesbarkeit werden vier Schriftgrößen mit den Schwellenlängen 2, 2,4, 2,8 und 3,2 mm als Normalschriftgrößen vorgeschlagen. Den bezeichneten Schwellenlängen entsprechen Buchstabenhöhen von 5, 6, 7 und 8 mm, so daß man auch von Fünf- bis Achtmillimeterschriften sprechen kann.

Innerhalb dieser vorgeschlagenen Schriftgrößen sind das Buchstabenbild sowie Punktgröße, Punkt-, Buchstaben- und Zeilenabstände einheitlich zu gestalten. Für das Buchstabenbild ist das von Braille gewählte Sechspunktfeld maßgebend. Seine Regelmäßigkeit im Verhältnisse 5 Einheitenhöhe und 3 Einheitenbreite darf unter keinen Umständen verlassen werden. Punktdurchmesser und Punktabstände müssen sich gleichbleiben. Als allgemeiner Grundsatz für die Punktgröße kann wohl nur der aufgestellt werden, daß die Punkte für die

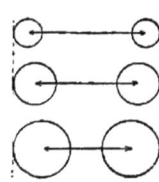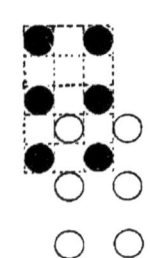

Hervorbringung eines hinreichenden Tastreizes entsprechend groß sein müssen. Es erscheint daher als Verschwendung, über diese notwendige Größe hinauszugehen. Ja, die Vergrößerung der Punkte führt sogar innerhalb des gleichen Raumes zu einer Verkleinerung der Schwellenlänge und damit zur Herabsetzung der Lesbarkeit. Auch das Verfahren des Zwischenpunktdruckes macht es notwendig, Punktdurchmesser und Punktabstand gleichzuhalten, denn nur dadurch kann eine gleichmäßige Verteilung erhabener und vertiefter Punkte bei geringster Inanspruchnahme des Druckpapieres erzielt werden.

Viel zu wenig Beachtung wurde bisher auch der Punktform geschenkt. Dieselbe erscheint gegenwärtig durchwegs als Kugelabschnitt, während zur Hervorbringung des Tastreizes eine konische Form viel zweckmäßiger erscheint, dies auch deshalb, weil die Punkte durch das Lesen wie durch sonstigen Druck

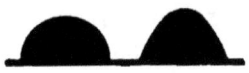

bald niedergedrückt werden und die Halbkugelform dann zu flach wird. Bei der konischen Form kann die Höhe der Punkte etwas über den halben Punktdurchmesser hinausgehen, so daß sie erst nach dem Niederdrücken zur Halbkugelform wird.

Der Buchstabenabstand muß so groß gewählt werden, daß die Punkte zweier nebeneinanderstehender Zeichen nicht verwechselt werden können, also jeder Buchstabe für sich leicht erkannt wird. Der Buchstabenabstand muß mithin größer als der Punktabstand sein und erscheint mit $1^3/_4$ Länge des letzteren genügend groß. Als Zeilenabstand wäre das Dreifache des Punktabstandes anzunehmen, da diese Entfernung für das Auseinanderhalten der Zeilen vollauf genügend erscheint und den Zwischenpunktdruck gestattet.

Mit Druckproben in diesen Normalschriftgrößen wäre durch Versuche die tauglichste Größe für Anfänger und fortgeschrittene Leser festzustellen und die Möglichkeit gegeben, für den Bücherdruck zu einer Einheitsgröße zu kommen, die sich wahrscheinlich in der Sieben- oder Sechsmillimeterschrift ergeben dürfte. Wichtig erscheint auch noch für den Punktdruck die Auswahl eines entsprechenden Papieres, wozu ebenfalls besondere Versuche notwendig erscheinen.

Die ersten Leseversuche werden an besonderen Lesetäfelchen vorgenommen, auf welchen die Punktschriftzeichen groß dargestellt erscheinen. Große Punkte, wie sie diese Lesetäfelchen aufweisen, sind allerdings leichter tastbar, doch zerfällt ein großes Buchstabenbild in seine Einzelheiten und kann als Ganzes schwer erfaßt werden. In dieser Hinsicht erscheinen die Buchstaben auf den gegenwärtig gebrauchten Lesetäfelchen zu groß. Um sowohl die Analyse als die Synthese der Punktschriftzeichen zu ermöglichen, dürfte eine Buchstabenhöhe von 15 mm vollkommen genügen.

Die besondere Eignung der Punktschrift gegenüber allen Linienschriften ist durch die Praxis erwiesen. Gegen das Braillesche System wurden allerdings verschiedene und zum Teil gerechtfertigte Einwände erhoben und Abänderungsvorschläge gemacht. Bei der Übernahme desselben für das Deutsche stellte L. von St. Marie (Kongreß in Dresden 1876) den Antrag, für die häufigst vorkommenden Buchstaben die einfachsten Zeichen auszuwählen, wobei als solche die mit den wenigsten Punkten angenommen wurden. Der Einheitlichkeit halber wurde jedoch das Braille-Alphabet unverändert übernommen. Der Amerikaner W. B. Wait veränderte die Grundform Brailles derart, daß er diese umlegte, wodurch die Simultanauffassung der Zeichen erschwert wurde, da manche derselben sich nicht mehr der Tastfläche der Finger anpassen, sondern hierfür zu breit sind. Von Kunz (1902) rührt der Vorschlag her, zur Erhöhung der Charakteristik die Punkte der Braillezeichen durch Linien zu verbinden, also ein Mittelding zwischen Punkt- und Linienschrift zu schaffen. Diese Änderung vermochte sich nicht durchzusetzen, weil sie die Vorteile der Punktschrift preisgab und den durch die Punktschrift erreichten Zwischenpunktdruck (Bedrucken beider Seiten eines Blattes) wieder unmöglich machte. Ebensowenig vermochte Javal (1904) mit seiner Anregung durchzudringen, zu dem phonographischen System Barbiers zurückzukehren. Wie Bürklen (1913) darlegte, werden alle Abänderungsanträge zum Braillesystem solange unfruchtbar bleiben, solange nicht die Tastbarkeit der Punktschriftzeichen überhaupt erforscht ist.

Zur Raumersparnis und Erhöhung der Leseflüchtigkeit wurde eine Kurzschrift geschaffen. Diese besteht in einer Anzahl von Silben- und Wortkürzungen, bedeutet also gegenüber der Vollschrift, bei welcher jedem Laut ein Zeichen entspricht, eine Verkürzung des Wortbildes. Auch für die Notenschrift in Punktdruck besteht ein eigenes System, das wie jenes der Kurzschrift jedoch noch kein einheitliches ist.

Die mit Rücksicht auf die Tastbarkeit notwendige Größe der

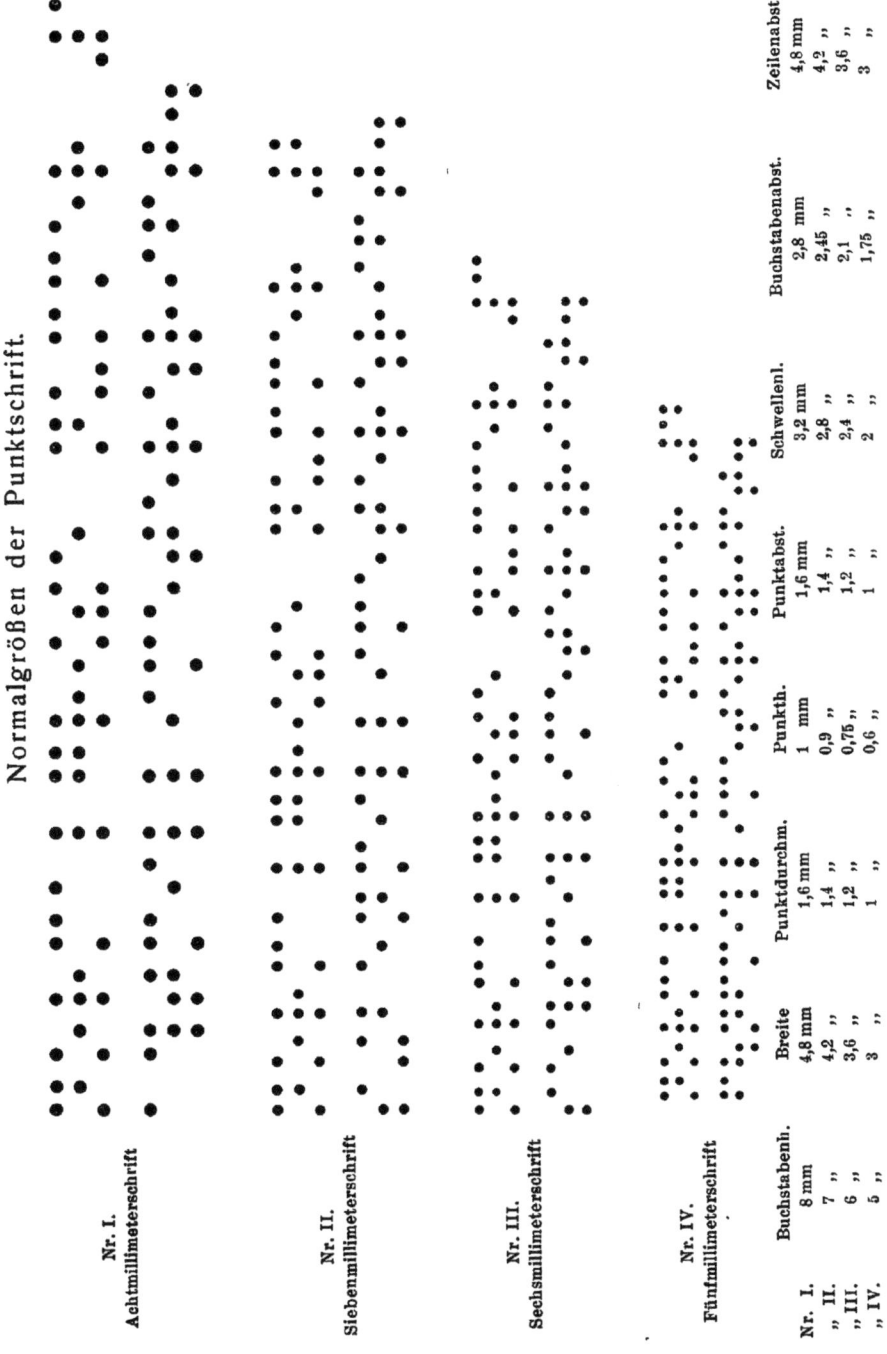

Normalgrößen der Punktschrift.

Nr. I.
Achtmillimeterschrift

Nr. II.
Siebenmillimeterschrift

Nr. III.
Sechsmillimeterschrift

Nr. IV.
Fünfmillimeterschrift

| | Buchstabenh. | Breite | Punktdurchm. | Punkth. | Punktabst. | Schwellenl. | Buchstabenabst. | Zeilenabst. |
|---|---|---|---|---|---|---|---|---|
| Nr. I. | 8 mm | 4,8 mm | 1,6 mm | 1 mm | 1,6 mm | 3,2 mm | 2,8 mm | 4,8 mm |
| „ II. | 7 „ | 4,2 „ | 1,4 „ | 0,9 „ | 1,4 „ | 2,8 „ | 2,45 „ | 4,2 „ |
| „ III. | 6 „ | 3,6 „ | 1,2 „ | 0,75 „ | 1,2 „ | 2,4 „ | 2,1 „ | 3,6 „ |
| „ IV. | 5 „ | 3 „ | 1 „ | 0,6 „ | 1 „ | 2 „ | 1,75 „ | 3 „ |

Punktschriftzeichen bringt es mit sich, daß die Punktschrift gegenüber der Schwarzschrift der Sehenden einen unverhältnismäßig großen Raum einnimmt. Noch krasser war dieses Verhältnis bei den Linienschriften, mit denen jedes Blatt nur einseitig bedruckt werden konnte, während die Punktschrift bereits ein beidseitiges Bedrucken gestattete. Immerhin ist auch bei der Vollschrift der Punktschrift noch ein zehnmal so großer Flächenraum notwendig als für die Schwarzschrift. Bei Anwendung der Kurzschrift geht dieses Raumbedürfnis auf das Siebenfache zurück. Jedes Punktschriftzeichen benötigt mit den dazugehörigen Zwischenräumen rund einen Quadratzentimeter Fläche. Hierzu kommen als weitere ungünstige Faktoren die Erhabenheit der Punktschrift und die für den Punktdruck notwendige Stärke des Papiers. Bei günstigen Verhältnissen (Kurzschrift und Zwischenpunktdruck) übertreffen daher die Punktschriftbücher die Schwarzdruckbücher gleichen Inhalts um das Dreißigfache an Rauminhalt, bei ungünstigen Verhältnissen (Vollschrift und Zwischenzeilendruck) um das Fünfzigfache und darüber. (Bürklen, 1916.)

Wie Meumann (1914) darlegt, handelt es sich beim Lesen nicht um einfache, sondern um äußerst verwickelte psychische Prozesse, und er nennt das Lesen „eine psychische Welt im kleinen, denn es betätigt sich dabei: die Wahrnehmung der (bei Blinden ertasteten) Zeichen; die Vorstellungstätigkeit, mit der wir die Bedeutung der Zeichen erfassen; das Gedächtnis, indem wir das Vorausgehende festhalten, während wir das Folgende lesen; der Verstand, indem wir den Zusammenhang des Gelesenen erfassen; der Wille, denn das Lesen ist eine spontane Tätigkeit; das Gefühl, indem der Leseinhalt uns mehr oder weniger interessiert. Dazu kommen die motorischen Prozesse des stillen oder lauten Sprechens; und alle diese Vorgänge arbeiten beim erwachsenen Menschen in einer bewunderungswürdigen Weise zusammen, wie ein äußerst komplizierter, aber vermöge der festen Assoziation der Teilprozesse spielend leicht funktionierender Mechanismus".

„Zur experimentellen Analyse des Lesens bieten sich uns drei Wege dar: Die Beobachtung des äußeren Leseaktes; die Untersuchung der sprachlichen Prozesse, insbesondere des (wie es scheint immer das Lesen begleitende) inneren Sprechens und die Analyse der höheren, rein intellektuellen Prozesse: der Reproduktion der Wortbedeutungen, der Erfassung des in den Worten des Textes dargestellten Gedankenzusammenhangs. Endlich ist es nicht unwichtig, auch manche Begleitvorgänge des Lesens experimentell zu erforschen, wie das Verhalten der Aufmerksamkeit und der Gefühle des Lesenden, die sich allmählich einstellenden Ermüdungserscheinungen u. a. m."

Am abweichendsten vom Augenlesen der Sehenden ist beim Blin-

den der äußere Lesevorgang des Tastlesens und auf diesen
müssen wir daher vor allem unser Augenmerk richten. Die anderen
Vorgänge dürften sich beim Blinden ähnlich und weniger abweichend
vollziehen, doch wäre auch hierin die bisher fehlende Einsicht zu
schaffen.

Beim Tastlesen der Blindenschrift zeigt sich folgender äußerer
Vorgang. Die beiden Hände werden so auf den durch Orientierungsbewegungen aufgefundenen Zeilenanfang gesetzt, daß die Spitzen der
Zeigefinger leicht aufliegen, während die Mittelfinger, mehr aber noch
die anderen Finger, leicht erhoben bleiben. Der Winkel, in dem die
Lesefinger gegen das Papier gestellt sind, ist ein geringer. Bei den
Zeigefingern beträgt er 20 bis 30 Grad. Die Mittelfinger müssen, wenn
ihre Spitzen mit jenen der Zeigefinger auf gleicher Höhe bleiben sollen,
etwas steiler gestellt werden, wodurch der Winkel ein etwas größerer
wird. Dabei muß eine solche Körperhaltung eingenommen werden,
daß sich die Oberseite des Buches in einer Höhe befindet, die eine
freie und ungezwungene Bewegung sowohl der Hände als auch der
Unterarme ermöglicht. Diese Bewegungsfreiheit ist nur dann vorhanden, wenn sich die Oberseite des Buches nicht über Ellbogenhöhe
der am Körper anliegenden Oberarme befindet. (Bürklen, 1916.)

Aus dieser Stellung werden die für das Lesen notwendigen Tastbewegungen der Finger und Hände unternommen. Als Lesefinger
sind vor allem die Zeigefinger beider Hände anzusehen. Die Verwendung der Mittelfinger ist beim Lesen mit beiden Händen vereinzelt.
Zwischen den genannten Tastorganen findet eine Arbeitsteilung statt,
die sich nach Umständen verschieden gestaltet. Die Tastbewegungen
der lesenden Finger sind teils Suchbewegungen, teils für die Erkennbarkeit notwendige Bewegungen. Ihre Häufigkeit geht parallel mit der Erkennbarkeit. Ihr Verlauf nähert sich bei guten ruhigen Lesern einer fortlaufenden Geraden, nimmt bei weniger guten Lesern säge- oder
schlingenförmigen Charakter an und steigert sich bei schlechten Lesern
bis zur Verworrenheit. Lesen zwei Finger gleichzeitig, so erfolgen
mehr oder minder gleichlaufende Bewegungen, doch tritt stets die
größere Beweglichkeit jenes Fingers, welcher die Hauptarbeit ver-
richtet, deutlich hervor, denn neben gehäuften Bewegungen des einen
Fingers geht der zweite mit mehr oder minder gleichlaufenden Bewegungen dahin. Der Übergang von einer Zeile zur anderen erfolgt
im Zwischenraum der Zeilen oder auf der gelesenen Zeile, selten
auf der neuen Zeile. Beim Lesen mit beiden Händen trennen sich
dieselben gewöhnlich in der Mitte oder gegen Ende der Zeile und
die rechte Hand liest den Rest der Zeile, währenddessen die linke
den Anfang der folgenden Zeile aufsucht. Bis auf die Langsamkeit

des Vorganges weist das Tastlesen große Ähnlichkeiten mit dem Augenlesen auf. Dasselbe erfolgt in zusammenfassender Weise durch die
Auffassung von Wortbildern. Je größer die Aufmerksamkeit des Lesers
und sein Wortschatz, desto bedeutungsvoller ist die Rolle der Assimilation. Unbekannte Worte erschweren den Lesevorgang um ein Bedeutendes und machen eine Zerlegung des Wortbildes notwendig. Der
Übergang von einer Zeile zur anderen führt zu einer, das fließende
Lesen störenden Pause.

Mit den Tastbewegungen ist ein entsprechender Fingerdruck
verbunden. Dieser ist bei guten Lesern ein geringer und gleichmäßiger.
Leseschwierigkeiten führen in Verbindung mit vermehrten Tastbewegungen (Tastzuckungen) zu erhöhtem Druck. Bei schwachen Lesern
ist der Fingerdruck ein stärkerer und schwankender. Am Anfang einer
Zeile erhöht sich der Druck durch die Suchbewegungen.

Die Möglichkeit zum Tastlesen ist, wie schon gesagt wurde, bei
allen Fingern gegeben. Wenn hauptsächlich die Zeigefinger, ausnahmsweise auch Mittelfinger, zum Lesen gebraucht werden, so liegt dies
in ihrer bevorzugten Stellung, größeren Beweglichkeit und der erlangten
Übung. Als beste Lesefinger sind die Zeigefinger anzusehen. In der
Regel lesen auch nur die beiden Zeigefinger. Mitunter wird nur mit
einem Zeigefinger gelesen. In Ausnahmefällen kommen außer den
Zeigefingern auch ein Mittelfinger gemeinsam mit ersterem zur Verwendung, noch seltener lesen drei Finger gemeinsam, wobei zu den
Zeigefingern noch ein Mittelfinger tritt. (Bürklen, 1917.)

Der äußere Tastvorgang beim Lesen der Blindenschrift wurde
mehrfach in verschiedenartiger Darstellung beschrieben, so von Hocheisen (1892), Th. Heller (1904), Gigerl (1900), M. Mell (1910) und
Zech (1913).

Wie erfolgt nun beim Tastlesen der Blindenschrift die innere
Auffassung der Buchstaben- und Wortbilder?

Durch das Tastgefühl müssen die einzelnen Zeichen aufgefaßt werden und es muß eine Schriftbildvorstellung entstehen. Wenn wir vorerst
von den Vorstellungen der einzelnen Schriftzeichen sprechen, so können
wir uns der Ansicht des Blindenlehrers Hebold (Kongreßbericht,
Dresden 1876) anschließen, „daß die Vorstellung eines Buchstabenbildes vollständig und klar ist, wenn dasselbe nach seiner verschiedenen
Formgliederung erkannt und für die Erinnerung fest eingeprägt ist".
Bei den Blindenschriften handelt es sich um einfache Linienformen
oder Punktanordnungen im Rechteck. Diese Buchstabenformen können
simultan durch bloßes Aufdrücken der Tastfläche des Lesefingers erfaßt werden, doch ist dieser Simultaneindruck meist ein ungenügender.
Es erfolgen vielmehr zur Gewinnung innerer Tastempfindungen Be-

wegungen über den Zeichen, durch welche ein bestimmterer Eindruck und eine genaue Ausmessung möglich ist.

Für die leichtere oder schwerere Tastbarkeit der Linienschrift (Großantiqua) ist nach Hebold (1876) maßgebend Zahl, Richtung und Verbindung der Linien, weiter Zahl, Größe und Lage der Winkel, aus welchen der Buchstabe besteht. Die Auffassung wird wesentlich erleichtert, 1. wenn die Buchstaben aus möglichst wenigen Formteilen bestehen, sich also durch Einfachheit empfehlen; 2. wenn alle Formteile an sich und in ihrer Verbindung miteinander eine geometrische Bestimmtheit haben, welche für die Klarlegung und Einprägung des Formbildes durch die hinzutretende Beschreibung desselben ganz besonders günstig ist; 3. wenn sich das ganze Alphabet aus wenigen Grundformen genetisch zu einem System entwickelt, bei welchem in den mehr zusammengesetzten Formen die einfachen immer wieder als bekannte Formteile auftreten; 4. wenn die einzelnen Teile eine möglichst gesonderte Lage haben; 5. wenn sie sich in der Größe unterscheiden. Zur Individualisierung der Brailleschen Punktschriftzeichen dient die Zahl der Punkte, die vierfache relative Lage der Punkte zueinander innerhalb ein und derselben geometrischen Grundform und die vierfache Entfernung der Punkte voneinander. Diese drei Mo-

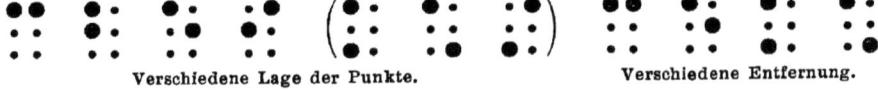

Verschiedene Lage der Punkte.          Verschiedene Entfernung.

mente, Zahl, Lage und Entfernung der Punkte, geben in ihrer Zusammenwirkung so mannigfache Formen- und Größenunterschiede für die einzelnen Schriftzeichen, daß dieselben für den Tastsinn am vollkommensten und entsprechendsten charakterisiert erscheinen.

Daß bei der Linienschrift die charakteristische Form des Buchstabens für die Auffassung maßgebend ist, war einleuchtend und wurde, wie Hebold zeigt, bald erkannt. Nicht so bei der Punktschrift, wo man trotz der zutreffenden Ausführungen Hebolds allgemein die leichte Tastbarkeit von der geringen Zahl der Punkte, aus welchen das Zeichen besteht, abhängig erklärte. Eine flüchtige Überprüfung der Braillezeichen durch das Tastgefühl ergibt jedoch schon die Tatsache, daß die Punktzahl durchaus nicht jene ausschlaggebende Rolle spielt, welche man ihr zugewiesen hat, denn es ist unverkennbar, daß eine Punktgruppe dem Tastgefühle größere Anhaltspunkte bietet als ein oder zwei Punkte, besonders wenn die Anordnung derselben eine regelmäßige ist. Obwohl beim Lesen der Punktschrift nach ihrer Erlernung nicht mehr die Punktzahl, sondern die einheitliche Form des

Zeichens als charakteristisches Tastbild zur Auffassung kommt, hat diese Tatsache bis in die letzte Zeit fast gar keine Beachtung gefunden, wenn von der Lesbarkeit der Punktschrift die Rede war.

Bürklen (1913) sah sich deshalb zu dem Versuch veranlaßt, die einzelnen Punktschriftzeichen auf ihre Lesbarkeit näher zu betrachten und in praktischer Weise zu erproben. Als allgemeiner Grundsatz wurde dabei festgehalten, daß diejenigen Zeichen, welche unter einer festgesetzten Zahl von Leseversuchen am öftesten erkannt wurden, auch als die am leichtesten tastbaren, also die lesbarsten, gelten können. Aus den Untersuchungen, die durch Wanecek (1915) überprüft wurden, ergab sich bei mehr als 25000 Lesungen (600 Lesungen für jedes Zeichen), folgende Reihung nach der Lesbarkeit:

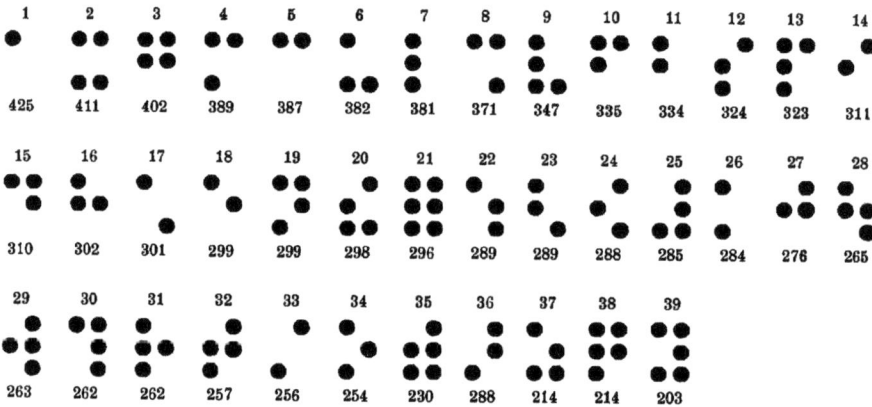

Als wichtigstes, sofort in die Augen springendes Ergebnis ist den Untersuchungen die Widerlegung der Ansicht zu entnehmen, daß die aus wenigen Punkten bestehenden Zeichen die lesbarsten sind. Die Lesbarkeit geht also nur in verschwindendem Umfange mit der Anzahl der Punkte parallel. Wesentlich für die Lesbarkeit erscheint vielmehr die Form der Zeichen. Voranstehend finden wir die Zeichen von einfachster geometrischer Form. Deren Überlegenheit in bezug auf Tastbarkeit steht also außer Frage. Dagegen sind die meisten der weiterhin stehenden Zeichen sicher als die schwerer tastbaren anzusprechen.

Diese Tatsache wird auch durch die Untersuchungen Freys (1914) über die Verschmelzung der Hautempfindungen bekräftigt. Nach ihm besteht die Form, in der die Verschmelzungserscheinungen im Gebiete des Drucksinnes auftreten, darin, daß zwei oder mehrere, gleichzeitig gesetzte Erregungen ihre räumliche Selbständigkeit einbüßen und zu einem Gesamteindruck von einheitlicher Lokalisation zusammenfließen.

Werden zwei Punkte der Haut, in nicht zu geringem Abstande voneinander, gleichzeitig gereizt, so gewinnen die beiden zugehörigen Empfindungen eine besondere Beschaffenheit oder Qualität. Während sie für sich gegeben deutlich erscheinen, d. h. gut abgegrenzt von dem übrigen Bewußtseinsinhalt, werden sie bei gleichzeitiger Erregung undeutlich, verwaschen oder stumpf. Sie sind dann auch schwer voneinander zu sondern und erscheinen wie durch eine Brücke miteinander verbunden. Also auch diese Tatsache, daß zwei Punkte in geringem Abstande schwer voneinander zu sondern sind und wie durch eine Brücke miteinander verbunden erscheinen, bestätigt die Annahme, daß beim Tastlesen die Punkte eines Zeichens nicht mehr einzeln gefühlt werden, sondern ein Gesamtbild des Zeichens aufgenommen wird und daß daher die Form des Zeichens für die Auffassung entscheidend ist.

Nur beim Lesenlernen ist ein Beachten der einzelnen Teile des Zeichens, also auch der Punktzahl, von größerer Bedeutung. „Für den ungeübten Tastsinn," sagt Hebold (1876), „der die einzelnen Wahrnehmungen nicht genügend sondern, unterscheiden und verbinden kann, ist es zweckmäßig, die Form der Buchstaben erst in vergrößertem Maßstabe vorzuführen, damit alle Verhältnisse deutlich hervortreten und die Auffassung derselben infolge der größeren Wege, die der tastende Finger zu machen hat, auch durch das Muskelgefühl unterstützt wird. Die Auffassung selbst, welche unter selbsttätigem Suchen und Finden des Schülers stattfinden muß, ist bei dem Tastsinn eine andere als bei dem Gesichtssinn. Während bei dieser der Lehrer durch Zeigen der aufzufassenden Formteile, durch Verdecken der vorläufig außer acht zu lassenden oder durch Entstehenlassen der Form dem Schüler zu Hilfe kommen kann, und letzterer die Formenelemente behufs ihrer Einprägung, Unterscheidung und Gruppierung immer vollständig zusammenhängend und vergleichend anschaut, kann die Tastauffassung nur durch das Wort des Lehrers dirigiert werden (jedes tätliche Eingreifen, jede Führung der Hand oder des Fingers des Schülers ist in den meisten Fällen mehr störend als förderlich), und der Schüler muß vorzugsweise dadurch, daß er die einzelnen aufeinanderfolgenden Wahrnehmungen in der Erinnerung festhält, die Vorstellung der ganzen Buchstabenform zu gewinnen suchen."

Das Lesenlernen der Punktschrift wickelt sich nach der heute üblichen Methode als Punktezählen und Erfassung der gegenseitigen Stellung der Punkte ab, ohne die geometrische Form des Zeichens als Ganzes genügend zu beachten, was unbedingt geschehen sollte. Ebensowenig wurde bisher in den ersten Lesebüchern für die Punktschrift die Lesbarkeit der Zeichen berücksichtigt. Erst Bürklen (1920) ist in seiner „Blindenfibel", soweit dies möglich und empfehlenswert war, der Forderung, die Zeichen nach ihrer Lesbarkeit vorzuführen, gerecht geworden.

Durch das Abtasten des Buchstabenbildes erlangt also der Blinde eine Vorstellung der Buchstabenform, wodurch er das gleiche Zeichen wiederzuerkennen vermag. Erfaßt er die Form des Zeichens nicht simultan, so ist er zur Zerlegung desselben gezwungen, was mit vermehrten Tastbewegungen und verstärktem Druck verbunden ist. Andererseits ist bei vorgeschrittener Übung auch ein Ausfall von Tastbewegungen festzustellen, da mitunter bereits eine charakteristische Einzelheit zur Erkennung des Zeichens genügt.

Wie schon Hebold (1876) bemerkt, „begnügt sich der tastende Finger, namentlich wenn zusammengesetzte Zeichen aufzufassen sind, mit den hervorstechendsten Unterscheidungskennzeichen, ohne jedesmal die ganze Form vollständig in die Vorstellung zurückzurufen, so daß diese sogar mit der Zeit verloren geht, wie bei dem sehenden Leser die Vorstellung der Formen für die Druckbuchstaben. Als solche für die schnelle Unterscheidung besonders hervortretende Kennzeichen erweisen sich zumeist (bei der Linienschrift) die frei und gesondert liegenden Formteile; denn das freie Ende einer Linie ist deutlicher als das an eine andere Linie anstoßende, und ein Winkel wird erst von der Stelle an deutlich, wo beide Schenkel für eine gleichzeitige Auffassung die gehörige Entfernung haben, während der Scheitelpunkt desselben nur als äußere Ecke hervortritt, wenn er frei liegt oder gänzlich verschwindet, wenn er in der Mitte einer anderen Linie liegt".

Bezüglich der Punktschrift sagt Th. Heller (1904), daß der Blinde schon nach flüchtiger Berührung imstande ist, „dem Zeichen nach der Ausdehnung der affizierten Hautstelle seine charakteristische Gruppe anzuweisen".

Wie beim Auffassen der einzelnen Zeichen die Gesamtform oder eine charakteristische Einzelheit derselben in den Vordergrund tritt, so kommt im Worte nicht jeder Buchstabe für sich, sondern das Wortbild zur Erfassung. Dies erkannte ebenfalls schon Hebold (1876), indem er sagt: „Bei der weiteren Übung, die Buchstabenreihe eines ganzen Wortes schnell aufzufassen, werden erst kleinere, oft wiederkehrende Buchstabenfolgen, meist den Silben entsprechend, der Auffassung geläufig, bis nach und nach auch mehrsilbige Wörter, als eine weitere Verbindung solcher konstanten Buchstabengruppen schnell und sicher erkannt werden." Assoziation und Assimilation kommen dabei immer mehr zur Geltung. Entscheidend für die Auffassung eines Wortes scheinen die Anfangsbuchstaben zu sein, denn Th. Heller (1904) fand, daß „Verlesungen sich fast nie auf den Anfang bezogen, sondern in der Regel auf die Mitte und das Ende der Wörter".

„Die Entwicklung des Tastlesens," sagt weiter Th. Heller, „ist offenbar einerseits beeinflußt durch das Verlangen, eine adäquate Vorstellung von den zur Auffassung gelangenden Schriftzeichen zu erhalten, andererseits aber durch das Gesetz der Kraftersparnis. Dem letzteren entsprechend begnügen sich die Blinden nach längerer Übung damit, nur den einen der Faktoren, die notwendig erscheinen, zur Entwicklung einer präzisen Raumvorstellung, durch unmittelbare Sensation zu empfangen, während der andere durch Reproduktion ergänzt wird. — Beim Lesen der Blindenschrift ist die Reproduktionsfähigkeit der beiden Faktoren eine wechselseitige. Hier vermag der Sukzessiveindruck den Simultaneindruck, aber auch der Simultaneindruck den Sukzessiveindruck hervorzurufen. Bei der Wahl der beiden Tastarten leitet den Blinden das Gesetz der Kraftersparung; er entscheidet sich demgemäß für das synthetische Tasten zur unmittelbaren Gewinnung der Eindrücke."

Javal (1904), welcher grundlegende Untersuchungen über das Augenlesen veröffentlichte, urteilte diesbezüglich über das Tastlesen folgendermaßen: „Das Lesen von ausgeschriebenen Wörtern vollzieht sich derartig, daß immer eine große Zahl von Zeichen übersprungen wird; man errät sie nämlich entweder aus dem ganzen Zusammenhang, aus den ersten Buchstaben eines Wortes oder aus seiner Länge."

Derselbe Vorgang wie beim Wortlesen tritt beim Satzlesen ein. Th. Heller (1904) nahm bei Leseversuchen mit der Linien- und Punktschrift selbst bei sinnlosen Wörtern eine rhythmische Gliederung des Lesestoffes wahr. „Je vier Wörter wurden gleichsam als ein Takt zusammengefaßt." Dagegen bestritt S. Heller (1918), „daß der Blinde in gleicher oder ähnlicher Weise wie der Sehende Wortbilder zu erwerben vermag". Aber auch Steinberg (1920) ist der Anschauung, daß man nicht einzelne Zeichen, sondern mindestens Worte als unmittelbare Einheiten ertastet.

Das Vorkommen ähnlicher Zeichen in der Linienschrift, noch mehr aber die große Zahl symmetrischer Zeichen in der Punktschrift (26 unter 38) bringen Verwechslungen beim Lesen mit sich, die besonders beim Lesen einzelner Zeichen in Erscheinung treten. So stellte Bürklen (1913) bei den Lesungen einzelner Zeichen eine große Zahl der Verwechslung symmetrischer Zeichen fest. Die gegenteilige Feststellung Th. Hellers (1904), nach der bei der Brailleschrift nur in den seltensten Fällen Verwechslungen symmetrischer Zeichen vorkamen, erklärt sich daraus, daß beim Wortlesen die Zahl der Verwechslungen stark zurückgeht, da das sinngemäße Lesen eintritt. Th. Heller stellte hierzu besondere Versuche an. Bürklen (1917) setzte beim Lesen des Sprichwortes „Morgenstunde hat Gold im

Munde" absichtlich „Göld" statt „Gold" ein. Das unrichtige „ö" (als symmetrisches Gegenzeichen von o) wurde unter 50 Lesern von 36 übersehen und nur von 14 bemerkt. Die Feststellung des Fehlers erforderte stets vermehrte Tastbewegungen.

Auch Peiser (1923) bestätigte die „latente Einstellung auf sinnvolles Material" beim Lesen der Punktschrift.

„Bei der Auffassung der Schriftzeichen lassen sich zwei Arten der Bewegung sehr deutlich unterscheiden," führt Th. Heller (1904) nach seinen Beobachtungen aus. „Die eine besteht in Beugungen und Streckungen, die im Interphalangealgelenk des Tastfingers ausgeführt werden, die andere nach vollführter Beugung in eigentümlich zuckenden Progressivbewegungen. Wozu dienen nun den Blinden die Beugungen und Streckungen, dann die Progressivbewegungen des Tastfingers? Auch hier treten uns jene wichtigen Beziehungen des synthetischen und analysierenden Tastens entgegen. Bei der Streckung des Fingers berührt die Volarseite des dritten Fingergliedes den gesamten Buchstaben. Hierdurch wird die Entwicklung eines schematischen Gesamtbildes ermöglicht, das zu seiner Verdeutlichung die nachfolgende Tastanalyse erfordert. Durch die zuckenden Tastbewegungen wird nun sukzessive dieselbe engbegrenzte Hautstelle mit den Konturen des Buchstabens in Berührung gebracht. Es finden sich demnach hier jene beiden Komponenten wieder, welche zur Entstehung einer präzisen Raumvorstellung als unbedingt notwendig erkannt wurden: die durch den Raumsinn der Haut extensiv geordneten Empfindungen und die zur Abmessung des Simultanbildes trefflich geeigneten bloß intensiv abgestuften Bewegungsempfindungen. — Bei den in der Auffassung der Brailleschrift hinlänglich geübten Blinden unterbleibt in der Regel das analysierende Tasten. Nur dann, wenn ein Zwang zum Buchstabieren geschaffen wird, wie z. B. beim Vorkommen von den Blinden nicht geläufiger Fremdwörter oder bei abgegriffenen Buchstaben, die sich über das Niveau des Papiers nicht genügend merklich erheben, treten wieder die analysierenden Tastbewegungen in ihre Rechte." Im Gegensatze zu der früheren Behauptung, daß weder dem synthetischen noch dem analysierenden Tasten beim Lesen eine selbständige Bedeutung zukommen kann, gibt Th. Heller in den letzten Sätzen zu, daß bei guten Lesern das analysierende Tasten in der Regel unterbleibt und nur bei Leseschwierigkeiten eintritt.

Tatsächlich genügt auch bei geübten Lesern die durch die fortgleitende Bewegung des Tastfingers aufeinanderfolgende Simultanerfassung, also das synthetische Auffassen der Buchstaben bzw. Wortbilder.

Th. Heller hat weiter eine Arbeitsteilung beim Tastlesen in

der Weise angenommen, daß die nur zu langsameren Fortschreiten befähigte Linke die Analyse übernimmt, die rasch bewegliche Rechte jedoch die Synthese. „Die beiden Tastakte, welche im Anfang ein und derselbe Finger vorzunehmen hatte, verteilen sich nunmehr auf die rechte und linke Hand. Doch ist die Arbeitsteilung keine ganz strenge; nach den jeweiligen Bedürfnissen geht die Tastanalyse zuweilen in die Synthese, die Synthese in die Analyse über." Abgesehen davon, daß, wie wir schon sagten, die synthetische Erfassung vorherrschend ist und die Analyse nur sehr selten eintritt, entspricht die Einschränkung des letzten Satzes viel mehr der Wirklichkeit als die behauptete Arbeitsteilung der beiden Hände in Analyse und Synthese, da beide, wenn es notwendig erscheint, von einem Lesefinger ausgeübt werden. Trotzdem wurde die Hellersche Anschauung über diese Arbeitsteilung von fast allen Fachleuten übernommen, wie folgende Beispiele zeigen. Nach Gigerl (1900) besorgt die rechte Hand den „Rekognoszierungsdienst", die linke den „Kontrolldienst", nach M. Mell (1910) liest der eine Finger tatsächlich, während der andere Finger als Kontrollfinger vorangeht (!). „Werden beide Zeigefinger verwendet, so liest bei dem einen Blinden der linke Zeigefinger, während der rechte kontrolliert (!), bei dem andern ist es umgekehrt." Nach Zech (1913) besorgt der rasch bewegte rechte Finger die Synthese, während der langsamer fortschreitende linke analysierend vorgeht. Bei geübten Lesern fließen Synthese und Analyse zusammen. Steinberg (1920) ist der Ansicht, daß der Anteil der einzelnen Leseorgane viel mannigfacher ist, als dies Th. Heller angibt.

Chlumetzky (1918) spricht die Meinung aus, „daß nur das Lesen mit beiden Händen zu einer raschen und vollkommenen Erfassung des Gelesenen führt; von einer speziellen und gesonderten Mission, die dabei jedem der beiden Finger obliegen soll, konnte ich aber nichts entdecken. Wohl vermag mein linker Zeigefinger, wenn er über Wörtersätze hinweggeführt wird, diese schneller und leichter zu erfassen, als der rechte — allerdings in ganz unbedeutendem Grade — während sich dieser zum Entziffern einzelner Zeichen, zum Erkennen des Abstandes der Punkte untereinander eignet, eine Wahrnehmung also, die gegen die Meinung Th. Hellers, daß der linke Finger das analytische Tasten zu besorgen habe, sprechen würde. Praktisch wird diese Unterscheidung in der Fingertätigkeit bei mir niemals. Ich werte meine Lesefinger vollkommen gleich".

Die Frage, in welchem Umfange die Finger der beiden Hände beim Tastlesen sich betätigen und welches der eigentliche Lesefinger ist, beschäftigte Grasemann (1917) und Bürklen (1917) in eigenen Versuchen.

Bei den Untersuchungen Grasemanns, welcher einen Text zuerst mit beiden Händen zugleich, dann mit der linken und rechten
Hand allein lesen ließ und dabei die Lesezeit und die vorkommenden
Lesefehler feststellte, ergab sich, daß fast die Hälfte aller Versuchspersonen sich mehr auf die linke als auf die rechte Hand verließ.
Beim Lesen mit beiden Händen wurden im Durchschnitt 153 Sekunden
gebraucht, beim Lesen mit der linken Hand verlängerte sich die Lesezeit um 87 Sekunden, beim Lesen mit der rechten Hand um 108 Sekunden. „Wir können also wohl behaupten, daß der rechte Zeigefinger
durchaus nicht als der eigentliche Lesefinger bezeichnet werden kann,
vielmehr mit größerem Recht der linke." Aus diesem Grunde verlangt
Grasemann, „der Lehrer sollte also besonders im Anfang des Leseunterrichtes den linken Zeigefinger auf das Schriftbild setzen. Er muß
aber, wenn dieser versagt, dem rechten Zeigefinger die Rolle des Lesefingers übertragen".

Die Untersuchungen Bürklens bestätigen die Grasemannschen
Ergebnisse.  Von 66 Lesern lasen

        beidhändig gleich gut 15 Leser $= 23\,\%$,
        linkshändig besser    30   „  $= 45\,\%$,
        rechtshändig besser  21   „  $= 32\,\%$.

„Vergleicht man die Lesetüchtigkeit der beiden Hände miteinander,
so findet man, daß bei einem Viertel der blinden Leser rechte und linke
Hand gleich gut lesen, bei drei Viertel sich jedoch ein Unterschied in
der Art bemerkbar macht, daß die linke Hand der rechten Hand in der
Lesefertigkeit einigermaßen überlegen ist."

Eine Nachprüfung durch den Blindenlehrer Hartmann (1918)
lieferte dieselben Resultate.

Als vorteilhafteste Leseart ist also die mit beiden Händen
zu betrachten. Das beidhändige Lesen ist dem einhändigen
bei weitem überlegen. Den Wert der zweiten hinzutretenden Hand
findet Grasemann bei den Rechtshändern in dem schnelleren Auf-
finden der nächsten Zeile, bei den Linkshändern aber in dem leichteren
Innehalten der Zeile und dem ungefähren Erkennen des Wortbildes.

Grasemann folgert weiter: „Da die beidhändigen Leser den einhändigen bei weitem überlegen waren, so kann man wohl mit Recht
zwei Lesestufen unterscheiden, die des einhändigen und die des beidhändigen. Es muß also das Bestreben des Blindenlehrers dahin gehen,
den blinden Leser zur Stufe des beidhändigen Lesens hinaufzuführen.
Dazu genügt es nicht, die Schüler immer wieder zum Gebrauch beider
Hände anzuhalten, denn dadurch hat der Lehrer immer noch nicht die
Kontrolle über die gleichmäßige Beteiligung beider Hände. Vielmehr

muß man sie durch Leseübungen mit nur einem Finger sowohl zum Gebrauch des linken als auch des rechten Fingers systematisch erziehen. Diese Übung wird dann dem beidhändigen Lesen wieder zugute kommen und sich in einer Steigerung der Lesefertigkeit äußern."

Um die Tastbewegungen der einzelnen Finger genauer kennen zu lernen, machte Bürklen (1917) den Versuch zur Aufzeichnung derselben. Er verwendete hierzu eine von ihm hergestellte Verlängerung des Lesefingers, „Tastschreiber" benannt. Außer einer gleichmäßig ohne Unterbrechung fortlaufenden Tastlinie zeigten sich solche mit leichten, stärkeren und mehrmaligen Unterbrechungen in Abwärtsbewegungen, waren also sägeförmig, mitunter auch von Mäander- oder Schlingenform.

Die Tastlinie über zusammenhängendem Text ist bei guten Lesern wenig unterbrochen, bei den schwächeren tritt eine Vermehrung der Tastbewegungen ein, die sich bei den schwachen Lesern bis zur Verworrenheit steigern kann. Beim Lesen mit zwei Fingern konnte festgestellt werden, daß die Tätigkeit der beiden Lesefinger in bezug auf Zahl und Form der Tastbewegungen eine verschiedene ist. Neben gehäuften Bewegungen des einen Fingers geht der zweite mit mehr oder minder gleichlaufenden Bewegungen dahin. Bei einer Reihe von Lesern traten mehr oder weniger ruhige gleichlaufende Tastlinien auf, die ein besonderes Hervortreten des einen oder anderen Fingers nicht erkennen lassen. Bei anderen Lesern war eine größere rechts- oder linksseitige Tätigkeit der Lesefinger zu ersehen.

Es wurde bereits erwähnt, daß mit den vermehrten Tastbewegungen auch ein verstärkter Druck verbunden ist. Auch hierüber stellte Bürklen (1916) unter Leitung Dr. Kammels Untersuchungen an, wobei eine Schreibwage mit zwei pneumatischen Kapseln und ein Kymographion zur Aufzeichnung der Drucklinien zur Verwendung kamen. Zusammengefaßt stellen sich die Versuchsergebnisse folgendermaßen dar: Am Anfange einer Zeile ist durch die Drucklinie ein stärkeres Aufdrücken des Lesefingers festzustellen. Diese Druckschwankungen hängen mit den Suchbewegungen des Lesefingers zusammen. Gute Leser zeigen meistens eine in gleicher Höhe verlaufende glatte Drucklinie, während unsichere Leser den Druck mehr oder weniger verstärken. Leseschwierigkeiten führen in Verbindung mit vermehrten Tastbewegungen zur Druckverstärkung und damit zu einer schwankenden Drucklinie. Die Drucklinien zeigen bei jedem Leser einen ganz individuellen Charakter, der nicht nur aus der Lesefertigkeit, sondern aus anderen individuellen Besonderheiten sich ergibt.

Mit dem Ertasten des Buchstabenbildes als Raumform tritt beim Lesen die Verbindung mit dem entsprechenden Sprachlaut auf.

Es findet — nach Meumann (1914) — ein entsprechend verkürztes flüchtiges inneres Sprechen von dominierenden, für den Sinn bestimmenden lautlich-motorischen Elementen und ein ebenso verkürztes Auffassen eines logischen Zusammenhangs, d. h. dessen, was mit dem Satze „gemeint" ist, auf Grund einer Vorwegnahme des Satzsinnes und eines flüchtigen Anklingens der ihn tragenden Hauptvorstellungen statt. Die mechanische Lesetätigkeit spielt dann bei weitem nicht mehr die dominierende Rolle wie anfänglich.

Steinberg (1920) führt daher mit Recht folgendes aus: „Künftige Untersuchungen des Tastlesens werden vor allem zu berücksichtigen haben, daß die Punktgruppen Buchstaben (Zeichen für Laute) sind. Gewiß betonen die neueren Arbeiten mit Recht die entscheidende Bedeutung der Form; sie hätten aber nicht übersehen sollen, daß die Funktion der letzteren mit zunehmender Übung wechselt. Der Anfänger ist bemüht, Raumgestalten erschöpfend zu ertasten und sie in eindeutige Beziehung zu Lauten zu setzen. Er ist primär auf die Form eingestellt, und erst in einem zweiten Akte ordnet er sie einem bestimmten Sinnelemente zu. Der Fortschritt besteht nur darin, daß die extensive Anschauung ihre Selbständigkeit einbüßt und unmittelbar als Bedeutungsträger erfaßt wird. Nicht auf Raumfiguren, sondern auf Buchstaben sind wir beim Lesen ursprünglich gerichtet. Hierbei geht die Gestalt bloß so weit als unselbständiges Moment in das Erlebnis ein, als es erforderlich ist, um eine eindeutige Beziehung zwischen Zeichen und Bezeichnetem zu ermöglichen. Der Anfänger, der nur über die Raumform zum Laute kommt, für den also eine Punktgruppe diese bestimmte Bedeutung hat, gliedert das simultan wahrgenommene Raumschema, indem er die Zahl und die gegenseitige Lage der Punkte sukzessiv ertastet. Der Fortgeschrittene hingegen, der umgekehrt nur über den Sinn zur Raumgestalt gelangt, beschränkt sich beim unbeeinflußten Lesen auf die simultane Wahrnehmung der Form und gewinnt deren Elemente erst durch die Analyse in einem zweiten Akte. Der Blinde beschränkt sich auf das simultane Ertasten der Gestalt, weil die Struktur des hierdurch gewonnenen phänomenalen Korrelats für seine Funktion als Zeichen selbst dann ausreicht, wenn es nur die charakteristischen Merkmale des Reizes zur Darstellung bringt."

Obwohl seinerzeit die Analogie zwischen Augen- und Tastlesen zu weit geführt und unrichtig ausgelegt wurde, so ist eine solche durchaus nicht zu verkennen, denn viele Grundsätze gelten für beide. An solchen Beziehungen zueinander sind anzuführen: das buchstabenweise Erfassen beim Lesenlernen, das Zusammenfassen zu Wortbildern und Wortgruppen, das ruckweise Vorgehen der Lesefinger und die eintretenden Ruhepausen, schließlich der weitere innere Lesevorgang.

Bedeutsame Unterschiede zwischen Augen- und Tastlesen liegen darin, daß die Finger zum Tastlesen einer längeren Übung bedürfen und in ihrer Erfassung gegenüber dem Auge beschränkt sind, da sie immer nur je eine Gestalt simultan zu erfassen vermögen.

Interessant ist eine Wahrnehmung, die Chlumetzky (1918) als Spätererblindeter machte und die von der Nachwirkung in den Beziehungen zwischen Augen- und Tastlesen bei solchen spricht: „Ich habe mich wiederholt beim anhaltenden Lesen von schwer zu entziffernden Schriften dabei ertappt, daß ich mit den Augen zwinkernde Bewegungen vornahm, genau so, wie ich es als Sehender getan, wenn mir eine undeutliche, schwer leserliche Flach- oder Schwarzschrift vorlag, ja, es kommt hierbei oft sogar zum Tränen und zu einer Schmerzempfindung in den Augen.“ Das gleiche berichtet er von einem ihm bekannten schwachsichtigen Fräulein.

Längeres Tastlesen muß naturgemäß nicht nur mit geistiger Ermüdung, sondern auch mit einer Herabsetzung der Tastempfindlichkeit an den Fingerspitzen verbunden sein. Die Annahme der Blindenpädagogen ging im allgemeinen dahin, daß durch die Inanspruchnahme der Lesefinger die Herabsetzung der Tastempfindlichkeit an den Fingerspitzen ziemlich rasch vor sich geht, während dagegen die Augen beim Lesen der Schwarzschrift eine bedeutend größere Ausdauer entwickeln. Blinde Leser erklärten, nach längerer Lesezeit keinen deutlichen Eindruck der Zeichen mehr zu erhalten. Javal (1904) bemerkt diesbezüglich: „Wenn ich viel gelesen habe, fühlen sich die Punkte mit dem rechten Zeigefinger wie Wolle an, mit dem linken dagegen spitz. Allerdings wurden auch in bezug auf die Ermüdung beim Tastlesen ziemlich weit auseinandergehende individuelle Unterschiede beobachtet.“

Ohne Frage kann durch die individuelle Verschiedenheit der Tastfähigkeit die Abstumpfung früher oder später eintreten. Diese ist jedoch auch abhängig von äußeren Einflüssen, wie Gattung und Größe der Schrift, Deutlichkeit des Reliefs und Temperatur. So wirken zu große oder zu kleine Zeichen, spitze Punkte und scharfes Relief, undeutlicher oder abgegriffener Druck, sowie Schwitzen oder Erkalten der Lesefinger ungünstig auf das Tastlesen ein und führen rascher zur Herabsetzung des Tastvermögens.

Die erste Untersuchung über die Abstumpfung beim Tastlesen wurde gelegentlich der Wahl einer glatten oder punktierten Linienschrift durch das sächsische Landes-Medizinalkollegium (Kongreßbericht Dresden, 1876) mit Zöglingen verschiedener Blindenanstalten vorgenommen und dabei festgestellt, daß der punktierte Druck das Tastgefühl rascher abstumpfe als der glatte Reliefdruck. Nach einiger Zeit trete eine vorübergehende Ermüdung deutlich genug hervor, doch handle

es sich nur um eine Abstumpfung des Gefühlsvermögens, welche im
Verlauf kürzester Zeit völlig ausgeglichen ist. Die Raschheit, mit
welcher dieses Gefühl eintritt, ist von verschiedenen Bedingungen abhängig, doch muß hervorgehoben werden, daß gerade die durch häufiges Lesen erlangte Übung im hohen Grade auch in dieser Richtung
die Ausdauer fördert. Je größer die erlangte Fertigkeit im Lesen, desto
später erfolgt die Abstumpfung. Ferner stellte sich unzweifelhaft bei den
an verschiedenen Tagen bzw. bei verschiedener Lufttemperatur (23 und
17 Grad R.) angestellten Versuchen heraus, daß die Temperatur, wahrscheinlich im Zusammenhang mit der Hervorrufung von Transpiration,
in dieser Beziehung von großem Einfluß ist. Die Blinden gaben allgemein an, daß sie am besten bei mäßig kühler Luft lesen könnten,
während große Wärme und Kälte ihr Gefühl rasch abstumpfe. In den
Resultaten wurde nicht die Zeit, sondern nur die Zahl der gelesenen
Buchstaben angegeben. Ein angestellter Abstumpfungsversuch mit
einem allerdings sehr im Lesen geübten Zögling verunglückte insofern,
als derselbe, nachdem er mehr als 20 Seiten gelesen hatte, nicht nur
keine Verminderung seines Gefühls angab, sondern äußerte, er könne,
wie er wisse, 5 bis 6 Stunden lesen, ohne ein solches Gefühl zu bemerken.

Durch die Annahme, das Tastlesen sei hauptsächlich durch die
Wahrnehmung der Zahl der Punkte und ihrer Abstände bedingt, hielt
Kunz (1913) für das Lesen der Punktschrift sogar eine Abstumpfung
für notwendig. Bei den von ihm angestellten Versuchen zur Festsetzung
der Raumschwelle hatte er nämlich gefunden, daß der Lesefinger der
Blinden der unempfindlichste von allen ist, größere Raumschwellen,
also geringere Tastfähigkeit zeigt, was mit der Verdickung der Haut
an den Fingerspitzen zusammenhängt. Da die Blinden trotzdem diese
Finger zum Tastlesen benützen, zog Kunz die Folgerung, daß nicht
besondere Feinheit des Drucksinns, sondern Abstumpfung, d. h. Verdickung der Oberhaut, die sogenannte „Leseschwiele" zum Lesen erforderlich ist. Er begründet dies auch damit: „Ein feinfühliger Finger
wird auch die seitlichen (von Punkten der Nebenbuchstaben herrührenden) schwächeren Hautreize spüren und die Buchstaben verwechseln,
d. h. nicht wissen, welche Punkte zusammengehören, während ein für
schwache Reize unempfindlicher Finger die seitlichen schwächeren
Eindrücke kaum oder nicht beachtet."

Tatsächlich liegt in letzterem Punkte wohl eine Schwierigkeit des
Tastlesens, denn auch Chlumetzky (1918) erwähnt die beim Lesenlernen besonders deutlich werdende Erschwerung, welche nicht so sehr
in der durch die Zahl der Punkte hervorgerufenen Erkennbarkeit der
Einzelzeichen, als in der Differenz zwischen dem Abstande der Punkte

innerhalb eines und desselben Zeichens und jenem der Buchstaben eines Wortes voneinander liegt. „Diese Differenz ist derart gering, daß es erst längerer Übung bedarf, ehe man dahin gelangt, mit Sicherheit zu erkennen, welche Punkte noch zu dem Buchstaben und welche schon zu seinem Nachbar gehören. Das ist der springende Punkt in den Tastbewegungen und dies bringt es mit sich, daß unter gewissen Umständen selbst die geübtesten Leser, deren Finger sonst leicht über die Zeilen hingleiten, zu dem Drücken, Reiben, Drehen über den Punkten ihre Zuflucht nehmen müssen."

Diese Schwierigkeit muß bestimmend für einen größeren Abstand zwischen den einzelnen Buchstaben sein und dürfte auch bei einer richtigen Wahl in den bereits berührten Größenverhältnissen der Punktschrift genügend zu verringern sein. Für die weitgehende Schlußfolgerung von Kunz ist sie wohl schon deshalb nicht stichhaltig, weil bei geringerer Tastempfindlichkeit ein stärkerer Fingerdruck erfolgen muß und dann die seitlichen Punkte der Nachbarbuchstaben ebenfalls stärker berührt und daher wohl in gleicher Weise wie früher empfunden werden.

Der Blindenlehrer Cziperrek (1913) stellte Kunz auch folgende widersprechende Behauptungen entgegen: „Die Gewandtheit im Lesen ist von Begabung, Übung und normaler Tastempfindung abhängig. Der Blinde empfindet beim Lesen die von den nebenstehenden Buchstaben herrührenden Reize trotz seiner geringen Tastschärfe in demselben Maße wie der Sehende, weil er seinen Finger stärker auf den zu lesenden Buchstaben auflegt als dieser. Tastschärfe ist eine günstigere Vorbedingung zum Lesen als ein abgestumpftes Tastgefühl; darum steht der Sehende dem Blinden in der Fähigkeit zur Erlernung der Punktschrift nicht nach. Die Leseschwiele entwickelt sich als Schutzmittel gegen schädigende Reize des Lesens, hauptsächlich des Viellesens; sie ist nicht Vorbedingung, sondern Folge der Lesefertigkeit."

Diesen Einwänden gegen Kunz fügt Steinberg (1920) noch ein weiteres Argument hinzu. „Kunz geht nämlich vom ruhenden Finger aus, während der doch beim Lesen über die Zeilen gleitet, wobei er schon die linke Hälfte des folgenden Zeichens berührt, wenn er mit seinen seitlichen Partien noch auf der rechten des vorhergehenden aufliegt. Daß so trotz der Verdickung der Epidermis wirklich zugleich Glieder verschiedener Formen erfaßt werden, ist darum ohne weiteres klar, weil die geringste Distanz zwischen den Punkten zweier Buchstaben beträchtlich kleiner ist als die Gesamtbreite der einzelnen Zeichen, deren simultane Wahrnehmung doch auch nach Kunz zum Lesen unentbehrlich ist."

Um die Veränderungen der Tastfähigkeit während des Tastlesens festzustellen, nahm Bürklen (1917) besondere Versuche mit den für diesen Zweck umgeänderten Gewichtsästhesiometer von Dr. Kammel vor. Mittels desselben wurden nach verschiedenen Lesezeiten, die sich bis zu 6 Stunden ausdehnten, die Raumschwellen an den Spitzen der lesenden Zeigefinger gemessen. Als Versuchspersonen wurden 20 Zöglinge der Purkersdorfer Blindenanstalt ausgewählt, und zwar 10 in der Berufsbildung stehende im Alter von 16—19 Jahren und 10 Schüler im Alter von 10 bis 15 Jahren. Sämtliche vermochten die Punktschrift, allerdings mit verschiedener Fertigkeit, zu lesen. Bei den in der Berufsbildung stehenden Lesern zeigte sich nur eine sehr geringe Abnahme der Tastempfindlichkeit. Noch überraschender war die Tatsache, daß bei den jüngeren Lesern (Schülern) eine Herabsetzung überhaupt nicht festzustellen war. Die Ergebnisse der Messungen ließen sich in folgenden Sätzen zusammenfassen: Die Abnahme der Tastempfindung beim Tastlesen ist auch nach stundenlangem Lesen nur eine sehr geringe. Bei älteren Lesern, die nicht in ständiger Übung sind, ist eine solche Abnahme festzustellen, und zwar vollzieht sie sich in einer Kurve mit zwei Höhepunkten. Bei jüngeren Lesern, die das Lesen täglich üben, ist bis zu einer Zeit von 6 Lesestunden keine Tastabstumpfung zu bemerken.

Mit diesen Untersuchungen wurde die Ermüdungsmessung am Unterarm genau nach den Angaben Dr. Kammels verbunden, um einen Vergleich mit beiden gewinnen zu können. Grasemann (1917) glaubte nämlich schließen zu sollen, daß das Tastlesen ziemlich hohe Anforderungen an den blinden Leser stelle, da es einen viel komplizierteren psychischen Vorgang darstellt als das Augenlesen der Sehenden. „Der Blinde erkennt in einem Augenblick nur dasjenige Wort, das sich gerade unter seinem Finger befindet. Er muß sich darum dadurch helfen, daß er möglichst viele Worte schon liest, ehe er sie ausspricht, so daß also gleichzeitig eine ganze Reihe von Wörtern in seinem Bewußtsein stehen müssen. Diese große Anforderung macht es erklärlich, daß zum fließenden Lesen der Blinden ein ziemlich hoher Intelligenzgrad gehört, daß ferner nur durch beständige Übung die höchste Lesestufe erreicht und innegehalten werden kann und daß endlich der Blinde bei geringer Übung leicht wieder auf eine niedrigere Lesestufe zurücksinkt."

Ohne diese Behauptungen Grasemanns im allgemeinen zu widerlegen, zeigten jedoch die Ermüdungsmessungen durch Bürklen (1917), daß das Lesen für die Blinden nicht zu den geistig anstrengendsten Beschäftigungen gehört, da hierbei eine früher angenommene rasche Zunahme der geistigen Ermüdung sich nicht zeigte. Allerdings handelte es sich bei diesen Untersuchungen um einen leichten anregenden Lesestoff, der keine besonderen Anforderungen an die Intelligenz der Leser stellte. Aber auch Hartmann (1918) kam bei einer Nachprüfung zu der Anschauung, daß das Lesen nicht besonders große Anforderungen an die Intelligenz stellt, aber ein hohes Maß von Übung fordert.

Die Flüchtigkeit des Tastlesens ist nach Individualität und Übung abgestuft. Gegenüber dem Augenlesen geht das Tastlesen aus schon berührten Gründen natürlich viel langsamer vor sich. Die Punktschrift wird aber rascher gelesen als jede Linienschrift. So lasen nach einer Untersuchung Th. Hellers (1904) geübte Leser in der Zeit von einer Minute

| | |
|---|---|
| poetischen Text in Punktschrift | 73 Wörter |
| „ „ „ Kleinschrift . | 37 „ |
| prosaischen Text in Punktschrift | 79 „ |
| „ „ „ Kleinschrift | 53 |
| sinnvolle zweisilbige Wörter in Punktschrift | 46 „ |
| „ „ „ „ Kleinschrift | 22 |
| sinnlose „ „ „ Punktschrift | 34 |
| „ „ „ „ Kleinschrift | 20 „ |

Außer den angeführten Momenten kommen also für die Leseflüchtigkeit auch Schriftart, der Sinn des Textes und weitere für die Tastempfindlichkeit maßgebende Momente in Betracht.

Javal (1904), der annimmt, daß ein Sehender bequem 500 Worte in der Minute liest, brachte es als Späterblindeter beim Lesen in der Punktschrift nur auf 20 Wörter in der Minute. „Viele Blindgeborene bringen es auf 60, eine kleine Anzahl auf 100. Ein blinder Bibliothekar las in meiner Gegenwart nahezu 200 Wörter in der Minute laut vor. Diese Schnelligkeit erreicht er aber nur, wenn er mit beiden Zeigefingern liest. Meine Angaben gelten natürlich nur dem Französischen; im Deutschen liest man viel weniger Wörter in der Minute, denn ein zusammengesetztes deutsches Wort entspricht mehreren französischen. Nach alledem ist es sicher, daß, von wenigen Ausnahmen abgesehen, die Blindgeborenen fünfmal so langsam lesen wie die Sehenden." Das wären nach Javal im Durchschnitte 100 Wörter.

Eine genauere Untersuchung der Leseflüchtigkeit der Punktschrift nahm Bürklen (1917) vor, indem er einen leichten Schultext von 50 Lesern (von solchen im 3. Schuljahr stehenden angefangen bis zu jenen in den Fortbildungsklassen) lesen ließ und die während einer Minute gelesenen Wörter zählte. Die Leistungen der Leser gingen von 19 Wörtern = 79 Zeichen bis zu 146 Wörtern = 621 Zeichen, waren also sehr verschieden. Im Durchschnitte ergaben sich für eine Minute Lesezeit rund 66 Wörter = 283 Zeichen. Die Höchstleistung ist, trotzdem sie vereinzelt dasteht, sicherlich eine beachtenswerte. Nimmt

man an, daß ein mittelguter sehender Leser in einer Minute 250 Wörter
leise und 150 Wörter laut zu lesen vermag, so stellt sich die Leseflüchtigkeit der blinden und sehenden Leser derart, daß der Blinde
drei- bis viermal langsamer liest als der Sehende.

Beim beidhändigen bzw. einhändigen Lesen ergaben sich folgende
Verhältniszahlen:

| Beidhändiges Lesen: | Linkshändiges Lesen: | Rechtshändiges Lesen: |
|---|---|---|
| 1 | 1,82 | 2,04 |

Es wurde damit neuerlich die Tatsache bestätigt, daß das Lesen mit
beiden Händen am raschesten vor sich geht. Wird nur eine Hand zum
Lesen verwendet, so verdoppelt sich ungefähr die Lesezeit. Ebenso geht
auch aus diesen Zahlen hervor, daß die linke Hand etwas rascher
liest als die rechte.

Peiser (1923) fand als durchschnittliche Minutenleistung bei drei
guten Lesern 83 Worte = 356 Zeichen, 85 Worte = 356 Zeichen,
90 Worte = 383 Zeichen.

Teils zur Raumersparnis, teils zur Erhöhung der Leseflüchtigkeit
wurden eine Reihe von Verbesserungsvorschlägen gemacht, von
denen jedoch die meisten keine solchen sind. Bei einer zu weit gehenden Verkleinerung der Schriftzeichen wäre der Zeitgewinn, welcher
sich aus dem kürzeren Tastwege ergäbe, durch die geringere Lesbarkeit wieder aufgehoben. Die beim Übergleiten der Lesefinger von einer
Zeile zur anderen eintretende Pause führte zu dem Vorschlage, zur
Abkürzung des Tastweges den Text in den ungeraden Zeilen von links
nach rechts, in den geraden Zeilen von rechts nach links zu lesen.
Dabei mußte der Text der geraden Zeile natürlich eine Umstellung
erfahren. Der Finger gleitet dann am Ende der ungeraden Zeile sofort zum darunter stehenden Anfange der geraden Zeile, auf welcher
Buchstaben und Wörter in umgekehrter Reihenfolge stehen. Diese
Einführung wurde zuerst von dem Erfinder der Moonschen Blindenschrift getroffen, jedoch schon von Hebold (1876) nicht als Förderung,
sondern als Beeinträchtigung der Lesefertigkeit bezeichnet. Es entsteht nämlich bei dieser Anordnung des Lesestoffes nicht nur eine
bloße Umkehrung des Wortbildes, sondern eine vollständige Änderung
des Tastbildes, welche nur verwirrend wirken kann. Was auch hier
an Zeit beim Zeilensuchen erspart würde, ginge sofort wieder durch
die von der angeführten Veränderung bedingte Leseschwierigkeit verloren.

Eine tatsächliche Ersparnis und Erhöhung der Leseflüchtigkeit
liegt in der Verwendung der Kurzschrift. Sie besteht in Silben- und
Wortkürzungen, bedeutet also gegenüber der Vollschrift eine Ver-

minderung der Zeichen. Bei entsprechender Übung geht das Lesen
der Kurzschrift ohne Frage rascher vonstatten, als das Lesen der Vollschrift, obwohl auch hier der Einwand erhoben wird, daß bei ungenügender Kenntnis der Kurzschrift die Langsamkeit der Entzifferung
den Zeitgewinn wettmache oder sogar übertreffe. Die Wortbilder werden in der Kurzschrift abwechslungsreicher, also auch charakteristischer
gestaltet, wodurch die Tastbarkeit sicher befördert wird.

Unsere Kenntnisse über die psychophysiologische Erfassung beim Tastlesen sind — wie wir gesehen haben — nur
sehr spärliche und ungenaue, da wir kaum in den mechanischen Vorgang Einsicht haben und die weiteren Lesevorgänge
überhaupt noch nicht berührt wurden. Lassen sich die Ergebnisse neuerer Forschung über das Lesen mittels der Augen durchaus
nicht so ohne weiteres auf das Tastlesen anwenden, so verdienen sie
doch durch die vielfachen Beziehungen zwischen optischem und tak-
tilem Lesen größte Bedeutung. Auch Versuchsmethoden, die beim
Augenlesen zur Verwendung kommen, ließen sich zur Erforschung
des Tastlesens heranziehen.

Die Methodik des Leseunterrichtes erläutert Kremer (1923)
in nachstehenden Gesichtspunkten:

„Sprechen und Lesen sind Vorgänge synthetischer Art; sie bestehen im Aneinanderfügen von Elementen, den Lauten und Buchstaben. Diese aufbauende, zusammensetzende Tätigkeit entspricht im
allgemeinen der Kindesseele, wie auch der Erwerbung von Vorstellungen und Fertigkeiten im Umgang mit den Dingen. Verstärkt wird
diese Vorliebe für Synthese bei unseren Zöglingen noch durch die
Blindheit und das sich daraus ergebende Angewiesensein bei der Erwerbung von Vorstellungen und Fertigkeiten auf den Tastsinn, der,
entsprechend seiner physiologischen und psychologischen Gegebenheiten,
eine vorwiegend synthetische Struktur der Seele zur Folge hat. Diesen
sprechtechnischen, allgemein- und blindenpsychologischen Tatsachen zufolge, erscheint die Forderung berechtigt, daß der Anfangs-Sprach-
unterricht synthetischer Natur sein, das Lesen also synthetisch gelehrt werden müsse.“

Die Normalsatz- und Normalwortmethode verwerfend, sieht Kremer in der Interjektions- oder Naturlautmethode den direkten Weg
zur Lautgewinnung. „Nach der gelegentlichen Lautgewinnung, Laut-
beobachtung und der planmäßigen Lautschulung an einer Anzahl von
Lauten — so wie es der Gelegenheits- und Gesamtunterricht ergibt —
erfolgt nach und nach die Lautsynthese oder Lautverbindung“ auf
phonetischer Grundlage. „Nach gehöriger Schulung in der Lautsynthese
kann ein allmählicher Übergang zum Buchstabenlesen erfolgen“, und

zwar mit Hilfe der Phonomimik, bestehend in Gebärden, die in Beziehung zum Lautbilde gebracht werden. (A als große Öffnung zwischen Daumen und Zeigefinger beider Hände, R durch Rollen der Finger, I als Schmerzenslaut bei dem Stich einer Biene in die Schläfe; Darstellung durch Berührung der Schläfe mit dem Zeigefinger.) „Für den Blindenunterricht muß die Phonomimik modifiziert werden; wir brauchen hier mimische Zeichen, die gleichzeitig mit dem Gehör aufgefaßt werden können." (A Händereiben, I Händeklatschen, R Trommeln auf dem Tische.)

„Nach vorher- und nebenherlaufendem Gebärdenlesen geht das eigentliche Buchstabenlesen und -schreiben schnell und leicht vonstatten, bei der Brailleschrift vorausgesetzt, daß fleißige Tastübungen an Stecktafeln und Zinkplatten vorgenommen werden. Die traditionellen Buchstaben müssen dem Kinde auch jetzt noch soviel als möglich verlebendigt werden. (⦂ Leiterchen mit drei Sprossen, • Apfel, ⦂˙ zwei Kirschen, ⦂˙ Fahne.) Interjektion, Vokalisierung und Konsonantisierung, Phonomimik und Verlebendigung der Buchstabenformen ergänzen und vervollständigen einander. Sie sind Etappen auf dem Wege zum abstrakten Buchstabenlesen. Mit ihrer Hilfe kann das Lesenlernen mit dem Arbeitsschulgedanken und der Forderung des schaffenden Lernens in Einklang gebracht werden."

Beim Schreiben durch Blinde ergeben sich aus der Art der Schrifterzeugung weitgehende Verschiedenheiten. Dasselbe ist von ganz verschiedenartigen Hilfsmitteln bedingt, welche den Schreibakt stark beeinflussen. Hebold (1876) führt dreierlei Methoden an, die als die bemerkenswertesten hervorzuheben sind.

1. „Am leichtesten ist für den Fall Rat zu erteilen, wenn ein in späteren Jahren Erblindeter von der Fertigkeit im Schreiben, die er sich als Sehender angeeignet hat, noch weiter Gebrauch machen will. Da in diesem Falle die der Hand des Blinden von früher her noch geläufige Bildung und Verbindung der Buchstabenformen vorausgesetzt werden kann, so bedarf es nur eines Hilfsmittels zur Leitung der Hand für die gerade Richtung und Entfernung der Schriftreihen. Für diesen Zweck wurden die verschiedensten Schreibtafeln konstruiert, die dem Erblindeten mehr oder minder gut das Schreiben der erlernten Schrift ermöglichen. Allerdings muß dabei derselbe darauf verzichten, das Geschriebene selbst wieder zu lesen."

Mit den gleichen Hilfsmitteln versuchte man aber auch Früherblindete das Schreiben zu lehren. Um ihnen die Form der Buchstaben zu vermitteln, schnitt man dieselben vertieft in Holztafeln ein und ließ sie mit einem Griffel solange nachfahren, bis sie erfaßt und wiedergegeben werden konnten. Die erste Zeit des Blindenunterrichtes war von dieser Bemühung erfüllt, die größtenteils vergeblich blieb, da die Schrift des Blinden meist unleserlich ausfiel. Heute kommt diese Methode lediglich nur mehr für den Zweck in Betracht, auch dem Früherblindeten seinen Namen schreiben zu lehren, um eine Unterschrift seines Namens leisten zu können.

Um die Leserlichkeit einer solchen Blindenschrift zu sichern, erfanden Hebold und Guldberg Schreibtafeln, auf denen durch feste oder verstellbare Ausschnitte Hilfe für die Bildung jedes einzelnen Buchstaben geboten wird. Mittels dieser Schreibtafeln erscheint das Schreiben bedeutend erleichtert, jedoch auch um vieles verlangsamt. Ein handschriftlicher Charakter vermag sich auf ihnen kaum mehr zu entwickeln, aber sie werden, obwohl sie nur eine Flachschrift liefern, ihrer Handlichkeit wegen immer noch gebraucht.

2. Die mit der ersten Methode erzielten Resultate, welche in keiner Weise der angewandten Zeit und Mühe entsprachen, empfahlen „als Ersatz für das Schreiben das Drucken mit Hilfe kleiner Handpressen. Der Eifer, mit welchem solche Druckmaschinen verschiedenster Konstruktion hergestellt worden sind, ist besonders rühmlich anzuerkennen. Einige liefern jedoch nur eine farbige Druckschrift, die für Blinde nicht lesbar ist, andere zwar eine farbige Hochschrift, die aber nur in dem Falle, wenn ein allgemein bekanntes Alphabet angewendet wird, gleichzeitig auch von Sehenden gelesen werden kann". Von diesen Apparaten steht heute noch der Kleinsche Stacheltypenapparat für eine von Sehenden und Blinden lesbare Reliefschrift und die gewöhnliche Schreibmaschine für Schwarzdruck in Verwendung.

3. „Man hat endlich auch zur Erleichterung des Lesens und Schreibens der Blinden besondere Schriftsysteme erfunden, unter denen das System der Punktschrift von Braille am weitesten verbreitet ist. Es läßt sich mit Hilfe eines einfachen, wenig kostspieligen Apparates (der Punktschrifttafel) leicht schreiben." Außerdem wurden für dasselbe Schreibmaschinen hergestellt, auf welchen durch einen akkordmäßigen Niederdruck von Tasten je ein Buchstabe hergestellt werden kann, während derselbe auf der Punktschrifttafel aus einzelnen Punkten gebildet werden muß.

Schon aus dieser Vielfältigkeit der Schreibmittel ist zu ersehen, daß das Schreiben der Blinden von jenem der Sehenden bedeutend abweicht. Eine Gleichartigkeit ergibt sich nur dort, wo auch der Blinde die Schrift der Sehenden gebraucht, also zu deren Herstellung in gleicher Weise tätig sein muß. Das Drucken fertiger Buchstaben kann nur in beschränktem Sinne als Schreiben aufgefaßt werden. Wir ziehen daher als Schreiben in erster Linie nur jene Tätigkeit in

Betracht, wo der Blinde sowohl in der Flachschrift als in der Punktschrift die Einzelheiten der Buchstaben zu bilden gezwungen ist.

Nach Meumann (1914) wird der Schreibakt eingeleitet durch
den Willensimpuls zum Schreiben und durch die mit ihm verbundene
Einstellung der Aufmerksamkeit auf die Auslösung des beim erwachsenen Menschen wohl eingeübten Schreibmechanismus. Unter den Vorstellungen bei dem spontanen Schreiben (Auswendigschreiben) müssen
notwendig die Bedeutungsvorstellungen, also das, was der Schreibende
schriftlich ausdrücken will, vorangehen. Es müssen sich nun ferner
dieselben Teilvorgänge einstellen, wie beim Lesen, außer daß der motorische Schreibakt als solcher hinzukommt und als der eigentliche
Endzweck des Schreibens erscheint, denn auch beim Schreiben wird
das Geschriebene zugleich innerlich gehört und die von uns geschriebenen Worte werden zugleich gelesen oder auf das einzelne Wort bezogen, bedeutet das: mit den Bedeutungsvorstellungen werden zugleich
reproduziert die Wortklangbildvorstellungen, Sprechbewegungsvorstel-
lungen, Schreibbewegungsvorstellungen und Schriftbildvorstellungen.
Aber der veränderte Endzweck bringt beim Schreiben eine ander Art
des Zusammenwirkens der gleichen Partialprozesse hervor als beim
Lesen. Da nämlich die ganze Einstellung des Schreibenden auf spontanen motorischen Ausdruck der Gedanken gerichtet ist, so müssen
wir erwarten, daß überhaupt Bewegungsvorstellungen beim Schreiben
eine größere Rolle spielen als beim Lesen, und zwar sowohl die Sprech-
als die Schreibbewegungsvorstellungen."

Diese letztere Tatsache wird am augenfälligsten, wenn der Blinde
die Schrift der Sehenden schreiben lernt. Nach der angegebenen Methode fährt er die Form der Buchstaben solange nach, bis er sie durch
die gemachten Bewegungen erfaßt hat und sie nachzubilden vermag.
Die Schreibbewegungsvorstellungen bilden hier sicher die Grundlage
des Schreibaktes, der sich sonst, wenn wir auch keine Sicherheit dafür
haben, in gleicher Weise vollzieht wie beim Sehenden. Außer der
Buchstabenform muß hier die Abmessung der Größenverhältnisse,
welche sich beim Sehenden unter der Kontrolle der Augen vollzieht,
die größten Schwierigkeiten bereiten. Ohne Hilfsmittel ist sowohl die
Einhaltung der Zeilenrichtung, wie die der Mittel-, Ober- und Unter-
längen der Buchstaben nicht möglich. Je weiter die Anhaltspunkte
beim Schreiben der einzelnen Zeichen gehen, wie bei der Hebold-
oder Guldbergschrift, die direkt in Ausschnitte geschrieben werden,
desto mehr erleichtert sich natürlich der mechanische Schreibakt. Am
leichtesten fällt wohl die Bildung der Großantiquabuchstaben bei der
Heboldschrift, da sie einen einfachen geometrischen Formcharakter
aufweisen und meist vom Lesen dieser Reliefschrift bereits bekannt

sind. Das häufige Abbrechen des Schreibstiftes in den Ecken der Ausschnitte führte bei der Heboldtafel dazu, unter das Schreibpapier ein abfärbendes Papier zu legen und nun in Spiegelschrift mit Metallstift von rechts nach links schreiben zu lassen. Die damit verbundene Umkehrung des Buchstabenbildes, die wir auch beim Schreiben der Punktschrift wiederfinden werden, bedeutet natürlich eine Erschwerung, unter der vor allem das Schreibenlernen leidet und von der in letzter Zeit wieder abgegangen wird.

Einer eingehenderen Erörterung als jener der heute nur mehr in beschränktem Umfange verwendeten Flachschriften müssen wir das Schreiben der Punktschrift unterziehen.

Die für die Darstellung der Punktschrift gebrauchte Punktschrifttafel besteht aus zwei durch ein Scharnier verbundenen Blechtafeln, von denen die obere rechteckige Ausschnitte von der Größe des Punktschriftfeldes, die untere korrespondierend mit den Ausschnitten sechs halbkugelförmige Vertiefungen oder drei durchgehende Längsrillen zeigt. Zwischen diese Tafeln wird nun ein Papier von entsprechender Stärke gelegt und mittels eines abgerundeten Stahlstiftes, welcher sich in einem birnförmigen Holzhefte befindet, werden die Punkte in das Papier gestochen, vielmehr in die Grübchen der unteren Tafel gedrückt. Diese von dem Erfinder der Punktschrift Barbier herrührende Schreibtafel, bei welcher die Punkte nach abwärts gedrückt werden, so daß sie beim Umlegen des herausgenommenen Papieres als erhabene Punkte zu lesen sind, macht die Umkehrung der Schriftzeichen und das Schreiben von rechts nach links notwendig. Vergebens hat man sich bemüht, eine Schreibtafel herzustellen, auf welcher die Punkte erhaben nach aufwärts gebildet werden können und ein Schreiben von links nach rechts möglich gewesen wäre, denn Chlumetzky (1918) nennt es „eine Vergewaltigung der Natur, daß ein europäischer Kulturmensch gegen alle schon von altersher überkommenen Regeln verhalten wird, in verkehrter Richtung und verdeckt zu schreiben und damit Schwierigkeiten zu überwinden hat, die selbst den Geübtesten und Intelligentesten gegenüber der analogen Tätigkeit der Vollsinnigen in argen Nachteil setzen. Freilich hat die Punktschrift-Schreibmaschine da für viele Wandel geschaffen, aber lange nicht für alle".

Namentlich der erste Schreibunterricht wird von dieser Schwierigkeit wesentlich bestimmt, und es erscheint vollkommen gerechtfertigt, wenn das Schreiben der Punktschrift nicht gemeinsam mit dem Lesen, sondern erst später vorgenommen wird. Die bei Sehenden übliche Schreiblesemethode kann für die Blindenschule kein richtiges Vorbild abgeben.

Der Schreibunterricht beginnt mit einer Orientierung auf der Punkt-

schrifttafel bezüglich der Form, Zahl und Zeilen der Ausschnitte, Papier-
einlegen und -herausnehmen und mit dem Stechen einzelner Punkte.
Die Orientierung im einzelnen Ausschnitte erfolgt in der Weise, daß
man ohne Papiereinlage die sechs Grübchen aufsuchen läßt, von denen
vier in den Ecken, zwei an den Längsseiten des Rechteckes stehen, und
bezeichnet im Gegensatze zum Sechspunktfeld beim Lesen die rechts-
stehende Reihe der Punkte mit 1, 2, 3, die linksstehende mit 4, 5, 6.
Für die Anfänger fällt wohl das Aufsuchen der Grübchen in den Ecken
am leichtesten, während das Finden der Grübchen 2 und 5 sicherlich
sich schwieriger gestaltet, weshalb manche Schreibtafeln in den Längsseiten der Ausschnitte noch Einkerbungen, zeigen. Diese Anhaltspunkte
können jedoch bald entbehrt werden, da sich die Grübchen in so geringer
Entfernung voneinander befinden, daß die Spitze des Griffels bei halbwegs richtiger Bemessung der Richtung und Entfernung leicht von einem
Grübchen in das andere gleitet und bei eingelegtem Papier auch der
größere oder geringere Widerstand des Papieres die Auffindung erleichtert. Schließlich bildet der Zeigefinger der linken Hand, welcher
orientierend bei den Schreibbewegungen mitwirkt, Hilfe zur Auffindung
der einzelnen Punkte.

Bei geübten Schreibern ergibt sich kein Unterschied in den Schwierigkeiten der Auffindung der Punkte 2 und 5 gegenüber jenen in den
Eckpunkten. Bei den Untersuchungen über die Schreibflüchtigkeit der
Brailleschen Punktschriftzeichen durch Bürklen (1916) ergab sich,
daß die Punkte 1, 2 und 3 fast gleich rasch geschrieben wurden, womit für geübte Schreiber die Annahme widerlegt erscheint, daß die
Punkte in den Ecken leichter zu finden sind als die dazwischenliegen-
den. Von den einzelnen Punkten im Ausschnitte steht in bezug auf
die leichte Auffindbarkeit Punkt 1 obenan; dann folgen die Punkte 2
und 3. Ob die Punkte 4, 5 und 6 den Punkten 1, 2, 3 darin nicht
überlegen wären, konnte nicht festgestellt werden, weil diese Punkte
alleinstehend in den Zeichen der Vollschrift nicht vorkommen. Die
Wahrscheinlichkeit spricht wohl dafür, da die Punkte 4, 5, 6 beim
Schreiben an der linken Seite des Ausschnittes liegen und daher dem
von rechts kommenden Griffel besser liegen als die Punkte 1, 2, 3
der rechten Seite, bei deren Aufsuchen der Griffel oft einen kurzen
Weg zurückmachen muß.

Die natürliche Schreibbewegung geht von rechts nach links,
von der beim Schreiben unterhalb stehender Punkte nach abwärts ab-
gewichen werden muß. Von den zusammengesetzten Zeichen sind vor
allem jene am leichtesten zu schreiben, welche aus wagrecht nebeneinander liegenden Punkten bestehen wie: ⠒ ⠶ ⠿. Die wagerechte Lage
der Punkte entspricht, als in der Schreibrichtung liegend, am besten

der Anforderung des kürzesten Weges, mithin des geringsten Kraftaufwandes beim Schreiben; ihr folgt die senkrechte (⠿ ⠿ ⠿), dann die schräge Reihung der Punkte (⠿ ⠿). Die Tatsache, daß von gleichen Zeichen die höherliegenden rascher, daher auch leichter geschrieben werden als die tiefer liegenden, wurde bestätigt durch die Reihung von ⠿ ⠿ ⠿ und ⠿ ⠿ ⠿. Die raschere Schreibung im oberen Teile des Ausschnittes mag auch dadurch erfolgen, daß die oberen vier Punkte in den Punktschriftzeichen häufiger auftreten als die unteren. Die Punkte 1, 4, 2, 5 erscheinen in der Vollschrift gegenüber den untersten 3, 6 im Verhältnis von 129 : 51, also mehr als doppelt so oft. Daß größere Entfernung der Punkte voneinander durch leichtere Auffindbarkeit nahezu aufgehoben werden kann, zeigt die gleiche Schreibflüchtigkeit der Zeichen ⠿ ⠿; auch bei ⠿ ⠿ und ⠿ ⠿ ergaben sich nur geringe Unterschiede in der Schreibschwierigkeit.

An der Spitze der dreipunktigen Zeichen steht das ⠿ als gerades Zeichen allen folgenden Winkelzeichen voran. Ihm folgen nacheinander ⠿ ⠿ ⠿ ⠿, während erst in weiteren Abständen die tiefer liegenden Winkelzeichen ⠿ ⠿ ⠿ ⠿ erscheinen. Der Unterschied zwischen kurzen und langen Winkelzeichen ist wieder nur ein geringer. Die schrägliegenden Winkelzeichen ⠿ ⠿ usw. stehen gegenüber den rechtwinkeligen an Schreibflüchtigkeit etwas zurück.

In der Reihe der vierpunktigen Zeichen zeigt das ⠿ die größte Schreibflüchtigkeit. Sie ist zu erklären aus der strengen Geschlossenheit dieses Zeichens. Daß eine Anzahl von näherliegenden Punkten doch rascher geschrieben werden kann als die gleiche Anzahl von weiter auseinander, ergibt sich aus dem großen Abstande zwischen ⠿ und ⠿.

Die fünfpunktigen und das sechspunktige Zeichen stehen in bezug auf die Raschheit der Darstellung an der letzten Stelle.

Die Schreibflüchtigkeit geht parallel mit der Zahl der Punkte, aus welchen die Buchstaben bestehen. Mit der Zahl der Punkte verlängert sich der Schreibweg und damit wieder die zur Darstellung der verschiedenen Zeichen notwendige Zeit. Die Schreibschwierigkeit steigt jedoch nicht im gleichen Maße wie die Zahl der Punkte. Ein ⠿ erfordert zum Schreiben nicht doppelte, ein ⠿ nicht die dreifache Zeit wie ein ⠿ usw. Die Steigerung in der Schreibzeit ist vielmehr geringer als die Steigerung der Punktzahl, und zwar lassen sich die Steigerungen durch folgende untereinander gestellte Zahlen wiedergeben:

| Steigerung der Punktzahl | 1: | 2: | 3: | 4: | 5: | 6: |
|---|---|---|---|---|---|---|
| Steigerung der Schreibzeit | 1 | 1,54 | 2,12 | 2,80 | 3,31 | 3,79 |

Es ist also zum Schreiben eines Sechspunktzeichens nicht dieselbe
Zeit erforderlich wie für das Schreiben von sechs einpunktigen Zeichen, sondern nur rund das vierfache dieser Zeit usw. Die Ursache
für diese Erscheinung liegt darin, daß auf der Punktschrifttafel eine
Reihe von Zeichen nicht zusammenhängend gebildet werden kann,
sondern daß zum Schreiben jedes Zeichens ein besonderer Ausschnitt
aufgesucht werden muß. Innerhalb des Ausschnittes geht natürlich
das Schreiben einer bestimmten Anzahl von Punkten rascher vor sich
als das Schreiben von je einem Punkte in so und soviel Ausschnitten.

Wie gestaltet sich nun der Schreibweg, welcher bei der Bildung
einzelner aus mehreren Punkten bestehenden Zeichen zu machen ist.
Bei den einpunktigen Zeichen handelt es sich lediglich um das Auf-
finden der Punktstellen. Die Schwierigkeit des Schreibweges bei zwei-
und mehrpunktigen Zeichen wird bedingt vom Ausgangspunkte der
Schreibbewegung sowie von der Zahl und Lage der Punkte zueinander,
aus welcher sich Richtung und Länge des Schreibweges ergeben. In
der Mehrzahl der Fälle nimmt der Schreibweg seinen Ausgang von
Punkt 1 (siehe Darstellung des Schreibweges!), in geringerer Zahl von
den Punkten 2 oder 3. Der Richtung nach treten folgende Schreibbewegungen auf: wagrecht von rechts nach links, senkrecht, und zwar
sowohl abwärts als aufwärts, schräg-abwärts und -aufwärts und schließlich Verbindungen aller dieser Richtungen. Der Schreibweg an den
Seiten des Rechteckausschnittes entlang ist leicht zu finden und bietet
daher weniger Schwierigkeiten als die Überquerung des Ausschnittes
in schräger Richtung.

Die auf der Tafel angegebenen Schreibwege sind die kürzesten und
aus diesem Grunde für die schriftliche Darstellung der Punktschriftzeichen maßgebend. Für das Schreibenlernen empfiehlt wohl auch
Demál (1917) noch die Schreibung in arithmetischer Reihenfolge der
Punkte, doch weist er selbst auf die großen Verschiedenheiten auch
bei langjährigen Schreibern hin, welche keinerlei bestimmte Punktfolge
einhalten, und verlangt daher, daß die Schüler schon im ersten Schreibunterricht an eine bestimmte Schreibordnung gewöhnt werden. Wo das
Schreiben getrennt vom Lesen vorgenommen wird, wäre unbedingt an
den auf der Tafel dargestellten Schreibwegen festzuhalten. Dieser
Schreibweg wäre erst auf einer weiteren Stufe beim Worteschreiben
dahin abzuändern, daß der Schreiber die Reihenfolge der Punkte stets
der Form des nachfolgenden Zeichens anpaßt. Hierbei dürften sich
individuelle Abstufungen ergeben, denen weniger Bedeutung beikommt,
als der festen Einprägung des richtigen Schreibweges schon beim
Schreibenlernen.

Für den ersten Schreibunterricht, der bisher ziemlich oberflächlich

## Darstellung des Schreibweges
### beim Schreiben der Punktschrift.

**Ausgangspunkt 1:**  **Ausgangspunkt 2:**  **Ausgangspunkt 3:**

*Aufsuchen einzelner Punkte*

*Wagrechter Schreibweg*

*Senkrechter Schreibweg*

*Wag- und senkrechte Schreibwege verbunden*

*Schräger Schreibweg (abwärts)*

*Mit senkrechten Schreibwege verbunden*

*Schräger Schreibweg (aufwärts)*

*Mit senkrechten Schreibwegen verbunden*

*Schreibweg einer Zeile*

behandelt wurde, stellten Demal und Wanecek (1917) zwei Lehr-
gänge auf. Der analytische Gang geht vom Sechspunktzeichen aus,
aus welchem sich alle Zeichen leicht entwickeln lassen, der synthetische
von den Elementen der Buchstaben, von den einzelnen Punkten, aus
welchen die Buchstaben nach ihrer steigenden Schwierigkeit auf-
gebaut werden.

Die Schreibflüchtigkeit der Punktschrift bleibt gegenüber der
Schreibfertigkeit der Sehenden natürlich immer eine geringe, besonders
für jene, welche die Blindenschrift erst später erlernen. Javal (1904)
bemerkt diesbezüglich: „Ich schreibe nur vier Worte in der Minute,
aber auch der geübteste Blinde bringt es kaum über acht und selbst
mit Hilfe der Kurzschrift höchstens auf zehn, aber das nur auf Kosten
der Leserlichkeit; denn wenn man sich dabei mehr beeilt, macht man
Fehler, und die Punkte gelingen nicht immer recht. Nach alledem ist
es sicher, daß, von wenigen Ausnahmen abgerechnet, die Blinden dreimal langsamer schreiben als die Sehenden."

Bei den Schreibversuchen von Bürklen (1916) wurden in der
Minute 38 (allerdings stets gleichartige) Buchstaben geschrieben.

Das Eindrücken der Punkte in das verhältnismäßig starke Papier
erfordert gegenüber dem Schreiben der Sehenden eine solche Kraft-
anstrengung, daß eine Ermüdung der Hand bald eintritt. Untersuchungen hierüber wurden noch nicht angestellt.

Der innere Vorgang beim Schreiben vollzieht sich derart, daß
der schriftlichen Darstellung ein stilles Sprechen vorangeht. Zu der
akustisch-motorischen Wortvorstellung assoziieren sich die kinästhetischen Vorstellungen der Schreibbewegungsempfindungen. Das dadurch
entstehende Schreibbild kann nicht wie beim Sehenden ein optisches
sein, sondern nur auf den Schreibbewegungsvorstellungen beruhen. Da
man annimmt, daß beim Schreiben ein besonderes Zentrum in der Groß-
hirnrinde mitwirkt, muß ein solches Schreibzentrum auch bei Blinden
vorhanden sein, wenn dasselbe auch bisher nicht nachgewiesen wurde.
Zu beachten ist auch, daß beim Blinden das erzeugte Schreibbild eine
Umkehrung des Leseschriftbildes ist, wodurch eine Trennung des Lesens
und Schreibens der Punktschrift wohl genügend gerechtfertigt erscheint.

Das sehende Kind schreibt buchstabierend, während der Erwachsene ein ganzes Wort oder eine Wortgruppe im Schreibakt
zusammenfaßt. Das Gleiche läßt sich wohl auch von Blinden annehmen.
Anfangs muß der blinde Schüler seine Aufmerksamkeit und seinen
Willen auf jeden einzelnen Punkt des Zeichens richten, wobei im Gegensatze zum Lesen die Form des Zeichens weniger zur Geltung kommt.

Den Zusammenhang geistiger Minderwertigkeit mit der Auftreten
von Spiegelschrift beim Schreiben mit der linken Hand überprüfte

Lochte (1896) auch bei Blinden, da behauptet worden war, daß bei diesen die Spiegelschrift gehäuft bzw. zwangsweise auftritt. Lochte ließ 59 Blinde mit der linken Hand Punkt- und Heboldschrift bzw. die früher erlernte Kurrentschrift schreiben. Unter den 59 blinden Schulkindern fanden sich nur 1 Knabe und 3 Mädchen und unter 39 erwachsenen Blinden nur 3 männliche Blinde mit Spiegelschrift. Die Untersuchungen zeigten, daß das Auftreten der Spiegelschrift bei Blinden keine häufige Erscheinung sei, wie sie auch einen Rückschluß auf die Psyche des Schreibenden überhaupt nicht gestatte.

# Raumvorstellungen.

Der Ursprung der Raumvorstellungen ist heute noch umstritten. Früher standen sich diesbezüglich zwei Anschauungen schroff gegenüber: der Nativismus, welcher behauptete, die Raumvorstellungen seien angeboren und der Empirismus, der für die Annahme eintrat, die Raumvorstellungen seien durch die Erfahrung erworben. Gegenwärtig hält man sich an einen modifizierten Nativismus, „der annimmt, daß die primitiven Grundlagen der Raumvorstellung angeboren sind, in dem Sinne, daß sofort die ersten Tast- und Gesichtswahrnehmungen des Kindes eine gewisse flächenhafte Ausbreitung und Tiefe haben, daß aber die Erfahrung es ist, welche auf diesen Grundlagen erst die bestimmten Raumvorstellungen ausbildet." (Meumann, 1911.)

Bei der Bildung der Raumvorstellungen wirken Gesichts-, Gehör- und Tastsinn zusammen. Den ersten unbestimmten räumlichen Wahrnehmungen dieser Sinne folgt die nähere Auffassung des Raumes durch die tastende Tätigkeit von Lippen und Zunge, durch die Bewegungen der Hände und Arme, wobei Tast- und Gesichtsvorstellungen miteinander verschmelzen. Der Gehörsinn spielt (bei Normalsinnigen) nur eine untergeordnete Rolle und wirkt mehr indirekt, während der Gesichtssinn immer mehr in den Vordergrund tritt, was mit der rascheren und genaueren Auffassung durch das Auge zusammenhängt. Durch die Bewegungen des Körpers im Raume werden die Raumvorstellungen immer mehr erweitert. Hierbei wirkt der ganze aktive Bewegungsapparat und auch der Gleichgewichtssinn im Bogenlabyrinth des Ohres mit. Eine weitere Stufe der Entwicklung liegt dann im genauen Verständnis der Formen (Größenverhältnisse, Proportionen der Teile, Verlauf der Begrenzungslinien der Körper) und das Verständnis der bildlichen Darstellung des Raumes (bildliche Darstellung hauptsächlich in der Verkleinerung). Diese Stufe wird erst nach dem sechsten Lebensjahre erreicht.

Dem Blinden werden die Raumvorstellungen nur durch

den Tast- und Gehörsinn vermittelt. Aus einem früheren Kapitel
haben wir ersehen, daß der Tastsinn allein raumbildend zu wirken vermag, während dies bei den Gehörvorstellungen nicht der Fall ist. Der
Tastsinn ist — nach Th. Heller (1904) — die einzige Quelle
räumlicher Erkenntnis für den Blinden. „Dem Sehenden stehen
in physiologischer Hinsicht zwei Raumsinne zur Verfügung, Tast- und
Gesichtssinn. Auf die Sensationen beider Sinne antwortet aber die
Psyche stets in derselben Weise. Wenn auch die Aufmerksamkeit noch
so sehr auf die Wahrnehmungen des Tastsinns konzentriert wird, so
tritt doch stets ein Gesichtsbild in den Blickpunkt des Bewußtseins.
Beim Blinden treffen äußere und innere Bedingungen der Raumauffassung stets zusammen, der Tastsinn ist der einzige Raumsinn des
Blinden nicht bloß in psychologischer, sondern auch in physiologischer
Hinsicht. Dies muß um so eher betont werden, als wiederholt sowohl
von Seite der Blindenpädagogik als auch der allgemeinen Psychologie
behauptet worden ist, daß dem Gehörsinne räumliche Funktionen zukommen, ja daß dieser der bevorzugte Raumsinn des Blinden sei."

„Das Auge ist das Organ des raumerweckenden, das Ohr des zeit-
erweckenden Sinnes; es bildet somit das erstere die Raumvorstellungen,
das letztere die Zeitvorstellung. Jede Bewegung des Tastorgans erregt
in uns das Bewußtsein des zurückgelegten Raumes und zugleich das
der zeitlichen Aufeinanderfolge; das Tasten leistet also dasjenige zusammengenommen, was Gesicht und Gehör einzeln leisten; was in den
Tastvorstellungen vereinigt ist, hat sich in den zwei höheren Sinnen
einseitig ausgebildet." (S. Heller, 1885.)

Unter Beziehung auf die Arbeiten Th. Hellers und der neueren
physiologischen Forschung schildert Fischer (1907) die Bildung der
Raumvorstellungen in zusammenfassender Weise folgendermaßen:

„Unsere Vorstellungen von den Dingen der Außenwelt entstehen
aus Empfindungen, diese wieder sind Reize, welche unsere Sinnes-
nerven affizieren. Bei den Empfindungen unterscheiden wir die Qualität (beim Auge Licht und Farbe, beim Tastsinn Druck, Berührung,
Temperatur), die Intensität oder den Grad, die verschiedene Stärke
des Reizes, der Farbe, der Berührung, der Temperatur, die Ausdehnung und endlich noch die Dauer der Empfindung. Diese vier Momente finden wir bei allen Gesichts- und Tastwahrnehmungen immer
zusammen. Bei den Gehörsempfindungen fehlt das räumliche Moment
insofern, als sie uns über die Form und Gestalt des Schallerregers
oder der Schallquelle keinen Aufschluß geben, sondern nur über die
Richtung und Entfernung der Schallquelle; die letztere wird nach der
Schallstärke abgeschätzt. Die Gehörsempfindungen enthalten demnach
nur Qualität, Intensität und Dauer. Die genaue räumliche Beschaffen-

heit der Schallquelle vermitteln erst Gesicht und Tastsinn. Ist aber die Assoziation von Gehör- und Tasteindrücken hergestellt, dann lösen Schalleindrücke auch Raumvorstellungen aus. Eine direkte Wahrnehmung der räumlichen Formen kann nur durch Gesicht und Getast erfolgen."

„Bei der Ausschaltung des vollkommensten Raumsinnes, des Sehorganes, wie bei Blindgeborenen oder Früherblindeten, ist die Entwicklung der Raumvorstellungen an den anderen Raumsinn, den Tastsinn gebunden. Der Tastsinn wird in der räumlichen Auffassung durch die Bewegungsempfindungen unterstützt. Die Bewegungen beim Tasten entsprechen den Augenbewegungen beim Sehen; während jedoch diese meist reflektorisch und unwillkürlich eintreten, sind jene willkürlich und abhängig von direkter Berührung. Mit der Zeit bilden sich immer zweckmäßigere Tastbewegungen heraus, welche den Tastvorgang abkürzen und immer schneller und sicherer zu Tastvorstellungen führen."

Soweit der reine Tastraum in Frage kommt, ist Wundt (1910) der Anschauung, daß die Raumform des Blindgeborenen ausschließlich durch die assoziative Verschmelzung der Lokalzeichen mit den Spannungsempfindungen gebildet werde. „Von ihr kann sich der Sehende selbstverständlich keine Vorstellung machen, da der Mangel der Gesichtsbilder eine Bedingung ihrer Entstehung ist. Wir können nur schließen, daß die allgemeinen, für die Orientierung maßgebenden Eigenschaften dieses reinen Tastraumes mit denen unseres Gesichtsraumes übereinstimmen."

Im Kapitel „Tastvorstellungen" wurde bereits ausgeführt, wie der Tastsinn in der Erfassung des Raumes beschränkt ist und im Gegensatze zum Auge der unmittelbaren Berührung der Gegenstände bedarf. Für den über die Tastmöglichkeit hinausgehenden Raum bietet dem Blinden nun das Gehör eine wichtige Hilfe, indem es ihm Fernwahrnehmungen, die sich allerdings mit denen des Auges nicht messen können, ermöglicht. Diese Möglichkeit ist durch die Assoziation der Gehörvorstellungen an die Tastvorstellungen gegeben.

Es besteht nun die Frage, inwieweit die Gehörwahrnehmungen zu der Raumerfassung beitragen.

„Die direkten Tonquellen," führt Ansaldi (1895) hierüber aus, „deren sich der Blinde bedient, sind: der Schritt, die Stimme und die zerstreuten Geräusche verschiedenen Ursprungs. Wenn einer jener drei Mittler in Aktion gesetzt ist, teilen sich die erzeugten Tonquellen den umgebenden Gegenständen mit, von welchen sie unter der Form verschiedener Noten, ganz mit der Grundnote übereinstimmend, aber nur in geringerer Stärke dem Gehör zugeführt werden. Daher kommt es, daß jeder nicht zu weit entfernte Gegenstand für den Blinden zur

sekundären Tonquelle wird, deren intensiven Wert er zu schätzen versteht und danach die Distanz und Richtung berechnet wie ein Sehender
aus dem direkten Tonquell. Es gelingt ihm, nicht bloß die primitiven
Töne mit größerer Genauigkeit zu lokalisieren als der Sehende, er
erwirbt auch dank der langen Übung die Fähigkeit, sich selbst der
schwächsten reflektierten Töne zu bedienen. Man könnte sagen, daß
diese ihm den erleuchteten großen Horizont durch einen beschränkteren
tönenden ersetzen."

„Die Vorstellung der räumlichen Größen, welche der Blinde sich
mit Hilfe der Gehörempfindungen macht, sind, wenn auch einerseits
unbestimmter und unvollkommener als die, welche ihm der Tastsinn
vermittelt, anderseits umfaßender und kommen darum den Vorstellungen des Sehvermögens näher. Weiter vollzieht sich die Eindrucksaufnahme des Gehörs wie die des Gesichts in ein und demselben
Augenblick durch die von den reflektierenden Körpern erzeugten Eindrücke. Wenn wir also die Differenz zwischen den eigentümlichen
Wirkungen des Lichtes und des Tones ziehen, können wir eine richtige Paralelle zwischen dem Gesicht und dem Gehör feststellen. Was
die Intensität im allgemeinen betrifft, kann man das experimentale
Gesetz formulieren, daß, die immer gleiche Intensität der primären
Tonquelle und die Distanz des Hörenden von dem rückwirkenden
Körper angenommen, die Wahrnehmensfähigkeit des letzteren sich
innerhalb bestimmter Grenzen progressiv mit der Vergrößerung der
Oberfläche steigert, so wie das Medium der Rückwirkung in umso
weiterer Entfernung sichtbar wird, je größer die Ausdehnung der
Oberfläche ist. Auch die von dem Hörenden dirigierten Bewegungen
dienen dazu, den Umfang der Reflektoren zu messen. Ein letztes
wichtiges Mittel, dessen sich der Blinde bedient, um die Ausdehnung
oder die eigentliche Form seiner Umgebung zu erkennen, ist das
Phänomen der Resonanz. Wenn in einem Zimmer ein musikalischer
Ton oder irgend ein Lärm erzeugt wird, wie der Schritt eines Mannes,
so wird der ursprüngliche Ton durch die Resonanz modifiziert, und
zwar in der Intensität durch die Ausdehnung der Umgebung, dann in
der Qualität des Tones durch denselben Raum und die besondere
Form des Ortes, wodurch der eine oder der andere der begleitenden
Töne, welche den ursprünglichen Ton bilden, umgeformt wird. Diese
Art der Gehörwahrnehmungen dient in wunderbarer Weise dazu, das
praktische Leben des Blinden zu erleichtern. Indem er seine Kenntnis
der Umgebung, welche er dem Tast- und Muskelsinn verdankt, mit
der derselben eigentümlichen Resonanz in Zusammenhang bringt, erkennt er mit der äußersten Schnelligkeit die Eigentümlichkeiten des
Hauses nach ihren verschiedenen Resonanzen."

Im Vorstehenden ist bereits enthalten, was Th. Heller (1894) dahingehend zusammenfaßt, „daß die Gehörswahrnehmungen ihre räumlichen Eigenschaften nur dadurch empfangen, daß sie sich auf engste mit den entsprechenden Tastvorstellungen assoziieren, in analoger Weise wie auch beim Sehenden die Schalleindrücke lediglich durch ihre Beziehung auf den entwickelten Gesichtsraum zu räumlichen Funktionen gelangen. Die Assoziationen des Gehörs mit den Raumsinnen sind jedoch für den Sehenden und Blinden von sehr ungleicher Bedeutung. Dieselben tragen beim ersteren insofern einen provisorischen Charakter, als es in der Regel dem Belieben des Sehenden überlassen bleibt, sich von Art und Lage der Schallquelle durch den Gesichtssinn allein zu überzeugen. Die Wahrnehmungsgebiete beider Sinne ergänzen sich gewöhnlich in bezug auf ihre Auffassung, sie greifen jedoch nicht ineinander über. Ganz anders beim Blinden: hier besteht tatsächlich zwischen Tast- und Gehörsinn eine Art reziproker Funktion. Der letztere entleiht von ersteren zunächst räumliche Eigenschaften, tritt aber dann selbst in den Dienst der Raumvorstellung und da die auf diese Weise ermöglichte indirekte Auffassung dem Blinden bedeutend leichter fällt als die unmittelbar durch den Tastsinn vollzogene, so entspricht es wieder dem Gesetz der Kraftersparung, daß schließlich das Gehör weit mehr für die objektive Erkenntnis des Blinden in Betracht zu kommen scheint als der Tastsinn."

Eine höchst bedeutungsvolle Verschiedenheit zwischen Blinden und Sehenden ergibt sich daraus, wie sich die Entstehung der Raumvorstellungen vollzieht. Zum ersten Male wies Zeune (1808) diese Verschiedenheit hin, die darin liegt, daß „das Getast durch die Teile des Ganzen sich bewußt wird, das Gesicht aber durch das Ganze der Teile". Zeune gebraucht dabei bereits die Bezeichnungen „synthetisch" und „analytisch". Die Auffassung eines Gegenstandes als Ganzes ist dem Blinden nur im beschränkten Handtastraum und indirekt durch das Gehör möglich. Sonst muß er bei der Erfassung der Gesamtvorstellung diese aus Einzelvorstellungen zusammensetzen. Daher — wie Stumpf (1860) ausführt — die Hinneigung der Blinden zur Analyse.

„Da die Mittel und Wege, wodurch dieselben zur Kenntnis der Dinge gelangen zwar sicherer, aber auch weit langsamer und beschränkter sind als bei Vollsinnigen, so können sie auch nur dadurch zur gründlichen Kenntnis eines Gegenstandes gelangen, wenn sie denselben genau untersuchen und nach allen seinen Teilen prüfen oder ihn in dieselben zerlegen. Um sich hiervon zu überzeugen, darf man nur die Art und Weise betrachten, wie ein Blinder und wie ein Vollsinniger sich Begriffe bildet. Der letztere betrachtet z. B. einen Strauch

mit einem Blicke, der das Ganze in vollem Umfange mit einem Male
umfaßt, da er sich so einen allgemeinen Begriff zu bilden vermag,
so begnügt er sich meistens auch damit, weil es zur Kenntnis und
richtigen Bezeichnung des Gegenstandes hinreicht. Ganz anders verhält es sich aber bei dem Blinden. Dieser muß mit größerer Sorgfalt
den Stamm, die Äste, Blätter usw. betasten, um sich sowohl im einzelnen, als im ganzen einen umständlichen und unerschöpfenden Begriff zu machen und den Gegenstand von andern gleichartigen Dingen
unterscheiden zu können. Darum gewöhnt er sich frühzeitig an die
Analyse, die zwar die Erwerbung seiner Kenntnisse verzögert, dieselben aber auch mehr begründet und befestigt.“

Ansaldi (1895) drückt dasselbe in folgenden Worten aus: „Während das Auge dem Geist eine große Anzahl gleichzeitiger Wahrnehmungen zuführt, vermag der Tastsinn vermöge seiner Natur als
ein an den Ort gebundener Sinn nur eine sehr kleine Anzahl von Eindrücken in derselben Zeit auf das Begriffsvermögen zu übertragen.
Die aus den beiden Sinnen (Gesichts- und Tastsinn) resultierenden
Eindrücke sind infolge der Verschiedenheit der Sammlungsart dieser
beiden Sinne auch verschiedener Natur. Auch wenn die Wahrnehmungen mit dem Auge aus dem Stadium der vorübergehenden in
das der bleibenden übergehen, sind sie immer synthetischen Charakters, der von der Weitläufigkeit der Eindrucksaufnahme herrührt, während die Wahrnehmungen einer gewissen Ausdehnung durch das Tastvermögen immer als das Produkt vielerlei Empfindungen des Innern
zu betrachten sind und daher einen analytischen Charakter beibehalten, der aus der Aufnahme durch den Tastsinn resultiert.“

Von größtem Interesse war für die Psychologen die Frage, welche
Eindrücke von den Raumformen in der Seele des Blinden zu-
rückbleiben. Daß diese keineswegs den visuellen Vorstellungsbildern
der Sehenden gleichen können, ergibt sich bei den Blindgeborenen
durch das Fehlen des Gesichtes. Bei Spätererblindeten sind solche
Gesichtsbilder vorhanden und vermögen sich auch noch neue zu bilden,
so wie der Sehende im Dunkeln die zerstreuten Tasteindrücke und
Bewegungsempfindungen zu einem unbestimmten schattenhaften Gesichtsbild zusammenfaßt. Von Blindgeborenen gilt wohl nachstehende
Ansicht: (Blindenfreund, 1901) „Durch Umfassen hat der Blinde
das Ding kennengelernt, von seinen Händen umfaßt, stellt er es sich
vor. Er läßt den Gegenstand in Gedanken durch seine Finger gleiten,
wobei er alle Wahrnehmungen reproduziert, die er bei dem Betasten
desselben gewonnen hat. Er denkt tastend, wie der Sehende sehend
denkt. Ein Bild des Gegenstandes entsteht nicht in seiner Seele.“

„Von größeren Dingen bildet er sich Teilvorstellungen und reiht

dieselben aneinander. Das geschieht in derselben Weise, wie wenn
der Sehende an das Innere eines Hauses denkt, indem er es in Gedanken Zimmer für Zimmer durchläuft."

Diese Ausführungen werden bestätigt durch die Mitteilungen der
blinden Hirsch (1917), welche sagt: „Mein Vorstellungsvermögen reicht
nicht weiter als meine tastenden Hände reichen. Ich kann mir die Bau-
art und die Form eines Gebäudes, Denkmals, Schiffes usw. vorstellen,
wenn ich genaue Modelle der genannten Objekte kennengelernt habe;
aber von ihrer wirklichen Größe habe ich keinen Begriff. Ebensowenig ist
es mir möglich, mir von irgend einem Raum ein Gesamtbild zu machen;
ich kann also, wenn ich mir ein Zimmer vorstellen will, dessen Einrichtung
ich genau kenne, mir nicht den Raum insgesamt, d. h. zu gleicher Zeit
alle Möbel denken, wie sie in bestimmten Abständen angeordnet sind,
sondern immer nur jedes einzelne Stück und dessen Standort."

Die Art der Erweckung von Sachvorstellungen stellt Ansaldi (1895)
in folgender Art dar:

„Wenn man einen Gegenstand ansieht und dann, die Augen
schließend, ihn im Geiste wieder zu sehen versucht, wird man eine
mehr oder weniger genaue Vorstellung seiner Form, je nach der Stärke
des Erinnerungsvermögens, erhalten, aber nur von der Masse des Gegenstandes im allgemeinen. Der Blinde jedoch, der sich einen Gegenstand
ins Gedächtnis zurückrufen will, den er früher durch den Tastsinn
kennengelernt hat, kann immer nur einen einzelnen Teil desselben für die sukzessiven Momente der Berührung im Geist erblicken.
Als Resultat meiner persönlichen Beobachtungen kann ich sofort klar-
stellen, daß die Erinnerung an die Wahrnehmungen des Tastsinnes
in bezug auf Lebhaftigkeit im Verhältnis zu der Länge und Intensität
der erhaltenen Eindrücke steht und in bezug auf die Dauerhaftigkeit
nach der Weitläufigkeit der wahrgenommenen Oberfläche und der
Schnelligkeit, mit welcher die Eindrücke aufeinanderfolgen, variiert.
Der durch das Wort anderer geleitete Blinde kann dahingelangen,
sich eine ziemlich annähernde Vorstellung jener Dinge zu machen,
welche dem Tastsinn unzugänglich sind, indem er im Geist die Wahr-
nehmungsverhältnisse dieses Sinnes vermehrt, je nach dem Verständnis derer, die ihn leiten. So wird das zum Flußbett abfallende Terrain
und das rasche Absteigen der gegenüberliegenden Seite ihm im kleinen
die Idee eines Tales geben, ein Erdhügel von wenigen Metern die
Vorstellung eines Berges erzeugen. Andere, weniger allgemeine Begriffe kann er mittels plastischer Objekte, welche sich der genauen
Analyse des Tastsinnes darbieten, erwerben. Andere wieder technischer Art, wie Maschinen, umfangreiche und komplizierte Konstruktionen, deren Erforschung durch den Tastsinn zu mühsam wäre, werden

dem Blinden nach einer wohlgeordneten und genauen Beschreibung
verständlich, da er sich fast immer mit überraschender Klarheit über
das Gehörte Rechenschaft zu geben vermag."

Bei der Wiedererweckung von Raumgestalten kommt dem Blinden
die gründlichere Auffassung zugute, der sie sich bei der ersten Bekanntschaft mit einem Gegenstande befleißen. Wenigstens zeigten die
Untersuchungen P e i s e r s (1923), daß sich die Blinden bei der Betrachtung vorgelegter geometrischer Körper eingehender mit denselben
befaßten, und darum auch mehr Erfahrungen sammelten, als die zu-
gezogenen Halbblinden.

Zu einer anderen Anschauung als A n s a l d i u. a. kam F i s c h e r
(1907), indem er aus den Angaben von Blinden beim Modellieren
entnahm, daß bei dieser Arbeit keine Bewegungsvorstellungen der
Tastorgane im Bewußtsein aufgestiegen waren. „Die auch in Fachkreisen verbreitete Anschauung, daß bei den Erinnerungsvorstellungen
sogleich Muskelempfindungen oder Bewegungsempfindungen wieder
ins Bewußtsein treten, oder daß letztere sogar der einzige Inhalt jener
seien, scheint mir psychologisch nicht haltbar zu sein. Wohl sind
Bewegungsempfindungen bei der Bildung der Vorstellungen beteiligt,
sogar sehr erheblich, sie gehen aber in dem psychischen Prozeß unter.
Ebensowenig wie der Sehende an seine Augenbewegungen denkt auch
der Blinde zuerst an seine Tastbewegungen; wenn diese auch mit der
Vorstellung, aber dieser erst folgend, reproduziert werden können;
seine sowie der Sehenden Erinnerungsvorstellungen steigen als G e s a m t -
b i l d e r , deren einzelne Teile nicht nacheinander, wie sie perzipiert
wurden, erscheinen, sogleich im Bewußtsein auf."

Die Tatsache, daß der Blinde eine Simultanvorstellung nur im
Handtastraum gewinnt, legt die Vermutung nahe, daß die im Arm-
und Körpertastraum gewonnenen Raumvorstellungen zu denen im Handtastraum in Beziehung gesetzt werden. Th. H e l l e r (1904) behauptet,
daß „unter allen Umständen eine durchgehende Proportionalität zwischen den Messungen im engeren und weiteren Taustraum besteht."
Der Blinde ist bestrebt, „jede Maßbestimmung im weiteren Tastraum
durch eine wirklich ausgeführte oder nach Analogie ausgeführter bloß
vorgestellte Bewegung in den engeren Tastraum zu übertragen".
Th. H e l l e r spricht daher von einer „T a s t r a u m z u s a m m e n z i e h u n g",
einer Übertragung der Raumvorstellungen aus dem weiteren in den
engeren Tastraum, durch welche der Blinde gleichsam ein verkleinertes
Modell in der Phantasie konstruiert. S t e i n b e r g (1920) weist durch
seine Versuche aber auch eine T a s t r a u m e r w e i t e r u n g nach, durch
welche die Übertragung einer Raumvorstellung aus dem engeren in den
weiteren Tastraum möglich wird.

Petzelt (1923) erklärt in Erörterung der Theorien Th. Hellers und Steinbergs die Simultanerfassung nicht als Momenterfassung in meßbarer Zeit, sondern als Verstehen einer Gestalt. „Th. Heller", sagt er, „trennt Gehör und Getast voneinander, gesteht beiden Sinnesgebieten heterogene Aufgaben zu und fordert für eine adäquate Erfassung räumlicher Gebilde eine Tastraumzusammenziehung als intellektuelle Leistung des Blinden dort, wo keine Simultaneität in der Erfassung vorliegt. Steinberg kommt in seinen Versuchen vor allem dazu, die Bewegungserlebnisse, die er als nicht objektiv gerichtet annimmt, in den Mittelpunkt seiner Theorie zu rücken. Für die adäquate Erfassung fordert er Ortskonstanz des Reagenten und eine Tastraumerweiterung im Gegensatze zu Th. Heller. Für beide Theorien ist der Sinn der Simultaneität in der Erfassung das Kriterium. Einen simultanen Reiz kann es aber nicht geben. Simultanerfassung heißt nämlich nie Momenterfassung in meßbarer Zeit, sondern Verstehen. Verstehen modal fundierter Aufgaben ist unanschauliches Wissen um Anschauliches, ist Verstehen einer Gestalt, ist Produktion, d. h. ist ein Wissen um ein spezifisches Zugleichseinmüssen unabhängig von der erlebten Abfolge der Gestaltelemente. Tasten heißt Gestalten. Beim Tasten Blinder wird die Gliederung des Erlebten nicht durch Relationen optischer Herkunft beeinflußt. Dieser Umstand ändert jedoch nichts an dem Gestaltscharakter des Erlebten. Beim Blinden verlangt jegliche Raumgestaltung den Bezug auf mögliches Gesehenwerden, auf Grund dessen erst eine eindeutige Verständigung mit Sehenden möglich wird. Allgemein bildet diese Beziehung den Generalnenner für jedes Wissen des Blinden."

Fischer (1907) findet, daß der Phantasie der Blinden das Verkleinern besser gelingt als das Vergrößern; „es läßt sich dies psychologisch dadurch erklären, daß der engere Tastraum dem Blinden deutlicher ist als der weitere".

Nach Zech (1919) besteht zwischen den Maßbestimmungen im engeren und denen im weiteren Tastraum eine unverkennbare Verwandtschaft. „Die spannenden Tastbewegungen der Finger gehen z. B. in notwendigen Fällen ohne weiteres in die Arme über und umgekehrt. Bei großen Objekten sucht der Blinde die Beziehungen zwischen den Tasträumen dadurch herzustellen, daß er die Maßbestimmungen des weiteren Tastraumes auf den engeren zu übertragen strebt. Dies geschieht, indem er die entsprechend kürzere Tastbewegung entweder tatsächlich, etwa beim nachbildenden Darstellen, oder nur vorstellend ausführt. Je häufiger sich diese Tastraumzusammenziehung bewußt vollzieht, desto größer wird die Sicherheit im Vorstellen des verkleinerten Abbildes und damit von präzisen Simultanvorstellungen."

„Um Mißverständnissen vorzubeugen, muß aber noch folgendes gesagt werden: Von einer Tastraumzusammenziehung kann nur dann gesprochen werden, wenn es sich um die Auffassung eines im weiteren Tastraum liegenden Objekts handelt. Die Beurteilung der Größe vollzieht sich beim Blinden in der Weise, daß er sich die Zeitdauer der ausgeführten Tastbewegungen vorstellt."

Die Möglichkeit dieser Übertragungen ist von Bedeutung für die Vermittlung von Raumvorstellungen großer und sehr kleiner Dinge durch verkleinerte und vergrößerte Nachbildungen, die sogenannten Modelle. Th. Heller (1904) fand bei Modellierversuchen mit Blinden, „daß alle Modelle, welche die Blinden unter Zugrundelegung eines selbstgewählten Verkleinerungsmaßes größeren Objekten nachgebildet haben, sich dem engeren Tastraum entsprechend zeigen". Matz (1913) wieder fand bei solchen Versuchen, daß die Darstellungen der Blinden ziemlich umfangreich waren (bis zu 40 cm). Jedenfalls beschränken sie sich auf den Armtastraum. Für Modelle von Gegenständen, welche nicht allzuviele Einzelheiten aufweisen, empfiehlt sich sowohl in der Verkleinerung als in der Vergrößerung eine dem Handtastraume angepaßte Größe. Bei anderen wird darüber hinausgegangen werden müssen, doch darf der Armtastraum für keinen Fall überschritten werden.

Den zweifelhaften Wert allzugroßer oder allzukleiner Modelle kennzeichnete bereits Guillié (1817) in ganz richtiger Weise. Man berücksichtigt dabei, sagt er, „daß der Blinde von den Gegenständen, die er befühlt, nur eine allmähliche Vorstellung erhält, und daß er vom ersten Augenblicke an ganz verschieden über Dinge, die ihrer Form nach zwar völlig gleich, ihrem Umfange nach aber ungleich sind, urteilen wird. Er muß hierbei eine zweite Arbeit unternehmen, um sich seiner ersten Vorstellung wieder zu nähern, denn er muß, nachdem er alle vermittelnden Begriffe durchlaufen hat, durch Vergleichung ein neues Urteil fällen".

Bei der Besprechung der Modellierarbeiten Blinder erwähnt Gerhardt (1921): „Diese Nachbildungen tragen durchwegs etwas charakteristisches an sich, und zwar hauptsächlich jene Merkmale, welche für den Blinden im Vordergrunde des Interesses stehen (bei der Wiedergabe eines Hundes hauptsächlich die Rassenmerkmale). Er bildet eben nach, was auf ihn einen besonderen Eindruck gemacht hat, bzw. das, was ihm an dem Original vornehmlich auffällig und einprägungswürdig erschien. Natürlich kommt dieses Bestreben auch in den Proportionen zum Ausdruck. Der Rüssel eines Elefanten oder das Geweih eines Hirsches wird bei der Modellierung eines Blinden (Jugendblinden) in bezug auf die Größe und Betonung selten im richtigen

Verhältnis zu dem übrigen Körper stehen, was dem Ganzen für den Uneingeweihten einen eigentümlichen Charakter verleiht. Diese charakteristischen Besonderheiten müssen aber um so wesentlicher hervortreten, je weniger das betastete Modell seinen Größenverhältnissen nach dem Original entspricht." Gerhardt wendet sich daher gegen eine Überschätzung des Modelles, sei es eine Vergrößerung oder Verkleinerung, für das Raumverständnis des Blinden, wenn es auch insofern eine hohe Bedeutung besitzt, als es ihm gewisse Kenntnisse vermittelt und seine Phantasie anregt.

Reliefbildern in verschiedener Ausführung kommt für die Anschauungsvermittlung bei Blinden nur ein beschränkter Wert zu, denn ihr Verständnis ist von der Kenntnis der Projektion bedingt. Während Grundrißpläne noch gut zu gebrauchen sind, schwindet der praktische Wert immer mehr, je mehr solche Bilder Körperhaftes wiederzugeben suchen. Kunz (1892), welcher in diesem Punkte manche wertvolle Anregungen gab und in der Herstellung von Karten und Bildern selbst tätig war, sagt diesbezüglich: „Bilder, welche dem Blinden richtige Vorstellungen von Körperformen vermitteln und nicht etwa Tätigkeiten erraten lassen sollen, müssen nur in richtigen Größenverhältnissen, also bei paralleler Lage der Achse zur Projektionsebene gezeichnet werden."

„Mehr Verständnis als für die Projektion hat der Blinde bei richtiger Vorbereitung für die Perspektive, die in gewissem Sinne auch für eine kombinierte Tätigkeit des Getastes mit dem Muskelgefühl existiert."

Kunz hält dies auf diese Weise möglich, daß man dem Blinden den sich verringernden Tastwinkel (bei Sehenden — Sehwinkel) zum Bewußtsein bringt.

„Daraus erhellt die Möglichkeit, dem Blinden begreiflich zu machen, warum entferntere Gegenstände kleiner gesehen und somit auch kleiner gezeichnet werden als gleich große Dinge, die sich in der Nähe des Beobachters befinden, und ihm somit eine perspektivische Zeichnung zum Verständnis zu bringen. Es gibt also in gewissem Sinne auch eine Perspektive des Getastes, die aber nicht, wie beim Gesicht, als natürliche Folge der Organisation des in Betracht kommenden Sinneswerkzeuges, d. h. als physische Notwendigkeit aufzufassen ist. Die Tastwahrnehmungen der Fingerspitzen bei Berührung der beiden Enden des betasteten Gegenstandes und das Muskelgefühl, welches den vom Arm beschriebenen Winkel mißt, müssen durch einen Denkvorgang (Schluß) zu einer komplexen Sinneswahrnehmung (?) verschmolzen werden. Ein solches Entziffern der Bilder setzt aber so viele Arbeitskraft und geistige Reife voraus, daß es ratsam erscheint, bei Bildern für Blinde nur ausnahmsweise perspektivische Zeichnung anzuwenden."

Es ist wohl selbstverständlich, daß die einfachsten Raumformen die beste Gelegenheit zur Gewinnung richtiger Raumvorstellungen bieten. Die geometrische Formenlehre nimmt daher mit Recht eine wichtige Stellung in den Unterrichtsdisziplinen der Blindenschule ein.

„Eigentümlich, aber erklärlich ist beim Modellieren durch Blinde die Zurückführung der Formen auf die geometrischen Grundformen der Flächen und Körper sowie der Vergleich mit diesen. Hier macht sich der Einfluß des Geometrieunterrichtes sehr nutzbringend geltend, wie auch häufige Angaben über die Entstehung der Formen den Modellierunterricht erkennen lassen, dessen hohe Bedeutung für die Entwicklung und Befestigung der Raumvorstellungen niemand bestreiten wird." (Fischer, 1907.)

Mit der Methodik des Raumlehrunterrichtes in der Blindenschule befaßte sich Watzel (1904) und stellte für die Einführung der Schüler in die Gesetzmäßigkeit des Raumes folgenden Stufengang auf:

a) „Auf der Unterstufe ist das Tastvermögen an rein geometrischen Körpern zu schulen, um Gegenstände von typischer Form zur Perzeption zu bringen.

b) Auf der Mittelstufe sind die elementaren Raumformbegriffe an sämtlichen regelmäßigen Körpern durch Veranschaulichung zu bilden. Die gewonnene Erkenntnis muß mit dem praktischen Leben in Beziehung gesetzt und die Zweckmäßigkeit der Form durch praktische Spekulation begründet werden. Jeder theoretischen Spekulation hat der Raumlehreunterricht auf dieser Stufe sich zu enthalten.

c) Auf der Oberstufe muß mit Hilfe der theoretischen Spekulation, unterstützt durch die Anschauung, an geteilten Körpern die Gesetzmäßigkeit der räumlichen Verhältnisse erkannt werden. Bei der darauffolgenden Darstellung der Figuren auf einer Zeichentafel sind die gefundenen Gesetze systematisch zu ordnen. Die Inhaltsberechnungen von Körpern und Flächen bilden den Abschluß der Raumbetrachtungen."

In einem Lehrplane für den Raumlehrunterricht verlangte Brandstaeter (1912) die Behandlung von geometrischen Körpern bereits auf der Unterstufe.

„Auf der zweiten Stufe, also ungefähr auf der Mittelstufe, sind die elementaren Raumformen an sämtlichen regelmäßigen Körpern durch Veranschaulichung zu bilden. Auf der Oberstufe muß mit Hilfe der theoretischen Spekulation, unterstützt durch die Anschauung, an geteilten Körpern die Gesetzmäßigkeit der räumlichen Verhältnisse erkannt werden. Der Fortschritt im fachwissenschaftlichen Stoffe wird zunächst bestimmt durch die Anwendung der verschiedenartigsten Körperschnitte und den sich dabei ergebenden Raumformen. Erst später, bei der daraus folgenden Darstellung der Figuren auf der Zeichentafel sind die gefundenen Gesetze systematisch zu ordnen.

Im Gegensatze hierzu fordert Grasemann (1913): „Auf der Unterstufe sind nur Gegenstände zur Perzeption zu bringen, und erst auf der Mittelstufe sind die Raumbegriffe auf induktivem Wege von den Gegenständen zu abstrahieren."

„Die Bildung der abstrakten Raumformenbegriffe hat erst die Mittelstufe zu übernehmen. Diese Bildung muß von wirklichen Gegenständen ausgehen und auf induktivem Wege durch Vergleichung zu den rein geometrischen Begriffen führen."

Nach Grasemanns Anschauung soll der Raumlehrunterricht nicht nur die Aufnahmefähigkeit des blinden Schülers steigern, sondern muß ihn durch Mannigfaltigkeit der Dinge systematisch zur Bildung von Gegenstandtypen veranlassen. Er hat aber noch die besondere Aufgabe der Ausbildung eines für die Raumerkenntnis geeigneten Tastsystems. „Wenn auch der Anschauungsunterricht der Unterstufe schon dafür sorgt, daß der Blinde sich geeignete Tastbewegungen aneignet, so ist doch der Raumlehrunterricht ganz besonders dazu angetan, den Blinden zum bewußten Tasten zu führen."

Ein besonderes Augenmerk will Grasemann der Ausbildung in der Fähigkeit der Tastraumzusammenziehung und Erweiterung zugewendet wissen. Dazu hält er größere und regelmäßige Körper in möglichst verschiedenen Größen erforderlich. Durch Tastübungen an solchen Körpern „wird die phantasiemäßige Verkleinerung und Vergrößerung wirklicher Gegenstände vorbereitet und damit langsam eine Fähigkeit gewonnen, die wir unseren blinden Kindern meist als selbstverständlich zuschreiben, die wir bei ihnen aber durchaus nicht ohne weiteres annehmen können. Diese letzte Aufgabe des Raumlehreunterrichtes ist eine so ungeheuer schwierige und setzt einen solchen Grad intellektueller Fähigkeiten des Kindes voraus, daß sie natürlich nicht auf der Mittelstufe erledigt werden kann, sondern auf der Oberstufe in noch ausgedehnterem Maße verfolgt werden muß. Der Raumlehreunterricht muß auf induktivem Wege die Bildung der Raumformbegriffe betreiben, er hat aber auch die Kinder zur Ausbildung eines für die Zwecke der Raumerkenntnis geeigneten Tastsystems zu führen".

Die beste Kontrolle für richtige Raumvorstellungen bietet die Nachbildung von Gegenständen durch Modellieren und Zeichnen und die sonst hinzutretenden Handfertigkeitsarbeiten.

S. Hellers Bemühungen um die psychologische Grundlegung der Anschauung und die Ausgestaltung der für eine solche Anschauung wichtigsten Unterrichtsdisziplinen brachte ihm den Vorwurf ein, das „Modellieren und Zeichnen" zu den Hauptgegenständen der Blindenschule zu machen. Er nahm dagegen in einer Abhandlung Stellung (1884), in welcher er des Näheren die Bedeutung dieser beiden Disziplinen für die Blindenbildung darlegte. Während es dem vollsinnigen Kinde bald überlassen werden kann, sich seinen Weg selbst zu suchen, muß das blinde länger und systematischer für die Gewinnung der elementaren geistigen Erwerbungen beeinflußt werden. Um diese zu gewinnen, genügt die gewöhnliche Art des Tastens nicht, das meist die Oberfläche untersucht und die Merkmale sammelt, welche für das Erkennen und für die Beschreibung notwendig sind. Das Tasten muß so geschehen, als ob sich das Objekt der Anschauung unter dem tastenden Finger gewissermaßen noch einmal gestalten sollte. Daher ist hier auch die Absicht maßgebend, in welcher das Tasten unternommen wird. Plastische Vorstellungen werden nur dadurch gewonnen, daß der Tastprozeß in der Absicht, einen Gegenstand körperlich darstellen zu können, geschieht. „Dadurch wird der mehr oder weniger mechanische Akt des Betastens vergeistigt, weil er für eine Seelentätigkeit in Anspruch genommen wird, welche sich auf die Wechselwirkung von Form und Wesen, Stoff und Produkt bezieht, und weil ein fortgesetzter Vergleich zwischen dem Anschauungsgegenstande und dem entstehenden Seelenbilde notwendig ist. Dieses Neugestalten eines Gegenstandes zum Zwecke der Erkenntnis, diese vergleichenden Übertragungen von dem Vorbilde auf die Nachbildung erzeugen in der Seele des Blinden Vorgänge, die geeignet sind, durch qualitative Bereicherung einen Ausgleich des quantitativen Mangels herbeizuführen, sie bilden ein eigenartiges Tasten aus, welches ,plastisches Tasten‘ genannt werden kann.“

„Die Vorstellungsfähigkeit und die Vorstellungsrichtigkeit kann in der Blindenschule vollkommen nur durch körperliche Darstellung erwiesen werden, da selbst die treffendste Beschreibung und Schilderung des Blinden jener Ausdrücke nicht entbehren kann, die der Sprache des Sehenden, demnach einer fremden Vorstellungswelt entlehnt sind.“

„Das Zeichnen kann in der Blindenschule nur als eine Abstraktion plastischer Darstellungen aufgefaßt und ausgeübt werden. Die tastende Hand muß notwendigerweise erst Körper und Flächen genau untersuchen, wenn sie die Begriffe von der Begrenzung derselben, welche sich in Linien darstellt, der Seele zuführen soll. Diese Abstraktion ist für den Blinden in psychologischer Beziehung von besonderer Bedeutung, weil ihn dieselbe und die ihr folgende Darstellung durch das Zeichnen dazu veranlaßt und befähigt, sich die Form von dem Inhalt getrennt zu denken. Der Blinde gelangt hierdurch nicht allein zum Bewußtsein dieser für die Auffassung der realen Welt so maßgebenden Begriffe, sondern er vollzieht durch diese Aktion tatsächlich und vorbildlich, wozu er seines Mangels wegen so oft genötigt ist: er schafft sich durch die Abstraktion Vorstellungen, zu welchen der Sehende durch sinnliche Wahrnehmungen gelangt."

„Modellieren und Zeichnen haben in der Blindenschule eine dreifache Aufgabe zu erfüllen: 1. sie haben die Tast- und Gestaltungsfähigkeit der Hand und mit dieser die psychische Aufnahmsfähigkeit eigenartig auszubilden, 2. sie sollen die Mittel sein, durch welche die Richtigkeit der Vorstellungen in Beziehung auf die Gestaltung, Zusammensetzung und Anordnung erwiesen wird, 3. sie sollen jene Übungen bilden, durch welche die Anwendung von Darstellungen für den Unterricht fruchtbar gemacht werden."

Daran schließt S. Heller Methode und Lehrgang dieser beiden Unterrichtsgegenstände, deren Hauptpunkte in der Betrachtung des Gegenstandes und in der gebundenen wie auch freien Nachbildung bestehen. Als Ausgangspunkt nimmt er die geometrischen Formen (Kugel und Eiform), um von ihnen zu verwandten Lebensformen weiterzuschreiten, wobei der Erfindungsgabe des Schülers der größte Spielraum gegeben wird. Die Anwendungsmöglichkeiten in anderen Unterrichtsgegenständen sind natürlich ausgiebig zu nützen.

Den besten Beweis dafür, daß die Blinden Raumvorstellungen besitzen, sieht Fischer (1907) in deren Arbeiten im Modellier- und Handfertigkeitsunterricht wie auch in ihren gewerblichen Erzeugnissen.

„Speziell die Raumvorstellungen — führt er aus — kommen im Modellierunterricht zum Ausdruck, da dieser Unterricht die Qualitäts- und Intensitätsvorstellungen des verschiedenen Materials, welches hier ja immer dasselbe ist (Ton, Wachs, Plastelina) nicht berücksichtigen kann und daher nur die Probe auf die Raumvorstellungen macht. Nun läßt sich nicht alles modellieren oder im Handfertigkeitsunterricht herstellen, wir sind daher genötigt, auch zu Beschreibungen unsere Zuflucht zu nehmen, welche die Blinden uns über ihre Raumvorstellungen liefern. Ich habe zahlreiche Untersuchungen über Raumvorstellungen bei Blindgeborenen angestellt, und zwar bei solchen mit gut oder weniger entwickeltem Tatsinn, mit technisch geschickten und ungeschickten. Um nicht etwa angelernte oder angelesene oder in der Erinnerung aufbewahrte statt konkreter Vorstellungen zu hören, habe ich zur Prüfung der Vorstellung Gegenstände gewählt, die von den betreffenden Blinden vor Jahren modelliert waren, also Erinnerungsvorstellungen, deren Haltbarkeit hierbei zugleich untersucht werden konnte, sodann Gegenstände, die nicht durch den Schulunterricht, sondern durch häufigen Gebrauch bekannt waren, und endlich auch solche, welche sie nur dem Namen nach kennen konnten. Die Beschreibungen wurden teils mündlich, teils schriftlich gegeben, ohne daß ich sie im geringsten nach Sprachform oder sachlichem Inhalt beeinflußte. Es zeigte sich hierbei, daß von den

Gegenständen, welche die Zöglinge nur dem Namen nach kannten, die
sich auch nicht durch den Tastsinn veranschaulichen lassen, keine Vorstellungen, welche der Wirklichkeit annähernd entsprechen, vorhanden
waren."

Wie weit die Darstellungsfähigkeit Blinder in der Plastik reicht,
ist bei Jugendlichen aus den Versuchen Burdes (1910) (siehe Kapitel
„Vorstellungskreis"), bei Erwachsenen aus den Arbeiten des mit vier
Jahren erblindeten Tiroler Holzschnitzers J. Kleinhans, des franzö-
sichen Tierbildhauers Vidal (mit 22 Jahren erblindet) und des mäh-
rischen Modelleurs H. Moudry (mit 35 Jahren erblindet) zu ersehen.
Letzterer, der erst nach seiner Erblindung den ersten Versuch einer
plastischen Darstellung unternahm, schildert (1914) seine Arbeitsweise
folgendermaßen: „Meine ersten Erzeugnisse waren einfache, glatte Gefäße mit Henkeln. Binnen kurzem versah ich diese Gefäße mit Eichen-
blättern und Eicheln, dann formte ich bauchige Gefäße, Krüge mit
Efeublättern, dann allerlei Werkzeuge, Weinblätter mit Trauben, Tiere,
Hunde, Bären, auch menschliche Figuren, die freilich recht mangelhaft
waren. Ich benütze keine Werkzeuge, sondern forme alles, auch das
Komplizierteste, frei in der Hand. Vasen und andere Gefäße werden
stückweise aufgeführt, ebenso größere Figuren, die sämtlich hohl gearbeitet sind. Die Rinde kerbe ich mit den Fingernägeln ein, ebenso
die Zähne der Blätter; Blattrippen werden mit den Fingern eingedrückt,
Flechtwerk wird aufgelegt, Rosen und andere komplizierte Blumen
werden blattweise zusammengefügt. Selbst die Köpfe und Gesichter
der menschlichen und Tierfiguren arbeite ich nur mit den Fingern
heraus. Es ist nur natürlich und selbstverständlich, daß mir keramische
Arbeiten besser gelingen als figurale, weil diese letzteren an sich viel
schwieriger sind, und ich zu ihrer Fertigstellung gar keine Hilfsmittel
habe. Gearbeitet habe ich mit Modellierton, Wachs, Porzellan, Scha-
motte und Terrakotta."

In einer Betrachtung über eine Plastik von Kleinhans bewundert
W. Stern (Ztschr. f. ang. Psych., 1912) die Lebendigkeit des Ausdrucks
und die Feinheit der technischen Durchführung. „Dennoch ist die
Herkunft des Kopfes von einem Blinden unverkennbar; die tastende
Hand ist nicht imstande, die Symmetrie beider Gesichtshälften voll zu
erfassen und zu bewältigen. Infolgedessen ist der Kopf (wie auch
andere Köpfe des Künstlers) schief, insbesondere der Mund ist ganz
seitlich gerückt; außerdem ist das linke Auge dem anderen gleich
gerichtet, nicht symmetrisch zu ihm gestaltet, so daß der eigentümlich
geformte innere Augenwinkel hier nach außen zu liegen kommt."

# Die Orientierung der Blinden.

Wie in vielen anderen Belangen, fand auch die Fähigkeit des Blinden, sich im Raume und auf seinen Wegen zurechtzufinden, in der Allgemeinheit eine recht verschiedenartige Beurteilung. Die alte Auffassung drückt sich deutlich genug in folgenden Sprichwörtern aus: „Der Blinde tappt so lange, bis er fällt. Ein Blinder wird schwerlich einem Blinden den rechten Weg weisen. Wer Blinde zu Führern hat, verliert sicherlich den Pfad. Führt der Blinde einen Blinden, so fallen beide in die Grube." Andererseits führte die Tatsache, daß sich im Blinden ein Ortssinn entwickeln kann, der sie auch zu stundenweiten Wanderungen befähigt, von der Bewunderung dieser Fertigkeit bis zu dem unsinnigen Vorschlage, Blinde als Schifführer und Pfadfinder auszubilden. Ja diese Tatsache gab auch den Anlaß, dem Blinden einen „sechsten Sinn" beizulegen, welchem man in der Hauptsache die Möglichkeit der Orientierung zuschrieb (siehe Kapitel „Fernsinn"). Heute wissen wir jedoch, daß diese Möglichkeit durch die Wahrnehmungen der verschiedenen Sinne unter dem Hinzutritt der nicht immer vorhandenen, vielleicht als gesonderte Wahrnehmung zu betrachtenden Fernempfindung gegeben ist. Der Blinde orientiert sich durch die Sammeleindrücke des Tast-, Gehör-, Geruch-, Geschmack- und Fernsinns.

Welche Bedeutung kommt nun den genannten Sinnen für die Orientierung des Blinden zu?

Wir haben den Tastsinn als den raumbildenden Sinn des Blinden kennengelernt. Durch das Tastgefühl empfängt der Blinde die ersten Eindrücke und Kenntnisse von den Dingen und ihren Entfernungen im Raume. Aus ihnen schafft er sich ein Bild von der Größe und der sonstigen Beschaffenheit der Dinge in seiner Umgebung. Er muß die Dinge zunächst berühren, wenn er sich von ihrem Vorhandensein überzeugen will. „Der Blinde stößt überall an," sagt der Sehende und will somit dessen Ungeschicklichkeit kennzeichnen, vergißt aber dabei, daß der Blinde die unmittelbare Berührung der Dinge meistens nötig hat, um ihr Vorhandensein bzw. ihre Lage festzustellen. Erst wo der Blinde den freien Raum zwischen den Dingen durch seine Bewegung abschätzen gelernt hat, wird er die Berührung wenigstens zum Teil entbehren können. Trotzdem ist er selbst in bekannten Räumen zu einem fortwährenden Abtasten der Dinge gezwungen. Jede Bewegung der Hände und Füße wie des gesamten Körpers vermittelt ihm die zu seiner Orientierung unentbehrlichen Tasteindrücke.

Vor allem geben ihm die Füße durch das Schrittmaß eine genaue Vorstellung des freien Raumes. Die Schrittzahl läßt ihn nicht nur die

Entfernungen in der Ebene, sondern auch nach der Höhe (auf Stiegen
usw.) richtig abschätzen. Durch die Tastempfindungen der Füße vermag er aber auch die Beschaffenheit des Bodens zu beurteilen, auf
dem er sich befindet. Durch sie fühlt er den Widerstand des Bretter-
bodens im Zimmer, die Weichheit eines Bodenbelages, die Härte der
Steinfliesen, den Sandweg oder Rasenboden im Freien, die nachgiebige
Erde eines Ackers usw. Er berührt mit den Füßen Hindernisse verschiedener Art (Steine, Holzstücke, Drähte, niederes Strauchwerk),
erkennt Steigung und Abfall des Weges, Zimmerschwellen, Treppen-
stufen im Hause u. a. Alle diese Wahrnehmungen geben eine Reihe
von Merkzeichen, nach denen der Blinde bekannte und auch neue Örtlichkeiten beurteilt. Die Füße sind ihm im Gegensatze zu den Sehenden
nicht nur Werkzeuge zur Fortbewegung, sondern auch wichtige Hilfsmittel zu seiner Orientierung.

Mittels der Hände verschafft sich der Blinde ebenfalls eine Reihe
von Merkzeichen, die für sein Zurechtfinden von Bedeutung sind. Bei
den Eingängen in Räume sucht er mit denselben die Tür und den
Drücker, hält sich an den Laufstangen der Treppen und Gänge, fühlt
an Mauern entlang, streift an Gegenständen und Personen vorüber usw.
Die Hände sind ihm die Fühler, die ihm einen Anstoß bzw. Zusammen-
stoß rechtzeitig vermeiden lassen.

Auch die Tastempfindungen an anderen Körperstellen kommen
natürlich für die Orientierung in Betracht.

Die erschwerenden Umstände, mit denen der Blinde bei allen
seinen Bewegungen rechnen muß, bedingen auch seine besondere
Haltung bei der Fortbewegung. Während der Sehende automatisch
sein Körpergewicht auf den ausschreitenden Fuß verlegt, Kopf und
Hände ungezwungen halten und bewegen kann, ergibt sich bei dem
Blinden notgedrungen eine andere Haltung. Das Vorfühlen mit den
Füßen geschieht mit einer gewissen Langsamkeit und Vorsicht, indem
der Blinde die Füße wenig hebt, vielmehr tastend vorwärts schiebt und
erst dann, wenn er festen Boden gewonnen hat, das Körpergewicht
auf das Trittbein verlegt. Sein Gang verliert dadurch die Leichtigkeit,
die Schritte erscheinen zögernd und unsicher. Das weitere Aus-
schwingen der Füße zur Wahrnehmung von Hindernissen macht den
Gang oft schlenkerig. Hindernisse versuchen die meisten Blinden zu
nehmen, indem sie die Füße sehr hoch heben, sozusagen in die Luft
steigen. „Der Blinde tastet, bevor er den Ballen und die Ferse auf
den Boden setzt, vorerst mit den Zehen, gleich dem Daumen, um sich
zu überzeugen, wohin er den Fuß zu setzen hat." (Scherer, 1874.)
Körper- und Kopfhaltung des Blinden haben viel Unfreies.
Beide werden meist mehr zurückgebogen als bei Sehenden. Dies ist

begründet in der Furcht, vor Hindernissen nicht rechtzeitig anhalten zu können. Häufig genug kommt es auch, begründet oder unbegründet, zu schreckhaften Rückbewegungen. Die bei Sehenden in Verbindung mit dem Herumschauen häufigen Kopf- und Körperwendungen entfallen beim Blinden nahezu gänzlich, was seiner Haltung beim Gehen ebenfalls viel Starres und Steifes gibt. Nur Schalleinwirkungen führen ihn zu solchen Bewegungen. Der allgemeine oberflächliche Eindruck der Haltung des Blinden hat sich bei den Sehenden zu dem Sprichworte verdichtet: „Der Blinde trägt den Kopf (die Nase) hoch." Vielfach ist damit die Annahme besonderer Eitelkeit und des Stolzes verbunden. Das ist nun vollkommen unrichtig.

Noch auffälliger als Kopf- und Körperhaltung ist beim Blinden die Haltung der Hände während der Fortbewegung. Entweder hält er sie, um sich vor unangenehmen Zusammenstößen zu bewahren oder Tasteindrücke durch sie zu erhalten, einzeln oder beide zusammen schräg vorgestreckt, mitunter sogar bis zur Kopfhöhe erhoben. Dazu treten oft Bewegungen der Hände nach der Seite hin, behufs Abtasten des Raumes vor dem Körper. Unter Umständen ist diese Arm- und Händehaltung für den Blinden nicht zu vermeiden. Mitunter genügt wohl der Gebrauch einer Hand. Im allgemeinen soll jedoch der Blinde bestrebt sein, seine Arm- und Handhaltung möglichst unauffällig zu gestalten, denn nichts kennzeichnet seine Hilfsbedürftigkeit gegenüber dem Sehenden so sehr wie Haltung und Bewegung seiner Hände. Vollständig aufzugeben vermag sie der Blinde nicht. Dazu ist sie für seine Orientierung viel zu wichtig.

Selbst bei der größten Geschicklichkeit und Willenskraft des Blinden wird seine Haltung — namentlich beim Gehen — stets durch das fehlende Auge beeinflußt bleiben und eine bestimmte Eigenart nicht verkennen lassen. Diese ist auch durchaus kein Unglück und braucht selbst der Schönheit nicht zu entbehren, wenn eine entsprechende Ausbildung und Selbstschulung die augenfälligsten Härten daraus zu entfernen vermag.

Zu den für die Orientierung des Blinden wichtigen Tastempfindungen gehören noch die durch den Luftdruck und die Temperaturveränderung hervorgerufenen Wahrnehmungen an den freien Hautstellen des Körpers, namentlich des Gesichts. Der größte Teil jener Empfindungen, welcher allgemein als „Fernsinn" bezeichnet wurde, ist auf diese Eindrücke zurückzuführen. Größere Gegenstände, Mauern, Hecken, Häuser, Bäume usw. rufen solche Luftdruckveränderungen und Temperaturunterschiede hervor, so daß diese allein deren Nähe dem Blinden bemerkbar machen.

Eine Wahrnehmung aus größerer Entfernung ermöglicht erst das

Gehör, und trotz verhältnismäßiger Unsicherheit hat dieses Mittel der
Orientierung bei den Blinden eine ganz besondere Ausbildung und
Anwendung erfahren, denn es ähnelt noch am meisten dem in die
Ferne wirkenden Gesichtssinne. Der auf verschiedene Art bewirkte
Schall erfährt nach der Größe der Räume und in der Zurückwerfung
an den Dingen solche Veränderungen, daß er wichtige Rückschlüsse
auf die Örtlichkeit gestattet. Der Gebrauch, welchen der Blinde von
der Orientierungshilfe durch das Gehör macht, ist daher ein sehr
umfangreicher und intensiver.

Der Widerhall seiner Schritte zeigt ihm die Hindernisse der nächsten Umgebung an, leitet ihn Häusermauern entlang, läßt ihn Haus-
tore und Wegkreuzungen erkennen; Straßengeräusche lassen ihn die
Annäherung oder die Entfernung von Fuhrwerken beurteilen, Werkstätten verraten sich ihm durch Arbeitsgeräusche usw. Häufig klopft
der Blinde mit dem Stock auf den Boden, schnappt mit dem Finger oder
bringt einen kußähnlichen Laut hervor, um aus dem Widerhall die
Größe des Raumes zu beurteilen, in dem er sich befindet. Dasselbe
erreicht er durch Aufstampfen mit dem Fuße oder seine eigene Sprache.
Die Stimmen der Menschen geben ihm nicht nur Kunde von ihrer
Anwesenheit, sondern gestatten ihm auch wichtige Rückschlüsse auf
die Örtlichkeit. Bis zu einem gewissen Maße bietet die Verstärkung
der Schallwirkung der Schritte und sonstiger Geräusche dem Blinden
Vorteile in der Orientierung. Im Lärm entschwinden sie ihm ebenso
wie bei starker Schalldämpfung (Teppiche im Zimmer, Schnee im
Freien, Bäumerauschen, Straßenlärm). Viele Blinde verwirren sich in
der Orientierung, wenn sie sich nicht mehr gehen hören, ein Beweis,
welche hervorragende Rolle die Schalleindrücke bei ihrem Zurechtfinden spielen. Andererseits sind die Blinden bemüht, unnütze Geräusche ihrerseits zu vermeiden, um desto besser alles zu hören, was
um sie vorgeht. Die Benutzung des Gehörs zur Orientierung ist natürlich individuell abgestuft und hängt auch von der Örtlichkeit ab, je
nachdem diese mehr oder weniger Gelegenheit für Schallwirkungen
und deren Resonanz bietet. Gepflasterter Boden, Räume des Hauses,
geschlossene Hofräume erleichtern die Orientierung gegenüber dem
freien Raum im Garten und Feld.

Es erübrigt sich wohl, literarische Hinweise für die Bedeutung des
Gehörs für die Orientierung des Blinden noch besonders anzuführen,
denn sie sind in der Fachliteratur in Menge vorhanden.

Auch vom Geruchsinn vermag der Blinde Vorteile für seine
Orientierung zu ziehen, indem durch diesen Sinn die Wahrnehmung
von Gegenständen und Örtlichkeiten oft in überraschender Weise unterstützt wird. Die Lage der Kramläden, Bäckereien, Schuhläden, Gast-

wirtschaften, Warenmagazinen u. a. prägt sich dem Blinden durch den Geruchsinn ein; der Duft von Blumen, Erd- und Waldgeruch, die feuchte Luft an Gewässern geben ihm Anhaltspunkte zur Beurteilung der Örtlichkeiten. In gleicher Weise vermag er Räumlichkeiten des Hauses nach dem Geruche zu erkennen, selbst Personen und Dinge zu unterscheiden. Gegenüber den anderen bereits angeführten Aufnahms- möglichkeiten bleibt jedoch der Geruchsinn selbst bei empfänglichen Blinden für die Orientierung von geringerer Bedeutung.

Welcher Anteil bei der Orientierung der Blinden dem Fernsinn zufällt, ist noch unentschieden. Derselbe ist wenigstens bei einem Teil der Blinden als vorhanden anzunehmen und führt zu einer bedeutenden Sicherheit in der Orientierung. Um ein Beispiel anzugeben, wußte der Blinde Valladier (nach Dufour, 1895) mit Sicherheit auf 1—2 m Ent- fernung den Standort einer Gaslaterne, auf 3 m das Vorhandensein eines Baumstammes, einer Mauer, einer Tür, auf 15—20 m die Nähe eines Hauses anzugeben. Eine Mauer — sagten ihm Blinde — müsse wenigstens Kniehöhe haben, um sich bemerkbar zu machen, daß aber alle Gegenstände von Schulterhöhe sehr schnell erkannt würden. Bei offenen Türen vermögen Blinde anzugeben, ob sie in einen Hof (weiten Raum), eine Hausflur (Raum ohne Rückwand) oder einen Laden (Raum mit Rückwand) führen. Bei letzteren Angaben ist freilich schon frag- lich, wieweit der Fernsinn oder andere Sinneswahrnehmungen in Be- tracht kommen.

Wenn im Vorstehenden die Auffassungsmöglichkeiten durch die verschiedenen Sinne gesondert angeführt wurden, so besagt dies durch- aus nicht, daß die darauf beruhenden Eindrücke vom Blinden stets in dieser Sonderung empfangen und verarbeitet werden. Die Eindrücke verschwimmen in der Praxis, und erst im Zusammenwirken, als Sammeleindrücke, sind sie kräftig und wertvoll genug für die Orientierungsfähigkeit der Blinden.

In diese Vereinigung verschiedener Sinneseindrücke gehört nun das meiste, was von Blinden und ihren Beobachtern bei der Erörterung über den „Fernsinn" angeführt wurde, aber richtiger in das Kapitel „Orientierung" gehört.

„Der Blinde von Puisaux schätzte — nach Diderot (1749) — die Nähe des Feuers nach dem Grade der Wärme, die Höhe, bis zu welcher ein Gefäß gefüllt wird, nach dem Geräusch, welches die umzufüllende Flüssigkeit beim Gießen verursacht, und die Nähe der Körper an dem Druck der Luft auf sein Gesicht. Er ist empfindlich gegen die geringsten Veränderungen, welche sich in der Luft vollziehen, so daß er eine Straße von einer Sackgasse zu unterscheiden vermag. Er schätzt das Gewicht der Körper sowie den Rauminhalt der Gefäße ganz vortreff-

lich; und wenn seine Arme Wagebalken und seine Finger Zirkelfüße
wären, so würde ich in allen Fällen, wo Instrumente dieser Art angewendet werden dürften, darauf wetten, daß der Blinde zwanzig
sehenden Personen gegenüber immer dem Richtigen am nächsten
kommt."

Sachse (1805) sagt, daß dem Blinden „die Luft alles in allem
sei, da sie ihn fähig mache, Freude zu genießen und teilnehmend sich
andern mitzuteilen", so daß er sich wundert, daß unter allen blinden
Dichtern vom erhabenen Vater Homer bis auf den witzigen Pfeffel
noch keiner die für den Blinden so nützliche Luft besungen hat. Sachse
schildert, was er z. B. mit Gehör und Geruch durch die Luft aufnimmt:
„Der Mittag kommt, die Hausfrau ruft zum Essen. Sie hat den Tisch
näher am Fenster gedeckt; der Blinde stutzt, sowie er ins Zimmer tritt,
und weicht der Gegend aus, wo sonst der Tisch gestanden, indem er
näher hin ans Fenster geht. ‚Sie müssen sehen können,‘ sagt die Hausfrau voll Erstaunen, ‚wie hätten Sie den Tisch sonst finden mögen?‘
‚Die Luft,‘ versetzte der Blinde, ‚hat mich an den Tisch geleitet; der
Raum, wo er noch gestern stand, war leer, das fühlte ich bei dem
ersten Schritt, den ich ins Zimmer tat.‘ — Der Blinde und sein Bruder
gehen übers Feld nach einem nahen Dorfe. ‚Jetzt sind wir da,‘ bemerkt
der Blinde, sowie sie sich den ersten Häusern nahen. ‚Wie wissen Sie
das?‘ fragt des Bruders Frau. ‚Der Luftstrom wird begrenzter,‘ sagt
der Blinde, ‚links dicht am Wege steht das erste breite Haus.‘ —
Sie kehren ein; des Wirtes Tochter kommt die Gäste bedienen. ‚Du
bist seit einem Jahre recht groß geworden, Kind,‘ sagt unser Blinder,
wie sie vor ihm steht. ‚Ich denke, Sie sind blind?‘ versetzt das Mädchen. ‚Das tut wohl nichts zur Sache,‘ sagt der Blinde, ‚ich fühle am
Druck der Luft, daß du beinahe um einen Kopf gewachsen bist."

Stumpf (1860) führt aus: „Schon von fern bemerken die Blinden
die Annäherung eines Körpers mittels des dadurch verursachten Luft-
druckes, was wir selbst mit einiger Aufmerksamkeit im Dunkeln an
uns wahrnehmen können; allein auch hierin übt das Gehör einen
wunderbaren Einfluß. Ein junger Blinder versicherte, daß er auf einem
Spaziergang sogleich bemerke, ob sich vor ihm eine Mauer, eine Hecke,
eine Anhöhe oder irgend ein anderes Hindernis befinde. ‚Wenn ich auf
einer weiten Ebene stehe,‘ sagte er, indem er die Hand zum Ohre bewegte und dann den Arm ausstreckte, ‚scheint sie mir unabsehbar.‘
Dieser von uns entlehnte Ausdruck mit der damit verbundenen Gesti-
kulation gewährt einigen Aufschluß über die Wichtigkeit dieses Sinnes
bei den Blinden."

Scherer (1874) betrachtet den Geschmackssinn als einen der
wesentlichsten Träger des Ferngefühls und schildert folgende auf einer

Reise (1861) gemachte Wahrnehmung: „Jede Veränderung der Gegend, sowohl zu Land als zu Wasser, in den Niederungen und auf den Höhen waren stets der Gegenstand meiner sorgfältigsten Prüfung in Beziehung der Einwirkung auf meine Sinne, und ich verabsäumte nicht, wo mir die Gelegenheit gegeben war, Gegenstände mittel- und unmittelbar an mir selbst zu erproben, z. B. durch Annähern an das Wasser, durch Prüfen desselben mit der Zunge, durch Gebrauch von Bädern. Beim Baden im Süßwasser bekundet sich bei mir in dem Allgemeingefühl auf der Haut ein angenehmes Prickeln mit Hinterlassung einer angenehmen Wärme wie nach einem Bade. In demselben Verhältnisse veränderte sich mit dem Gemeingefühl auch der Geschmack bei der Annäherung an das Wasser oder indem ich mich auf dem Schiffe befand. Im Gemeingefühle zeigte sich, je näher ich dem Wasser kam und je weiter ich mich auf dem Schiffe vom Lande entfernte, ein Entziehen der animalischen Wärme und Vibrieren der Muskeln. In der Nähe salzigen Wassers und auf demselben spürte ich in dem Munde einen salzigen Geschmack bei allem, was ich genoß; auch der Speichel ließ die Spuren desselben nicht verkennen."

Perry (1888) findet für die Möglichkeit der Orientierung folgende Erklärung: „Die Fähigkeit besteht nicht, wie bisweilen angenommen wird, in der geschickten Handhabung eines Stockes oder in einem genauen Gedächtnis der Entfernungen, obwohl beides als Hilfsmittel von untergeordneter Bedeutung nicht zu übersehen ist, das dem Blinden eigentümliche Vermögen resultiert vielmehr aus der Vereinigung des Gehörs und des Gefühls, welche Sinne, zu einer außerordentlichen Zartheit ausgebildet und an eine außerordentliche Tätigkeit gewöhnt, einen sechsten Sinn hervorbringen, der ebenso zuverlässig und instinktiv wirkt wie irgend einer der übrigen fünf Sinne. Zum Beispiel: Wenn du rasch eine ruhige Straße entlang gehst und sorgfältig auf deinen Schritt hörst, wirst du bemerken, daß die Häuser und Mauern ein bestimmtes Echo zurückgeben, welches bei Torwegen und Querstraßen augenblicklich verschwindet. Dies ist für den Blinden gleichbedeutend zwischen Licht und Schatten, und dies Wahrnehmungsvermögen ist die erste auf dem Gehör basierende Kundgebung des erwähnten sechsten Sinnes. Wenn du langsam im Dunkeln auf eine Mauer oder geschlossene Tür zuschreitest, wirst du, in ihrer äußersten Nähe angelangt, an der mit zartesten Nerven versehenen Gesichtsoberfläche eine leichte Empfindung verspüren, als lege sich ein in seiner Zartheit fast stoffloser Schleier über dein Gesicht. Dies Gefühl wird durch die Verdichtung oder den größeren Widerstand der Luft verursacht, der seinerseits dadurch entsteht, daß die Luft durch einen festen Körper gegen einen anderen gedrängt wird. Wiederhole das Experi-

ment, und du wirst dieselben Wahrnehmungen auch in größerer Entfernung als beim ersten Versuch machen. Dies ist die zweite auf dem
Gefühl basierende Kundgebung des sechsten Sinnes. Sind nun diese
beiden Kräfte durch langjährige Übung zur Vollkommenheit ausgebildet,
so befähigen sie den Blinden, in beträchtlicher Entfernung die meisten
Hindernisse auf seinem Wege zu entdecken, den Umfang und die un-
gefähre Gestalt eines Gegenstandes, an dem er vorübergeht, zu bestimmen, die Höhe einer Mauer anzugeben, kurz alle zur Einhaltung
des richtigen Weges und zur Auffindung einer gegebenen Lokalität
erforderlichen Merkmale zu erfassen. Diese Fähigkeit beruht auf natürlichen, obschon gewöhnlich unbekannten Gesetzen und ist die einfache
Erklärung vieler dem Fernstehenden unbegreiflicher Tätigkeitsbeweise
blinder Personen. Diese Sinnestätigkeit ist in dem Grade Gewohnheits-
sache und ein Teil des täglichen Lebens, daß ihre Ausübung instinktiv
und unbewußt geschieht und der Blinde kaum weiß, daß andere
Menschen andere Mittel anwenden, um zu denselben Resultaten zu
gelangen.“ Die Ausführungen Perrys lassen das von ihm angenommene
Vorhandensein eines sechsten Sinnes überflüssig erscheinen.

Der ebenfalls blinde Messner (1890), welcher sich mit der Orientierung besonders befaßte, gibt die gleiche Erklärung: „Die Wege
eines Gartens haben im allgemeinen entweder nur auf einer Seite eine
Wand und auf der anderen Seite eine Baumreihe als Begrenzung, oder
sie sind nur von Baumreihen begrenzt, oder endlich sie sind auf beiden
Seiten ganz frei. Im ersten Falle gibt die Wand den Hauptanhalts-
punkt zur richtigen Einhaltung des Weges, aber auch die Baumreihe,
welche auf der anderen Seite sich befindet, wirkt dabei mit, wenn auch
in bedeutend geringerem Maße. Solange auf der einen Seite sich die
Wand befindet, wirken auf das Ohr und das Gesicht der reflektierte
Schall und die Luft, letztere in der Art und Weise, als ob auf Gesicht
und Ohr ein äußerst feiner Schleier läge; dieses Gefühl tritt dann am
stärksten auf, wenn die Wand beginnt und endet. Kommt der Gehende
der von der Baumreihe begrenzten Seite des Weges näher, so wird er
ebenfalls, aber in bedeutend geringerem Grade, durch Schall und Luft,
welche von den Bäumen reflektiert werden, orientiert. Insbesondere,
wenn er einem Baume oder einem anderen Gegenstande, welcher die
Gesichtshöhe erreicht, nahe kommt, hat er das Gefühl, als läge, ganz
so wie bei der Wand, vor Ohr und Gesicht ein feiner Schleier. Sobald aber die Gegenstände nur halbe Körperhöhe erreichen, werden
sie von den Blinden auf die oben erwähnte Art nicht bemerkt. Ist
nur die eine Seite des Weges von einer Baumreihe begrenzt, die andere
aber frei, so wird die erstere in der oben erwähnten Weise orientierend auftreten, während die andere nur dann als Anhaltspunkt für das

richtige Treffen dienen kann, wenn die Bewegung durch eine, wenn auch kleine Bodenerhebung oder durch einen Rasenplatz oder sonst eine niedrige künstliche Einfriedung gebildet wird, in welchem Falle dem tastenden Fuße die führende Rolle zufällt. Wenn endlich der Weg auf keiner Seite von einer Wand oder Baumreihe eingeschlossen ist, so werden in nächster Nähe des Dahinschreitenden weder Schall- noch Luftwellen von Gegenständen reflektiert und fallen als leitende Faktoren außer Betracht. Es ist daher der Blinde nicht imstande, die Richtung des Weges einzuhalten, und nur mit Hilfe des tastenden Fußes an den Rändern, welche durch Gras, andere Beschaffenheit des Bodens oder künstliche Einfriedung gebildet sein können, ist es ihm möglich, sich wieder fortzubewegen."

Dufour (1895) meint, „man könne mit Grund behaupten, daß es das Gehör ist, wodurch sich der Blinde eine verhältnismäßig genaue Kenntnis seiner Umgebung verschafft. Ich neige der Ansicht zu, und meine Beobachtungen haben mich davon überzeugt, daß das, was die Blinden Widerstand oder Dichtigkeit der Luft nennen, zuletzt auf einen Gehöreindruck zurückzuführen ist".

Das Verhalten des Blinden bei Annäherung eines Hindernisses kennzeichnet Th. Heller (1904) folgendermaßen: „Die Wahrnehmung des modifizierten Schrittgeräusches veranlaßt denselben, seine Aufmerksamkeit vorbereitend auf die Tastsensation zu richten. Treten alsbald die charakteristischen Druckempfindungen in der Stirngegend auf, so weiß der Blinde mit Bestimmtheit, daß sich ein Hindernis in der Bewegungsrichtung befindet, und er wird hierdurch zu rechtzeitigem Ausweichen veranlaßt. Somit kommt der Gehörskomponente der Annäherungsempfindungen die Bedeutung eines Signalreizes zu, welcher die Aufgabe hat, die Hemmung anderweitiger Erregungsvorgänge im Apperzeptionszentrum zu veranlassen, welche die Aufmerksamkeit ablenkend beeinflussen könnten."

Javal (1904) glaubt, daß das „Wittern der Gegenstände", wie die Blinden erklären, durch das Zusammenwirken des Gehörsinnes mit einem anderen Sinne zustandekommt, wobei es den Blinden unmöglich ist, die einzelnen Dinge auseinanderzuhalten. Bei einem Blinden, mit welchem Javal selbst Versuche vornahm, stellte er das Gehör als Orientierungshilfe fest, führt jedoch auch Beispiele an, wo Temperaturempfindungen und solche des Fernsinns in den Vordergrund treten.

Aus den von Truschel (1906) vorgenommenen Untersuchungen folgerte der Genannte zunächst, daß an den von ihm genannten X-Empfindungen Hautreize nicht beteiligt sind. Da auch Lichtreize ausgeschlossen waren, bleiben also nur die Gehörreize übrig. „Alles spricht

dafür," sagt Truschel, „daß unter den X-Reizen die Trittgeräusche
qualitativ und quantitativ eine hervorragende Rolle spielen. Es sind
die von den verschiedenartigen Objekten je nach der Entfernung,
Richtung, Gestalt, Höhe und Stellung verschiedenartig reflektierten
Schallwellen, welche für die Orientierung durch den X-Sinn in Betracht
kommen. Direktes Zugehen gegen eine Fläche ist nicht erforderlich,
die Gangrichtung ist dabei ganz gleichgültig. Dagegen erfolgten Wahrnehmungen der Objekte nur dann, wenn die von dem jeweiligen Stand-
orte des Blinden an das Objekt gezogene Gerade annähernd senkrecht
auf eine breite Fläche zielte. Versuche mit Objekten verschiedener
Höhe und Orientierung ihrer Flächen gegen die Vertikale lassen ferner
mit Sicherheit auch den etwaigen Einwand ausschließen, daß es sich
um senkrecht von den Flächen des Körpers ausgehende Wellen oder
Strahlen handeln könnte; sie ergeben vielmehr, daß zur Ermöglichung
einer Wahrnehmung nicht unbedingt für das Objekt die Höhe des
beobachtenden Blinden erforderlich ist. Bei senkrechter Flächenlage
muß das Objekt annähernd halb so hoch sein wie die Versuchsperson;
bei Schrägstellung oder Wölbung der Reflektionsflächen genügen noch
geringere Höhen. Worte, Töne, Rauschen der Kleider können natürlich ähnlich wie die Trittgeräusche wirken. Es bestätigen also sämtliche Beobachtungen das Ergebnis: Reflektierte Schallwellen sind der
hauptsächlichste Reizfaktor der X-Empfindungen."

Truschels rein akustische Hypothese erweckte im allgemeinen
wie durch die Annahme von unhörbaren Schallwellen Widerspruch,
namentlich durch Kunz (1907). Vor allem stellte dieser fest, daß das
Ferngefühl mit dem Orientierungsvermögen nicht identisch, sondern
nur ein Hilfsmittel desselben ist. „Zur Orientierung genügt das Ferngefühl allein als Hilfsmittel nicht, wie auch sein Fehlen dieses Vermögen nicht aufhebt. Das Gehör, der Tastsinn der Füße, oft auch
der Geruch, besonders aber das Ortsgedächtnis, haben denselben,
wenn nicht höheren Wert. Jeder braucht zur Orientierung eben das,
was er hat oder was im gegebenen Falle am besten dient. So ist und
bleibt denn das Orientierungsvermögen der Blinden und Taubblinden
das Zusammenwirken der ihnen gebliebenen Sinne, ihrer Intelligenz
und ihres Gedächtnisses."

Steinberg (1920) weist auf die sekundären Eigenschaften aller
jener Empfindungen hin, welche bei der Orientierung der Blinden
eine Rolle spielen. „Während das Auge das ferne Raumding in seinen
konstitutiven Merkmalen wahrnimmt, wirkt es auf die anderen Sinne
nur mit sekundären Eigenschaften, so daß es dem Blinden direkt
allein in Inhalten gegeben ist, die bestenfalls genügend differenziert
sind, um ihre bestimmte gegenständliche Beziehung zu ermöglichen,

diese selbst aber ursprünglich niemals involvieren. Sie setzt vielmehr voraus, daß die Empfindungsdaten im Sinne mannigfacher Erfahrungen gedeutet werden, die sich in der Hauptsache nur der zu eigen macht, welcher die Körper in ihren wichtigsten Merkmalen nicht unmittelbar erfassen kann. Diese erhöhte Deutungsfähigkeit ist hier der Kern dessen, was man gewöhnlich als Ergebnis der Übung bezeichnet. Sie kommt nicht etwa als ein zweiter Akt phänomenal zu gesonderter Abhebung, durch den die Empfindungsdaten erst auf bestimmte Gegenstände bezogen würden, sondern sie ist das unselbständige Moment der ursprünglich intentionalen Wahrnehmungserlebnisse, das die Orientierungsmöglichkeit der Blinden erklärt."

Der Aufgabe, einen Plan für die methodische Ausbildung der Orientierungsfähigkeit zu entwerfen, hat sich Messner (1890) unterzogen. Er sagt zu seinen bis in die Einzelheiten gehenden Orientierungsübungen, „daß der Grund zu einer tüchtigen Orientierungsbildung nicht früh genug gelegt werden kann und daß daher seine für die Schule nach jahrelanger Erprobung in methodischem Aufbau zusammengestellten Übungen der besonderen Pflege der Blindenanstalten empfohlen werden dürfen. Insbesondere ist die vollste Aufmerksamkeit jener Übung zuzuwenden, welche die Wahrnehmung mehrerer, gleichzeitig aus verschiedener Richtung kommenden Schalleindrücke zum Zwecke hat, und deren eminente Wichtigkeit für das praktische Leben erwiesen ist".

Javal (1904) tritt ebenfalls für die Ausbildung der Orientierungsfähigkeiten ein und Truschel (1906) weist auf den außerordentlichen praktischen Wert des X-Sinnes und seine planmäßige Ausbildung hin, entwirft auch den Grundriß eines solchen Übungsplanes, der zunächst auf die Bildung klarerer Raumvorstellungen und der Entwicklung der Raumphantasie des Blinden beruht. „Während alle anderen Maßnahmen der Blindenpädagogik darauf abzielen, durch möglichst gleichwertigen Ersatz die Folgen zu verringern, bzw. aufzuheben, welche die Unterbindung der wichtigsten Reizquelle durch die hierdurch hervorgerufene Abschließung von der Außenwelt mittelbar nach sich zieht, verringert der X-Sinn (ohne jene Maßnahmen in irgend etwas unnötig zu machen) diese Abschließung so erheblich, daß seine Wirkung der Rückgabe eines Teiles des Sehvermögens gleichkommt. Können wir dem Lichtberaubten zu den üblichen Bildungsschätzen etwas Wertvolleres geben?"

Ohne Frage haben alle möglichen Orientierungsübungen wie die Ausbildung sämtlicher noch vorhandenen Sinne für den Blinden die größte Bedeutung und hätten in den Blindenanstalten eine intensivere Anwendung zu finden. Immerhin ergibt sich jedoch auch bei der Orien-

tierung der Gesichtslosen eine Grenze. Neben der augenblicklichen Aufnahmsfähigkeit des Blinden, bei welcher persönliche Veranlagung, Willenskraft, Aufmerksamkeit, körperlicher Zustand sowie seelische Stimmungen mitspielen, vermögen mancherlei oft nebensächliche Umstände
eine Erhöhung oder Verminderung in der Orientierungsfähigkeit mit sich zu bringen. Der verwickelte Vorgang der Orientierung des
Blinden steht mithin, viel mehr als bei den Sehenden, unter wechselnden
Einflüssen, die von seiner Seite alle der Beachtung bedürfen. Die dabei
von den Blinden vollbrachte Leistung ist — so gering sie gegen die freie
Bewegungsfähigkeit des Sehenden auch erscheint — weit höher einzuschätzen, als dies gewöhnlich geschieht, ohne jedoch die Meinung aufkommen zu lassen, etwas Außergewöhnliches oder Wunderbares damit
vor sich zu haben.

Es wären schließlich noch die Orientierungsbehelfe zu erwähnen, welche dem Blinden zur Verfügung stehen und auch gebraucht
werden. Der wichtigste und verbreitetste davon ist der Stock des Blinden. Er wird benützt, indirekte Tasteindrücke zu vermitteln, um eine
unmittelbare Berührung entbehrlich zu machen. Wir sind von altersher
gewohnt, den Blinden mit diesem Hilfsmittel ausgerüstet zu sehen. Er
beurteilt damit die Beschaffenheit des Bodens, auf dem er sich bewegt, berührt Hindernisse in einer größeren Entfernung und sucht
damit die verschiedensten Merkzeichen auf. Durch Aufklopfen mit dem
Stocke gewinnt er Anhaltspunkte für die Erkennung des Stoffes der
berührten Dinge; der dabei erzeugte Schall läßt ihn auch die nicht
berührten Gegenstände der Umgebung beurteilen. Entgegenkommenden Personen ist der leicht vorgehaltene Stock ein Warnungszeichen,
um nicht an den Blinden anzustoßen. Noch besser als der Stock (bei
weiblichen Blinden ein Schirm) erfüllt ein aufgespannter Schirm bei gelegentlichem Gebrauche den Zweck, den Blinden nach verschiedenen
Seiten hin vor einer unangenehmen Berührung zu bewahren. Beim
Gehen an Häuserreihen entlang gleitet der anstreifende Schirm besonders gut und unauffällig dahin. Neuerlich wurden für Kriegsblinde
besondere Schutzapparate hergestellt, bestehend aus einem Stock mit
einem Räderpaar an der Spitze zum Vorwärtsschieben und einem
längeren Taststock für das Seitwärtstasten, auch einem Drahtgestell
zum Schutze des Oberleibes und Kopfes. Derartige umständliche Vorrichtungen nehmen beide Hände in Anspruch und behindern mehr die
Bewegungsfreiheit als sie Nutzen bringen.

Unbekannte Wege wird der Blinde niemals oder nur mit der
größten Vorsicht allein gehen. Eine Hilfe bietet ihm dabei die Wegbeschreibung. Der Blinde kann sie sich vorher durch einen genauen
Kenner geben lassen und sich, falls dazu sein Gedächtnis nicht aus-

reicht, schriftlich anmerken. Die Beschreibung kann auch durch eine tastbare Wegskizze unterstützt werden. Die Anforderungen an eine brauchbare Wegbeschreibung für einen Blinden sind jedoch keine geringen. Mit den unter Sehenden allgemein gebräuchlichen Ausdrücken: geradeaus, rechts, links herum, dann wieder geradeaus usw. ist dem Blinden nicht gedient. Er benötigt vielmehr die Angabe einer entsprechenden Anzahl ihm faßbarer Merkzeichen wie: Hausreihe, Straßenecke, Laternenpfahl, Straßenübersetzung, Straßenbahn, Schrittzahl usw., um sich zurecht zu finden.

Große Schwierigkeiten bereitet den Blinden auf ihren Alleingängen das Einhalten der gleichen Wegrichtung auf merkzeigenarmen Wegen wie auch der häufige Wechsel der Wegrichtung. Man hat ihnen deshalb den Gebrauch eines tastbaren Kompasses empfohlen, doch kommt diesem Behelf wenig praktische Bedeutung zu, denn der Gebrauch desselben ist ein umständlicher und zeitraubender.

# Sachvorstellungen.

Wir erhalten von einem Dinge, das wir zu erfassen versuchen, verschiedene Sinnesempfindungen (Gesichtsempfindung, Tastempfindung usw.) und dadurch eine Reihe von Teilvorstellungen, die in assoziative Verbindung miteinander treten, so daß sie gleichzeitig reproduziert werden können. Die Gesamtheit dieser assoziierten Teilvorstellungen bilden die Vorstellung des Gegenstandes, die Sachvorstellung (inhaltliche, begriffliche Vorstellung). Die Sachvorstellungen sind von der Sprache, also der Wortbezeichnung des Gegenstandes, obwohl sie mit der letzteren in innigster Verbindung stehen, unabhängig. (Siehe Kapitel „Wortvorstellungen"!)

Die Erwerbung der Vorstellungen durch die Anschauung — wir bleiben bei dieser allgemein üblichen Bezeichnung, obwohl sie für die Erfassung durch Blinde nicht zutreffend ist — geht beim Gesichtslosen im allgemeinen in der gleichen Weise vor sich wie beim Sehenden. Die Erinnerungsbilder werden im Gehirn festgelegt, und von hier aus erfolgt auch die Reproduktion der Vorstellungen.

Das besondere Hervortreten der Tastempfindungen beim Blinden verleitete schon Diderot (1749) zu der Ansicht, daß der Gesichtslose Vorstellen und Denken nur auf diese Empfindungen beziehe. „Ein Blindgeborener", sagt er, „würde die Seele in die Fingerspitzen legen, denn durch dieselben hat er seine hauptsächlichsten Empfindungen und alle seine Kenntnisse, und ich würde nicht überrascht sein,

wenn seine Fingerspitzen nach einem tiefen Denkprozeß ebenso er-
müdet würden als bei uns der Kopf."

In den „Empfindungen eines Blindgeborenen" (1757) finden
wir den Sitz der Vorstellungen richtig bezeichnet in folgender Weise:

> „Ewig will ich ihm (Gott) danken, daß er in meinem Gehirne
> Tausend der herrlichsten Säle von göttlicher Bauart gesetzet,
> Wo ich die Formen der Dinge in köstlichen Abdrücken sammle;
> Feine, mir unaussprechliche, nicht vorstellbare Zeichen,
> Aber Dinge, die jüngstens noch oder vor Monden und Jahren
> Mir vor die Sinne gekommen und selbst die ungreifbaren Töne;
> Unverletzt liegen sie da, vollständig lebhaft in Ordnung;
> Ich verspüre sie dorther, sobald ich sie rufe, hervorgehn."

Der mit fünf Jahren erblindete Weissenburg (1781) stellte ebenfalls die damals in wissenschaftlichen Kreisen erörterte Frage, ob die
Bilder der Vorstellungen im Kopfe des Blinden sind oder sich unter
den Spitzen seiner Finger befinden. Aus eigener Beobachtung weiß
er anzugeben: „Wenn ich mir eine Zahl auf meiner Rechentafel vor-
stelle, so denke ich mir dieselbe, ohne daß meine Finger sie berühren,
ja ich kann mir solche vor mir in der Luft einbilden, die Reihe, auf
welcher die Zäpfchen stehen, ganz von den übrigen abgesondert. Da
ich schreibe, so kann ich mir auch Zahlen, Buchstaben und Wörter
vorstellen. Soll eine mathematische Figur erscheinen, so stellt sie sich
nach meinem Befehle in die Luft, wie ich will; ich fange an zu beweisen, als läge sie unter meinen Fingern."

In ausführlicher Darlegung kam jedoch noch Heinicke (1784)
bei der Wiedergabe seiner Gespräche mit Blinden auf die Anschauung
Diderots zurück, indem er sagt: „Die Denkart der Blindgeborenen
ist tastend; sie haben keine solche Einbildungs- und Vorstellungs-
kraft wie ein Sehender, sondern nur ein Bewußtsein von Geschmack,
Geruch, Ton und Gefühl; aber ihre Empfindungen davon redüzieren
sie, so viel wie ihnen möglich, auf das Tasten, z. B. sobald der Blindgeborene etwas schmeckt, riecht oder hört, sobald sucht er sich auch
mit der Hand von der Form, Härte oder Weiche, entweder von der
Sache selbst und von ihren Eigenschaften oder von dem, wodurch
sie hervorgebracht wird, eine tastende Anerkenntnis oder einen fühlbaren Begriff zu verschaffen, und er benennt von verschiedenen Sub-
jekten nur die Prädikate oder begreift diese unter jenen. In seiner
rechten Hand — wenn er kein Linkstätzer ist — ist der Sammelplatz
aller seiner Ideen im Urteilen und Schließen." So versicherte Heinicke von einem Blindgeborenen, daß die rechte Hand die Quelle
und der Zusammenfluß aller seiner Gedanken und Schlüsse sei, ja daß

er nicht allemal weiß, ob nicht auch die Töne aus dieser Hand kommen. Auf die Einwendungen Heinickes antwortet jener: „Ich wüßte von einem Blindgeborenen nichts Tolleres auf der Welt, als Denken mit dem Kopf. Ihr sehenden Leute ergreift alles mit euren Augen und schmeißt es durch diese Fenster in euer Oberstübchen hinein. Die Sachen mögen nun freilich wohl ungefähr so durch- und übereinander darin herumliegen wie in meinem Tischkasten; ich kann aber doch durch einen Griff bald darin finden, was ich brauche, weil der Kasten nicht gar zu groß ist. Nicht wahr, so ist's auch bei euch beaugten Leuten? Allein in meinem Oberstübchen hat der Zimmermann keine Fenster angebracht, ich habe also auch nichts dadurch hineinwerfen können, und folglich ist es eben so leer darin. Was soll ich darin suchen, wenn ich nichts hineingetan habe?"

In der Einleitung zu Guilliés Buch legt Knie (1821) dar, wie der Blindgeborene sinnliche Vorstellungen durchs Getast in sich aufnimmt. „Nach der Versicherung eines meiner mit mir gleich alten, sehr verständigen Freundes, der aber in seiner zartesten Kindheit erblindet ist, und nach der allgemeinen Aussage derjenigen meiner Zöglinge, die ebenfalls so früh erblindet sind, daß sie keine Rückerinnerung an Licht und Farben mehr haben, können diese solche Gegenstände und Personen, welche sie durch das Anfassen näher kennen gelernt haben, sich, auch wenn sie dieselben in Gedanken oder in der Wirklichkeit weit von sich entfernen, nicht anders denken und deren Teile genau vorstellen, als wenn sie sich einbilden, daß ihre Hand den Gegenstand befasse. Dieser Umstand tritt bei mir und anderen Erblindeten nicht ein, wir können uns die Objekte unseres Denkens, wir mögen sie nun durch Befühlung oder bloße genaue Beschreibung erst kennen gelernt haben, immer sehr gut von uns abgesondert, und zwar meistens in der für das Auge nötigen Entfernung so vorstellen, als wenn wir dieselben gesehen und nie berührt hätten. Und, seltsam genug, eben jene Blindgeborenen können trotz der Abhängigkeit solcher Vorstellungen, die sie durch das Befassen eines Dinges bekommen haben, von ihrem Getast sich dennoch andere körperliche Gegenstände, von denen man ihnen nur durch Erzählung eine sehr deutliche und bestimmte Beschreibung gemacht hat, so gut denken, und hier zwar ohne jene zwingende Vorstellung des Anfassens, daß sie dieselben, wenn sie sie später unter die Hände bekommen, augenblicklich erkennen."

Zu der früher berührten Anschauung konnte nur das Vorherrschen der Tasteindrücke und Tastvorstellungen verleiten. Die wissenschaftliche Betrachtung räumte mit derselben bald auf, und nach der Mitte des 18. Jahrhunderts erscheinen die Gesetze über die Bildung und den Sitz der Vorstellungen, wie sie sich bei den Sehenden ergaben, auch auf die Blinden angewendet.

Jede Vorstellung entspricht um so genauer dem Gegenstande, je mehr Teilvorstellungen sie enthält und je klarer diese sind. Das Fehlen des Gesichtes führt durch den Ausschluß von Gesichtsempfindungen zum Ausfall aller Gesichtsvorstellungen. Die Sachvorstellungen des Blinden entbehren also der Gesichtsvorstellungen, welche beim Normalsinnigen die Hauptrolle spielen, und setzen sich im besten Falle nur aus den Teilvorstellungen der anderen vier Sinne zusammen. Wenn wir die geringe Menge und Intensität der Geschmacks- und Geruchsempfindungen und die Schwierigkeiten in der Erfassung durch den Tastsinn betrachten, so ergibt sich daraus nicht nur die schon berührte Beschränkung in der Anschauung, sondern auch eine bedeutende Unvollständigkeit der Sachvorstellungen.

Wenn Fricke (1715) behauptet, die Fähigkeit, Vorstellungen zu bilden (vis imaginativa), kann beim Blinden größer sein als beim Sehenden, so bezieht sich dies wohl nur auf die intensivere Verwertung der ihm möglichen Teilvorstellungen und der Phantasievorstellungen.

Weissenburg (1781) hält Gesichtsvorstellungen für die Richtigkeit einer Sachvorstellung nicht für notwendig, wie er an einem allerdings nicht ganz zutreffenden Beispiele zu erklären versucht: „Wenn der Blinde sich einen Weg vorstellt, muß nicht ein grüner Teppich ihn begleiten, der vom Blumenschmelz durchwirkt ist? Gehört dieses zum Begriff eines Weges? Gewiß nicht. Wenn der Gesichtslose in seinem Leben ein einziges Mal auf einem Wege war, so kann er sich ein Bild davon entwerfen." Weissenburg hat es gefreut, „daß Sachen, die nie unter seinen Sinnen gewesen, doch vollständig mit seinen gehabten Vorstellungen übereinstimmten, als er dieselben unter die Forschung seiner Finger brachte". Dies spricht durchaus noch nicht dafür, daß sie die Vollständigkeit und Genauigkeit der gleichen Vorstellung bei einem Sehenden hatten. Von seiner Vorstellung der Gestalt des Menschen glaubt Weissenburg, daß sie in den Hauptzügen ziemlich mit der des Sehenden übereinstimme. „Vielleicht sind unsere Bilder davon nur in den Liniamenten unterschieden. Ein Ausdruck, wovon ich gern einen Begriff haben möchte; vielleicht wird es aber dem Fünfsinnigen schwer sein, mir einen davon zu geben." Damit gesteht Weissenburg zu, keine Gesichtsvorstellungen zu besitzen, wie er andererseits das eigene Vorstellungsbild des Menschen nicht zu erklären vermag, „denn dazu", sagt er, „müßte ich mir sozusagen eine eigene Sprache schaffen, und dieses steht nicht in meiner Macht".

Baczko (1807) wie Klein (1817) führen aus, daß der Blinde

„des Begriffes der Farben, von Licht und Schatten, der bildlichen Darstellung, des Überblickes mehrerer zu gleicher Zeit vorhandener Gegenstände, der schönen Mannigfaltigkeit" entbehre.

Daß der Blinde diesen Verlust empfindet, sagt uns Scherer (1850).
„Der Spätererblindete hat vor allem die richtige Anschauung und be-
klagt den Verlust des Gehabten, während der in der Kindheit Erblindete einen Teil seines Lebens opfern würde, wenn ihm nur einige
Augenblicke wirklichen Sehens die Gewißheit geben würden, ob die
bei ihm durch Mühe errungenen Vorstellungen der Wirklichkeit entsprechen." Um so größer ist nach Scherer das Bestreben der Blinden, sich möglichst vollkommene Vorstellungen zu verschaffen. „Während der Sehende manche Gegenstände mit einer gewissen Oberfläch-
lichkeit und Flüchtigkeit betrachtet, bietet der Blinde alles auf und
scheut keine Anstrengung, ja es läßt ihm gar keine Ruhe, bis er den
ganzen Gegenstand seiner Natur und Beschaffenheit nach erkannt und
in sich aufgenommen hat. Auf diese Weise kommt er freilich auf etwas
langsamen, aber immerhin dem Sehenden gegenüber auf ebenso siche-
rem Wege zur Erkenntnis."

Wie schon Baczko (1807) bemerkte, haften auf solche Art erworbene Vorstellungen auch bedeutend besser. „Die Blinden scheinen
mir auf eine gewisse Art für die Mühseligkeit, womit sie sich Begriffe
erwerben müssen, durch die Dauerhaftigkeit entschädigt, womit jeder
dieser Begriffe sich beinahe unauslöschlich erhält."

Stumpf (1860) spricht sich über die Unvollkommenheit der Vorstellungen bei Blinden folgendermaßen aus: „Dem Blinden mangeln
gewisse Vorstellungen, und überdies sind die ihm zugänglichen von
den unsrigen wesentlich verschieden, denn es ist in der Tat nicht denkbar, daß sich seine Gedanken bei der Betastung eines Gegenstandes
von den unsrigen, die wir ihn sehen, nicht merklich unterscheiden
sollten. Der Eindruck und die Erinnerung daran müssen also gleichfalls von unserer Auffassung sich unterscheiden, und diese Verschiedenheit muß wichtige Ergebnisse zur Folge haben."

Bereits auf wissenschaftlicher Grundlage fußend, gibt Appia (1881)
den Weg an, auf welchem es zur Bildung der Sachvorstellungen kommt.
Als Wegabschnitte gibt er an: 1. das äußere Sinnesorgan, 2. das innere
Sinnesorgan, 3. das Sammelorgan, 4. das Vermögen der Verstandes-
abstraktion, welche allein nur imstande ist, eine Allgemeinidee zu
bilden.

Nach Hitschmann (1895) bedeutet Anschaulichkeit für den Blinden „die Möglichkeit, sich einen entfernten Gegenstand klar und deutlich vorzustellen, und zwar, da für ihn die Eindrücke des Auges entfallen, einen Gegenstand, welchen er durch einen der übrigen Sinne

wahrgenommen hat". Er findet, daß die Hand in vielen Fällen gar
keine oder doch nur sehr unklare Vorstellungen gibt, „da das uner-
meßliche Reich von Licht und Farbe der tastenden Hand dauernd verschlossen bleibt". Verkleinernden und vergrößernden Modellen schreibt
Hitschmann nur einen zweifelhaften Wert zu und versucht zu zeigen,
„daß der Blinde nur äußerst selten in Bildern denkt, auch nicht in
solchen, welche ihm die Erfahrungen des Tastsinnes an die Hand geben
könnten".

Lembcke (1901) sagt, daß der Blinde nie die gleiche Zahl der
gleichartigen Vorstellungen erwerben könne wie ein Sehender auf der
gleichen Stufe geistiger Entwicklung. „Neben den Vorstellungen von
Licht und Farbe können dem Blinden alle die Vorstellungen nicht anschaulich vermittelt werden, zu deren Vermittlung notwendig das Auge
erforderlich ist, Vorstellungen, die sowohl der Welt des Kleinen als
der Welt des Großen als der unmittelbaren Umgebung des Blinden
und vor allem dem Gebiete der Geographie und Naturkunde angehören."

Aus alledem geht hervor, wie die Sachvorstellungen der
Blinden im Vergleich zu jenen der Sehenden an Teilvorstellungen geringer, daher unvollständig sind und der Wirklichkeit nicht in demselben Umfange wie beim Vollsinnigen entsprechen. Diese Unvollständigkeit darf aber nicht von vornherein als
Unrichtigkeit bezeichnet und daraus eine vollkommene Abweichung
der Vorstellungen der Blinden abgeleitet werden. Die durch die noch
vorhandenen Sinne erlangten Teilvorstellungen können ebenso richtig
und klar sein wie beim Sehenden; eine Verschiedenheit liegt nur in
der geringeren Zahl der Teilvorstellungen, wobei allerdings das Fehlen
der Gesichtsvorstellungen schwer ins Gewicht fällt. Ein visuelles
Vorstellungsbild erscheint bei den Blindgeborenen ausgeschlossen. Dadurch wird der sogenannte „Überblick", das Zusammenfassen einer größeren Zahl von Sachvorstellungen, erschwert, jedoch
noch nicht unmöglich gemacht. Von welcher Art die Erinnerung
ist, welche dem Blinden die Sachvorstellungen ermöglicht,
ist noch nicht festgestellt.

Zu richtigen Vorstellungen vermag der Blinde wie der
Sehende nur durch die sinnliche Wahrnehmung zu gelangen.
Diese Tatsache wurde früh genug, so schon von Weissenburg (1781)
erkannt. Er sagt darüber: „Wenn der Sehende richtige Vorstellungen
erlangen will, so muß er viel gesehen und gehört haben; dann wird
sich wenig Falsches in seine Vorstellungen schleichen."

Bei Aufnahme des Blindenunterrichtes erwies sich bereits die anschauliche Vermittlung in verschiedenen Unterrichtsdisziplinen als not-

wendig. Klein (1822) verlangte, daß man den Blinden in den Garten, ins Feld oder in den Wald führe und ihn dort Gewächse und ihre einzelnen Teile betasten lasse. Dasselbe verlangt er für die Dinge der Umgebung, wo bei größeren Gegenständen durch Modelle nachgeholfen wird; ebenso für Tiere, die mit der nötigen Vorsicht zu befühlen sind. „Die zur Experimentalphysik gehörigen Werkzeuge und Maschinen macht sich der Blinde der äußeren Einrichtung nach durch Betasten bekannt. Sehr zusammengesetzte Maschinen, wie Webstühle, Mühlen oder solche, die eine stärkere Berührung nicht leiden, wie Uhrwerke, müssen dem Blinden in Modellen unter die Hände gegeben werden." Geographische und geometrische Vorstellungen werden ebenfalls an tastbaren Lehrmitteln veranschaulicht.

In gleicher Weise sprach sich Lusardi (1830) aus: „Der für die Sehendgeborenen anscheinend einfache Akt (der Anschauung) wird für den Blindgeborenen zu einer höchst schwierigen Sache. Sie müssen die Gegenstände gleichsam zergliedern, und sie nehmen zu diesem Zwecke den Tastsinn, das Gehör und selbst den Geruch zu Hilfe. Dieser Unterricht geht stufenweise vonstatten, und man kann denselben nicht früh genug beginnen, denn die in den ersten Tagen der Jugend empfangenen Eindrücke lassen sich nur ungemein schwer aus dem Gedächtnisse verwischen. Bekanntlich läßt sich die Form der Gegenstände durch bloße Worte nicht verständlich machen. Nur durch einen geübten Tastsinn kann sich der Blindgeborene davon unterrichten, und auf diesen Sinn verläßt er sich auch vorzüglich, und die Kunde, die er durch ihn erhalten, begreift er ohne weiteres."

In der zweiten Hälfte des 18. Jahrhunderts wurde dann der Anschauungsunterricht als besonderer Unterrichtsgegenstand in der Blindenschule eingeführt und bildete einen vereinigten Sach- und Sprachunterricht. Georgi (1862) verlangte dessen besondere Ausbildung, „denn je mehr man den Blinden unter ihre zehn Augen, die Finger, geben kann, desto reicher werden sie an möglichst richtigen Vorstellungen".

In entschiedener Weise trat S. Heller (1876) für das Prinzip der Unmittelbarkeit im Blindenunterrichte ein, indem er ausführte: „Es darf die Anschauung nicht auf die Tätigkeit eines Sinnes — in der Blindenschule auf die des Tastsinnes — beschränkt bleiben, es darf nicht verfrüht an die Stelle der unmittelbaren Anschauung die mittelbare durch Nachbildungen aller Art treten, es darf vor allem andern nicht für die Anschaulichkeit in allen Unterrichtszweigen — wie dies besonders auf der wichtigsten Stufe, der Elementarstufe, geschieht — der sogenannte Anschauungsunterricht gesetzt werden, der in der Regel in einem ungebundenen Vorzeigen und Besprechen von Dingen ohne strenge Wahl besteht. Ich halte in der Blindenschule die selbsttätige Anschauung für die einzig richtige."

Weiter verlangt S. Heller (1884) vor allem die Erweckung plastischer Vorstellungen. „Fragen wir, welche Eigenschaften die Vorstellungen der Blinden haben sollen, damit sie sich als tüchtige Bausteine für die geistige Bildung erweisen, so werden die Bezeichnungen: deutlich, klar, lebhaft ... nicht ausreichen, weil sie schwer mit dem Zustande der Blindheit in Übereinstimmung gebracht werden können. Bezeichnend und die wichtigsten Forderungen umfassend, dürfte sich auf jene Frage die Antwort erweisen: Die Vorstellungen des Blinden sollen vor allem plastisch sein. Sie sind es, wenn sie alle Merkmale des Körperlichen in sich vereinigen und dieselben auch beibehalten, so daß ihre Produktion ebenso die Illusion des Wiederbetastens erweckt, wie die des Wiederschauens in der Seele des Sehenden entsteht. Eine der bedeutungsvollsten Unterschiede zwischen dem Seelenleben des Blinden und des Sehenden kann in dem Satze zum Ausdruck gebracht werden: Der Sehende malt, der Blinde modelliert seine lebhaftesten Vorstellungen von realen Dingen."

Über Ziel und Stoff des Anschauungsunterrichtes äußerte sich Mecker (1885) folgendermaßen: „Der Armut und Unklarheit der Vorstellungen und Begriffe und der Inhaltslosigkeit der Sprache des Blinden abzuhelfen, ist der eigenartige Anschauungsunterricht eingerichtet, der alle erreichbaren Dinge dem Tastsinne des Blinden, nebenbei auch seinem Gehör-, Geschmacks- und Geruchssinn vorführen, in den diesen Sinnen angepaßten Ausdrücken beschreiben und durch Frage und Antwort ihn dahin bringen soll, denselben in seiner Weise geistig zu erfassen und seine eigenen Vorstellungen und Gedanken darüber sprachlich richtig wiederzugeben." Stoff desselben: „Die Räume, Geräte, Werkzeuge, die Pflanzen und Tiere der Anstalt und ihrer Umgebung werden den Zöglingen in Natura oder, wenn dies nicht möglich, in getreuen Modellen vorgeführt, von ihnen betastet, beklopft, berochen oder geschmeckt und mit ihnen besprochen. Auch soll ihnen auf den wöchentlichen Spaziergängen Gelegenheit gegeben werden, sonstige Gegenstände der Natur und Kunst, namentlich in verschiedenen Werkstätten und Fabriken durch Betasten usw. kennen zu lernen. Auch sind von den schon betasteten Gegenständen getreue und womöglich zerlegbare Modelle vorzuzeigen, namentlich dann, wenn die Gegenstände für den Tastsinn zu groß oder zu klein sind."

Für das Verständnis und den Gebrauch der Nach- und Abbildungen verlangte S. Heller (1885) die Methode der ab- und aufsteigenden Linie (Naturobjekt, präpariertes Naturobjekt, plastisches Modell in Verkleinerung bzw. Vergrößerung, Reliefdarstellung, Umrißzeichnung und umgekehrt).

Hitschmann (1895) glaubte dem Pestallozischen Anschauungsprinzip, wie es von den angeführten Fachleuten vertreten wurde, für die Blindenpädagogik nur geringe Wichtigkeit beilegen zu sollen. „Freilich halte ich es für notwendig," sagte er, „daß die letzte Basis alles Denkens eine konkrete sei. Aber diesen Grundstock von konkreten Vorstellungen bietet die tägliche Erfahrung ganz von selbst, oder wenigstens ist es ausreichend, die Erweiterung dieser unerläßlichen Grundlagen bloß gelegentlich, besonders wenn es sich um die Anfangsperiode eines Unterrichtsgegenstandes handelt, eintreten zu lassen."

Dieser Ansicht stellte Lembcke (1899) folgende Grundsätze gegenüber: „Nur soweit als der Vorstellungsinhalt eines Blinden auf frischkräftiger sinnlicher Grundlage fundamentiert ist, verbürgt derselbe eine gesunde und gedeihliche Entwicklung seiner Intelligenz. Gleiche geistige Lebendigkeit und Regsamkeit bei Sehenden und Blinden vorausgesetzt, werden beide nur dann dieselbe Höhe intellektueller Entwicklung erreichen, wenn der Blinde über ebensoviel sinnlich ermittelte Vorstellungen verfügt als der Sehende." Lembcke will deshalb für keinen Fall die Anschauungsvermittlung dem Zufall der täglichen Erfahrung überlassen, sondern fordert eine gründliche methodische Darbietung schon deshalb, weil der Bildungsfähigkeit des Blinden in intellektueller Beziehung engere Grenzen gezogen sind als der der Sehenden.

Auch Ungenannt (1902) ist der Anschauung, „daß es für Sehende sowohl als auch für Blinde von hohem Werte ist, wenn sie mit einer möglichst großen Zahl von Dingen der mannigfachsten Art durch die Anschauung bekannt werden. Da der Anschauungskreis des Blinden naturgemäß nur sehr klein ist, wird es die Aufgabe der Schule sein, denselben möglichst zu erweitern, und der Tastunterricht muß daher als Grundlage alles Unterrichtes in der Blindenschule angesehen werden. Hier gilt noch mehr als bei Sehenden das Pestallozische Prinzip: Die Anschauung ist das absolute Fundament aller Erkenntnis."

# Wortvorstellungen.

Indem wir eine Sachvorstellung mit einer Wortbezeichnung verbinden, schaffen wir uns die Möglichkeit, durch die Sprache Wirklichkeitsvorstellungen zu erwecken. Wir können aber auch lediglich die Wortbedeutung in Betracht ziehen, ohne uns dabei die betreffenden Gegenstände vorzustellen, und unser abstraktes Denken arbeitet schließlich nur mit Wortvorstellungen, diesen Sinnbildern der Sachvorstellungen.

Die sprachliche (formale) Vorstellung besteht aus der Klangvorstellung und der Sprachbewegungsvorstellung des Wortes.

Hierzu tritt bei den des Lesens und Schreibens Kundigen die Schriftbildvorstellung und die Schreibbewegungsvorstellung des Wortes. Für die Sprachhörvorstellung (Klangbild) und die Sprechbewegungs-
vorstellung wurden besondere Zentren im Gehirn festgestellt, von
denen das erstere sensorisches, das zweite motorisches Sprachzentrum
benannt wurde. Es besteht diesbezüglich bei Sehenden und Blinden
kaum ein Unterschied. Anders wohl bei den Zentren für das Schriftbild
(sensorisches Schriftzentrum) und die Schreibbewegungsvorstellung (motorisches Schriftzentrum), da das Lesen und Schreiben bei Blinden unter
Ausschluß von Gesichtsvorstellungen erfolgt. Es steht außer Frage,
daß sich für diese Vorstellungen besondere Sphären im Gehirn bilden,
wenn auch deren besondere Stellen bei Blinden bisher noch nicht bestimmt wurden. (Siehe Thomson im Kapitel „Zusammenhang der
Sinne"!)

Bei den Wortvorstellungen der Blinden nimmt die Klangvorstellung den ersten Platz ein. Mit Recht wird daher das Hören
zur Grundlage der Spracherlernung bei Blinden gemacht. Die Wiedergabe des Gehörten bedingt aber bereits die Sprechbewegungs-
vorstellung, deren Erlangung durch den Mangel des Gesichtes
erschwert ist.

Wohl gibt Fischer (1900) folgender Meinung Ausdruck: „Die
Bildung der beim Hören und Sprechen in Betracht kommenden körperlichen Organe, also des Gehörs und der Sprachwerkzeuge, erfordert
in der Blindenschule keinen spezifischen Unterricht, da das Gebrechen
die Gehörswahrnehmungen wie auch die Tätigkeit der Sprechorgane an
sich in keiner Weise beeinträchtigt, eher aber begünstigt. Das Gebrechen nötigt zu einer stärkeren Inanspruchnahme des Gehörs und
gleicht damit bis zu einem gewissen Grade den Mangel des Gesichtssinnes aus, es begünstigt aber auch eine intensivere Gehörtätigkeit,
da kein Lichtreiz das aufmerksame Ohr stört oder ablenkt. Gehör und
Sprachorgane stehen aber in physiologischer Wechselbeziehung, ein
feines Gehör bedingt ein besseres Funktionieren der Sprachorgane."

Besonders dem letzten Satze muß widersprochen werden, da die
berührte physiologische Wechselbeziehung zwischen Gehör und Sprech-
werkzeugen niemals einen Ersatz für die Beobachtungen der Mund-
stellung durch das Gesicht bieten kann. Beweis dafür sind die besonders bei jugendlichen Blinden häufig auftretenden Artikulations-
fehler. Schon Klein (1819) fielen diese besonderen Schwierigkeiten
beim Sprechenlernen der Blinden auf:

„Die einzelnen Laute — erklärt er — werden durch verschiedene
eigentümliche Lagen und Richtungen der Sprachorgane hervorgebracht,
wovon sich manche durch den Gesichtssinn deutlich machen, so daß

das sehende Kind sehr oft Laute und Worte anderer im eigentlichen Sinne vom Munde absieht, mithin auch in diesem Stücke manches durch bloße mechanische Nachahmung lernt, was dem Blinden durch theoretische Mittel, durch deutliche Auseinandersetzung und Erklärung gelehrt werden muß." Klein verlangt daher, daß man den blinden Schüler mit den zur Hervorbringung der Wortlaute bestimmten Organe und deren Stellung und Anwendung für jeden einzelnen Laut bekannt mache und ihn durch zweckmäßige Übung zur Fertigkeit in deutlich unterscheidender Hervorbringung dieser einzelnen Laute bringe. Er gibt hierfür zutreffende Anleitungen. Heute, wo das phonetische Prinzip selbst im Sprachunterrichte der Vollsinnigen Beachtung findet, erscheint es wohl überflüssig, auf dessen besondere Bedeutung für die Blindenschule noch hinweisen zu müssen.

Wie die Schriftbild- und Schreibbewegungsvorstellungen bei Blinden beschaffen sind, ist noch völlig unklar. Wir wissen lediglich, daß sie vorhanden sind, und können nur die Ähnlichkeit der ersteren mit den Sachvorstellungen, der letzteren mit den allgemeinen Bewegungsvorstellungen annehmen.

Es ist eine für das ganze Leben der Blinden schwerwiegende Tatsache, daß Wort und Sache, sprachliche und reale Vorstellung bei ihnen nicht in der gleichen Übereinstimmung vorhanden sind wie bei dem gleichgebildeten Sehenden. Das blinde Kind hört Dinge mit Worten bezeichnen, von denen es keine oder nur eine äußerst unklare Sachvorstellung gewinnen kann. Dieser Mangel bleibt bei der großen Schwierigkeit anschaulicher Vermittlung auch späterhin bestehen und kann niemals ganz gehoben werden. Daher erscheint die Sprache des Blinden, derer er sich ungehindert bedienen kann, so häufig inhaltslos und führt zu jenen großen Nachteilen, die für jeden Menschen in der Verschiedenheit formaler und realer Bildung liegen.

„Es ist nicht leicht," bemerkt schon Heinicke (1784), „sich mit Blinden in ein Gespräch über ihre Denkart einzulassen. Sie verstehen unsere Sprache kaum halb und verbinden damit viele Begriffe mit anderen Wörtern ganz anders wie wir. Von Einbildung, Vorstellung, Licht und Schatten, dem Bildlichen, Untastbaren, und noch von einer Menge davon abgeleiteten Wörtern haben sie keine deutlichen Begriffe. Wer den Gang und die Assoziation ihrer Ideen erfahren will, muß eine Auswahl der Wörter bei ihnen machen und ihnen diejenigen vorher recht zu ihrer Denkart erklären, wenn er hernach über dieselben etwas Bestimmtes herauslocken will. Es ist wohl der Mühe wert, die man sich um dieser Ursache wegen mit ihnen nimmt; aber es geht so geschwind nicht dabei, als man glaubt."

Eine Ursache dafür, daß die Wortvorstellungen beim
Blinden die Sachvorstellungen weitaus überwiegen, liegt darin, daß er infolge der erschwerten sinnlichen Wahrnehmung
leicht zur Abstraktion neigt. Nach Stumpf (1860) besteht diese
darin, die Gegenstände ihrer sinnlichen Merkmale zu entkleiden. „Da
nun diese wenig oder nur sehr geringen Eindruck auf den Blinden
machen, so weiß er sie auch leichter von dem eigentlichen Wesen der
Dinge zu trennen. Die Abstraktion ist für den Blinden leichter als
für den Sehenden." Der Blinde nimmt daher vielfach das Wort für
die Sache oder läßt sich wenigstens an ersterem genügen.

Die Fertigkeit, mit welcher sich der Blinde die Sprache aneignet
und sie gebraucht, verleitete besonders im Anfange des Blindenunterrichtes zu einer Überschätzung der formalen Bildung des Blinden. „Gleichwie in den damaligen Schulen für Vollsinnige bildete die
Sprache in Wort und Schrift das Um und Auf alles Unterrichtes bei
den Blinden, denn man glaubte im Wort- und Buchstabenwissen den
Hebel erfaßt zu haben, mit dem sich das Tor zum Geiste des Blinden
erschließen und sein Inneres bewegen lasse, und hoffte mit Lesen und
Schreiben im Sinne der Sehenden die Frage der Blindenerziehung überhaupt gelöst zu haben, alles Weitere als selbstverständliches Ergebnis
dieser Künste betrachtend." (Bürklen, 1910.)

Die Folge davon war, daß man Sachvorstellungen mit Wortvorstellungen zu erwecken versuchte und Beschreibungen an die Stelle
der Anschauung setzte. Obwohl früh genug auf die Widersinnigkeit
dieser Methode hingewiesen wurde, dominierte sie nicht nur in der
ganzen ersten Zeithälfte der Blindenbildung, sondern ist auch gegenwärtig noch nicht vollständig aus den Blindenschulen verschwunden,
da eine Worterklärung rascher und müheloser gegeben erscheint als
die zeitraubende und umständliche sinnliche Darbietung.

Unter Hinweis auf die Ausführungen von S. Heller (1876), welcher
die Beschreibung aus der Blindenschule durchaus nicht ausschließen
wollte, aber verlangte, daß sie der selbsttätigen Anschauung nachfolge
und nicht vorangehe, versuchte Appia (1881) die Blindenlehrer dazu
zu bewegen, „auf eine Unterrichtsmethode zu verzichten, welche darin
besteht, zuerst einen Gegenstand zu beschreiben und ihn alsdann
dem Schüler in die Hand zu geben, der die oben gehörte Beschreibung
wiederholen muß. Der Lehrer wird im Gegenteil dafür Sorge tragen
müssen, den Schüler zuerst diejenige Beschreibung machen zu lassen,
welche in physiologischer Hinsicht mit dem Zustande seiner Blindheit
übereinstimmt. Durch die erste Methode lernt der Blinde mehr den
Namen der Sache kennen, wogegen er durch die zweite mit der Sache
selbst in Beziehung gesetzt wird".

Desgleichen Binder (1885): „Ein Studium, welches nur auf Schilderungen, Beschreibungen usw. und nicht auf Anschauungen beruht — besonders in den realistischen Fächern — ist trocken, ist Geistesplage, ist ermüdend, ist ein Studium von Worten ohne Gehalt und Geist; ein auf diese Art erworbenes Wissen ist unklar und verflüchtigt bald."

Nur Hitschmann (1895) versuchte die Überlegenheit der Wortvorstellungen, die er als Surrogatvorstellungen bezeichnete, nachzuweisen. Nach ihm bedient sich der Blinde fast immer solcher Vorstellungen, die so unanschaulich sind, „daß sie in dieser Hinsicht an die abstrahierten Begriffe des Sehenden erinnern, mit denen er jedoch gleichwohl so vortrefflich auszukommen vermag, daß er bereits eines sehr geschärften Unterscheidungsvermögens bedarf, wenn er sich dieser eigenartigen Natur seiner Vorstellungen bewußt werden soll. Der naive Blinde nimmt die letzteren gleichsam in gutem Glauben für treue Abbilder der Dinge selbst und bestreitet wohl gar die Tatsache, daß sie bloße Surrogate sind".

Der größte Teil der von Hitschmann bezeichneten Vorstellungen gehört in das Gebiet der Phantasievorstellungen (siehe diese!). Bezüglich der Wortvorstellungen muß nochmals betont werden, daß sie nur dann eine Sachvorstellung zu erwecken vermögen, wenn sie bereits durch die Anschauung mit der Wirklichkeit verknüpft waren. Insoweit erscheint auch die Beschreibung und die Schilderung zur Erweckung bereits gewonnener oder zur Bildung verwandter Vorstellungen berechtigt. Die neuen Vorstellungen erscheinen — wie Ungenannt (1902) bemerkt — „durch die Umformung der aus der Anschauung gewonnenen, wie in einem Kaleidoskop alle die unzähligen Sterne und Arabesken sich immer aus denselben Glasstückchen zusammensetzen. Man kann ein Ding in der Weise beschreiben, daß man es mit einem bekannten ähnlichen Dinge vergleicht. Je ähnlicher der bekannte Gegenstand dem beschriebenen ist, desto klarer und genauer wird die Vorstellung des letzteren sein". Diese Tatsache allein zeigt, wie weit man bei Blinden mit der Beschreibung gehen darf. Im übrigen muß der Blindenunterricht das Spiel mit Wortvorstellungen nach Möglichkeit vermeiden, denn Zech (1913) sagt mit vollem Recht: „Ein Blindenlehrer, der mit der Formel operiert: ‚Denkt euch'    verdient nicht den Namen eines solchen."

# Phantasievorstellungen.

Während die Wiedererneuerung früherer Wahrnehmungen als Erinnerungsvorstellung bezeichnet wird, haben wir in jenen Vorstellungen, welche aus Beschreibungen und Schilderungen gewonnen werden, also

aus den Elementen früherer Wahrnehmungen zusammengestellt erscheinen, bereits Phantasievorstellungen vor uns. Diese der Realität
entbehrenden Vorstellungen treten aus bereits angeführten
Ursachen im Zustande der Blindheit ganz besonders hervor.
Sie drängen sich dem Blinden besonders dort auf, wo er auf die Schranken seiner Wahrnehmungsfähigkeit stößt und über sie hinauszudringen
versucht.

Wie gern sich der Gesichtslose mit ihnen beschäftigt, sagt uns
der Blindgeborene (1757). Wenn er von den für ihn unerreichbaren
Dingen hört:

„Fliegen gleich zarte phantastische Bildnisse mir vor die Stirne,
Jene mir fremden geheimnisvoll süß klingenden Wörter
Nehmen Bewegung und Leben an sich in meinem Gehirne.
Zweifelfrei sind es betrüglich und übelgeratene Werke,
Hirngespinste, der Wahrheit beraubet, verworr'ne Gestalten;
Aber sie schmeicheln mir doch mit wirklicher süßer Empfindung."

Aus der Beobachtung Blinder schöpfte Dufau (1837) die Meinung,
daß dem Blinden das „abgezogene Denken" im allgemeinen viel leichter
werden muß als dem Sehenden. „In der Tat besteht dieses Verfahren
des Verstandes darin, die Körper von ihren sinnlichen Eigenschaften
zu sondern; nun sind aber die von den Blinden wahrgenommenen sinnlichen Eigenschaften offenbar weniger lebhaft und weniger tief, mithin weit geeigneter, sich von den Körpern trennen zu lassen, an welchen
sie vorhanden sind."

Scherer (1850) führt darüber aus: „Der Blinde sucht sich, da
ihm das äußere Licht fehlt, durch tiefes Nachdenken und außerordentliche Beharrlichkeit ein inneres zu schaffen; vom unmittelbaren Genuß
der äußeren Gegenstände entfernt, ist er genötigt, Ersatz in seinem
Innern dafür zu suchen, wo er sie durch die den Verstand und die
Einbildungskraft entwickelnde Arbeit sich ersetzt."

Ein Beispiel dafür, wie weit die Einbildungsvorstellungen der
Blinden die Wirklichkeit hinter sich lassen, teilt Stumpf (1860) in
folgender Begebenheit mit: „Ein Blinder wurde mit einem Mädchen
erzogen, zu welchem er eine leidenschaftliche Zuneigung faßte. Kurz
bevor er mit demselben ehelich verbunden werden sollte, sprach ein
Augenarzt die Hoffnung aus, ihm durch eine Operation das Gesicht
geben zu können, was auch wirklich geschah. Da nun aber der junge
Mann den Gegenstand seiner Neigung wirklich sehen konnte, fand er
ihn, obschon von gefälligem Äußern, doch keineswegs seinem Phantasiegebilde entsprechend und war lange untröstlich darüber, seine Vorstellungen so bitter getäuscht zu sehen."

„Wo sich — nach S. Heller (1876) — eine Lücke bildet, die der Verstand offen läßt, ist die Phantasie bereit, sie mit ihren Gebilden auszufüllen. Was der Blinde mit oder ohne Schuld nicht begreift, darüber hilft ihm die Phantasie leicht hinweg, indem sie dafür trügerische Gebilde setzt, welche der Wirklichkeit wenig, meist gar nicht entsprechen. Kommt dieser zweifelhafte Dienst einigermaßen in Übung, so verdrängt er bald, weil er müheloser ist, die ernste Arbeit: das Nützliche selbst zu finden, und auch der eifrigste Lehrer kämpft in den meisten Fällen mit wenig Erfolg dagegen. So wird der Bau einer Bildung aufgeführt, welcher auf Einbildung beruht."

Zur Vermeidung dieser Scheinbildung verlangt S. Heller (1891) ein System, das in drei Abteilungen zerfällt: 1. in die Erwerbung der Wirklichkeitsvorstellungen, 2. in das System der Operationen, durch welche Wirklichkeitsvorstellungen in Einbildungsvorstellungen umgewandelt werden und 3. in die Behandlung dieser Einbildungsvorstellungen selbst.

Auch Th. Heller (1904) führt die von Hitschmann bezeichneten Surrogatvorstellungen zum Teil auf den Zwiespalt zurück, „der zwischen der Beschränktheit der sinnlichen Erkenntnis der Blinden und dem Reichtum an Bezeichnungen in der Sprache der Sehenden besteht, deren sich der Blinde bedient. Nur ein geringer Teil der Worte, die der Blinde gebraucht, ist tatsächlich mit adäquaten Vorstellungsinhalten erfüllt. Für eine Reihe von Beziehungen des Tast- und Gehörsinns hingegen, die dem Blinden besonders wichtig sind, hat die Sprache des Sehenden keine oder nur wenige charakteristische Namen ausgebildet, da sie vor allem den Verhältnissen des vornehmsten Erkenntnissinnes, des Gesichtssinns, Rechnung trägt. Indem die Ausdrucksweise des Sehenden den Blinden immer von neuem auf Lücken in seiner Vorstellungswelt aufmerksam macht, ergibt sie einen wichtigen Ansporn für die Phantasie- und Verstandestätigkeit des letzteren in dem Streben, das zunächst Fremdartige zu assimilieren. Da dies in vollem Umfang wegen der Beschränkung seiner sinnlichen Auffassung nicht gelingen kann, so resultieren die Surrogatvorstellungen als ein Ausdruck der natürlich bedingten Vorstellungsarmut des Blinden".

Th. Heller unterscheidet zwei Arten von Surrogatvorstellungen: 1. solche, die sich auf Raumverhältnisse beziehen, die der Blinde überhaupt nicht oder nur mit Mühe adäquat aufzufassen vermag, 2. solche, die sich auf Farben und Helligkeiten beziehen, von denen der Blindgeborene entsprechende Vorstellungen niemals erlangen kann. Aus letzterem Grunde haben wir diese als reine Ersatzvorstellungen im Kapitel „Gesichtsvorstellungen" behandelt, während wir die ersteren als Phantasievorstellungen betrachten, die sie auch sind.

Die nach Th. Heller bezeichneten SV1 bezieht er entweder nur auf Tastvorstellungen (homologe) oder auf Vorstellungen anderer Sinne, namentlich des Gehörsinns (disparate). „Geben die Verhältnisse der Form und Größe dem Sehenden genügende Anhaltspunkte zur Unterscheidung der Objekte, so findet der Blinde solche in bestimmten, bei analogen Objekten wiederkehrenden Merkmalen, welche häufig einen Schluß auf die Beschaffenheit des gesamten Dinges ermöglichen, der sich stets auf eine größere Anzahl unmittelbarer Erfahrungen stützt und geleitet wird von der Voraussetzung einer Proportionalität zwischen Teil und Ganzem, welche in bezug auf Größe wie Form stattfindet und beim Sehenden zunächst ästhetischen Momenten ihre Entstehung verdankt. Hat der Blinde den Schluß vom Teil aufs Ganze wiederholt vollzogen, so wird diese ursprünglich apperzeptive Beziehung späterhin mechanisiert, zu einer bloßen Assoziation, so daß ohne bestimmte Absicht die Vorstellung des Teils die Vorstellung des Gesamtobjekts mehr oder minder deutlich reproduziert. In bezug auf die Vorstellungen der Personen ergeben nicht selten Gehörswahrnehmungen Anlaß zu weitgehenden Schlüssen." (Siehe Kapitel „Gehörvorstellungen"!) Ebenso die Umfassung der Hand einer fremden Person. (Siehe Kapitel „Tastvorstellungen"!)

Am besten erfaßt Peiser (1923) Entstehung und Wesen der Surrogatvorstellungen. Seine Untersuchungen an Blinden nach der Achschen Suchmethode zeigten, daß der Blinde den ihm in der Anschauung gegebenen realen Gegenstand schneller verläßt als der Sehende und dort mit Erinnerungsbildern operiert, wo der Sehende noch auf die Anschauungen selbst als Hilfen bei Aufgabenlösungen zurückgreift. „Dieses Verhalten muß aus der allgemeinen, durch das Fehlen des für das psychische Leben der Sehenden ausschlaggebenden Distanzorgans, des Auges, bedingten Einstellung der Blinden der gesamten Sinnenwelt gegenüber verstanden werden. Dem Blinden drängen sich die Sinneseindrücke nicht in gleicher Zahl auf wie dem Sehenden, er ist es ferner gewöhnt, daß sie ihm nicht so oft begegnen. Die gesunde Psyche des Blinden wird darum aus einfachem Selbsterhaltungstrieb heraus die Eindrücke gieriger einfangen und energischer festhalten. Der Blinde, der einen Gegenstand gründlich anschaute, braucht diesen selbst nicht mehr; er begnügt sich mit der Vorstellung, die durch Reproduktion oder Perseveration gefestigt wird. Er muß sich so verhalten, weil ihn das Fehlen des Distanzorgans oft dazu zwingt, und er stützt sich dann aus Gewohnheit auch dort auf Vorstellungen, wo er, ähnlich wie der Sehende, ganz mühelos auf Sinneswahrnehmungen zurückgreifen könnte; so flieht er schließlich die Dinge, die ihm ja sonst vielfach entfliehen. Einen Ausfall für das psychische

Leben muß solch eine Dingflucht dann bedeuten, wenn die Vorstellungen Erinnerungsbilder von unvollständigen Wahrnehmungen sind und dann gar noch durch die Phantasie verändert werden. Solche Vorstellungen müssen, da sie sich nur ausnahmsweise an Wahrnehmungen verstärken und korrigieren können, zu Surrogatvorstellungen werden."

Die Blinden bedienen sich der Phantasievorstellungen in derselben Weise, jedoch in bedeutend größerem Umfange als die Sehenden. Ein Überwiegen dieser Vorstellungen kann sicher die von S. Heller dargelegte Gefahr einer Scheinbildung herbeiführen. Vor allem haben daher die Blindenpädagogen gegen diese Gefahr Stellung genommen, so auch Zech (1913):

„Ob der Blinde tatsächlich fast immer mit unanschaulichen Surrogatvorstellungen operiert, muß bezweifelt werden; wo es geschieht, da hat es der Unterricht wahrscheinlich an der erforderlichen konkreten Gestaltung fehlen lassen; er hat sich vielleicht hauptsächlich auf sprachliche Mitteilungen und Gehörseindrücke gegründet. In diesem Falle bleibt dem Blinden allerdings nichts anderes übrig, als mit Hilfe der Phantasie sich Ersatzvorstellungen zu bilden. Es fragt sich dann aber, ob diese Ersatzvorstellungen bei allen Blinden übereinstimmen oder ob es nicht so ist, daß jeder sich für ein und dasselbe Objekt ein besonderes Surrogat schafft. Sicher ist das letztere der Fall. Damit wird aber die geistige Gemeinschaft der Blinden untereinander und die der Blinden mit den Sehenden aufgelöst: alle brauchen dieselbe sprachliche Bezeichnung für eine Sache, von der sich jeder ein anderes Bild macht; dort sind es wunderliche Phantasiebilder, die wenig oder nichts mit der Wirklichkeit gemein haben, hier sind es konkrete Vorstellungen, an denen nichts zu drehen und zu deuteln ist. Es mag sein, daß ein Denken in unanschaulichen Phantasiebildern den Blinden für seine Person befriedigt; er ist aber ein Glied der menschlichen Gesellschaft und auf das Leben inmitten derselben angewiesen. Sein Streben wird auch, sofern es nicht krankhaft ist, stets dahin gehen, immer inniger in diese Gemeinschaft hineinzuwachsen. Das ist aber nur dann denkbar, wenn seine Anschauungen und Vorstellungen sich denen der anderen Menschen möglichst nähern."

Steinberg (1920) weist darauf hin, daß die Elemente von Denkzusammenhängen nicht die Wahrnehmungen, sondern die Begriffe sind. Die Denkpsychologie hat bewiesen, daß Surrogatvorstellungen, d. h. Inhalte, welche die anschaulichen Gegenstände des Denkzusammenhanges gar nicht oder bloß unvollkommen zu konformem Ausdruck bringen, auch Sehenden eigen sind. „Die Surrogatvorstellungen bestimmen also das Seelenleben des Blinden nur dort spezifisch, wo es

sich nicht um das Verständnis von Begriffen, sondern um Wahrnehmungen handelt, die er nicht vollziehen kann."

Die Frage der Surrogatvorstellungen Hitschmanns bildet — nach
Petzelt (1923) — nicht den Schwerpunkt des geistigen Lebens der
Blinden, sondern den Schwerpunkt unterrichtlichen Beginnens. Räum-
liche Anschauung bildet daher im Betrieb der Blindenschule das oberste
Prinzip jeder pädagogischen Betätigung, wie auch jeder lehrfachlichen
Differenzierung.

In das Gebiet der Phantasievorstellungen gehören auch die Traumvorstellungen, die jedoch nicht zu den normalen Sinneswahrnehmungen zu rechnen sind, sondern als Sinnestäuschungen oder Illusionen
bezeichnet werden. Nach den Erfahrungen der Blinden muß die Frage,
ob Gesichtslose überhaupt Traumvorstellungen haben, bejaht werden.
Unklarer ist die Antwort darauf, welcher Art diese Traumvorstellungen
sind.

„Träume, die eigentümlichen Geburten der Phantasie, betreffen,"
wie Klein (1819) darlegt, „bei den Blinden meistens hörbare Gegenstände; aber auch sichtbare Gegenstände, von denen er sich auf anderen
Wegen Kenntnisse verschafft hat, stellen sich ihm im Traume dar.
Diese Träume erlangen manchmal eine solche Lebhaftigkeit, daß er
noch eine Zeitlang nach dem Erwachen die Idee beibehält, er habe
im Traum wirklich gesehen. Eine Erscheinung, welche nicht nur bei
Blinden, welche früher gesehen haben, sondern auch bei Blindgeborenen vorkommt."

Es scheint eine bloße Wiedergabe dieser Sätze Kleins zu sein,
wenn Scherer (1850) sagt, daß besonders lebhaft die Träume der
Blinden sind, welche von hörbaren Gegenständen herrühren, obwohl er
auch von sichtbaren Gegenständen, deren Kenntnis er sich auf anderem
Wege verschafft hat, zu träumen vermag.

Eingehender spricht darüber Stumpf (1860): „Die Träume, Bilder
einer unwillkürlichen Einbildung, sind selbstverständlich ein Gemisch
solcher Vorstellungen, die er im wachen Zustande durch den Tastsinn
oder das Gehör sich zu machen Gelegenheit hatte. Wenn man Blinde
ihre Träume erzählen hört, möchte man meinen, daß in diesem Zustande
der Untätigkeit mehrerer körperlicher Organe das ganz auf die tastbaren Formen beschränkte Gefühl sich zu einer Art von geistiger Sehkraft steigert, die ihnen gleichsam in etwas den Vorhang lichtet, der
im Wachen ihr Dasein verdunkelt. Es ist übrigens schwierig, sich von
den Träumen der Blinden, die ihnen in buntem Gemenge chimärische
Gestalten und wirkliche Erscheinungen vorspiegeln und sie beim Erwachen so sehr in Verwunderung setzen, eine richtige Vorstellung zu
machen; es wurde auch öfters bemerkt, daß die Mühe, die es ihnen

kostet, sich einigermaßen hierüber zu erklären, sie nicht selten ungeduldig macht."

Die Taubblinde L. Bridgman hatte ein sehr ausgebildetes Traumleben, doch konnte Howe nicht ergründen, ob sie dabei Gesichts- und Gehörvorstellungen habe. Sie sagte: „Ich träume nicht, daß ich mit dem Munde spreche, ich träume, daß ich mit den Fingern spreche." Nur einmal versicherte sie, sie habe im Traume mit dem Munde gesprochen. Auf die Frage, was für Worte sie gesprochen habe, konnte sie nicht antworten. (Nach Jerusalem.)

Von der taubblinden Schulz meldet Riemann, daß sie im Traum sieht und sich ungemein über die Träume freut, die ihr (als Spätererblindete) die sichtbare Welt auf Augenblicke zurückgeben.

H. Keller erwähnt in einem Briefe: „Es gibt auch schöne seltene Augenblicke, in denen ich im Traumlande sehe und höre."

Oehlwein (1883) ist der Ansicht, daß der Blinde phantasiert und träumt, wie er getastet und gehört hat. „Hat ein Blinder noch ein wenig Schein, so träumt er, als sähe er die Sachen, wenn auch nur unklar, was bei einem Blindgeborenen nie der Fall ist."

Einer Bemerkung im Blindenfreund (1889) entnehmen wir: „Es ist die Behauptung aufgestellt worden, daß diejenigen, welche ihr Augenlicht vor dem fünften Lebensjahr verlieren, nicht in Gesichtsbildern träumen, während die Träume derer, die ihr Augenlicht später eingebüßt haben, sich nicht von den Träumen normal Sehender wesentlich unterscheiden. Diese Verhältnisse sind bei eingehender Prüfung als richtig befunden worden. Die Gesichtseindrücke, die vor dem fünften Lebensjahre zum Gehirn gelangen, gehen wieder verloren, während die späteren erhalten bleiben. Die Untersuchungen haben auch ergeben, daß die Blinden im allgemeinen weniger träumen als die Sehenden, die Frauen mehr als die Männer. Die Träume nehmen von der Kindheit zum Alter ab und die Träume der von frühester Kindheit an Erblindeten bestehen wahrscheinlich in Gehörssensationen."

Auf eigene Untersuchungen beruft sich Dufour (1895), indem er schreibt: „Nach Verlauf von einigen Jahren erlöschen die Gesichtsbilder in der Erinnerung, selbst die Gesichtstraumbilder bestehen nach den Untersuchungen, die ich angestellt habe, nicht länger als fünf bis sechs Jahre nach dem Zeitpunkt, wo das Sehorgan aufhörte, die Außendinge aufzufassen. Der Geist ist dann vollständig auf Tast-, Gehör- und andere Vorstellungen beschränkt."

Die von Dufour angegebene Zeitdauer mag wohl individuell abgestuft sein und von dem früheren oder späteren Zeitpunkte der Erblindung abhängen. Wenigstens spricht der mit 25 Jahren erblindete Albrecht (1907) von einer großen Treue der Gesichtsbilder und führt

zum Beweis dessen an: „Ich erblicke im Traum oft die herrlichsten
Gemälde. Handelt es sich jedoch um eine Szene, in der ich schon
als erblindet auftrete, so sehe ich trotzdem alles, nur eine eigentümliche dünne Nebelschicht zieht sich schräg mitten durch das Bild, oder
ich gelte zwar als Blinder, mache aber alles sehend mit. So ist es mir
sogar begegnet, daß ich ins Militär oder in die Schutzmannschaft ein-
gereiht wurde. Ich habe mir sagen lassen, daß die Blindgeborenen
nur so träumen, wie ihnen die Welt im wachen Zustande erscheint."

Über seine Beobachtungen des Traumlebens Blinder macht Lenk
(1922) folgende Bemerkungen. „Die Träume der Blinden sind schwer
zu beschreiben, weil wir leider gewohnt sind, fast alles nur optisch
wahrzunehmen und ungern von diesem Hilfsmittel absehen können.
So träumte ein Blinder von einer Luftschlacht, in der er die Hauptrolle
spielte. Es handelt sich also auch hier um dieselbe Traumart wie beim
Normalmenschen, nur mit dem Unterschiede, daß kein Traumelement
optisch, sondern taktil empfunden wird. Der Blinde ‚tastet' auch im
Traume die Gegenstände gleichsam ab und macht sich so eine Vorstellung von ihnen."

Ausschließliche Tastträume haben nur Blindgeborene. Im späteren
Alter Erblindete, die also gezwungen sind, ihr optisches Weltbild mit
einem taktilen zu vertauschen, haben auch damit übereinstimmende
Träume, derart, daß optische Traumbilder allmählich zurücktreten, zuerst mit Tastträumen vermischt sind, um mit der Zeit völlig in taktile
Träume überzugehen. Jastrow meint zwar in seinem Buche „Fact
and Fable in Psychology", Träume der Blinden seien nicht reich noch
lebhaft, doch kann ich dies auf Grund meiner Untersuchungen nicht
bestätigen. Es scheint eher das Gegenteil einzutreten, da die Wirk-
lichkeitsähnlichkeit der Phantasiebilder im Traum von Menschen, die
einen oder mehrere Sinne eingebüßt haben, mehr gewürdigt wird.
Ein blinder Schriftsteller schreibt über seine Träume: „Die enorme
Lebhaftigkeit dieser Träume ist ihre merkwürdigste Seite. Sie hinter-
lassen eine tiefe Spur. Ich glaube, daß vieles, was ich geschrieben,
viele Dinge, die ich gesagt und getan habe, direkt von diesen Träumen
herrühren. Unter der breiten Oberfläche unseres bewußten Geistes
liegt ein weiter, tiefer Grund unbewußter Beseeltheit, der dunkel und
nebelhaft ist, der selten gesehen oder auch nur vermutet wird. Dieses
Etwas ist immer da — es wirkt immer auf uns und verändert uns —
bringt sonderbare, unvorhergesehene Dinge in uns hervor, aber im
Traum blicke ich über den Rand der bewußten Welt hinweg in ein Land
der Giganten, das mich im Strahl des Sonnenuntergangs in seine nebel-
erfüllten Tiefen blicken läßt. Und das lebendige Gefühl davon wirkt
in meinem Tagesleben."

„Die Träume der Blindgeborenen und gänzlich Früherblindeten,"
sagt Krieger (1923), „haben gar keine Licht- und Farbenvortäuschungen.
Es gibt in ihnen keine dunklen, finsteren Gestalten, beängstigende
Gespenster und Geister, aber auch keine himmelsverklärten Licht-
gestalten. In unseren Träumen wirken nur freundliche oder beängstigende Sprechstimmen. Vom Feuer träumen wir nur als Rauch und
Hitze oder Geknister. Das Traumleben der Blinden dürfte, so glaube
ich, ein anschauliches Gegenargument sein gegen alle mehr oder weniger
philosophischen Geheimtheorien, welche vielfach vom Traumleben ausgehen, z. B. der Okkultismus und andere."

„Im Traumleben der Spätererblindeten sind," nach den Ausführungen im Schweiz. Blindenboten (1923), „die Bilder noch intensiver
als im Wachen. Hier tritt nun aber die befremdliche Tatsache in Erscheinung, daß vielfach dieses Denken in Gesichtsvorstellungen gar keine
Beziehung zum Handeln und Fühlen des Träumenden nimmt. Diese
Eigentümlichkeit im Traumbild des Spätererblindeten ist auch nicht
vereinzelt sondern typisch. Der spätererblindete Träumer vermag z. B.
nicht ohne Führung allein auf der Straße zu gehen, trotzdem er alles
sieht. Er stolpert über Steine, welche sein Auge sehr wohl wahrnimmt,
und er ist sich dabei seines inneren Widerspruches sehr gut bewußt.
Er weiß im voraus, daß er über den Stein fallen wird. Oder: Ich befinde mich im Traume bei einer Segelpartie. Die Natur ist ganz groß-
artig und mir in allen ihren Einzelheiten durch das Auge vorstellig.
Ich erlebe auf dem See einen Sonnenuntergang, wie ihn mir die Realität kaum schöner hätte bieten können. Parallel mit dem Gedanken
dieses Augenbildes mache ich eine furchtbare Gemütskrisis durch. Die
Depression ist verursacht durch die Idee, daß ich all diese Schönheit
nicht mehr sehen kann."

Von den Traumvorstellungen der Blinden läßt sich also
sagen, daß sie sich auf die im wachen Zustande erworbenen
Vorstellungen beziehen, in ihrer allgemeinen Art und Weise
mithin diesen ähnlich sind. Gesichtsvorstellungen dürften in
den Träumen Blindgeborener kaum auftreten. Lichterscheinungen,
wie sie selbst sehr früh Erblindete zu haben glauben, mögen auf die
dem Bewußtsein bereits entschwundenen Rückerinnerungen auf früheste
Lichteindrücke oder auf die bereits berührten Photismen (siehe Kapitel
„Gesichtsvorstellungen"!) zurückzuführen sein.

# Assoziation, Reproduktion und Apperzeption der Vorstellungen.

Die Vorstellungen verbinden, assoziieren sich nach bestimmten Gesetzen miteinander. Das Wiederaufleben verdunkelter Vorstellungen heißt Reproduktion. Da besonders jene Vorstellungen leicht reproduziert werden, welche miteinander verbunden sind, bildet die Assoziation auch die Grundlage der Reproduktion. Die Gesetze sind für beide dieselben. Während die Reproduktion von Vorstellungen scheinbar ohne unser Zutun geschieht, kann dieselbe auch bewußt, mit Aufmerksamkeit erfolgen, so daß damit das Gefühl der Tätigkeit verbunden ist. Diesen Vorgang nennt man Apperzeption („Hinzuwahrnehmen").

Bei Sehenden assoziieren sich am häufigsten die Gesichts- mit den Gehör- und Bewegungsvorstellungen. Bei den Blinden hingegen treten vor allem Gehör- und Tastvorstellungen in Verbindung. Die Blinden versuchen allen Dingen, welche sie betasten, möglichst auch Töne zu entlocken. Auf die Wichtigkeit dieses Zusammenhanges hat schon S. Heller (1886) aufmerksam gemacht und die innige Verbindung von Tasten und Hören verlangt. Durch das „Tasthören" soll das blinde Kind befähigt werden, Gegenstände bei erneuter Vorführung lediglich durch das Gehör wiederzuerkennen. Daß für die Raumvorstellungen bei Blinden eine Assoziation von Gehör- und Tastvorstellungen unbedingt notwendig ist, wurde bereits ausgeführt. (Siehe Kapitel „Raumvorstellungen"!)

Beim Sprechen, Lesen und Schreiben sind ganze Reihen von Assoziationen erforderlich. Für Blinde müssen natürlich die so wichtigen Assoziationen mit den Gesichtsvorstellungen entfallen, und diese Vorgänge beschränken sich bei ihnen auf die Verknüpfung von Tast- (Bewegungs-) und Gehörvorstellungen. Hierüber ist noch wenig bekannt, obwohl gerade diese Vorgänge sich beim Blinden ganz eigenartig gestalten müssen. Bisher hat nur Th. Heller (1895) beobachtet, daß beim Lesen der Kleinschen Stachelschrift „in den meisten Fällen Assoziationen mit Gehörvorstellungen wirksam sind; nur unter der Bedingung ist häufig eine Berichterstattung über den Inhalt des Gelesenen möglich, daß der Blinde die gelesenen Worte halblaut vor sich hin spricht. In dieser Beziehung verhält er sich ähnlich wie mancher Sehende, dem die Auffassung der Schriftzeichen größere Schwierigkeiten bereitet. Zahlreiche Verlesungen lassen sich auf den Einfluß der Assoziation zurückführen."

Daß Blinde Sach- und Wortvorstellungen (Farbennamen) in richtiger

Weise zu assoziieren vermögen, haben die Untersuchungen Wane-ceks (1917) über den „Gebrauch der Farbennamen bei Blinden" gezeigt. (Siehe Kapitel „Gesichtsvorstellungen"!)

Assoziationen mit Gesichtsvorstellungen treten nur bei Spätererblindeten auf, wie dies Wundt (1910) ausführt: „Sofern die Erblindung vor die Grenze des vierten oder fünften Lebensjahres fällt, begleiten fortan Gesichtsassoziationen die Tasteindrücke. Der Raum, in dem sich der Erblindete bewegt, auf den er alle seine Tasteindrücke und seine Bewegungen zurückbezieht, bleibt so der Gesichtsraum. Nur sind natürlich die Gesichtsbilder um so unbestimmter, sie entfernen sich um so mehr von den wirklichen Dingen, um sich an zufällige Erinnerungen aus früherer Lebenszeit zu heften, je länger die Erblindung gedauert hat. Wenn ihm eine neue Person oder Sache entgegentritt, so assoziiert der Blinde irgend ein anderes, seinem früheren Leben angehöriges oder aus mehreren früheren Eindrücken zusammengesetztes Gesichtsbild, von dessen Ursprung er sich oft gar keine Rechenschaft geben kann. Manchmal ist es der Name oder das aus der Erinnerung bekannte Schriftbild des Anfangsbuchstabens dieses Namens, manchmal der Klang der Stimme oder auch ein ganz zufälliger begleitender Umstand, der zum erstenmal die Assoziation auslöst, die sich dann allmählich befestigt. Ein in früher Lebenszeit erblindeter junger Mann erzählte mir, einen Bekannten, dessen Name mit dem Buchstaben V anfange, pflege er sich als geharnischten Ritter mit geschlossenem Visier vorzustellen, weil das V ihn an das Visier eines solchen Ritters in dem Bilderbuch seiner Kinderzeit erinnere."

Eine besondere Art der Assoziationen, die Assimilationen (Verschmelzungen), mögen bei Blinden eine ganz besondere Rolle spielen. Die Assimilationen entstehen, wenn nur Teile von etwas Dargebotenem aufgefaßt werden. Diese neu ins Bewußtsein tretenden Wahrnehmungen wecken dort alte Vorstellungen und gehen mit diesen Verbindungen ein, so daß die neue Vorstellung von dem wirklichen Bilde erheblich abweicht. Besonders zur Bildung der Ersatzvorstellungen der Blinden trägt die Assimilation viel bei.

Noch weiter von der Wirklichkeit abweichende Erscheinungen des Geisteslebens ergeben sich in den Illusionen und Halluzinationen, denen die Blinden mehr unterworfen zu sein scheinen als die Sehenden, obwohl das Fehlen von Gesichtsvorstellungen hier stark eindämmend wirkt.

Um die Eigenart in der Apperzeption der Blinden klarzulegen, machte Brandstaeter (1917) in der Oberklasse seiner Anstalt folgenden Versuch: Eine kurze Erzählung wurde ein einziges Mal von einem Schüler der Klasse aus einer Punktschriftübertragung vorgelesen und dann den Schülern die Aufgabe gestellt, das Gehörte so gut und getreu als möglich schriftlich wiederzugeben. Aus den Arbeiten ging hervor, daß die Eigenart der Apperzeption der Blinden darin liegt, daß sie am ersten und allgemeinsten beeinflußt werden durch Erfahrungen und Vorstellungen, welche der Blinde durch die Tätigkeit seines eigenen Körpers und durch lebendige eigene Betätigung oder Anteilnahme erworben hat. Alle anderen durch gelegentliches Betasten erworbenen Vorstellungen und alle ihm mündlich oder schriftlich mitgeteilten Erfahrungen anderer, vornehmlich solche, welche er nicht selbst machen kann, sondern als von Sehenden gemacht, kennenlernt (z. B. die leichte Verlöschbarkeit der Kreideschrift, die sichtbaren Zeichen des Erstaunens am Menschen, die Abgeschlossenheit eines einsamen Bauernhofes) beeinflussen seine Apperzeption erst in zweiter Linie und werden erst wirksam, wenn sie von neuem geweckt und ins Bewußtsein gezogen werden. Daher die vielen unrichtigen und ungenauen Apperzeptionen und Vorstellungen der Blinden trotz eines reichen und sorgsamen Anschauungsunterrichtes.

Eine andere Aufgabe stellte Brandstaeter (1919) den Schülern der Oberklasse durch folgende Fragen: 1. Welchen Beruf würdest du wählen und 2. welchen Beruf würdest du nicht wählen, wenn dir alle Gaben und Kräfte verliehen wären und du in deiner Wahl nicht behindert wärest. Begründe auch kurz deine Entscheidung. Tiefgehende Schülerurteile über Lebensberufe waren aus den Antworten nicht zu ziehen, und doch verrieten sie mancherlei. Die Knaben wählten durchwegs Berufe, die sie als Blinde nicht ergreifen können: Seemann, Bauer, Schmied, Schreiber. Die Mädchen: Kindererzieherin, Schriftstellerin, Schauspielerin, Eisenbahnschaffnerin, Schneiderin, Bürstenmacherin. Bei der Entscheidung darüber, welchen Beruf sie nicht wählen würden, waren alle Schüler ungerecht in ihrem Urteil und verrieten, daß sie geringe Kenntnis von dem Wert und der Bedeutung der abgelehnten Berufe haben. (Musiker, Sänger, Bergmann, Flieger, König, Kaiser, Schornsteinfeger, Korbmacher.) Auffällig ist es, daß sieben Schüler bestimmte Berufe ablehnten, weil sie mit Gefahren für die darin Beschäftigten verbunden sind. Stellen wir die Urteile bezüglich der gewählten Berufe nach den Beweggründen zusammen, aus denen sie entsprossen sind, so finden wir nur zwei, die eine seelische Neigung verraten, zwei andere wollen anderen nützen und Freude bereiten, vier denken bei der Wahl nur an den eigenen Nutzen und an die eigene Bequemlichkeit. Nur ein Schüler gibt die Neigung zum Beruf als Grund an und einer die Furcht, nervös zu werden. Auf Grund dieser Ergebnisse verlangt Brandstaeter, die Schüler allmählich in den Wert, die Bedeutung und Aufgabe der verschiedenen Berufe einzuführen.

In ähnlicher Weise suchte sich Brandstaeter (1918) der Kinderwünsche und Kindergedanken zu vergewissern, indem er den Schülern
der Oberklasse die Aufgabe stellte: Durchmustere alle Personen, die
du in den Lesestücken, beim Vorlesen, in der Geschichte oder sonst
im Leben kennengelernt hast, und schreibe nieder, 1. an wessen Stelle
du gern sein möchtest und 2. an wessen Stelle du nicht gern sein
möchtest. Begründe auch gleichzeitig deine Entscheidung kurz! Am
häufigsten wurden Personen genannt, welche die Schüler aus den Lesestücken kannten. Aus dem Geschichtsunterricht sind es besonders Kaiser
und Könige, der Reichskanzler und einige Heerführer, deren Leben
und Schicksal in den jugendlichen Gemütern den Wunsch erweckt, an
ihrer Stelle zu sein oder nicht sein zu dürfen.

Bezüglich der Reproduktion läßt sich lediglich ein von Vértes
(1920) gefundenes Ergebnis über die Reproduktionszeiten bei sehenden
und blinden Kindern anführen. Bei seinen Untersuchungen über das
Gedächtnis der Blinden ergab sich nach der Wortpaarmethode ein
Mittelzeitwert der Reproduktion für Blinde von 1,6 Sekunden, bei
Sehenden 2 Sekunden. „Die unmittelbare Reproduktion der blinden
Kinder erfolgt also schneller als die der sehenden Volksschüler. Im
Endresultat sind die blinden Kinder nicht nur im Hinblick auf den Umfang des unmittelbaren Wortgedächtnisses, sondern auch im Hinblick
auf die Geschwindigkeit der Reproduktion besser als ihre gleichaltrigen
sehenden Genossen."

## Der Vorstellungskreis der Blinden.

Unter dem Ausdruck „Vorstellungskreis" faßt man das zusammen,
was der Mensch aus der Welt der äußeren Eindrücke durch die
Sinne aufgenommen, behalten, verarbeitet und in seine unverlierbaren
Erfahrungen eingegliedert hat. Es sind dies die einheitlichen Vorstellungen von Dingen, deren Eigenschaften und Zuständen, von Vorgängen
und von Beziehungen der Dinge, welche den Bestand seines Wissens
von der äußeren Welt und den Inhalt seiner sprachlichen Bezeichnungen
derselben ausmachen: das geistige Inventar des Menschen.

Der Zustand der Blindheit macht nicht nur eine Einengung
des Vorstellungskreises, sondern auch eine Verschiebung der
einzelnen Vorstellungsgruppen innerhalb desselben erklärlich.
Erstere Behauptung braucht wohl nicht näher begründet zu werden;
sie liegt in der Beschränkung der sinnlichen Wahrnehmung bei dem
Gesichtslosen. Die gleiche Tatsache führt beim Blinden zu einem Überwiegen der Hilfs- und Ersatzvorstellungen gegenüber den Wirklichkeitsvorstellungen. Was sich der unmittelbaren Erfahrung entzogen hat,

kann schließlich nur durch unklare und ungenaue Vorstellungen ersetzt werden.

Die Einengung des Vorstellungskreises vor allem beim blinden Kinde ist übrigens für die Fachleute eine altbekannte Tatsache. Daher die besonderen Vorkehrungen im Unterrichte (Anschauungsunterricht), durch welche die Zahl der Vorstellungen vermehrt, aber auch die unklaren und unrichtigen verbessert werden sollen. Allerdings blieben dieselben von einer Analyse des Vorstellungskreises, von der Feststellung sowohl der vorhandenen als der fehlenden Anschauungen noch weit entfernt.

Betrachten wir die Ergebnisse der Untersuchungen über den Vorstellungskreis bei sehenden Kindern, die bisher hauptsächlich nach der Frage- und Benennungsmethode (Benennung von Dingen auf Bildern) vorgenommen wurden, so lassen sich folgende auch für blinde Kinder Kinder bedeutungsvolle Punkte herausheben: Der Vorstellungskreis der in die Schule eintretenden Kinder ist besonders nach den Lebensverhältnissen und dem Geschlecht, aber auch individuell verschieden. Die Naturanschauung der Stadtkinder ist geringer als bei Landkindern. Die Mädchen kommen vorstellungsreicher zur Schule als die Knaben. Das häusliche Leben vermittelt den Kindern die meisten und genauesten Vorstellungen. Die Häufigkeit des Gebrauches ist entscheidend für eine klare Vorstellung. Die Kinder arbeiten vielfach mit Wortvorstellungen, ohne sich eine klare Bedeutung zu bilden. Ersatzvorstellungen sind bei Kindern häufig. Die Kinder sind mehr mit einem ganzen Dinge als mit seinen Eigenschaften vertraut. Die Kinder zeigen vorherrschend Tätigkeit, Handlung, Bewegung. Die Abstraktion ist noch mangelhaft. Abstrakte Vorstellungen tragen noch einen konkreten und individuellen Charakter. Die religiösen Vorstellungen sind noch sehr beschränkt. Die sprachliche Ausdrucksfähigkeit geht bei Kindern viel weiter als ihre Kenntnisse reichen.

Diesen Richtlinien folgend, wäre an die Erforschung des Vorstellungskreises blinder Kinder heranzutreten, wobei weniger die Fragemethode als die Methoden des Erkennens (hauptsächlich durch den Tastsinn) und der Darstellung (Modellieren) in Anwendung zu kommen hätten. Was bisher auf diesem Gebiete mit blinden Kindern versucht wurde und deren Vorstellungskreis zu erhellen vermag, sei nachstehend angeführt.

So stellte Fischer (1907) Modellierversuche mit Blindgeborenen an, und zwar ließ er Dinge darstellen, die von den betreffenden Blinden vor Jahren modelliert worden waren, weiter solche Gegenstände, die nicht durch den Schulunterricht, sondern durch häufigen Gebrauch bekannt waren und endlich auch solche, welche sie nur dem Namen nach kannten.

Er fand dabei Folgendes: Reine Tastvorstellungen waren vorherrschend bei Blinden mit gutem Tastsinn; bei denen mit geringerem Tastvermögen machten sich Eindrücke anderer Sinnesorgane, besonders akustische, mehr oder weniger zugleich, geltend. Personennamen weckten Klangbilder der Stimme oder des Ganges, auch Tastbilder der Hände stellten sich ein. Die geographischen Vorstellungen hafteten an den Kartenbildern, oft auch an ethnographischen Begriffen, sind also von der Wirklichkeit sehr verschieden; doch sind deutliche Vorstellungen der Kartenbilder vorhanden. Von Naturgegenständen konnten deutliche Vorstellungen festgestellt werden, auch die naturgeschichtlichen Reliefbilder wurden leicht erkannt. Die Unterschiede in der Gesichtsform wurden an Büsten gut angegeben.

Burde (1910) und Matz (1912 und 1915) unternahmen es, durch Modellierversuche mit blinden und sehenden Kindern den Anteil des Gesichtssinnes einerseits, des Tastsinnes andererseits am Zustandekommen des plastischen Vorstellens und Darstellens zu prüfen.

Burde untersuchte mit seinen Experimenten vor allem die Raumvorstellungen blinder Kinder, welche noch keinen sachgemäßen Unterricht in einer Blindenanstalt genossen, insbesondere noch nie modelliert hatten. „Um die Raumvorstellungen solcher Kinder festzustellen — sagt er —, gibt es nur einen Weg; man muß sie modellieren lassen. Beschreibungen geben keine genügende Kontrolle. Nun könnte man meinen, man fordere von ungeschulten blinden Kindern, welche noch nie Ton in die Hände bekommen haben, zu viel, wenn man verlangt, sie sollten gleich anfangen zu modellieren. Die Ergebnisse der Versuche sprechen dagegen."

„Als Versuchspersonen dienten zehn blinde Kinder, welche in die Blindenanstalt neu eintraten. Die Halbsehenden wurden zu den Versuchen nicht herangezogen. Die Kinder wurden aufgefordert, den Ton in die Hand zu nehmen; sie fanden, daß er weich sei. Es wurde ihnen bedeutet, daß man verschiedenes daraus machen könne, und ihnen dann gesagt: ‚Ihr könnt aus dem Ton machen, was ihr wollt!‘ Es wurde ihnen 50 Minuten Zeit gelassen. Die Kinder zeigten sich nicht im mindesten verblüfft oder ratlos. Die meisten fingen sofort an zu formen."

„Untersucht man zunächst, welchen Gebieten die dargestellten Gegenstände angehören, so ergibt sich die Tatsache, daß das Eßbare bei weitem überwiegt. Bei einem ähnlichen Modellierversuche, den Lay mit sehenden Kindern vornahm, war das nicht der Fall. Zu dem Interesse, welches alle Kinder an Genießbarem zeigen, tritt bei blinden Kindern noch hinzu, daß sie das, was sie essen, auch in die Hände bekommen. Durch Betasten können sie sich Raumvorstellungen davon

verschaffen. Bei vielen Kindern dürften es die hauptsächlichsten sein.
Die Kinder haben also dargestellt, wovon sie durch Betasten eine Raum-
vorstellung gewonnen haben. Sie haben nicht versucht, ihren zahlreichen
Surrogatvorstellungen Gestalt zu verleihen. Daraus dürfen wir den
Schluß ziehen, daß die Surrogatvorstellungen überhaupt wenig Körper-
liches an sich haben."

Die Leistungen der Kinder waren sehr verschieden. Es zeigte sich,
daß die Intelligenteren die besseren Arbeiten lieferten. „Die Vollkommenheit der Raumvorstellungen korrespondiert auch durchaus nicht
mit dem Alter der Kinder."

Diesem Versuche, bei welchem den Kindern die Wahl der Gegenstände frei überlassen war, wurden noch andere angereiht, in denen
bestimmte Aufgaben gestellt wurden. Es wurde ihnen gesagt: „Ihr
Knaben macht aus dem Ton einen Mann, ihr Mädchen macht aus dem
Ton eine Frau." (15 Minuten Arbeitszeit.)

„Als Objekt der Darstellung war der Mensch gewählt worden, einmal, weil seine Gestalt als bekannt vorausgesetzt werden durfte, zum
andern, um zu sehen, wie den Blinden die Verkleinerung gelingen
würde. Das Resultat war ein sehr verschiedenes. Einige der Arbeiten
waren höchst unvollkommen. Sie ließen weder einen Kopf noch Gliedmaßen erkennen. Andere Arbeiten dagegen waren relativ vollkommen,
zeigten deutlich abgesetzten Kopf und Gliedmaßen. Da es dem Blinden
nicht wie dem Sehenden möglich ist, die menschliche Gestalt auch in
der Bewegung aufzufassen, waren dementsprechend die Personen in
der Ruhe, stehend oder sitzend, dargestellt. An allen Arbeiten aber fiel
auf, wie wenig proportioniert die einzelnen Teile des Körpers waren.
Dieses Nichterfassen der Proportionen erklärt sich aus der Schwierigkeit, von größeren Gegenständen durch Tasten Raumvorstellungen zu
gewinnen. Die Kinder waren nicht imstande, die Verhältnisse des
weiteren Tastraumes auf den engeren zu übertragen, eine Leistung,
die man billigerweise von ihnen nicht verlangen konnte. Vielleicht liegt
auch eine haptische Täuschung vor. Beim Betasten des eigenen oder
eines fremden Kopfes halten die Blinden diesen wegen der vielen Einzelheiten für größer."

Eine Frau wurde unbekleidet dargestellt. „Erfahrungsgemäß
stellen selbst 14jährige blinde Mädchen weibliche Figuren häufig unbekleidet dar. Auch bei dem später angestellten Versuch mit fortgeschrittenen Blinden trat dieser Fall ein. Es ist anzunehmen, daß
14jährige Mädchen eine körperliche Vorstellung von sich selbst, ihrer
Mutter oder Schwester haben. Sie hatten sich aber gewöhnt, bei
Nennung von Personen Surrogatvorstellungen anzuwenden. Der Gebrauch dieser Vorstellungen war bei den blinden Mädchen so in Fleisch

und Blut übergegangen, daß sie bei dieser Gelegenheit die wirklich vorhandene Raumvorstellung vergaßen und eine Gestalt ohne Kleidung schufen."

„Nach dieser in ihrem Erfolge von vornherein unsicheren Aufgabe wurden die Kinder aufgefordert, erst einen Apfel, dann eine Birne zu modellieren. Insbesondere sollte untersucht werden, ob die Kinder die charakteristischen Formunterschiede von Apfel und Birne wiedergeben würden. (10 Minuten Arbeitszeit.) Das Resultat kann ein günstiges genannt werden. Die Erklärung hierfür liegt darin, daß Apfel und Birne als Objekte des engeren Tastraumes auch noch deshalb die günstigsten Tastverhältnisse darbieten, weil ihre runden Formen ein möglichst vollkommenes Andrücken an die inneren Handflächen gestatten. Die Arbeiten waren meist in der Größe eines mäßigen Apfels (Birne) ausgeführt, eine Tatsache, die davor warnt, die Größe des engeren Tastraumes zu überschätzen."

„Vor den Modellierversuchen mit blinden Anfängern hatte ein Modellierversuch mit solchen blinden Kindern stattgefunden, welche schon ein oder mehrere Jahre modelliert hatten (Schüler der 3. Klasse). Den Kindern wurde gesagt: ‚Ihr Knaben, denkt euch, ein Mann ist in den Wald spazieren gegangen; er ist müde geworden und hat sich auf einem Klotz niedergesetzt. Stellt den Mann in Ton dar! Ihr Mädchen, denkt euch, eine Frau usw.' Die Arbeiten legen in anschaulicher Weise den geistigen Standpunkt 12—13jähriger blinder Kinder dar. Vergleicht man die Arbeiten der Neueingetretenen und Fortgeschritteneren, so wird man zugestehen müssen, daß die Fortgeschritteneren im allgemeinen durchaus den Anforderungen entsprachen. Die Neueingetretenen hatten die Personen meist stehend dargestellt. Der weitaus schwierigeren Aufgabe, die Person sitzend darzustellen, sind die meisten der Fortgeschrittenen durchaus gerecht geworden. Die Proportionen sind besser getroffen, die Gliederung des Körpers ist geschickter durchgeführt. Nicht nur die Personen sind dargestellt, auch zahlreiches Beiwerk wurde gegeben: Hüte, Stöcke, Bäume, Häuser und vieles andere. Natürlich ist die Vollkommenheit der Arbeiten eine sehr verschiedene. Vergleicht man die Arbeiten mit den Zensuren, so findet sich durchweg eine Übereinstimmung (Modellieren). Wenn ein Blinder gut modelliert, so heißt das mit anderen Worten, er kann gut tasten, er besitzt genaue Raumvorstellungen, und das ist in dem vorliegenden Versuch zum Ausdruck gekommen."

„Zu einem gänzlich anderen Resultate gelangen wir jedoch, wenn wir die Arbeiten mit der Intelligenz der Kinder vergleichen. Nur ein Teil der Arbeiten korrespondierte mit der Intelligenz. Bei dem Versuch mit den Anfängern zeigte sich mit einer Ausnahme eine völlige Übereinstimmung der Intelligenz mit den Leistungen, vielleicht deshalb, weil das erste Denken ein durchaus gegenständliches ist."

„An Beiwerk haben die Knaben 15, die Mädchen 10 verschiedene Gegenstände beigegeben. Drei Gegenstände, Hut, Haus und Berg, sind beiden gemeinsam. An räumlichem Vorstellungsschatze sind also die Knaben den Mädchen überlegen; ihr Denken scheint konkreter zu sein. Zwei Mädchen lieferten an Frauenhüten kleine Kunstwerke."

„Vergegenwärtigt man sich die Aufgabe, welche den Kindern gestellt worden ist, und vergleicht daraufhin die Arbeiten der Knaben und Mädchen, so ergibt sich abermals eine Verschiedenheit, und zwar wiederum zuungunsten der Mädchen."

„Im allgemeinen lassen die Arbeiten den Schluß zu, daß bei Blinden das Denken durchaus nicht so abstrakt ist, wie man vermuten könnte. Räumliche Vorstellungen sind in ziemlicher Zahl vorhanden. Allerdings wird der Blinde in den seltensten Fällen eine zusammengesetzte räumliche Vorstellung vollständig reproduzieren. Für gewöhnlich dürften sich die Blinden eines stark abgekürzten Denkverfahrens in Surrogatvorstellungen bedienen."

„Vom künstlerischen Standpunkte aus betrachtet, lassen ja die Arbeiten sehr viel zu wünschen übrig. Immerhin weisen einige Leistungen ein bei blinden Kindern erstaunliches Maß von Phantasie und technischem Können auf."

Vom Institute für angewandte Psychologie in Berlin aus angeregt, wurde in der Steglitzer Blindenanstalt (1912) von den blinden Schülern der drei obersten Klassen bis zum 14. Lebensjahre folgender Modellierversuch ausgeführt. „Ein Mann (etwa 10 cm groß) steigt auf einen Berg hinauf und stützt sich dabei auf einen Bergstock, den er in der rechten Hand hält. Über die linke Schulter hängt ihm ein Sack auf den Rücken, den er mit der linken Hand festhält." Es wurde den Kindern ein Stäbchen von 10 cm Länge gegeben und ein Holzkeil von etwa 20 Grad Neigung, der den Berg darstellen sollte. Die Ergebnisse dieser Versuche waren in vieler Hinsicht von jenen Burdes abweichend. Die Blinden stellten größere Figuren her als die Sehenden; die Proportionen waren von ersteren besser getroffen worden. Ebenso war die Bergsteigerbewegung und Haltung von den Blinden am besten gelöst worden, woraus der Schluß zu ziehen wäre, daß der Blinde viel mehr als der Sehende auf die Gleichgewichtsbedingungen des Gehens achtet, sich ihrer deutlicher bewußt ist, sie besser kennt. „Fast selbstverständlich will es einem nun erscheinen, daß die dem Tastsinn zugänglichen Einzelheiten mit Sorgfalt ausgearbeitet sind. Die meisten Figuren haben Knöpfe, einige Jackenansatz: ein Blinder gibt seiner Figur eine Pfeife in den Mund! Auge, Nase und Ohr sind fast immer gut ausgeführt:

vor allem in der Augendarstellung ist der Unterschied gegenüber den anderen Figuren beachtenswert. Sei die Darstellung auch sonst noch so geringwertig, jeder Blinde hat die Augen vertieft dargestellt, nie etwa durch Aufsetzen kleiner Kügelchen oder durch bloße Striche. Dagegen fällt es auf, daß kein Blinder seiner Figur einen Schnurrbart gegeben hat, wie das manche Figuren der anderen, besonders der Hilfsschüler, zeigen! Den Hüten einiger Figuren ist besondere Sorgfalt gewidmet, und man merkt das Bestreben, individuell, nicht schematisch darzustellen. Mit Interesse sieht man auch, daß kein Blinder rechts und links verwechselt hat."

Matz stellte 1913 in Breslau Zeichen- und Modellierversuche an Volksschülern, Hilfsschülern, Taubstummen und Blinden an. Bei den Blinden fiel das Zeichnen weg, weil das Zeichnen der Blinden psychologisch unter ganz anderen Bedingungen steht als das der Vollsinnigen und Taubstummen, also keine Vergleichsmöglichkeit bietet. Zu den Versuchen wurden aus der Breslauer Blindenanstalt 17 Knaben, 7—13jährig, und 11 Mädchen, 7—13jährig, herangezogen. Außer 3 Mädchen hatten alle vorher schon modelliert. Als Aufgabe wurde die Darstellung folgender drei Themen gewählt: 1. Vater und Mutter sind zusammen spazieren gegangen, sie sind auf einen Berg gestiegen. 2. Modellieren einer Kirche mit allem was dazu gehört. 3. Modelliert einmal etwas, was ihr gern einmal haben möchtet.

Bei der Frage, welches Thema die Kinder am liebsten hätten, wählten die Blinden in folgender Weise:

|  | Knaben | Mädchen |
|---|---|---|
| Thema 1 | 43 | 45 |
| „ 2 | 31 | 27 |
| „ 3 | 18 | 9 |
| Indifferent und fraglich | 6 | 18 |

Die Qualitätsleistungen der Blinden blieben nicht viel hinter jenen der Vollsinnigen zurück. Ebenso trat ein wesentlicher Unterschied in den Leistungen der Geschlechter nicht zutage.

Bei Thema 1 wurden die Personen durch die Blinden in keinem Falle spazierend, sondern nur auf dem Berg befindlich dargestellt. Von den Knaben gaben zwei Drittel den Schauplatz als Berg, ein Drittel als Ebene. Bei den Mädchen geschah dies fast umgekehrt. In der Zahl der dargestellten Personen blieben die Blinden gegenüber den Sehenden stark zurück. Die Personen wurden meistens stehend oder sitzend dargestellt. Einzelheiten der Kleidung wurden in keinem Falle geliefert, an Ausschmückung der Landschaft nur je einmal Baum, Bank und Weg. Bei Thema 2 beschränkte sich die Darstellung überwiegend auf das

14*

Kirchenschiff, Turm, Fenster und Dachreiter. Kirchhof und Kirchhof-
kreuz erschienen nur in zwei Fällen. Während die Darstellungen der
Vollsinnigen durchweg massiv waren, waren sie bei den Blinden über
die Hälfte hohl. Thema 3 sollte nicht nur zeigen, was Kinder sich
wünschen, sondern wie diese Vorstellung plastisch sich widerspiegelt.
Von Liebhabereien wählten 4 blinde Knaben das Schwalbennest, die
Mädchen nichts, von Gebrauchsgegenständen die blinden Knaben
2 Stuhl, 2 Bank, 2 Amboß, 2 Hammer, 1 Koffer, 1 Tisch mit Stuhl,
1 Messer, 1 Schreibtafel, 1 Kiste, die Mädchen: 2 Kisten, 1 Taler, 1
Tisch mit Stuhl, 1 Bank, 1 Sparkasse, 1 Spindel. Von Eßbarem wählten
die blinden Knaben nichts, von den Mädchen nur eine einen Apfel. Von
Spielsachen wurden begehrt von Knaben 1 Bär, 1 Pferdestall, 1 Eisen-
bahn, 1 Dampfmaschine, 1 Karussell, 1 Glockenspiel, von den Mädchen
3 Ball, 1 Puppe, 1 Puppe im Wagen. Sportartikel wurden nicht gewählt. Ebenso wurden Zukunftswünsche nur in einem einzigen Falle
geäußert (1 blinder Knabe — Mann). Die Unterschiede in den Wünschen der blinden Kinder sind gegenüber den vollsinnigen sehr bedeutend.

Das allgemeine Ergebnis der Untersuchungen war, daß die Taubstummen — besonders die Knaben — die besten Leistungen im Modellieren und Zeichnen aufwiesen; dann folgen die Volksschüler, während
Blinde und Hilfsschüler sich schwer einordnen lassen; beide kommen
jedenfalls hinter den normalen.

Als bemerkenswerte Einzelleistungen erscheinen von Blinden her-
rührend folgende:

Bei der Darstellung einer Person fehlen Nase, Mund und Augen;
die Darstellung einer niedersitzenden Mutter versagt. Ein blindes Mädchen hat das Modell im Unterrichte noch nicht abgetastet, und so ent-
stand ein eigenartiges Gebilde, nämlich alles an der Kirche, was das
blinde Kind kennt, der Boden, auf dem es geht, und die Wände, an
denen es sich entlang tastet, ist da; von dem Dach weiß es nichts. Die
Kirchendarstellung eines blinden Knaben zeigt das Fehlen des kontrollierenden Auges. Ursprünglich war diese Kirche ganz gut proportioniert, aber durch die Anhäufung der mächtigen Tonmassen ist
das Schiff in sich selbst zusammengesunken. Bei einer anderen Darstellung sind die Türme ungleich hoch. Der Blinde vergleicht die beiden
Türme miteinander durch gleichzeitiges Hinfassen mit beiden Händen,
und bekanntlich ist immer eine Hand stärker ausgebildet als die andere.
Beachtenswert sind die zwei Türme weiter insofern, als das herum-
gegebene Modell nur einen zeigte. Die Kirche eines anderen Knaben
ist hohl. Mit Fingern sind Fenster hineingebohrt. Welches Interesse
kann ein Vollblinder an Kirchenfenstern haben? Auch eine andere Dar-

stellung hat solche Fenster. Ein blinder Knabe erklärte, er wünsche sich eine Lokomotive, könne sie aber nicht machen. Nach mehrfachem Zureden und unter Hinweis, er solle sich die Gestalt der Lokomotive vergegenwärtigen, war er zu bewegen, eine Lokomotive zu modellieren. Der Blinde kannte eine Lokomotive nur vom Spielzeug, und unter dieser Voraussetzung ist die Darstellung durchaus als gelungen anzusehen.

Wanecek (1920) versuchte auf andere Art den Vorstellungskreis der in die Schule eintretenden blinden Kinder festzulegen. Er stellte durch drei Jahre Untersuchungen an der Purkersdorfer Blindenanstalt an, wodurch insgesamt die Verhältnisse von 20 Zöglingen erforscht wurden. Diese Untersuchungen fußten auf folgender Überlegung: Da die Vermittler der Außenwelt naturgemäß nur der auf den engen Tastraum begrenzte Tastsinn nebst dem Gehör und dem Geruch sind, geht dem Blinden die große Menge des weiteren Raumes, die sich dem Auge unwillkürlich aufdrängt, verloren, wenn nicht Gehör und Geruch aus ihm etwas zu gewinnen vermögen. Eine Hauptfrage mußte also sein, in welchem Maße die genannten zwei Sinne Ersatz für das Verlorene zu erwerben imstande sind. Naturgemäß wird, gegen das sehende Kind betrachtet, ein Hauptmangel in den gegenständlichen Vorstellungen herrschen. Doch läßt sich die Abfolge einer Bewegung auch nur in den seltensten Fällen mit dem Tastsinn verfolgen. Also muß sich der Mangel auch über die Bewegungsvorstellungen erstrecken. Andererseits sind manche Vorstellungen überhaupt nur mit dem Gesichtssinn zu erwerben. Doch ruht in dem Blinden darüber ein Wortwissen, das ihn befähigt, in seinem Reden damit zu operieren, ohne daß er die Qualitäten anderer Sinne erklärend herbeiziehen kann.

Die statistische Festlegung mußte beachten: 1. Ob das Kind aus städtischen oder ländlichen Verhältnissen stamme, 2. sein Geschlecht, 3. ob es vorgeschult war oder nicht, 4. ob irgend ein Sehrest vorhanden war, 5. ob der Fortgang im ersten Vierteljahr sich mit gut, mittel oder ungenügend bezeichnen ließ. Eine Gruppierung nach sozialen Gesichtspunkten erübrigte sich, da alle Kinder ärmeren Kreisen entstammten.

Um ein Bild von den gegenständlichen Vorstellungen zu bekommen, wurden 25 der gewöhnlichsten Gegenstände den Kindern in die Hand gegeben, die sie benennen sollten. Tiere: Hund, Katze, Hase, Huhn, Eichhörnchen; Eßgeschirre: Teller, Löffel, Gabel, Messer, Schale; Werkzeuge: Schaufel, Hammer, Zange, Rechen, Säge; Gebrauchsgegenstände: Lampe, Taschenmesser, Geldbörse, Tintenzeug, Uhrkette; Früchte (Modelle): Apfel, Birne, Nuß, Traube, Orange.

Je 100 Proben ließen erkennen, daß die Eßgeschirre am besten bekannt sind (91). Es folgen die Früchte (63), die Tiere (54), die Gebrauchsgegenstände (52) und an letzter Stelle die Werkzeuge (46). Es ist nicht zu zweifeln, daß die Landkinder den Stadtkindern an gegenständlichem Wissen weit voraus sind. Das Verhältnis der präzisen Vorstellungen zeigt bei den Vorgeschulten den doppelten Wert als bei den anderen. Die Schüler mit Sehresten erkennen ungefähr ein Drittel mehr Objekte als die Blinden. Die Schulbegabung scheint nicht unbedingt mit der Größe des Vorstellungskreises parallel zu gehen. Der höchste Durchschnitt für erkannte Gegenstände erscheint bei den Schülern mittlerer Begabung, während die als gute Schüler eingeschätzten Zöglinge an zweiter Stelle stehen. Dies scheint ein Widerspruch zu sein, der sich dadurch erklärt, daß der „gute Schüler" eher schweigt, als daß er in nicht ganz sicheren Fällen rät. Die Knaben zeigen einen größeren Reichtum an gegenständlichen Vorstellungen als die Mädchen.

Versuche an einer Malerpuppe (75 cm hoch) sollten die Orientierungsmöglichkeit am menschlichen Körper zeigen. Den Kindern wurde aufgetragen, einzelne Körperteile auf der Puppe zu suchen. Die Suchzeit wurde auf eine Minute festgesetzt, wurde aber nur selten ganz benötigt. Es zeigte sich dabei, daß der menschliche Körper den Blinden sehr genau bekannt war. Die Verkleinerung machte keine Schwierigkeiten. Nicht leicht war es den Kindern, sich in die Lagen rechts und links hineinzudenken, wenn diese Begriffe von der Versuchsfigur aus angenommen wurden.

Um zu ermitteln, was von Bewegungsvorstellungen im blinden Elementarschüler ruht, ließ Wanecek die natürlichsten Arbeitsbewegungen mit den gebräuchlichsten Werkzeugen vornehmen. Es wurden ausgeführt: Graben mit einer Schaufel, Kehren mit einem Besen, Schnalzen mit einer Peitsche, Schneiden mit einer Schere, Anklopfen an eine Tür. Von den 100 Versuchen konnten 61 als gelungen, 39 als mißlungen bezeichnet werden. Die Reihe der Schwierigkeit für die ausgewählten Arbeiten stellt sich für die blinden Kinder ansteigend folgendermaßen: Graben, Schnalzen und Schneiden, Kehren, Anklopfen. Den Landkindern ist ein bedeutend höherer Schatz an Bewegungsvorstellungen zuzusprechen. Den Schülern mittlerer Begabung gelingt es am besten, Bewegungen auszuführen. Auch hier läßt sich annehmen, daß die Knaben an Bewegungsvorstellungen den Mädchen voraus sind.

Das Erkennen von Stoffen durch den Geruch wurde an Apfel, Heu, Tabak, Seife und Brot, das Erkennen durch das Gehör an Mauer, Glas, Holz, Blech, Bleistiftspitze geprüft. Im ersten Falle ergaben sich in der Überzahl richtige Angaben; nur Seife wurde in 2 Fällen, Brot und Tabak in je 1 Fall nicht erkannt. Im zweiten Falle ist das Verhältnis folgendes: Erkannt 53, nicht erkannt 11, falsch benannt 17, verwandt benannt (Gegenstand für Stoff) 18. Der in die Schule eintretende Blinde vermag also mit dem Geruch meist richtig zu unterscheiden. Bei den Gehörversuchen wurde wiederholt darauf aufmerksam gemacht, daß der Stoff und nicht der Gegenstand genannt werden soll. Wenn trotzdem immer wieder in dieser Hinsicht Verstöße vorkamen, so beweist dies, wie sehr der Blinde gewöhnt ist, Gegenstände nach dem Gehör zu erkennen.

# Vorstellungs- und Lerntypen bei Blinden.

Dadurch, daß die Menschen in dem sinnlichen Inhalt ihrer Vorstellungen typisch voneinander unterschieden sind, ergeben sich verschiedene Vorstellungstypen. Der visuelle Typus arbeitet mit Gesichtsvorstellungen, der akustische Typus mit Gehörvorstellungen, der motorische (kinästhetische) Typus mit Bewegungsvorstellungen. Diese Typen treten jedoch selten rein, sondern meistens gemischt auf (akustisch-visuell, akustisch-motorisch usw.), wobei jedoch gewöhnlich die Vorstellungen eines Sinnesgebietes vorherrschen. Als Ursachen der verschiedenen Typen nimmt man angeborene Eigenheiten des Organismus an, schreibt jedoch der Erziehung und dem Unterrichte Einfluß bei der Ausbildung zu.

Trotzdem es eine große Zahl von Methoden zur Feststellung der Vorstellungstypen gibt, besitzt man noch kein einwandfreies Verfahren zur raschen und sicheren Feststellung. Als für Blinde besonders geeignet erscheint die von Meumann angewandte Methode der Störungen.

Mit dieser Methode ließen sich die Vorstellungstypen der Blinden im allgemeinen festlegen, was für diese selbst bereits von Wert erscheint, da jeder Mensch sich über seinen Vorstellungstypus klar sein soll. Auch andere Methoden erscheinen nach entsprechender Abänderung für Blinde verwendbar, wobei namentlich die Feststellung von Interesse wäre, in welchem Umfange noch der visuelle Typus bei Spätererblindeten vorhanden ist.

Wie es sich bei den Untersuchungen an Sehenden zeigte, sind die meisten Menschen beim anschaulichen Denken (Vorstellen) visuell, beim Denken in Worten akustisch-motorisch tätig. Dies gilt auch für das Kindesalter.

Bei frühzeitig Erblindeten erscheint die Entwicklung des visuellen Typus ausgeschlossen. Bei später Erblindeten kann er erhalten bleiben, wie dies das Beispiel des mit 8 Jahren teilweise, mit

20 Jahren gänzlich erblindeten Schlüter (1890) zeigt. Er schreibt über die Art seines Vorstellens:

„Ich stelle mir in der Seele ein Blatt oder eine Tafel vor, auf welcher der Inhalt des Lehrvortrages einer Stunde durch Zahlen verzeichnet ist. (Hauptteil mit lateinischen, Unterabteilungen mit arabischen Ziffern; dabei jedesmal ein Stichwort.) Die Aufeinanderfolge der Zahlen von links nach rechts und bei einer jeden von oben nach unten im räumlichen Bilde bezeichnet die Ordnung und Folge des Vortrages in der Zeit."

Die Mehrzahl der Früherblindeten dürfte dem akustisch-motorischen Typus angehören. Ob unter ihnen auch reine Typen, der akustische, der übrigens mit der musikalischen Begabung nicht zusammenhängt, wie man annehmen möchte, und der motorische (kinästhetische) Typus vorkommen, muß erst festgestellt werden. Diesbezügliche Untersuchungen wurden bisher nicht angestellt.

Bei den häufig auftretenden blinden Rechenkünstlern scheint der akustisch-motorische Typus vorzuwalten. Von dem blinden Chybiorz, einem solchen Rechenkünstler, berichtet wenigstens Scherer (1871), daß er sich die Zahlen nicht als Ziffern vorstellt, sondern als gesprochene Worte, dieselben auch nur dann merken kann, wenn er die im vorgesagten Zahlworte laut oder heimlich nachspricht.

In gleicher Weise wie die Vorstellung geschieht auch die Aneignung des Lernstoffes in verschiedener Weise. Es zeigen sich den Vorstellungstypen entsprechende Lerntypen, je nachdem das Wissensmaterial mehr durch das Auge oder hörend und sprechend angeeignet wird. Bei Vollsinnigen sind Sehen und Hören die Grundlage der Aufnahme des Lernstoffes, Handeln und Reden jene der Wiedergabe. Der visuelle Lerntypus erscheint beim Blinden ausgeschaltet. Verschwindet er doch sogar beim Spätererblindeten, wie Vértes (1920) über einen kriegsblinden Fähnrich berichtet, der sich ein Jahr nach der Erblindung auf den Beruf eines Blindenlehrers vorbereitete und daher viel auswendig lernen mußte. Auf die Frage in bezug auf seine Lernweise (Was lernt er schneller und leichter? Was bleibt ihm am festesten im Gedächtnis?) antwortete er: „Will ich etwas schnell lernen, so lasse ich es mir vorlesen; aber dies gerät schnell in Vergessenheit. Was ich auf längere Zeit behalten will, das lasse ich in Brailleschrift umsetzen und lerne es auswendig. Dies bleibt dann haften." Das unmittelbare Gedächtnis ist in diesem Fall ein rein akustisches, während das behaltende Gedächtnis einen kinästhetischen, motorischen Typus zeigt.

Die Lerntypen bei Blinden erscheinen bisher nicht festgestellt, der Lernprozeß bei ihnen ist weder erforscht noch pädagogisch geregelt.

### III. Teil.

# Gedächtnis, Aufmerksamkeit, Phantasie und Denken.

## Das Gedächtnis.

Das Gedächtnis, die Kraft des Bewußtseins, alle Eindrücke für späteren Gebrauch aufzubewahren, und das bewußte Reproduzieren derselben, ist, wie bereits alte Beobachtungen zeigen, beim Blinden besonders ausgebildet.

Nach den Untersuchungen an Sehenden ist das Gedächtnis der Kinder im allgemeinen schlechter als das der Erwachsenen. Es entwickelt sich langsam, und erst vom 13. bis 16. Lebensjahre erfolgt ein schnellerer Fortschritt. Das beste unmittelbare Behalten zeigt sich im Alter von 22 bis 25 Jahren, während dann ein Stillstand eintritt und in den Vierziger-Jahren ein Nachlassen erfolgt.

Dieser allgemeine Entwicklungsgang des Gedächtnisses dürfte bei Blinden nur insofern eine Änderung erfahren, als die Ausbildung namentlich in einigen Spezialgedächtnissen früher und intensiver erfolgt als bei den Sehenden. Die intensivere Ausbildung des Gedächtnisses finden wir von Fachmännern und Blinden schon in frühester Zeit bestätigt, wobei die Betreffenden zugleich nach einer Begründung für das gut entwickelte Gedächtnis der Blinden suchten.

Der älteren Behauptung, daß dem Blinden ein besonders gutes Gedächtnis als Ersatz für den Verlust des Gesichts von Natur aus gegeben sei, begegnet bereits Baczko (1807) damit, daß er diese Überlegenheit der Übung und der Notwendigkeit zuschreibt. Eine andere Ursache findet er darin, daß die Blindheit vor den Ablenkungen des Sehvermögens schützt.

Struve (1810), der das Gedächtnis bei Blinden meistenteils als besser bezeichnet wie bei Sehenden, empfiehlt für Blinde, die ein sehr vortreffliches Gedächtnis haben, die Ausbildung zu Sprachkennern, Sprachlehrern, Geschichtskundigen und Rechenmeistern und, wenn ihr Gehör ausnehmend fein ist, zu Tonkünstlern, Sängern und Dichtern.

„Der Gedächtniskunst bedienen sich die Blinden aus Naturtrieb" — meint Guillié (1817) — und er schreibt das gute Gedächtnis der Blinden dem Geiste der Ordnung zu, mit dem sie allgemein begabt sind.

Klein (1819) gibt folgende Erklärung: „Das Auge ist es hauptsächlich, das uns halb und halb vergessene Gegenstände öfters wieder ins Gedächtnis zurückruft; da dem Blinden dieses Erinnerungsmittel fehlt, so gewöhnt er sich, alles, was ihm vorkommt, seien es körperliche oder geistige Gegenstände, so lange festzuhalten, bis er sich alles eingeprägt hat. Dadurch, und weil bei ihm nicht wie bei den Sehenden durch häufige neue Eindrücke die vorigen so leicht wieder geschwächt oder verlöscht werden, entsteht jenes treue Gedächtnis, welches die meisten Blinden und manche in einem bewunderungswürdigen Grade besitzen, und welches ihren Unterricht ebenso sehr erleichtert, als es ihnen im gemeinen Leben und bei wissenschaftlichen Beschäftigungen nützlich ist."

In bezug auf die verschiedenen Arten des Gedächtnisses machte Knie (1821) die Erfahrung, „daß es für mathematische Gegenstände, wo eine bestimmte Schlußfolge stattfindet, weit treuer und williger ist als für geschichtliche, wo die Mannigfaltigkeit der Darstellung, ja das oft Zweifelhafte der Tatsachen selbst, das Gedächtnis gar unangenehm belästigt".

„Der Gedächtniskunst bedienen sich die Blinden gleichsam instinktmäßig," sagt Lusardi (1830), „sie könnte also wohl ein Resultat des Geistes der Ordnung, welchen sie meist besitzen, und der Gewohnheit sein, ihre Begriffe so in ihrem Kopfe zu ordnen, daß sie eine ganze Reihenfolge derselben ohne Schwierigkeit von neuem erwecken können."

Lusardi unterscheidet bereits ein Gedächtnis für die Empfindungen und ein anderes für das Wissen. „Das erstere erinnert den Blinden an die Perzeptionen der physischen Empfindungen, das letztere an seine Gedanken, seine Induktionen, Schlüsse, Urteile, geistigen Vergnügungen und Leiden. Diese zweite Varietät des Gedächtnisses besitzen die Blinden in ausgezeichnetem Grade. Es fehlt ihnen jedoch das Mittel, welches die Augen der meisten Menschen darbieten, ihre innere Gedächtniskunst durch die Leichtigkeit der Perzeption mit vielen Eindrücken zu vervollständigen." Die Stärkung des Erinnerungsvermögens bei Blinden erklärt Lusardi folgendermaßen: „Das Gesichtsorgan und die sämtlichen dasselbe bildenden Teile liegen bei ihnen brach; kein Licht dringt in diese Organe, um die Netzhaut zu reizen. Das Gehirn selbst bleibt mit seinen auf den Gesichtssinn bezüglichen Funktionen unbekannt; lediglich mit den Perzeptionen der übrigen Sinne beschäftigt, verwendet es seine ganze Vitalität auf diese und vervollkommnet dieselben auf Kosten des Gesichtssinnes und in einem höheren Grade, als es der Fall gewesen sein würde, wenn die Sehkraft ebenfalls ausgebildet worden wäre. Hierin scheint das außerordentlich treue Gedächtnis der Blinden seinen Grund zu haben. Daß dieselben weit weniger als sehende Personen zerstreut werden, kann ebenfalls dazu beitragen, ihr Erinnerungsvermögen zu stärken."

„Man hebt vielseitig das außerordentliche Gedächtnis des Blinden hervor," erwähnt Stumpf (1860), „und es unterliegt keinem Zweifel, daß sie diese Geisteskraft manchmal in bewunderungswürdigem Grade ausbilden. Das Gedächtnis der Blinden hat übrigens seine Vorliebe und Abneigung wie das unsere; die einen behalten vorzugsweise Zeitbestimmungen, die anderen Namen, Definitionen, Sachverhältnisse, Tagesereignisse usw., im Grunde ist es wohl nur sicherer und geübter als das unsere."

Vom Blindenlehrer Krause (1883) finden wir nachstehende Äußerungen: „Eine bei blinden Kindern fast allgemein wahrzunehmende Erscheinung ist die eines auffallend guten Gedächtnisses oder eines sicheren Beharrens der erworbenen Seelengebilde. Ein gutes Gedächtnis hängt mit der seelischen Entwicklung des blinden Kindes auf das engste zusammen. Es ist das Produkt derselben und steht im Zusammenhange teils mit der ungestörten gespannten Aufmerksamkeit bei den den blinden Kindern verbleibenden Sinnesauffassungen, teils mit der infolge ihres Gebrechens mehrfachen Übung des Gedächtnisses, teils mit der ihnen eigenen langsamen aber sicheren Aneignung der ihnen zugänglichen Vorstellungen und teils mit der often Wiederholung des Gedächtnisinhaltes."

Während Hitschmann (1892) das vortreffliche Gedächtnis der Gesichtslosen für geeignet hielt, deren ganze Bildung darauf zu gründen, bezweifelte Lembcke (1892) die Tatsache, daß hierin ein wesentliches Unterscheidungsmerkmal zwischen Sehenden und Blinden vorliege. Nach seiner Erfahrung steht es damit zweifelhaft.

Auch Krage (1897) macht Einschränkungen, indem er sagt: „Je öfter die Wiederholung der vorhandenen Vorstellungen vor sich geht, desto besser ist das Gedächtnis und die Erinnerungskraft, daher manchem das Gedächtnis des Blinden als ein besseres erscheint als das der Sehenden, der auch nicht zu der öfteren Wiederholung genötigt und durch die Zahl der neuen Eindrücke von einer solchen abgehalten wird."

Und Javal (1904) gibt schließlich folgende Erklärung für ein individuell gut entwickeltes Gedächtnis unter den Blinden: „Die Blinden können sich schwer Aufzeichnungen machen, noch schwerer in sie beliebig wieder Einsicht nehmen; auch sind sie stundenlang sich selbst überlassen und werden durch nichts von ihren Gedanken abgelenkt. Ist es da ein Wunder, wenn manche Blindgeborene über ein staunenswertes Gedächtnis verfügen? Diejenigen von ihnen freilich, deren Gedächtnis von Haus aus schlecht ist, werden es auch in einem langen Leben nicht wesentlich verbessern."

Von den wenigen wissenschaftlichen Untersuchungen über das Gedächtnis der Blinden blieb die Gedächtnisprüfung eines einzelnen Blinden durch Müller (1911) ergebnislos. Die Versuche von Krogius (1905) bestätigen die Annahme besserer Apperzeption. Sinnlose Worte und Gedichte wurden von den Blinden schneller erlernt als von den Sehenden. Das Verhältnis der Anzahl der Wiederholungen war für die sinnlosen Silben 57,2:100, für die sinnvollen Wörter 54,2:100.

Am eingehendsten befaßte sich Vértes (1920) mit der Frage, indem er das unmittelbare Gedächtnis an 20 Zöglingen der Blindenanstalt in Budapest prüfte. Er versuchte dadurch klarzustellen, ob zwischen dem Gedächtnisse der Sehenden und Blinden ein Unterschied besteht, und wenn ja, welches Gedächtnis das bessere ist. Ferner die Frage, ob bei blinden Kindern zwischen dem Gedächtnisumfang und der Reproduktionszeit auf der einen Seite, dem Alter, der Intelligenz, dem Geschlecht und der gesellschaftlichen Umgebung auf der anderen Seite irgend eine Beziehung besteht. Die untersuchten Blinden standen im Alter von 7—14 Jahren und waren von frühester Jugend blind.

Vértes prüfte vornehmlich das Wortgedächtnis, und zwar mittels der Ranschburgschen Wortpaarmethode. Das Wesen dieser Methode besteht in folgendem: Wir sprechen der Versuchsperson in gewisser Andeutungsverbindung stehende Wortpaare, in bestimmte Gruppen geteilt (zwei Sechser- und drei Neunergruppen), vor, und nach Ablauf einer bestimmten Zeit — bei vorliegendem Versuche nach 6 Sekunden — fragen wir die Wortpaare ab, und zwar in der Weise, daß nur das Reizwort des Wortpaares genannt wird. Die Versuchsperson muß mit dem Schlagwort (Treffer) antworten. Die zum Hervorrufen des zweiten Wortes notwendige Zeitdauer wird genau gemessen.

Die Versuchsergebnisse, welche die alte Annahme eines besseren Gedächtnisses bei Blinden bestätigten, waren folgende:

Der Umfang des unmittelbaren Gedächtnisses der blinden Kinder ist besser, größer als jener der mit ihnen verglichenen sehenden Schüler.

Die Blinden zeigen mit zunehmendem Lebensalter keine Zunahme des Gedächtnisumfanges. Worin der Grund dafür liegt, das kann wegen des geringen Materials nicht entschieden werden.

Die Blinden weisen auf allen Intelligenzstufen einen größeren Gedächtnisumfang auf als die sehenden Volksschüler, ja sie haben sogar größere Werte als die Mittelschüler.

Der Umfang des unmittelbaren Gedächtnisses ist bei blinden und sehenden Mädchen größer als bei den Knaben.

Wohlhabende Blinde sind gegenüber ihren armen blinden Genossen im Hinblick auf ihren Gedächtnisumfang im Vorteile.

Zwischen der Ursache der Erblindung wie auch dem Sehgrade und dem unmittelbaren Gedächtnis wurde kein Zusammenhang gefunden.

Die unmittelbare Reproduktion der blinden Knaben und Mädchen erfolgt schneller als die ihrer sehenden Altersgenossen.

Zwischen der allgemeinen Schulleistung und dem Gedächtnisumfang besteht eine weitgehende Parallele.

Zu den Untersuchungen von Vértes bemerkt Petzelt (1923), daß Gehörtes beim Blinden und Gehörtes beim Sehenden nicht gleichwertige Reize sind, und betrachtet die Frage nach dem besseren oder schlechteren Gedächtnis 'der Blinden als eine unmögliche.

Entsprechend der Veranlagung und Übung entwickelt sich das Gedächtnis bei Blinden auch in ganz spezifischer Weise. Diderot (1749) stellte z. B. bei dem Blinden von Puisaux ein ganz erstaunliches Tongedächtnis fest. „Die Gesichter bieten uns keine größere Verschiedenheit als diejenige ist, welche er an der Stimme wahrnimmt. Sie haben für ihn eine Unendlichkeit von feinen Unterschieden, welche uns entgehen, weil wir nicht dasselbe Interesse haben, sie zu beobachten."

Ebenso findet außer vielen anderen Beobachtern Stumpf (1860): „Das Ton- und Stimmengedächtnis ist bei einigen Blinden in seltenem Grade ausgebildet. Mittels desselben erkennen sie die Personen wieder, die sie früher sprechen hörten; sie erinnern sich mit mehr oder weniger Sicherheit an die, welche sie, wie sie sich ausdrücken, einmal gesehen haben. Der blinde Heinrich Moyses erkannte nach zwei Jahren noch eine Person, mit der er einmal gesprochen hatte."

In gleicher Weise äußert sich Ansaldi (1905): „Der Blinde erkennt nach langer Zeit Personen am Klang der Stimme wieder, wie es nur der geübteste Physiognomist mittels des schärfsten Auges vermöchte."

Ansaldi (1905) hält auch die altbekannte Tatsache eines besonderen Wort- und Sprachgedächtnisses bei Blinden fest, indem er auf ihre besondere Kraft hinweist, „Worte und in Worten ausgedrückte Gedanken zu behalten". Beispiele hierfür ließen sich von den Blinden als Sänger und Verbreiter von Dichtungen bis zu den blinden Männern der Wissenschaft aus allen Zeiten anführen.

Ein isländischer blinder Dichter trug seinem Könige an einem Abend 30 Lieder einer Art vor und erklärte dann, von einer anderen

Art ebensoviel zu beherrschen (Böckel, 1922). Die blinde Waldkirch (geb. 1660) beherrschte in ihrem 15. Lebensjahre Deutsch, Lateinisch und Französisch und wußte alle Psalmen Davids und das ganze Neue Testament auswendig. Der blinde Philosophieprofessor Schönberger (geb. 1601) erlernte sieben Sprachen und unterrichtete auch andere in denselben.

Nicht weniger bewundernswert entwickelt sich bei manchen Blinden das musikalische Gedächtnis. Bei manchem genügt ein einmaliges Hören, um ein Musikstück in allen seinen harmonischen Fügungen fest im Gedächtnisse behalten und nachspielen zu können. Daß mancher blinde Musiker über ein reiches Repertoire verfügt und ihn sein musikalisches Gedächtnis selten im Stiche läßt, ist genügend bekannt. So wußte der blinde Flöten- und Klavierspieler Dulon 250 Musikstücke auswendig wiederzugeben, der Musiker Becker vermochte sechs Stücke, die von einem Komponisten zum ersten Male gespielt wurden, tadellos zu wiederholen, und der blinde Orgelmeister Labor lieferte in stundenlangem Spielen staunenswerte Leistungen seines musikalischen Gedächtnisses.

Ein gut ausgebildetes Zahlengedächtnis, das sich bei vielen Blinden findet, erklärt das Auftauchen blinder Rechengenies, wenn wir von den blinden Mathematikern Saunderson und Weißenburg absehen, allerdings in einseitiger Begabung. Der in den ersten Tagen seines Lebens erblindete Chybiorz besaß — nach Scherer (1863) — „ein bewunderungswürdiges Zahlengedächtnis und das Vermögen, sich die Zahlen so anschaulich vorzustellen, daß er mit erstaunlicher Geschwindigkeit große Rechnungen im Kopfe ausführte. Wenn man ihm z. B. dreißig und einige Zahlen ein einziges Mal langsam vorsagt, so gibt er die Summe alsbald in Quintillionen, Quadrillionen usw. an und führt, wenn man ihm dann eine zweite Reihe von einfachen Zahlen vorsagt, die Addition und Subtraktion beider Reihen aus. Die einzelnen Zahlen, welche in beiden Reihen und in der Summe vorkommen, stellt er sich so lebhaft vor, daß er, wenn man ihm eine Stelle in einer Reihe angibt, sofort die Zahl nennt, welche diese Stelle einnimmt. Fordert man von ihm, daß er eine Reihe von dreißig und mehreren Zahlen in Gedanken umkehre, nämlich so, daß die linksstehenden Zahlen rechts und die rechtsstehenden links gesetzt werden, und daß er dann diese beiden Reihen addiere, so führt er dies schnell aus. Solche Reihen von Zahlen bleiben, wenn er will, noch wochenlang und länger in seinem Gedächtnisse fest, so daß er dann dieselben Operationen mit diesen Zahlen wiederholt ausführen kann, auch wenn er unerwartet dazu aufgefordert wird."

„Der blinde Lehrer Holzheuer berechnete mit 23 Jahren das angegebene Alter einer Dame von 22 Jahren 18 Tagen 6 Stunden und 7 Minuten zu 695 801 220 Sekunden; ebenso im Kopfe die ungeheure Zahl, die durch die geometrische Progression der 64 Schachfelder entsteht." (Lachmann.)

Erstaunliche Rechenleistungen vollbringt ein 26 jähriger Insasse der Anstalt für Geisteskranke in Armentières, über den Lotte (1920) in dem Fachblatte „Lancer" berichtet. Dieses Rechengenie Namens Fleury ist von Geburt blind und geistig minderwertig, wenn es auch nicht direkt für geisteskrank erklärt werden kann. Fleury berechnete die Quadratwurzel von 34 012 224 in 11 Sekunden und die Kubikwurzel von 485 484 375 in 13 Sekunden. Er wurde gefragt, wieviel Getreidekörner in jedem von 64 Kästen sein würden, wenn eins in dem ersten, zwei in dem zweiten, vier im dritten, acht im vierten usw. wären. Er gab die Antwort für den 14. Kasten (8192), für den 18. (131 072) und für den 24. (8 388 608) sofort; das Resultat für den 48. Kasten (140 737 488 355 328) berechnete er in sechs Sekunden. Die in sämtlichen Kästen vorhandene Zahl von Getreidekörnern berechnete er richtig mit 18 466 734 073 709 551 615 in 45 Sekunden. Fleury hat niemals Zahlen gesehen, aber er kennt die Braille-Blindenschrift.

Einen besonderen Grad der Ausbildung muß bei Blinden auch das Gedächtnis für Tasteindrücke erlangen, obwohl hierüber noch keinerlei Untersuchungen angestellt wurden. Diesen Punkt berührt lediglich Ansaldi (1895) mit den Worten: „Das Gedächtnis der Blinden hat die besondere Gabe, Töne, in geringerem Grade auch die durch den Muskel- und Tastsinn erhaltenen Eindrücke, und schließlich die Geruchswahrnehmungen zu bewahren".

„Da das Gedächtnis des Blinden ein sehr starkes ist, so bedarf es kaum künstlicher Mittel, um das Festhalten von Eindrücken, seien dieselben welcher Art immer, zu verstärken. Nicht unwahrscheinlich ist indessen, daß Nichtsehende, ohne sich darüber Rechenschaft zu geben, mnemonische Hilfsmittel verwenden, besonders dann, wenn es sich um schwierige Aufgaben des Gedächtnisses handelt, sowie ja auch kleinere Unterstützungen des Gedächtnisses bei Sehenden ganz unwillkürlich, man könnte sagen, unabsichtlich benutzt werden." (Handbuch, 1900.)

Entgegen der Ansicht Dufaus (1837), die Methoden der Mnemonik könnten kein Interesse für Blinde haben, bemerkt Knie hierzu, daß Blinde wohl äußere Merkmale zur Unterstützung ihres Gedächtnisses zu Hilfe nehmen. So benutzten zur Gedächtnishilfe blinde Volkssänger (Rhapsoden-Stabsänger) einen Stab, dessen Einkerbungen der fein entwickelte Tastsinn der Blinden die Zahl der Verse bzw. ihrer Vortragsweisen und ähnliche Kenntnisse entnahm. (Böckel, 1922.)

Bisher waren es nur Scherer (1852) und Javal (1904), die auf den Wert einer besonderen Gedächtniskunst für Blinde hinwiesen.

„Einige mnemonische Bemerkungen für Blinde" machte der später erblindete Dozent Chr. Schlüter in Münster, welcher bei seinen Vorträgen durch sein wunderbares Gedächtnis auffiel. (Blindenfreund, 1890.) Für das Behalten eines Stoffes hält er das Verstandenhaben als wesentlich.

„Auf die Vollständigkeit, die gute Ordnung und richtige Verteilung des Stoffes kommt fernerhin vorzüglich alles an und welche Mittel hier die sogenannte Mnemonik oder Gedächtniskunst dem Blinden an die Hand geben kann. Hier muß ich nun bekennen, daß die meisten Mittel und Listen dieser edlen und alten Kunst sich mir mehr störend und verwirrend als das Gedächtnis unterstützend, daß aber einige wenige unter ihnen sich mir fortwährend als von dem höchsten Nutzen und von großer praktischer Anwendbarkeit erwiesen haben."

Bei Schlüter leisteten hauptsächlich Gesichtsvorstellungen diese Hilfe, denn er stellte sich den Inhalt eines Vortrages auf einer Tafel in Ziffern und Schlagworten zurecht. „Größere und nicht leicht zu überwindende Schwierigkeit in der richtigen Folge und Ordnung im Vortrag bietet (Schlüter) die Reproduktion von Eigennamen, insbesondere wenn dieselben fremd klingen und ungewöhnlich sind. Doch wo der Begriff nicht aushilft, tut es nicht selten das Bild und ein verwandter Klang." (Kant — Felsenkante, Fichte — Baum.) „Zum Behalten der Eigennamen dient es auch nicht wenig, wenn man die Anfangsbuchstaben, die Silbenzahl und den Tonfall derselben merkt und behalten hat."

Weiters gibt Schlüter als Gedächtnishilfen schematische Bilddarstellungen an. „Es scheint, daß auch den Blinden eine vereinfachte Vorstellung dieser Bilder wohl mitgeteilt werden könne; sicher müßten dann diese für dieselben von großem Nutzen für das Studium der entsprechenden Wissenschaften sein."

Wie Hitschmann (1893) erwähnt, findet der Blinde beim Auswendiglernen in der metrischen Form, für die er einen ausgesprochenen Sinn hat, einen wichtigen mechanischen Behelf.

Von einem besonderen System der Mnemotechnik für Blinde war jedoch bisher nicht die Rede. Wäre die Art eines solchen — wie dies übrigens allgemein der Fall ist — ein zweifelhafter, so sollte dennoch an die Stelle der mehr oder weniger sich selbst überlassenen Ausbildung eine systematische Schulung des Gedächtnisses im Blindenunterrichte treten. Eine Erforschung des Lernvorganges bei blinden Schülern und sonstige Untersuchungen über deren Gedächtnis müßten allerdings der Aufstellung einer derartigen Methode, welche für die Bildung des Blinden die größte Bedeutung erlangen könnte, vorausgehen.

# Die Aufmerksamkeit.

Das Hinlenken unserer Sinnes- und Geistestätigkeit auf eine bestimmte Aufgabe, um etwas zum höchsten Bewußtseinsgrade zu erheben, während alles andere zurücktritt, dieser Zustand der Aufmerksamkeit zeigt durch die begleitenden körperlichen Ausdrucksbewegungen bei Blinden ein eigenartiges und von dem bei Sehenden verschiedenes Bild. Der Gesichtslose ist nur der akustischen Aufmerksamkeit fähig. Die mimischen Ausdrucksbewegungen der visuellen Aufmerksamkeit, wie Einstellung der Blickrichtung, Falten der Stirn, Runzeln der Augenbrauen usw., sind bei ihm fast gar nicht vorhanden.

Systematische Beobachtungen Sanctis (1906) an einigen Blinden männlichen Geschlechts ergaben diesbezüglich folgende Tatsachen: „Die Bewegungen des mimischen attentiven Zentrums, welche die Blinden bei spontaner natürlicher Aufmerksamkeit zeigen, unterscheiden sich von denen, welche man gewöhnlich bei normalen Personen beobachtet; sie sind flüchtig, kraftlos und nur partiell; die Kontraktion beschränkt sich häufig auf einige Muskelbündel. Bei allen Blinden besteht im Zustand der Aufmerksamkeit bald mehr, bald weniger vollständige Unbeweglichkeit des Kopfes und der Antlitzmuskulatur."

In der Erwägung, daß auch während spontaner oder natürlicher Aufmerksamkeit bei den Blinden vereinzelte Kontraktionen der drei Muskeln des mimischen attentiven Zentrums stattfinden, schloß Sanctis, daß bei ihnen diese Muskeln regulär entwickelt und zu regelmäßiger automatischer Kontraktion fähig sind. Er nahm daher an, daß bei geduldiger Anwendung der von ihm angeregten Runzelimitation-Methode es auch bei Blindgeborenen gelingen würde, eine Kontraktion des Supraziliares auf Geheiß zu bewirken.

Einen Versuch in dieser Richtung machte Wanecek (1919) an 70 Zöglingen der Blindenanstalt in Purkersdorf im Alter von 7 bis 19 Jahren, die Aufmerksamkeitsmimik, wie sie die Sehenden zeigen, durch mündliche Aufforderung und bei deren Wirkungslosigkeit durch ein Betasten eines lebenden Gesichtes mit der Aufforderung zur Nachahmung zu provozieren. Das Stirnfaltenziehen gelang bei mündlicher Aufforderung 33 Zöglingen (davon mit Lichtschein 23, Spätererblindeten 3), also von 28 Geburtsblinden nur 7, von 37 mit Lichtschein aber 23, von 5 Spätererblindeten 3. Das Augenbrauenrunzeln gelang besonders schwer, nur 16 Zöglinge brachten es zustande, davon 9 mit Lichtschein (keiner der 5 Spätererblindeten), von 28 Geburtsblinden wieder nur 7 (nicht die gleichen wie früher), von 37 mit Lichtempfindung 9. Leichter ging das Augenzusammendrücken (Augenschließen). Es kam

zustande bei 42 Zöglingen, davon 30 mit Lichtschein und 2 Spätererblindeten, also nur bei 10 von 28 Geburtsblinden. Das Ergebnis nach
Abtasten des Gesichts des Lehrers war kein wesentlich anderes. Schließlich ergab sich die Tatsache, daß das Gesicht der Mädchen in fast doppeltem Ausmaße starrer ist als jenes der Knaben.

Aus allen diesen Beobachtungen ergibt sich das fast gänzliche Fehlen der visuellen Ausdrucksbewegungen bei Blinden.
Um so deutlicher treten jene der akustischen Aufmerksamkeit
hervor. In dem Bestreben, die günstigsten Bedingungen für die Wahrnehmungen durch das Ohr zu schaffen, wendet der Blinde ein Ohr der
Schallrichtung zu und lauscht mit regungslosem Kopfe und ohne Körperbewegungen. Hemmungserscheinungen in der Atemtätigkeit treten
stärker auf als bei der visuellen Aufmerksamkeit. Wie auch Sanctis
(1906) beobachtete, kommt bei manchen Blinden bei der spontanen Aufmerksamkeit eine Spannung in den hinteren Muskeln des Halses und
ein gewisser Grad von Steifheit des Kopfes zum Vorschein.

Die Beschränkung in der Wahrnehmung äußerer Eindrücke durch
das Ohr, an das diese häufig genug in verwirrender Menge heran-
strömen, bringt den Gesichtslosen in eine Lage, in der er die ihm zur Verfügung stehenden Kräfte besonders anzuspannen genötigt ist. Daraus
erklärt sich die dem Sehenden anfangs befremdliche Haltung des Kopfes
und die Starrheit seines Körpers und Gesichtes, das immerwährende
Lauschen einem Fremden gegenüber, seine gespannte Neugierde bei
einem Gespräche. „Diese Wißbegierde, dieser konstante Zustand der
Aufmerksamkeit wird" — wie Sekac (1870) bemerkt — „doppelt so
groß, wenn eine Person, deren Bestimmung der bleibende Aufenthalt
in unmittelbarer Nähe des Blinden ist, eingeführt wird."

Im Zustande der akustischen Aufmerksamkeit sieht sich der Blinde
auch genötigt, die eigene Stimme zu dämpfen.

„Häufig bemerkt man, daß Blinde unverhältnismäßig leise sprechen
und verübelt es ihnen nicht selten. Wenn das leise Sprechen aus Blödig-
keit oder Befangenheit geschieht, ist es zu tadeln; jedoch aus diesem
Grunde allein geschieht es nicht immer. Der Blinde deckt bei einigem
lautem Sprechen nur zu leicht verschiedene Gehörswahrnehmungen, die
ihm nicht entgehen sollen, da sie für ihn Wichtigkeit besitzen, und daher
stammt das Bestreben, sich selbst nicht im Wege zu stehen, sein Ohr
nicht derart selbst in Anspruch zu nehmen, daß nichts anderes mehr
Eingang finden und daher unbemerkt verlorengehen kann." (Handbuch, 1900.)

Erweckt schon das äußere Verhalten der Blinden die Anschauung
von einem ganz besonderen Grad der Aufmerksamkeit, so wird
deren Kraft und Ausdauer, die besonders ältere Fachleute betonen, noch

mit dem Fehlen der vielfachen Ablenkungen durch das Auge begründet. „Der Gesichtssinn schadet unserer Aufmerksamkeit nicht so sehr durch die Zerstreuung, die er hervorruft, als vielmehr durch die Gleichzeitigkeit der Eindrücke, die er verursacht. Die Gesichtswahrnehmungen haben das Eigentümliche, daß sie gleichzeitig und in Masse auf uns einströmen und die Seele so in eine Art von Betäubung und Verwirrung versetzen, die dann überrascht von der Wucht des Schauspieles von einem Objekte zum anderen schweift und sich nirgends festzusetzen und niederzulassen weiß. Diese Unstetigkeit wird Angewöhnung und Bedürfnis, deren Einfluß auf unsere geistige Tätigkeit so gut gewürdigt wird, daß wir die Augen schließen und uns künstlich blind machen, wenn wir unsere Aufmerksamkeit besonders sammeln wollen. Die Eindrücke des Gehörs und Tastsinnes dagegen sind ihrer Natur nach vereinzelt; sie kommen sukzessive zum geistigen Bewußtsein; die Seele beschäftigt sich damit ohne Mühe und mit stets zunehmender Kraft."

Dieser Anschauung Stumpfs (1860) tritt Schröder (1886) entgegen, indem er keinen Grund dafür zu haben glaubt, daß die 'Aufmerksamkeit des Blinden wegen der fehlenden Ablenkungen und Zerstreuungen, welche das Auge beim Sehenden veranlaßt, gespannter und nachhaltiger sei wie beim Sehenden. „Die Aufmerksamkeit des Blinden wird ebenso wie die des Sehenden" — sagt er — „durch das Interesse an der Sache wachgehalten. Fehlt dies, so liegt dem sehenden Kinde nichts daran, mit offenen Augen zu träumen oder sich durch die ihm durch das Auge werdenden sinnlichen Eindrücke zu zerstreuen. Das blinde Kind macht es in diesem Falle ähnlich so: es träumt oder sinnt und grübelt über dasjenige, was ihm gerade im Kopfe liegt, oder seine tastenden Hände suchen ein Objekt, an welchem es sich zerstreuen kann. Der Sehende verrät seine Unaufmerksamkeit durch unruhiges Sitzen oder den Ausdruck seiner Augen; der Blinde tut es vielfach, indem sein Körper schlaffer und zusammengekauerter wie sonst sitzt, und der ganze Gesichtsausdruck das Unbeteiligtsein durch ein je ne sais quoi kundgibt."

Auch Bl. (Handbuch, 1900) findet, daß — schulmäßig betrachtet — der Blinde beim Unterrichte leicht durch Einwirkungen von außen, insbesondere durch Töne und Geräusche abgelenkt und zerstreut werden kann. „Alles Fremde in seiner Umgebung, jeder ungewohnte Ton, jedes Geräusch, auffallende Gerüche usw. werden starken Einfluß nehmen und seine Aufmerksamkeit nach der betreffenden Richtung lenken, ihn also seiner eigentlichen Aufgabe entziehen und dadurch zur Zerstreutheit Anlaß geben. Da der Blinde überdies jedes Geräusch genau taxiert, wie Schritt, Räuspern, Husten von Personen seiner Umgebung, Rasseln von Wagen u. v. a., sofort mit Vorgängen verschiedener

Art in Kombination bringt und durch Assoziation der Gedanken zu einer ganzen Reihe von Schlüssen gelangt, so ist seine Zerstreutheit nicht selten aus solchen Anlässen eine nicht unbedeutende."

Derselbe Autor findet sogar im Zustande der Blindheit eine Behinderung der inneren Aufmerksamkeit. „Beim Blinden" — führt er aus — „kann man nur verhältnismäßig selten den Zustand der vollsten Konzentration auf einen bestimmten Gegenstand und damit verbunden das gänzliche Vergessen der Umgebung bemerken, wie beim Sehenden etwa, der sich in irgend eine Sache vertiefen kann, so daß er ‚nichts sieht und hört' von dem, was um ihn vorgeht. Dies ist aber auch beim Blinden einfach kaum möglich, denn er muß unter allen Umständen einen gewissen Kontakt mit der Außenwelt aufrecht erhalten, und dies ist ihm nur durch das Ohr möglich. Er muß daher den Vorgängen um sich herum mindestens bis auf einen gewissen Grad folgen, da er nicht wie der Sehende durch einen einzigen Blick die Situation erfassen kann."

Schließlich äußert sich Zech (Blindenschule, 1919) folgendermaßen: „Die von Laien geäußerte Ansicht, daß die Aufmerksamkeit der blinden Schüler im Unterricht größer sein müsse als bei sehenden Kindern, da sie nicht abgelenkt werden, ist durch die Praxis längst widerlegt. Ja das Gegenteil ist richtig: Der zu einem großen Teil auf die akustische Aufnahme sich gründende Unterricht schafft schneller als bei sehenden Kindern einen Zustand der Ermüdung und damit eine nachlassende Aufmerksamkeit." Zech verwirft in einem solchen Falle eine aufschreckende Anregung der Aufmerksamkeit durch Händeklatschen oder laute Zurufe als nervenschädigend.

# Die Phantasie.

Sind die Vorstellungen Wiedererneuerungen früherer Eindrücke, so haben wir es bei den Gebilden der Phantasie um Neuschöpfungen zu tun. Die Phantasie ist also kombinierende Vorstellungstätigkeit, die mit Rücksicht auf die Art der verarbeiteten Vorstellungen verschiedenartig sein kann. Bei Blindgeborenen erstreckt sich die Phantasietätigkeit hauptsächlich auf die Gehörvorstellungen, obwohl auch Tast- und andere Vorstellungen dabei eine Rolle spielen können. Die Phantasietätigkeit des Gesichtslosen wird durch den Entgang der vielen Gesichtsvorstellungen angeregt, von denen er unausgesetzt sprechen hört und über deren Bedeutung er sich in seiner Lage klar werden möchte. Bei dem Kapitel „Phantasievorstellungen" wurde bereits gezeigt, in welcher Weise dies geschieht.

Die Phantasietätigkeit erfährt beim Blinden eine frühzeitige Entwicklung und vermag auf sein Seelenleben eine tiefgehende Wirkung auszuüben. Hören wir hierüber die Anschauungen Gaedeckes (Handbuch, 1900): „Mehr als beim Vollsinnigen spielt die Phantasie im Leben des Blinden eine bedeutsame Rolle. Ihren ganzen Wert und ihre volle Würdigung kann nur der aufmerksame Psychologe und Physiologe unter den Typhlopädagogen schätzen, der oft genug die betrübende Erscheinung konstatieren muß, daß der Bildung der Phantasie nicht die ihr gebührende Berücksichtigung im gesamten Unterricht und in der Erziehung widerfährt. Den Verstand zu bilden, findet jeder selbstverständlich, eine normale Phantasiebildung halten viele für überflüssig, einige sogar für schädlich. Und doch ist eine richtig geleitete Bildung der Phantasie ebenso wichtig wie die Bildung jeder anderen Geisteskraft im Zögling."

„Von Jugend auf hat das lichtlose Menschenkind andere Ideen, andere Vorstellungen und andere Wege und andere Tätigkeiten des Geistes, die ergänzend und vollgestaltend eingreifen und schaffen. Wenn diese Behauptungen den Uneingeweihten nur als Vermutungen erscheinen, dürften sie jedem Fachmann als Faktum gelten. Was die Phantasie bei solchem Seelenleben für Gebilde schafft, schaffen muß, leuchtet wohl jedem ein. Trübe Bilder, mürrische Worte, Hader und Unzufriedenheit mit sich, Gott und der Welt — das ist das Ergebnis dieser Tätigkeit. Doch — wo Schatten ist, da muß auch Licht sein! Auch im Leben der Blinden gibt es frohe Stunden, gibt es Freuden und Frieden. Mit denselben seelischen Kräften wie der Sehende begabt, kann er, wenn ihm die Fackel der Erkenntnis leuchtet, zu den höchsten Stufen geistiger Errungenschaften emporsteigen. Ja bei seiner eigenartigen Empfängnis für alles Wahre, Gute und Schöne, mit seinem tiefen Gefühl für Religion und göttliche Fügungen, mit seiner Beharrlichkeit an dem einmal Erfaßten muß und wird es ihm gelingen, der Phantasie solche Elastizität und Schwungkraft zu verleihen, daß man das Fehlen des Gesichtssinnes vergißt oder doch nicht merkt. Die Seele erhält gleichsam Flügel und erhöht sich über alle Schranken dieses Lebens. Da wird des Dichters Wort Wahrheit: ‚Nicht der Sehende wird von Göttererscheinung beseligt, ihrer Herrlichkeit Glanz hat nur der Blinde geschaut.‘ Dann ist die Phantasie rege und schafft herrliche Produkte, indem sie alle ihre Vasallen zu Hilfe nimmt: den Verstand, um ihren Vorstellungen und Gedanken Klarheit und logische Aufeinanderfolge zu geben, die Einbildungskraft, um von der Wirklichkeit nicht abzuirren."

„Mit solcher geordneter Phantasie ausgerüstet, schwinden beim Blinden alle trüben Gedanken. Da vergißt seine Seele die Dunkelheit der Augen; ist doch der Geist schöpferisch tätig und in diesem Tun selig. In Gedichten, in Kompositionen und in Erzählungen, die beweisen, wie alle seelischen Kräfte sich einander fügen, um die Idee zu realisieren, in all diesen Erzeugnissen bringt der Blinde den Beweis, daß sein Geist gleich dem der Vollsinnigen die hohen Ideen des Diesseits und Jenseits erfaßt, und daß seine Phantasie imstande ist, diese Idee zu veranschaulichen. Der gebildete Blinde neigt mit seinem ganzen Sein dazu, dieses phantasiereiche Leben zu führen. Findet er doch zeitweilig Ersatz darin für so manchen ihm versagten Genuß."

Die Regsamkeit der Phantasietätigkeit beim Blinden bietet jedoch auch, und zwar noch mehr als beim Sehenden, vielfache Gefahren. Besonders S. Heller (1910) hat auf dieselben verwiesen.

„Das Spiel der Phantasie" — führt er aus —, „namentlich das der passiven Phantasie bringt dem Blinden ein so intensives Lustgefühl, daß er auch dort, wo er völlig konkrete Vorstellungen mit allen Merkmalen des Wirklichen bilden kann, es vorzieht, Surrogatvorstellungen zu schaffen, und daß er diese in fast allen Fällen mit phantastischen Elementen und oft so reichlich ausstattet, daß selbst von einer Surrogatvorstellung nicht mehr die Rede sein kann und diese dem Blinden eigentümlichen Bildungen mit voller Berechtigung als realer Elemente ganz entbehrende Phantasievorstellungen bezeichnet werden müssen."

„Die Phantasievorstellungen, welche für die Bildung wertlos, für den Charakter abträglich und für den Lebenserfolg verderblich sind, schätzt der Blinde oft als sein höchstes geistiges Gut, weil sie seiner Selbstgefälligkeit dienen, weil ihre Wirkungen ihn der rauhen Wirklichkeit entrücken, sein Traumleben begründen und erhalten. Die Ergebnisse dieser Richtung sind Schwärmerei und Zweifelsucht, beide führen zur Entartung und Entfremdung."

In den Novellen „Uferdasein" des spätererblindeten Baum sind solche Blinde mit einem bis zum Wahnsinn ungesunden Phantasieleben in krasser Weise gekennzeichnet.

Die Schulung der Phantasietätigkeit muß daher als eine der wichtigsten Aufgaben der Blindenerziehung betrachtet werden. Auch hierin hat S. Heller (1895) folgende wichtige Fingerzeige gegeben:

„Nicht das Tasten, sondern das Hören ist die primäre bewußte Sinneswahrnehmung des Blinden, und somit sind es die vom Gehör vermittelten Bildungselemente, welche ihre Wirkungen zuerst auf das Denken und Fühlen des zum geistigen Leben erwachenden blinden Kindes ausüben. Insofern die ersten Eindrücke unter allen Umständen entscheidend, mindestens aber bestimmend sind, und das Gehör dem Tasten gegenüber abstrahierend und das Phantasie- und Gefühlsleben beeinflussend sich erweist, liegt in der angeführten Tatsache der Aufschluß dafür, daß der Blinde zum Traumleben hinneigt, welches meist das Schicksal derjenigen Blinden bedeutet, denen die Wohltat einer zielbewußten Erziehung nicht zuteil geworden ist. Aus dieser psychologischen Erscheinung erwachsen dem Blindenunterrichte — namentlich in den Elementarklassen — Aufgaben, deren Erfüllung für den ganzen Bildungserfolg entscheidend werden kann."

Und in einer anderen Arbeit (1904) berührt S. Heller diese Aufgaben näher. „Ein eigenartiges Entwicklungsphänomen" — schreibt er — „betrifft das Verhältnis, in welchem die Wirksamkeit der passiven zur aktiven Phantasie des blinden Kindes steht. Passiv wirkt unsere Phantasie, wenn wir uns dem Spiele der Einzelvorstellungen überlassen, welche durch planmäßige Gliederung jener Gesamtvorstellungen in uns angeregt werden, die sich zunächst nur in unbestimmten Umrissen vor das Bewußtsein stellen und hierauf in ihren Teilen immer klarer hervortreten. Aktiv wirkt unsere Phantasie, wenn unser Wille zwischen Vorstellungen, welche sich durch eine solche Zerlegung darbieten, auswählt und nach einem bestimmten Plane das einzelne zu einem Ganzen zusammenfügt."

„Die Umwandlung der passiven Phantasietätigkeit in die aktive vollzieht sich beim Blinden im Gegensatz zum Seelenleben des Sehenden von selbst entweder gar nicht oder wirkungsarm. Die Funktion der Übertragung der passiven Phantasietätigkeit in die aktive wird hauptsächlich dadurch verkümmert oder vereitelt, daß der Blinde für die Darstellung von Gegenständen, Vorgängen und Erscheinungen sich fast ausschließlich und in einseitiger Weise der Sprache, beinahe nie aber der graphiplastischen Darstellung — selbst auch in Fällen zwingender Art nicht — bedient und darin eine auszeichnende Leistung erblickt, daß er nicht von ihm selbst geprägte, sondern solche Worte gebraucht, deren Etymologie direkt zur Gesichtswahrnehmung führt, und daß er mit Vorliebe solche Ausdrücke und Wendungen wählt, welche weit über seinen Vorstellungskreis hinausgehen. Nichts vermag die Umwandlung der passiven Phantasietätigkeit in die aktive naturgemäßer und wirkungsvoller herbeizuführen, als das Spiel und die freie Betätigung."

Mit der fortschreitenden Entwicklung lernen wir am Blinden die Betätigungsarten und damit auch den Umfang seiner Phantasie kennen. Entsprechend den überwiegenden Gehörstellungen auf diesem Gebiete ergeht sich die Phantasietätigkeit des Gesichtslosen hauptsächlich auf dem Boden der Sprache und der Musik. Darin liegt jedoch wieder gegenüber der Phantasietätigkeit der Sehenden eine weitgehende Beschränkung, welche bereits Klein (1826) auffiel. Nach seiner Anschauung schöpft der Sehende die meisten Bilder seiner Phantasie aus sichtbaren Erscheinungen, die oft augenblicklich vorübergehend sind, der Blinde aus Beschreibungen, welche alle übrigen darauf Bezug habenden Umstände umfassen und mit Muße betrachtet werden können. „Die Wirkung dieser Verschiedenheiten ist, daß der Sehende, auf welchen der Totaleindruck mit seinen lebhaften Farben wirkt, gewöhnlich mit einer lebhafteren Phantasie begabt ist als der Blinde, dessen Phantasie einen Gegenstand gleichsam teilweise nach seinen Eigenschaften und Beziehungen auffaßt, bei dem aber diese Seelenkraft eben deswegen nüchterner, bestimmter und sicherer ist. Das Bedürfnis des Blinden hält auch seine Phantasie rege und macht sie zu einem Hauptmittel seiner Bildung und seiner Geistestätigkeit. Die Phantasie des Sehenden hat also mehr Lebhaftigkeit, die des Blinden mehr Regsamkeit."

K r a u s e (1883) nennt die Phantasie des blinden Kindes eine meist mathematische und eine schaffende musikalische. Er weist zugleich darauf hin, daß dem blinden Kinde ein großer Teil der Phantasie, namentlich die poetisch-schöpferische, entgehe. „Seiner Phantasie fehlt der wahre Schmuck: das Bild. Er kennt die Farben nur vom Hörensagen. Seinen Darstellungen darüber fehlt die Wärme, der Schwung, die Begeisterung."

Auf die Gebiete der Sprache und der Tonkunst beschränkt, wäre nun bei der Regsamkeit ihrer Phantasie eine besondere P r o d u k t i v i t ä t der Blinden zu erwarten. Tatsächlich geht aber diese mehr in die Breite als in die Tiefe. Die dichtenden Blinden liefern hierfür den besten Beweis. Wahrhaft schöpferische Talente oder gar Genies finden wir unter ihnen nicht, denn Dichter wie H o m e r oder M i l t o n können nur als Spätererblindete bezeichnet werden, deren große Werke in ihnen lebendig wurden, solange sie noch nicht des Gesichtes beraubt waren. Die Annahme, in jedem Blinden einen geborenen Dichter zu sehen, mag bereits in alter Zeit durch die Betätigung Blinder als Träger und Verbreiter der Volksdichtung entstanden sein. Hierüber berichtet B ö c k e l (1922) in eingehender Weise: „Vereinzelte Spuren aus älteren Zeiten lassen uns ahnen, wieviel solche sangesbegabte, von der Herrlichkeit der Vorfahren begeisterte blinde Männer ihren Volksgenossen bedeuteten. Sie waren angesehen und zugleich Träger und Mehrer der Volksüberlieferungen. In ihnen sammelte sich das geistige Leben ihres Stammes, um von ihnen neugeformt und gemehrt in das Volk wieder zurückzuströmen. Als Rhapsoden finden wir sodann die Blinden noch dort in Tätigkeit, wo die Berührung mit der Kultur im allgemeinen und der Druckerschwärze im besonderen noch gering, das Vortragen und Anhören als Hauptmittel der Verbreitung gang und gäbe ist. Neben dieser immer mehr schwindenden Rhapsodentätigkeit tritt die letzte, die Periode des Verfalls, in Erscheinung: Der Blinde wird zum Verkäufer gedruckter Lieder, Zeitungen usw. und zuletzt zum Bettler."

Die Vorliebe der Blinden für die Dichtkunst ist eine Erscheinung aller Zeiten. „Schon dem blinden Kinde sagt Poesie zu, weil sie ihm Bilder zuführt, die ihm fehlen und die es angenehm beschäftigen; es hat meist eine entscheidende Neigung zum Versemachen, zu poetischen Versuchen, weil der rhythmische Schwung der gebundenen Rede seinem musikalischen Gefühle entspricht." (Krause, 1883.) Wie viele andere sucht Frankl (1873) in der Abgeschlossenheit des Gesichtslosen den Grund für seine Eignung zum Dichter. „Die Einsamkeit erhöht seine Stimmung, sein Gehör und das Gedächtnis seines Gehöres ist unendlich gesteigerter als das des Sehenden, um alles, was ihn umgibt, schärfer zu unterscheiden. Er neigt, wie der Dichter zur Träumerei." Wie scharf steht dagegen das Urteil Krauses (1883): „Schriftsteller oder Dichter von Beruf kann kein Blinder werden."

Für letztere Behauptung gibt Kull (1917) nachstehende Erklärung: „Der Reichtum an Gedanken, Betrachtungen, Vergleichen, farbigen Bildern, ja sogar Wortreichtum können bei Blinden unmöglich so bedeutend sein wie bei Sehenden unter sonst gleichen Verhältnissen. Auch darf man nicht außer acht lassen, daß der Blinde mit der Sprache Sehender seine Gedanken ausdrückt, somit auch manche Wendungen gebraucht, die ihm von Natur aus fremd sind. Diese Sprache wird aber auch manches nicht vollkommen Erfaßte oder nicht Verstandenes wiedergeben, so daß befremdliche Wendungen gar nicht selten sind, besonders wenn der Blinde in seinen Dichtungen sich anschickt, ungewöhnlich zu sprechen. Seine Dichtungen haben daher für den Sehenden oftmals ein fremdartiges Gepräge, das diesen wenig anzuziehen vermag."

„Der Inhalt der Dichtungen von Blinden — es ist von früh erblindeten Dichtern die Rede — ist selbstverständlich ein sehr mannigfaltiger. Dabei ist nicht zu verkennen, daß durch die meisten Dichtungen blinder Dichter die Grundstimmung ihrer Seele hindurchdringt, und das ist einerseits der Schmerz über ein verlorenes kostbares Gut, andererseits die Sehnsucht nach einem Etwas, das ihnen zwar fremd ist, das ihnen aber schön dünkt, und das sie vermissen, da sie es eben nicht besitzen, während es doch alle anderen haben. Verstimmung und Klage um etwas, um das andere reicher sind als sie, Sehnen nach Ersatz, nach einem Ausgleich hierfür sind es, die an dem Dichterherzen nagen und die Gemütsäußerungen lenken. Ob es in allen Fällen das Sehnen nach der Gabe des Lichtes ist, vermag man gar nicht einmal zu behaupten; es könnte ebensogut etwas anderes sein. Die Folge ist, daß der blinde Dichter resigniert den Lebensfreuden den Rücken wendet und seinen Trost da sucht, wo er ihn auch einzig und allein findet: in Gott und in der Religion. In den meisten Dichtungen von Blinden spielt daher das religiöse Moment eine hervorragende Rolle."

„Während der wahrhaft gottvertrauende und religiös empfindende Dichter sich mit seinem Schicksale aussöhnt und in Lob und Preis sich der Vorsehung naht, findet der weniger religiös denkende Blinde, namentlich der Spräterblindete, meist nur Worte der Verzweiflung für seinen Zustand, und peinliche Klagen tönen aus seinen Dichtungen heraus."

„Haben sich Blinde in religiösen Dichtungen in vielen Fällen mit Erfolg versucht, so sind ihnen dagegen Dichtungen, welche die Natur zum Ausgangspunkt und zum Schauplatz haben, meist weniger gelungen. Die besseren dieser Gattung lehnen sich meist guten Mustern an, und die Kritik findet an ihnen nur das eine auszusetzen, daß sie keine originellen selbständigen Schöpfungen sind."

Tatsächlich ist — wie schon erwähnt wurde — vorläufig kein blinder Dichter mit der „Fülle der Gesichte", wie sie die sehenden besitzen, zu nennen, und auch keiner von jener Originalität, welche der Zustand der Blindheit hervorzurufen vermöchte. „Es ist ein wohl nie zu lösendes psychologisches Rätsel," meint Frankl (1873), „wie sich eine poetische Begabung, wenn sie einem Blindgeborenen zuteil wäre, äußern würde, wenn es möglich wäre, dem Blinden niemals von den bunten Erscheinungen der sichtbaren Welt zu sprechen. Ein blinder Dichter, dessen Auge fast nur das Ohr ist, müßte jedenfalls eine eigentümliche, vielleicht phantastische Produktion entwickeln."

Dagegen betrachtet Oppel (1888) den Charakter einer eigentümlichen Blindensprache und Poesie als wenig reichhaltig, indem er sagt:

„Wenn man bedenkt, daß der verengte Empfindungskreis des Blinden einen verengten Wahrnehmungskreis im Gefolge haben muß, wenn man weiter bedenkt, daß diese Schmälerung die menschliche Tätigkeit als der Inhalt und die Stütze des Denkens um einen großen Teil herabgemindert wird, so kann man sich beiläufig einen Begriff machen, wie die geistige Seite einer Blindensprache aussehen dürfte und wie es in ihr mit der Zahl und den Formen der Wörter sowie mit der Syntax bestellt sein müßte; — da wäre wohl eine Welt, in der die Natur die primitivsten Reize spärlich ausgestreut, ein Paradies. Und eine solche auf die Basis der Beschränktheit und der qualitativ einförmigen Beschaffenheit der Tastempfindungen aufgebaute Welt, in welcher Farbe und Licht, Schatten und Perspektive wegen Mangels des wahrnehmenden Organes für den Blinden nicht existierten, eine Welt endlich, in der auf Grund dieses Mangels die völlige Auffassung der Dinge und der Komplexe eingeschränkt oder gar aufgehoben ist und Phantasiegebilde und Verhältnisbegriffe an die Stelle des Wirklichen zu treten hätten: — eine solche Welt müßte für den Blinden die Brunnenstube sein, welche den Stoff zu seinen Begriffen schafft und das Vermögen besitzt, dieselben zu stützen und zu klären und seinen ohnehin zum Formlosen und Unbegrenzten hinneigenden Geist an das Reale zu binden."

„Dem Blinden ist die Kenntnis der Natur und der Kunst um einen großen Teil verkümmert; deshalb hat seine Phantasie gleichsam bleierne Schwingen, die zwar regsam, aber nicht lebhaft sind. Diese Schwingen geraten, wie gesagt, leicht in Bewegung; allein ihre Flügelschläge vollziehen sich stets in gehaltenem Tempo und können ihre Schwerfälligkeit, deren Grund die Tastvorstellungen bilden, nicht verleugnen."

Bezüglich der Poesie, bemerkt Hitschmann (1893), stehe ihr der Blinde nicht fremd gegenüber wie etwa der Malerei, aber er vermag sie auch nicht ganz so zu erfassen wie der Sehende. „Der Blinde hat zu ihr zwar eine intime Beziehung, welche jedoch durch den Mangel des Lichtsinnes mannigfache Modifikationen erfährt." Wo es sich um Stimmungen, Leidenschaften, Schicksale und Charaktere, mit einem Wort um das Psychische handelt, ist der Blinde voll und ganz imstande, sich ihrem Genusse hinzugeben. Wo das Hauptgewicht auf der Schilderung der Außenwelt und der Darstellung liegt, also im Milieu gelegen ist, sieht sich der Blinde darauf angewiesen, Surrogatvorstellungen zu bilden, was natürlich die Wirkung beeinträchtigt.

Noch gesteigerter als für das Wort ist das Interesse der Gesichtslosen für die Musik, für die Kunst der Töne, welche ihnen (nach Frankl) zur zitternden Brücke zu den Erscheinungen und Gegenständen der Welt und zur Jakobsleiter in den Himmel wird. Außer vielen anderen erwähnt Stumpf (1860) diese Neigung fast aller Blinden zur Musik. „Diese Kunst ist ihnen ganz und gar zugänglich; hier hemmen keine unübersteiglichen Hindernisse ihre Fortschritte; die Erlernung derselben erleichtert ihnen ein durch Naturnotwendigkeit angewöhntes, durch beständige Übung geschärftes und ausgebildetes Sinnesorgan. Darum die entschiedene Vorliebe der Blinden für Musik. Ein innerer, ihnen unbewußter Trieb zieht ihr ganzes Wesen zur Harmonie; sie suchen sie, sie sehnen sich nach ihr; sie sind geborene Musiker, weil sie hören; wir geborene Dichter, weil wir sehen."

Das Verhältnis des Blinden zur Musik betrachtet Hitschmann (1893) im wesentlichen als das gleiche wie jenes des Sehenden, „da die Musik das Augenlicht nicht direkt und auch indirekt nur in den seltensten Fällen voraussetzt. Der Blinde vermag, vermöge seiner eigentümlichen Disposition, eine regere Empfindlichkeit für den Reiz musikalischer Werke und ein besonderes Talent für die Ausübung der Musik an den Tag zu legen, wohl auch in seiner Technik beim Spielen verschiedener Instrumente von jener des Vollsinnigen in mancher Beziehung abweichen; aber ein durchgreifender Unterschied ist hier nicht zu konstatieren."

Auf dem Gebiete der Musik haben auch die Blinden die größten schöpferischen Leistungen aufzuweisen, die von der Höhe ihrer musikalischen Phantasie Zeugnis geben. Von dem lorbeergekrönten Landino des 14. Jahrhunderts bis zu dem Meister der Gegenwart, Labor, wäre eine lange Reihe von blinden Musikern zu nennen, deren Leistungen ganz bedeutende sind, wenn auch immerhin keiner von ihnen zu den großen Musikgenies zu rechnen ist.

Eine besonders stark hervortretende Richtung der Phantasie auf das eigene Ich, Absonderung von den Altersgenossen und Hang zur Einsamkeit, wie sie bei Blinden häufig genug vorkommen, kann zu einer krankhaften Phantasietätigkeit führen. Phantasielügen werden öfters bei jugendlichen Blinden beobachtet, bei Mädchen vielfach in sexuellem Zusammenhange. Um dieser Abirrung entgegenzutreten, dienen dem Erzieher die gleichen Mittel wie bei Sehenden unter besonderer Vorsicht ihrer Anwendung.

# Vom Denken.

In der Herstellung gedanklicher Beziehungen zwischen Vorstellungen und Begriffen — dem Urteilen — und der Herstellung von begründenden Zusammenhängen zwischen Urteilen — dem Schließen — besteht unser Denken. Die genannten Hauptformen der Denktätigkeit sollen nach den ältesten Zeugnissen sich bei den Gesichtslosen frühzeitig entwickeln und von ihnen mit besonderer Fähigkeit geübt werden. Die Begründung hierfür fand man in einer langsamen und stufenweisen Entwicklung und der bei Blinden stärker vorhandenen Konzentration.

So erwähnt schon Fricke (1715) hierüber folgendes: „Wenn der Geist jene Tätigkeit, welche er auf die Augen, wenn dieselben vorhanden wären, verwenden müßte, bei deren Mangel den übrigen Sinnen reichlicher zuwenden kann, so folgt, daß er auch seine Tätigkeit auf die Fähigkeit, Vorstellungen zu bilden (in imaginatione), auf das Denkvermögen mit um so größerem Scharfsinne richten muß. Daß überdies das Vermögen des Erkennens, vor allem aber die Urteilskraft, ihre Tätigkeit bei den Blinden genau ausführen kann, erhellt daraus, weil keine anderen Objekte diese Tätigkeit stören können, mittels welcher er irgend eine Sache zu durchforschen versucht."

Struve (1810), der ebenfalls annimmt, daß die Urteilskraft bei Blinden meistenteils besser als bei Sehenden ist, weshalb sie besser zu

Geistesarbeiten als zu mechanischen taugt, verlangt deshalb, daß sich diejenigen Blinden, welche ein gutes Judizium haben, auf Physik, Mathematik und Philosophie legen sollen.

Desgleichen spricht Guillié (1817) den Blinden eine große Leichtigkeit zu, „ihre Gedanken darzustellen, sei es zergliedernd oder verbindend". Nach Lusardi (1830) zeichnen sie sich dadurch aus, „daß sie Tatsachen durch Urteil und Nachdenken eine größere Ausdehnung geben". Stumpf (1860) sagt davon: „Wenn man bemerkt, wie ihr Geist sich langsam, aber stufenweise entwickelt, so kann man annehmen, daß ihre erworbenen Kenntnisse sich methodischer aneinanderreihen müssen. Die Blinden sind darum ganz besonders geschickt, logischer zu denken. Der Verstand entwickelt und äußert sich bei ihnen in derselben Weise wie bei den Vollsinnigen. Da ihm eine ganze Gattung von Sinneseindrücken fehlt, ist zwar der Gegenstand seiner Tätigkeit einfacher und beschränkter, diese aber darum auch intensiver und energischer. Aufmerksamkeit, Scharfsinn und Urteilskraft, Abstraktion, Analyse und Gedächtnis, kurz alle Grundkräfte des menschlichen Geistes sind folglich den Blinden ebenso zugemessen wie den Sehenden." Auch Moldenhawer (Handbuch, 1900) ist der Ansicht, daß, wo das Urteil auf rein geistigen Beobachtungen beruht, der Blinde in seiner Urteilskraft dem Vollsinnigen in keiner Weise nachsteht. „Im großen und ganzen ist der Blinde zur reiflichen Überlegung einer Sache oder der herrschenden Verhältnisse mehr geneigt als der Sehende. Dies dürfte besonders in der Erfahrung des Blinden seinen Grund haben, daß sich derselbe in der Welt nicht so sicher fühlt und genau weiß, daß falsch eingeleitete und unüberlegte Schritte und Unternehmungen von ihm nicht so rasch abgeändert und ins richtige Fahrwasser gebracht werden können, er sich deshalb doppelt vorsichtig zu benehmen habe, um im vorhinein die im Bereiche des Möglichen liegenden Umstände zu berücksichtigen. Das innere Seelenleben sowie die gründlichere umfassendere Geistesarbeit des Blinden, die von außen nicht abgelenkt, durch Äußerlichkeiten nicht beeinflußt wird, die lediglich sich mit dem Kern der Sache nach Abstoßung alles Nebensächlichen beschäftigt, über Kleinigkeiten die Hauptsache nicht vergißt, werden der genauen und scharfen Überlegung des Blinden nur dienlich sein, und da die Resultate der Überlegung des Blinden meist sehr treffende sind, so daß sie ob ihrer Richtigkeit den Sehenden nicht selten überraschen und es verraten, daß jener vielmehr Umstände und Verhältnisse bei seiner Überlegung in Betracht zog, haben Blinde als sehr überlegende Naturen in den Augen vieler rasch handelnden, weniger intensiv überlegenden Sehenden erscheinen lassen. Es wird dem Blinden vielleicht die ganze logische Kette seiner Überlegung gar nicht bewußt; es ist vielleicht

ein durch die vielfache Nötigung gewohnheitsmäßig gewordener Denkprozeß beim Blinden, etwa ein eigentümliches „Vorfühlen", wie man es
nennen könnte, was ihn veranlaßt, die Ziele der nächsten zu unter-
nehmenden Schritte zu wählen, und zwar richtig zu wählen."

Zeugen die angeführten Beobachtungen davon, daß der Blinde im
formalen Denken eine gewisse Überlegenheit entwickelt, da
er gezwungen ist, vieles logisch zu erschließen, was dem Sehenden als
Tatsache vor Augen steht, so ist den genannten Autoren doch auch
nicht die Einschränkung entgangen, welche der Blinde in seiner
Geistestätigkeit erfährt.

„Die Entbehrung des Sehens zieht nicht nur die Empfindungen
nach sich, zu denen dieses Organ befähigt, sondern erstreckt ihren Einfluß auch auf den Geist, dessen Denkkraft dadurch verändert wird und
gewissermaßen entartet." (Lusardi, 1830.) „Dem Blinden mangeln
gewisse Vorstellungen, und überdies sind die ihm zugänglichen wesentlich verschieden von den unsrigen, denn es ist in der Tat nicht denkbar,
daß sich seine Gedanken bei der Betastung eines Gegenstandes von
den unsrigen, die wir ihn sehen, nicht merklich unterscheiden sollten.
Der Eindruck und die Erinnerung daran müssen also gleichfalls von
unserer Auffassung sich unterscheiden, und diese Verschiedenheit muß
wichtige Ergebnisse zur Folge haben." (Stumpf, 1860.)

„Der Mangel im Verstand beim blinden Kinde ist vornehmlich ein
quantitativer. Das Reich des Denkens (Vergleichen, Begriffe-, Urteile-
und Schlüssebilden) ist bei ihm ein beschränktes." (Krause, 1883.)

„Arm an Vorstellungen, muß notwendigerweise auch die Denkkraft
des blinden Kindes sich auf ein Minimum beschränken. Je geringer die
Zahl der Vorstellungen ist, desto weniger können zurückgerufen werden,
desto eher sind dieselben geistig verarbeitet. Insoweit die Reproduktion
der vorhandenen Vorstellungen durch Besinnen erreicht wird, ist die
Blindheit kein Hindernis, sobald dieselbe aber erfolgt durch Ideen-
assoziation, durch Verbindung von Vorstellungen, die einander hervorrufen durch ähnliche oder kontrastierende Dinge, so finden wir, daß
die Blindheit auch hier ein Hemmnis bildet." (Krage, 1897.)

Diese Ergebnisse liegen in einem Prozesse, welcher auch bei Sehenden, hauptsächlich bei jugendlichen, sichtbar wird. Je unbestimmter die
Begriffe sind, welche sie besitzen, desto mehr bilden Worte die Anhaltspunkte des Denkens. Beim Denken arbeiten sie vielfach mit Worten
als Symbolen des Denkinhalts und benutzen sie als Träger der Denk-
beziehungen. So auch die Blinden und in Anbetracht der beschränkten Aufnahmsfähigkeit und erschwerten Begriffsbildung in weit größerem Umfange.

Die Untersuchungen Peisers (1923) zeigten, daß Blinde sich von den gegebenen Sinneseindrücken früher als die Sehenden emanzipierten und statt der Wahrnehmung ein Erinnerungsbild des Grundreizes verwendeten. Blinde sind bei der Lösung von Suchaufgaben, sowohl was die Zeit als auch was die Wertigkeit der Lösungen betrifft, den Sehenden unterlegen, aber bei der Lösung von Begründungsaufgaben überlegen. Weiter ergab sich, daß die Sehenden länger mit den realen Dingen operierten, während die Blinden in der Begriffsbildung vorauseilten. Die Gewohnheit, mit der Vorstellung statt mit Wahrnehmung zu operieren, befähigte die Blinden im Vergleich zu den Halbblinden und Sehenden dort zu besseren Leistungen, wo ein Zurückgreifen auf die sinnliche Wahrnehmung nicht mehr möglich war. Bei den Blinden treten die Wahrnehmungskriterien gegenüber den mittelbaren intellektuellen Kriterien stark zurück. Sie verwandten in hohem Maße Schlüsse per exclusionem.

Den Entgang an Anschauung und Begriffen versuchen viele Blinde mit Wißbegierde auszugleichen. „Es ist nicht unwahrscheinlich, daß das Gefühl der mit der Erwerbung von Kenntnissen verbundenen Schwierigkeiten bei Blinden ein stärkeres Verlangen nach Erweiterung des Wissens wachruft und daß sich damit das Bestreben verbindet, jede günstige Gelegenheit zu benutzen, um Kenntnisse zu sammeln." (Moldenhawer in Handbuch, 1900.)

Immerhin leidet durch die Einengung der Denktätigkeit bei Blinden trotz aller formalen Schärfe des Geistes wohl auch die Richtigkeit ihres Urteils. Die Bildung desselben erfolgt eben nicht mit allen jenen Voraussetzungen und Hilfen, deren sich der Sehende zu bedienen vermag. Andererseits vermag oft das Urteil Gesichtsloser über Dinge und Personen unbefangener und daher zutreffender zu sein, da Äußerlichkeiten auf sie nicht so stark einwirken und ihre Entscheidungen weniger beeinflussen.

Gerhardt (1916) findet den Hauptunterschied zwischen der Denktätigkeit des Blinden und Sehenden darin, daß dieser hierbei analytisch, jener aber synthetisch arbeitet, „eine Feststellung, die bei der weiteren Beurteilung augenscheinlicher Eigentümlichkeiten im Seelenleben des Blinden nicht hoch genug zu veranschlagen ist". Über die Fehlerquellen in der Urteilsbildung sagt derselbe Autor (1917) folgendes: „Die Urteilsbildung des Blinden hat eine ganze Reihe geistiger Funktionen zur Voraussetzung, die sich der Sehende dank seines umfassenden Auges fast durchweg ersparen kann. Je komplizierter aber ein Verfahren ist, um so leichter tritt die Möglichkeit von Fehlern hervor, die natürlich nicht ohne entscheidenden Einfluß auf das schließliche Endergebnis bleiben können. Daher wird es längerer Erfahrungen bedürfen, ehe ein Blinder zu wirklicher Urteilsfähigkeit und Urteilsfestigkeit gelangt.

Natürlich kann auch hierbei eine liebevolle, verständnisinnige Erziehung und aufmerksame Hingabe manche Erleichterung schaffen, aber die Hauptarbeit muß doch von dem Blinden geleistet werden, indem er sich daran gewöhnt, bewußt und unbewußt streng nach den Gesetzen der Logik zu denken und erst dann zu Konklusionen zu schreiten, wenn er die erforderlichen Prämissen für gegeben erachtet. In dieser Denktätigkeit darf er sich aber außerdem nicht allein darauf beschränken, die gemachten Beobachtungen zu einem Bild zu vereinigen, das nur ihn persönlich unterrichtet und befriedigt, sondern dieses muß für ihn so greifbare Formen annehmen, daß er es beschreiben und dem Sehenden zugänglich machen kann. Was ihm vielfach als charakteristisch erscheinen mag, kann dem Sehenden noch unverständlich bleiben, wenn es der Blinde nicht in die ‚Sprache der Sehenden‘ übersetzt.“

Zu den Hemmnissen in der Urteilsbildung gesellt sich also beim Blinden noch die Schwierigkeit, das Ergebnis seiner Denktätigkeit dem Sehenden verständlich auszudrücken und „mundgerecht“ zu machen. „So wird nicht selten der Fall eintreten, daß ein von einem Blinden gewonnenes Urteil seinen Schicksalsgenossen völlig verständlich und einleuchtend erscheint, während es erst noch einer nicht unbeträchtlichen Erweiterung und Transformation bedarf, um auch den Sehenden in gleicher Weise zu befriedigen.“ (Gerhardt, 1917.)

Der Frage der Begabung, bei der Denken und Phantasie zusammenwirken, wurde in bezug auf die Blinden bisher nicht nähergetreten. Daher wissen wir auch nicht, welcher Art ihre Begabung ist und wie sie sich von jener der Sehenden unterscheidet, wenn wir nicht aus ihren Leistungen darauf schließen wollen. Zur Erkennung der Durchschnittsbegabung und zur Aufstellung von Begabungstypen reichen jedoch diese Beobachtungen nicht aus.

Über Intelligenzprüfungen an Blinden sprach auf dem Düsseldorfer Blindenlehrerkongreß (1913) Bühler, ohne hierfür praktische Vorschläge zu machen. Dies tat im Anschlusse daran erst Grasemann (Kongreßbericht), indem er zeigte, daß nur eine beschränkte Zahl von Tests sich für Blinde verwenden läßt, während andere umgeändert und neue gefunden werden müßten. In Ausführung dieses Gedankens versuchte Bürklen (1918) die Anwendung der Binet-Simon-Methode für diesen Zweck praktisch zu gestalten und stellte unter Verwendung der Anordnung von Bobertag eine Testreihe für alle Altersstufen auf. Zur Erprobung kam dieselbe jedoch noch nicht. Blindenlehrer Voß (1922), der einige Tests auch an 10—12jährigen Zöglingen der Blindenanstalt in Kiel erprobte, lehnt die Testmethode als Mittel zur Feststellung der Intelligenz überhaupt ab.

Mehrfach — so auch von Stumpf (1860) — wird die Anschauung

vertreten, daß der Mangel geistiger Fähigkeiten bei den Blinden in der Regel gewisse Grenzen nie überschreite und bei ihnen äußerst selten Irrsinn und völlige Blödsinnigkeit wahrgenommen werde. Diese Meinung konnte in einer Zeit laut werden, wo nur der intelligenteste Teil der Blinden den Bildungsstätten zugeführt wurde. Gegenwärtig zählt man in den Blindenanstalten einen Prozentsatz von geistig Minderwertigen, der vielleicht jenen bei Sehenden übertrifft, und Irrsinnsfälle unter den Blinden sind durchaus nicht unbekannt.

---

## IV. Teil.
# Gefühlsleben und Wille.

## Das Gefühlsleben.

Der Satz Th. Zieglers: „Das Gefühl ist das dunkelste und un-
klarste, das verborgenste und tiefste Element des Seelenlebens" gilt für
die Blindenpsychologie in ganz besonderem Grade. Bei dem Mangel
an wissenschaftlichen Untersuchungen sind wir auf diesem Gebiete
lediglich auf Beobachtungen angewiesen, die einerseits durch die bei
Blinden nahezu fehlenden mimischen Ausdrucksbewegungen, andererseits durch heftige Äußerungen des Gefühlslebens mannigfachen Täuschungen unterworfen sind.

Es ist naheliegend, bei dem Mangel des Gesichts auch eine Einengung des Gefühlslebens bei den Blinden anzunehmen, denn von
den auf Empfindungen beruhenden sinnlichen Lust- und Unlustgefühlen
fehlen bei ihnen unbedingt jene, welche durch die Gesichtsempfindungen
hervorgerufen werden können. Dieser Mangel zeitigt natürlich Rückwirkungen auf den verschiedensten Gebieten des Gefühlslebens.

„Das Gefühl ist die bewußte Stimmung der Seele, in welche sie
versetzt wird durch ihre Tätigkeiten. Jede geistige Tätigkeit hat eine
entsprechende Stimmung der Seele zur Folge; ist die erstere durch
die Blindheit beschränkt, muß auch das Gefühlsleben darunter leiden.
Von den Gefühlen ist bei dem Blinden einflußreich das formale (peinigende) Gefühl der Langeweile, mangelhaft das Lustgefühl der Freude,
das ästhetische (religiöse) Gefühl, das Selbstgefühl, das Mitgefühl."
(Krage, 1897.)

„Weil ihnen das Auge fehlt, sinnliche Wahrnehmungen zu machen,
so gehen sie an der Schönheit der ganzen von Gott geschaffenen Natur,
an der der Blumen und Vögel, an der von Meeren und Gebirgen achtlos
vorüber. Wenn der Blinde einen Genuß von der Natur hat, so ist er
anderer Art als der, den wir durchs Auge empfangen, und wenn ihm

dieser Genuß das Gemüt bewegt, so wird diese Bewegung nicht durch sinnliche Wahrnehmungen, sondern durch Überlegungen und Erwägungen hervorgerufen, die sein Geist anstellt. Der Blinde geht, wenn er sich unter Menschen bewegt, an fröhlichen und traurigen Gesichtern vorüber, ohne daß sie ihn in seinem Gemüte bewegen könnten. Er sieht nicht Elend und Krankheit, er sieht nicht Anmut und Freundlichkeit; wenn ihm das Ohr nicht noch etwas verrät, was ihn zur Anteilnahme an den Menschen veranlaßt, so gleicht sein Gemüt einem Eingekerkerten. Vergegenwärtigt man sich die Schranken, von welchen die Blinden in dieser Beziehung eingeengt sind, so wird es uns erklärlich, daß ihr Gemütsleben ärmer sein muß als das anderer ihnen sonst gleichgestellter Menschen." (Brandstaeter, 1917.)

Es darf jedoch hierbei nicht vergessen werden, daß die erwähnte Einengung des Gefühlslebens niemals zu einem gänzlichen Mangel einzelner Gefühle führt, wie dies früher mehrfach angenommen wurde. Die Verschiedenheit in Umfang und Intensität, welche sich aus dem Zustande der Blindheit ergibt, soll in folgendem bei der Betrachtung der einzelnen Gefühle berührt werden.

Von den sinnlichen Gefühlen stehen bei den Blinden die auf den Gehörs- und Tastempfindungen beruhenden obenan. Dies zeigt einerseits das Verhalten des blinden Kindes bei Wahrnehmung von Tönen und Geräuschen, die durch Sprache und Musik hervorgerufenen Gefühlsäußerungen aller Blinden, andererseits das Verlangen nach liebkosenden Berührungen, die starke Wirkung körperlicher Strafen, das Bedürfnis nach Wärme (letzteres auch durch den Mangel an Bewegung hervorgerufen). Geschmacks- und Geruchsempfindungen sind bei Blinden besonders gefühlsbetont.

Zur Gruppe der Neigungen, welche die körperlichen Bedürfnisse des Blinden befriedigen und ihm Vergnügen bereiten, zählt Matthias (1869) Essen und Trinken, Zimmerwärme, Ordnung und Bequemlichkeit. „Die Beschäftigung soll, ob zweckmäßig oder nicht, als solche mehr dem Vergnügen und dem Zeitvertreib dienen, ohne Rücksicht auf das beste Erträgnis. Kurz gesagt: Der Blinde würde, wenn er könnte, sich stets sehr bequem einrichten. Von dem Leben — hört man ihn sagen — kann er keine anderen Begünstigungen erwarten. Im Grunde genommen muß er wirklich vieles, ja das meiste entbehren. Die Tugend des Entbehrens könnte von seinem Standpunkte aus der Sehende allein ausüben, wobei demselben immerhin noch mehr Genuß verbleibt als dem armen Blinden, der er zu sein nie aufhört." Matthias zählt zu dieser Gruppe von Neigungen der Blinden aber auch Hang zur schönen Literatur, zu Musik und Gesang, Verlangen nach Bereicherung seines Wissens, bei blinden Mädchen Vorliebe für schöne Kleider. Von Spielen finden besonderen Zuspruch: Kegel-, Karten- und sonstige Glücksspiele.

Obwohl bereits zu den höheren Gefühlen zählend, steht das ästhetische Gefühl in enger Beziehung zu sinnlichen Gefühlen. Die Freude am Schönen ist auch dem Blinden eigen, mag sie auch anderen Quellen entspringen und sich in anderer Weise äußern als beim Sehenden. Auf einzelnen Gebieten der ästhetischen Empfindungen, wie im Genusse der Tonkunst besteht überhaupt kein Unterschied. Hierin zeigen Blinde sogar eine erhöhte Gefühlstätigkeit, während sie auf allen anderen Gebieten gegenüber den Sehenden zurückstehen.

Nach der Ansicht Diderots (1749) ist die Schönheit für den Blinden nichts als ein Wort, doch gesteht er trotzdem zu, daß sie die Idee des Schönen haben. „Der Blinde von Puisaux urteilt von der Schönheit (von Personen) durchs Getast. Das ist begreiflich; aber was schwerer zu ergründen ist, daß auch der Ausdruck und der Ton der Stimmen auf sein Urteil Einfluß hat."

„Eine Beobachtung, die ich schon bei allen Blinden gemacht habe" — sagt Zeune (1808) — „ist, daß sie die Schönheit eines Menschen an der wohlklingenden Stimme und den runden Umrissen erkennen wollen. Einige meinen sogar, die Pockengruben an einem leisen Sprechen durch die Nase herauszuhören, und wirklich trafen sie es richtig, wenn die Blatternarben sehr stark und häufig waren. So auffallend dies scheint, so natürlich ist im Grunde der Zusammenhang, da die Blattern die innere Nasenhöhle angreifen und dadurch jenes leise Näseln veranlassen."

Das Schönheitsideal des Blinden bildet sich in dieser Richtung eben aus den akustischen Wahrnehmungen, und erst über diese sucht er Beziehungen zur schönen Form, die ihm nur beschränkt durch das Tastgefühl zugänglich ist.

„Der Tastsinn, der gemeiniglich noch den niederen Sinnen zugezählt wird, für die Blindenwelt aber eine höhere Bedeutung hat, ist ein schlechter Vermittler der äußeren Schönheitswelt; in seinem Bereiche eng begrenzt, kann er nur in der Nähe befindliche plastische Formen von geringerer Ausdehnung zur Anschauung bringen. Der weitaus größte Teil aller ästhetischen Eindrücke wird durch das Gehör und das Gesicht vermittelt, und von diesen sind nur die durch das Gehör vermittelten unseren Blinden zuführbar. So ist die Welt des Schönen unseren Blinden fast zur Hälfte verschlossen, und es bleiben für ihn nur diejenigen Erscheinungsformen desselben übrig, die durch den Tastsinn und besonders durch das Ohr zur Wahrnehmung gelangen." (Mecker, 1885.)

In ähnlicher Weise spricht Oppel (1888) über diesen Gegenstand:

„Die ästhetischen Gefühle sind bei einem Blinden nur soweit vorhanden, als das Ohr hierzu die Auffassung liefert; denn das fehlende Auge kann bei Wahrnehmung ästhetischer Objekte der Tastsinn entweder gar nicht oder doch nur in primitiver Weise vertreten. Aus diesem Grunde stehen die Wahrnehmungen und folglich auch die Vorstellungen ästhetischer Objekte, welche auf Tastauffassungen beruhen, so weit hinter jenen, deren Auffassung durch Gesicht und Gehör vermittelt wird, zurück. Von den Künsten hält für den Blinden nur das Reich der Töne die Tore gastlich offen, während seine beschränkenden Eigentümlichkeiten dieselben schon in der Poesie und noch mehr in der Plastik allmählich zu schließen beginnen, bis zuletzt Schloß und Riegel den Eintritt in die Zauberwelt der Malerei ewig ihm versagt."

Ansaldi (1895) zeigt gleichfalls, in welcher Richtung sich das ästhetische Urteil der Blinden bewegt:

„Die Tonwahrnehmungen haben für den Blinden im allgemeinen einen weitaus größeren ästhetischen Wert als für den Sehenden. Er erfreut sich nicht nur an den musikalischen Harmonien und dem Wohlklang der Verse, sondern findet auch an den unbedeutendsten Geräuschen und den verschiedenen Tonfärbungen der menschlichen Stimme und der Instrumente eine Quelle stiller Freuden. Die menschlichen Stimmen erregen im Blinden ästhetische Empfindungen, ähnlich jenen, welche die Sehenden beim Anblick von Personen fühlen. Aus den verschiedenen Eindrücken der Vokaltöne schließt der Blinde mit größerem Scharfsinn als der Sehende auf die innere Schönheit einer guten und klaren Seele, so daß es schwierig ist, einem intelligenten Blinden die wahre Natur der Gefühle zu verbergen. Auch die Tastempfindungen haben eine große Bedeutung für die ästhetische Beurteilung der Körper. Die Glätte, Weichheit, das Samtartige sind Zeichen der Schönheit, während das Rauhe, Klebrige und Harte ein unangenehmes Gefühl erzeugen. In bezug auf die Gestalt liebt der Blinde am meisten das Geradlinige und Runde; regelmäßige und einfache Gestalten sind ihm sympathischer als zierliche, verkünstelte, welche für Sehende oft einen hohen Grad von Anziehungskraft besitzen. Die ebene Form, welcher der Blinde mit dem Tastsinn leicht folgen kann, befriedigt nicht sehr seinen ästhetischen Sinn, noch weniger zusagend sind ihm die Basreliefs, während die Skulptur und die Plastik ihm eine vollkommene Vorstellung der Schönheit vermitteln."

Schließlich beschäftigte sich auch Soret (1896) mit der Frage, inwieweit der Tastsinn ausreicht, einem Blindgeborenen die Vorstellung des Schönen in der Form beizubringen. Derselbe hat sich zunächst durch eine Untersuchung im Blindenasyl von Lausanne ver-

gewissert, daß die Blinden genau das nämliche Wohlgefallen an der
Symmetrie finden, welches die Taubstummen charakterisiert. Die
Strickerinnen dieses Asyls z. B. legen das höchste Gewicht auf die
Regelmäßigkeit der Muster, die sie nachzubilden haben; die Korb-
flechter bestehen darauf, daß die Weidenruten, deren sie sich bedienen,
ganz gerade und von gleicher Länge sind. Im allgemeinen kann man
sagen, daß jede Art von Unregelmäßigkeit für die Blinden ein Zeichen
von Häßlichkeit ist. Sie lieben glatte, reine Oberflächen, symmetrische
Gestalten; ein Sprung an einem Topfe, eine Rauheit der Tischplatte
verursachen ihnen eine entschieden peinliche Empfindung.

Über die Beurteilung der Schönheit der menschlichen Gestalt
durch Blinde erzählt Soret folgende Begebenheit: „Vor drei Jahren
besuchten zu gleicher Zeit drei Professoren das Asyl zu Lausanne.
Der eine von ihnen war ein großer, schöner Schwede mit den regel-
mäßigsten und edelsten Gesichtszügen, der zweite ein ausnahmsweise
häßlicher Schweizer, der dritte ein Durchschnittsmann, der sich in
nichts von anderen gemeinen Sterblichen unterschied. Unter den Pen-
sionären der Anstalt befand sich ein armer Blinder und zugleich Taub-
stummer, welcher trotz allem, was ihm fehlte, um mit der Außenwelt
in Verkehr zu treten, sehr intelligent und namentlich für Tastempfindungen ungemein empfänglich war. Die Prüfung eines mißgestalteten
oder verkümmerten Wesens verfehlte niemals, ihm Zeichen von Mitleid
oder ironische Kundgebungen zu entlocken. Man stellte ihm die drei
besuchenden Herren vor, die er sogleich nach seiner Gewohnheit zu
betasten begann. Sofort ließ ihn die Schönheit des Schweden die leb-
hafteste Bewunderung ausdrücken. Bei der Untersuchung des Schwei-
zers brach er in ein spöttisches Lachen aus und gab durch Gesten zu
verstehen, daß diesem Manne das Hinterhaupt fehle, was ihn im
höchsten Grade zu amüsieren schien. An dem dritten fand er nichts
Besonderes und drückte dabei weder Befriedigung noch Mißfallen aus."

Aus dieser und anderen Tatsachen schloß Soret, daß die Blindgeborenen ein angeborenes Schönheitsideal besitzen, und verlangt, ihren
ästhetischen Sinn durch eine systematische Erziehung zu entwickeln.

Für die Ausbildung des ästhetischen Gefühls bei Blinden tritt
besonders Mecker (1885) in nachstehenden Ausführungen ein:

„Das allererste, was die Blindenschule für die ästhetische Erziehung
zu tun hat, ist, daß sie am Schüler und in dessen Umgebung nichts
duldet, was mit dem Schönen in Kontrast steht, keine Unsauberkeit
und keine Unordnung, und daß sie alle Mittel anwendet, ihn an Reinlichkeit, Ordnung und Anstand zu gewöhnen. Zwar können wir unsere
Blindenanstaltsräume nicht mit Gemälden und sonstigem Farben-
schmuck, die in den Bildungsschulen der Sehenden in ästhetischer Hin-

sicht gute Dienste tun, versehen, wohl aber sollten wir dafür unter Vermeidung von jeglichem Luxus mit sonstigen schönen Naturprodukten und Kunsterzeugnissen, wie duftende Blumen, gute Singvögel, Büsten berühmter Männer und Reliefdarstellungen wichtiger Ereignisse unsere Räume ausstatten und so den Geruch-, den Gehör- und den Tastsinn der Zöglinge stets in anmutiger Weise beschäftigen."

„Schlechte Angewohnheiten, Wiegen und Drehen des Kopfes, Verzerrung des Gesichtes, vornübergebeugte Haltung und linkische Bewegung aller Gliedmaßen sind ebenso häßliche als in der Blindheit selbst begründete Mängel, die wir an den meisten unserer Zöglinge beobachten. Gegen diese ist neben der spezifischen Kur, die jedem einzelnen Fehler zuteil werden muß, als bestwirkendes Universalheilmittel die Gymnastik zu empfehlen. Durch Musik- und Gesangbegleitung können die gymnastischen Übungen bei den Blinden, denen für äußere Bewegungen die Erregung und Leitung des Gesichtssinnes abgeht, einen besonderen Anreiz und eine ästhetisch wirkende Stütze erhalten."

„In den Schulen der Sehenden dient vorzüglich der Schönschreib- und der Zeichenunterricht zur Bildung des ästhetischen Geschmackes. Da die Blindenschule diese Bildungsmittel, die den Gesichtssinn voraussetzen und auch auf und durch denselben wirken, nicht in Anwendung bringen kann, so haben wir uns nach Ersatz umzusehen, und dieser wird uns in den sogenannten Fröbelbeschäftigungen, dem Modellieren und dem Reliefzeichnen, die sämtlich auf dem Tastsinn basieren, geboten."

„Wenn Tastsinn und innere Anschauung in den reinen Erscheinungsformen des Schönen geübt sind, dann sind sie auch leichter imstande, das in der Natur gebotene Schöne zu erfassen, zu genießen und dem naturwissenschaftlichen Unterrichte eine ästhetische Seite abzugewinnen. Wie die Geographie, so ist auch die ihr verwandte Geschichte sehr wohl der ästhetischen Behandlung fähig."

Als die wichtigsten Mittel zur ästhetischen Bildung erkennt Mecker aber die Darstellung des Schönen in der Sprache, die Poesie, vor allem aber die Tonkunst. „Auch die religiöse Erziehung birgt viele ästhetische Bildungsmomente in sich, wie sie auch hinwiederum durch die Ästhetik in ihrer Wirkung unterstützt wird. Die religiösen Kulte finden in schönen Formen und Zeremonien ihren Ausdruck, die dem sinnlichen Menschen die Erfassung des Geistigen und Göttlichen erleichtern sollen."

In Anlehnung an Volkelts „System der Ästhetik" erörterte Blindenlehrer Schmidt (1920) Möglichkeit und Grenzen der ästhetischen Bildung der Blinden und sagt hierüber:

„Es handelt sich darum, festzustellen, inwieweit die durch das

Fehlen optischer Eindrücke veränderten seelischen Funktionen Blinder
mit den von der Ästhetik für das künstlerische Schaffen und Genießen
aufgestellten Normen in Einklang zu bringen sind. Ausgangspunkt soll
die Ästhetik oder enger gefaßt die Psychologie des ästhetischen Be-
trachtens sein. Die in ihr auf empirische Weise gefundenen Gesetze
sollen auf ihre Erfüllungsmöglichkeit von seiten der Psyche des Blinden
hin untersucht werden."

Volkelt, der die Annahme eines ästhetischen Apriori vertritt, hält
die Angelegtheit auf die ästhetischen Normen als zum Wesen der
menschlichen Intelligenz gehörig. „Graduelle Unterschiede beweisen
nichts dagegen, sondern zeigen nur, daß die Anlage einmal reichlich
entfaltet, ein anderesmal verkümmert ist. Zur Annahme abweichender
Erscheinungen in der Seele des mit Blindheit Betroffenen liegt keine
Veranlassung vor. Höchstens könnte die interessante, aber doch müßige
Behauptung auftauchen: In manchem Blinden mag der Keim zu einem
großen Maler und Bildner geschlummert haben: nur das Fehlen des be-
deutendsten Sinneswerkzeuges hat das In-die-Wirklichkeit-treten dieser
Anlage verhindert. Und hiermit wäre gleichzeitig die wichtigste Frage
berührt: Welche Grenzen sind der ästhetischen Angelegtheit bei ihrem
Streben nach Verwirklichung durch das Leiden der Blindheit gesetzt?"

„Was uns in Natur und Kunst ästhetisch berührt, wendet sich
zunächst an unsere Sinne. Unter diesen nehmen Gesicht und Gehör
eine Vorzugsstellung ein; denn alle ästhetischen Gegenstände bestehen
entweder als Gestalten- und Farbenwahrnehmungen oder als Gehörswahrnehmungen oder als Verbindungen beider. Es ist dies eine aus
der Erfahrung sich ergebende Tatsache. Sie findet ihre nähere Begründung in zwei Vorbedingungen alles ästhetischen Erlebens: Dem Zurücktreten der Stofflichkeit und der Forderung der Bestimmtheit und Ordnung der Eindrücke. Der Stofflichkeitscharakter der Gegenstände muß
verschwinden, wenn sie ästhetische Wirkung ausüben sollen. Eine weit
überragende Bedeutung werden also hier dem Gesicht und Gehör ein-
geräumt. Dem Blinden müssen mithin eine gewaltige Menge ästhetischer Erlebnisse versagt sein. Es gilt nun zu untersuchen, ob die sogenannten niederen Sinne einen gewissen Ersatz schaffen können oder ob
sie für die Aufnahme ästhetischer Wahrnehmungen überhaupt nicht in
Frage kommen."

„Jedes Empfinden im Reiche des Tastens ist stets zugleich Stoff-
lichkeitsgefühl. Also gerade das Haupterfordernis des ästhetischen
Erlebens, das Zurücktreten der Wirklichkeit hinter den Schein, wird
hier nicht erfüllt. Dagegen scheint die Tastempfindung für die Erfüllung
der zweiten Forderung — Bestimmtheit und Deutlichkeit der Sinneseindrücke — besonders angelegt zu sein. So scheinen die Tastempfin-

dungen sich in dieser Beziehung aus der Reihe der niederen Sinne zu lösen und sich dem Gesicht und Gehör zu nähern. Diese Annäherung ist aber nach Volkelt nur eine scheinbare. Die Tasteindrücke sind eben so klar, bestimmt und fest, weil sie uns das Stoffliche naherücken. Was also auf der einen Seite Vorteil wäre, wird durch den dadurch gleichzeitig mitbedingten Nachteil sogleich wieder aufgehoben. Doch hält es Volkelt keineswegs für unmöglich, daß sich die Tastempfindungen unter günstigen Umständen so verfeinern können, daß ihnen ein gewisser ästhetischer Wert zukommt. Ästhetische Gesamteindrücke an sich allerdings vermag der Tastsinn nicht zu vermitteln. Er tritt nur ergänzend oder steigernd zu den durch die beiden Hauptsinne bewußt gewordenen Empfindungen hinzu."

„Eine Ausnahmestellung kommt dem Geruch zu gegenüber Tastsinn und Geschmack. Der Stofflichkeitscharakter tritt zurück. Bestimmtheit und Deutlichkeit gehen den Geruchsempfindungen vollständig ab. Ihnen haftet immer etwas Unbestimmtes an. Genau so ist es bei den Geschmacksempfindungen. Hier tritt dazu noch der Stofflichkeitscharakter viel mehr hervor, indem wir die Auflösung der Stoffe auf unserer Zunge unmittelbar spüren."

Für das ästhetische Empfinden kommt aber auch das Reich der vorgestellten Empfindungen in Betracht. „Im ästhetischen Verhalten nehmen die Reproduktionen der niederen Sinnesempfindungen einen ungleich größeren Raum ein als die wirklich empfundenen. Diese Reproduktionen knüpfen meist an Gesichtswahrnehmungen an. Solche kommen aber für den Blinden nicht in Frage, vielmehr treten bei ihm die niederen Sinne in den Vordergrund und ersetzen das Gesichtsbild. Jetzt wird deutlich, wie gewaltig der Unterschied hinsichtlich der Intensität der ästhetischen Erlebnisse, die sich auf den Gesichtssinn gründen, gegenüber dem Blinden sein muß. Ihm drängt sich einmal der Stoff auf und ermangelt zum andern der Menge der Reproduktionen."

„Nicht übergangen werden darf die Analogie. Volkelt versteht darunter die Ähnlichkeit, die derartig mit Unähnlichkeit verschmolzen ist, daß die Grunddaseinsweise, das Daseinsmedium als unähnlich erscheint, trotzdem aber doch eine Ähnlichkeit als durch jene wesenhafte Unähnlichkeit hindurchschauend gefühlt wird. Daß solche durch Analogie hervorgerufene Empfindungen für unsern Zweck besondere Bedeutung gewinnen, wird durch die zahlreichen Beispiele von Analogien in der Blindenliteratur bewiesen."

„Wir sehen also, daß auf dem Gebiet des Ästhetischen ein Ersatz des Gesichtssinnes durch die niederen Sinne auch im beschränktesten Sinne kaum möglich ist. Der Blinde wird hier nie zu dem reinen Genuß des ästhetischen Scheines gelangen wie der Sehende. Anders ist es natürlich bei Spätererblindeten, die Phantasievorstellungen mit in ihr Dunkel nehmen."

„Mit dem Wahrnehmen ist nun aber der Vorgang des ästhetischen Erlebens keineswegs abgeschlossen. So einheitlich sich das ästhetische Erleben als Ganzes darstellt, es setzt sich doch aus zahlreichen psychischen Funktionen zusammen, die einander durchdringen und verknüpfen. Diese seelischen Funktionen werden beim Blinden gemäß denen des Sehenden verlaufen. Worauf es ankam, war einzig das Abweichen bei der sinnlichen Wahrnehmungsgrundlage."

„Die durch äußere Eindrücke nicht so in Anspruch genommene Aufmerksamkeit des Blinden ist von Natur mehr auf das Innere gerichtet. Sonach ist der Blinde für die das Innerliche besonders betonenden akustischen Künste geradezu prädestiniert. Andererseits erfährt seine Innerlichkeit durch diese Künste eine weitere Vertiefung."

Auf dem Gebiete der ethischen und religiösen Gefühle begegnen wir bei der Beurteilung Gesichtsloser mancher Widersprüche, deren Lösung eine allerdings schwierige, aber dafür um so dankbarere Aufgabe der Blindenpsychologie darstellt.

Was die Wahrheitsliebe der Blinden betrifft, so spricht sich Bl. (Handbuch, 1900) hierüber folgendermaßen aus: „Gut erzogene Blinde neigen nicht nur mit ihrem Gemüte, sondern auch durch ihren Willen zu rückhaltlosen Äußerungen der Wahrheit hin: sie sind wahrheitsliebend. Schon der Umstand, daß sie in vielen Dingen von dem guten und üblen Willen ihrer sehenden Mitmenschen abhängig sind, läßt sie die Wichtigkeit der Wahrheitsliebe empfinden, und sie achten dieselbe sowohl am Sehenden als auch an ihren Schicksalsgenossen. Es ist wohl zu unterscheiden zwischen Wahrheitsliebe und Wahrhaftigkeit, und Blinde empfinden es meistens deutlich, wenn eine ihnen als wahrheitsliebend bekannte Person sich zu einer Notlüge oder einer anderen Äußerung und Unwahrheit veranlaßt oder gezwungen sieht. Die Erfahrung lehrt, daß Blinde schon aus dem ganzen Verhalten eines ihnen als wahrheitsliebend bekannten Menschen, oft aus ganz kleinen, geringfügigen Anzeichen, welche Sehenden vollständig entgehen, die eben nur infolge der außerordentlichen Feinhörigkeit der Blinden diesen bewußt werden, bemerken, daß derselbe trotz seiner Wahrheitsliebe gegen Wahrhaftigkeit verstößt. Der engere Verkehr mit Blinden läßt auch erkennen, daß die Wahrheitsliebe nicht selten mit der Empfindung kämpft, daß Wahrheit in dieser oder jener Angelegenheit einen Nachteil für den sich aufrichtig Äußernden mit sich bringt, und der scharfe Beobachter kann erkennen, wie der betreffende Blinde allen seinen Scharfsinn anwendet, um weder gegen seine Wahrheitsliebe zu verstoßen, noch durch Äußerung der Wahrheit sich in eine unangenehme Situation zu bringen."

„Wahrhaftigkeit findet man bei Blinden nicht selten sehr stark ausgeprägt. Ja selbst dort offenbart sich Wahrhaftigkeit, wo der Blinde
Gefahr läuft, Nachteile aus rückhaltsloser Offenheit zu ernten. Man
findet manchmal sogar starres Festhalten an einer als wahr empfundenen
Meinung.‟

„Nichtsdestoweniger gibt es unter Blinden auch solche, die sich
bewußter Abweichung von der Wahrheit schuldig machen. Lügen-
hafte blinde Individuen sind schwer zum Geständnisse der Wahrheit zu
bringen, da ihnen ein Vorteil darin gegeben ist, daß sie den Blick des
Fragenden nicht auszuhalten brauchen und dadurch viel weniger dem
Einflusse desselben ausgesetzt sind. Es ist deshalb kein Erröten, keine
Unsicherheit in den Mienen, kurz, es ist deshalb auch keines der kleinen,
aber nicht unwichtigen Zeichen, die den Lügner verraten, vorhanden,
und unter Umständen wird die Lüge gar nicht erwiesen werden.‟

Derselbe Fachmann ist der Ansicht, daß in bezug auf Sitte und
Sittlichkeit unter gebildeten Blinden ein hoher Grad von Erkenntnis
zu verzeichnen ist. „Die Unterscheidung, sowie das Gefühl des moralischen Tun und Handelns vom nichtmoralischen ist bei ihnen sicher
stark entwickelt.‟ Und Moldenhawer ergänzt und berichtigt:

„Diejenigen, welche meinten, daß der Gesichtslose in moralischer
Beziehung gegen den Vollsinnigen zurückstehe, haben sich durch die
Ansicht leiten lassen, daß sich die Wahrnehmungen und geistigen Eindrücke zu sehr auf das Auge beschränken, obgleich auch die durchs
Ohr ausgeführten von ebenso großer Bedeutung sind. Die Nahrung,
welche durch die sinnlichen Eindrücke dem moralischen Gefühle zugeführt wird, ist demgemäß bei Blinden ebensowohl wie bei Vollsinnigen
imstande, hebend oder erniedrigend zu wirken, indem sich der theoretischen Belehrung guter oder schlechter Art die praktische Erfahrung,
welche das tägliche Leben bietet, zugesellt.‟

Das Rechtsgefühl bezeichnet Moldenhawer als diejenige Eigenschaft, welche das blinde Kind am höchsten stellt. Mängel in dieser
Beziehung bei Personen in der Umgebung des Kindes können weder
durch Freundlichkeit noch durch Wohltaten aufgewogen werden.‟

Der von Diderot (1749) aufgestellten Behauptung, die lange Zeit
als feststehend galt, daß es dem Blinden an Schamhaftigkeit mangle
und dies eine Folge seines Zustandes sei, begegneten Baczko (1807)
und Zeune (1808), letzterer mit dem Hinweise, daß er die äußeren
Merkmale derselben, das „jungfräuliche Rotwerden‟ bei mehreren
seiner Zöglinge beobachten konnte.

Dagegen findet Guillié (1817), daß das Verschämtsein für die
Blinden beinahe nur in der Einbildung vorhanden sei, „obgleich sie eine
Art von Schüchternheit haben, die vielleicht mehr von der Furcht als

von der Scham herrührt, und welche die Verlegenheit, in der sie sich unter gewissen Umständen befinden, oft noch vermehrt."

„Die Ansicht, der Blinde besitze weniger Scham wie der Sehende, weil ihm ein wichtiger Anlaß zum Schamhaftigkeit, der Eindruck durch das Auge, fehle, fällt in sich zusammen, wenn man das Wesen dieses Gefühles erfaßt und nicht nur die Äußerlichkeiten allein betrachtet. Scham im engeren Sinne scheint bei Blinden eher stärker entwickelt zu sein als weniger, da ihnen gewöhnlich jene freieren Gewohnheiten in bezug auf Lebensart, Kleidung, Benehmen usw., die unter Umständen Einfluß auf das Gefühl der Scham überhaupt nehmen, entgehen und sie es eigentlich mit sich allein zu tun haben und sich darum auch mehr als der Sehende abzuschließen geneigt sind. Es könnte sogar gesagt werden, daß der Blinde selbst unter Geschlechtsgenossen der Scham nicht vergißt, was auch wieder auf die Abgeschlossenheit nach außen zurückgeführt werden kann. Weder bei männlichen, noch weit weniger bei weiblichen Blinden wird man Scham vermissen, und besonders bei letzteren findet man eine äußerst große Empfindlichkeit in dieser Richtung, die nicht nur auf größere Verletzungen, sondern schon auf äußerst geringe Angriffe auf das Schamgefühl reagiert, so daß z. B. laszive Scherze, die von Sehenden kaum beachtet, deren Ziel vielleicht gar nicht erkannt wird, bei Blinden bereits einen hohen Grad von Scham hervorrufen. Freches, die Scham außer acht lassendes Benehmen gehört zu den besonderen Seltenheiten, es ist fast noch eher bei Halb- als bei Ganzerblindeten zu finden. Weiter darf nicht unbeachtet bleiben, daß der Blinde mit Rücksicht auf den Umstand, daß er vor einer ihm unbekannten und unmerklichen Beobachtung seitens Sehender nie sicher ist, er sich daher meist sehr vorsichtig in seinem Benehmen verhalten muß. Er schämt sich gewissermaßen fortwährend, oder anders ausgedrückt, es schwebt ihm stets vor, daß er gegen Anstand und Sitte in irgend einer Weise verstoßen könnte, besonders aber bei Handlungen, die vorwiegend geeignet wären, das Schamgefühl zu verletzen. Natürlich hängt größeres oder geringeres Schamgefühl von der Erziehung und dem Bildungsgrade des Blinden ab." (Bl. in Handbuch, 1900.)

Ein anderer Vorwurf, der sich durch die ganze Geschichte der Blindenfürsorge hinzieht, ist jener der Undankbarkeit bei Blinden. Wie schon Knie (1821) bemerkt, scheint der Blinde weniger dankbar, „weil die Äußerungen seines Dankes kurz und weniger umständlich sind. Auch die Gewohnheit, von Jugend auf — er mag nun arm oder nicht arm sein — durch fühlende, ihn bemitleidende Seelen Wohltaten empfangen zu haben und der bisweilen wohl auch stattfindende Gedanke, er habe einen gerechten Anspruch auf solche, mag ebenfalls hierzu beitragen."

Ebenso wendet sich Moldenhawer (Handbuch, 1900) gegen die unberechtigten Klagen früherer Zeiten über Undankbarkeit der Blinden. „Dankbarkeit ist in hohem Grade von der Erziehung und täglichen Behandlung abhängig; sie muß daher notwendigerweise in sehr verschiedenem Grade bei Blinden auftreten, weil die Gegensätze der den einzelnen zuteil werdenden Behandlung hier sehr groß sind. Ein normal entwickelter Blinder wird für alles dasjenige, was Menschenliebe und Pflichtgefühl in Verbindung mit praktischem Sinne und wohlverstandenem Interesse für ihn erzielt hat, früher oder später sich zu Dank verpflichtet fühlen. Nicht ungerecht darf der Sehende gegen den Blinden sein und den Ausdruck der Dankbarkeit bei jeder Gelegenheit erwarten. Fälle von Mangel an Dankbarkeit, wie sie die Blindenliteratur aufweist, müssen demnach auf das richtige Maß zurückgeführt werden."

Eine ganz besondere moralische Eigenschaft, „die den Blinden wie angeboren ist", glaubte Baczko (1807) in ihrem Abscheu gegen den Diebstahl gefunden zu haben.

„Man hat dieses Gefühl der Schwierigkeit zugeschrieben, der sie beim Stehlen begegnen, und trotzdem sie fühlen, daß sie unaufhörlich der Möglichkeit ausgesetzt sind, von den andern betrogen zu werden: angenommen, daß ein bißchen Egoismus in ihrer diesbezüglichen Handlungsweise steckt, ist doch zu bemerken, daß man beim Prüfen der Gerichtssaalregister staunen wird, in Anbetracht der großen Zahl der Blinden keinen wegen Diebstahl verurteilten darunter zu finden."

Tatsächlich liegt hierin jedoch keinerlei Besonderheit vor, da die Neigung zu Entwendungen auch bei blinden Kindern beobachtet wird, die allerdings durch die Erschwerungen in der Ausführung behindert erscheint.

Nicht wenig umstritten war auch seit den ersten Beobachtungen das Vorhandensein bzw. der Mangel religiöser Gefühle bei den Gesichtslosen. Bezichtigte Diderot (1749) sie der Gottesleugnung, so betrachtete Guillié (1817) dies zwar als Unrecht, sprach sie jedoch von dem Vorwurfe der Unfrömmigkeit nicht frei. Zeune (1808) entschied das Vorhandensein religiöser Empfindungen bei den Blinden mit der Begründung: „Wollten wir auch nur den äußeren Beweis fürs Dasein Gottes aus der Wahrnehmung der Werke der Schöpfung anerkennen, so ist ja ein Blinder dafür nicht unempfänglich; denn fehlen ihm auch die Eindrücke durchs Gesicht, so bleiben ihm ja doch immer die durch die andern Sinne und überdies die Kraft auf eine erste Ursache aller dieser empfangenen Wahrnehmungen zu schließen. Überdies liegt der innere oder sittliche Beweis fürs Dasein einer Gottheit dem Blinden nicht ferner als dem Sehenden. In der Tat habe ich schon bei manchen Zöglingen einen recht frommen gottinnigen Sinn gefunden."

„In dem Zustande der Blindheit liegt viel" — sagt Klein (1819)
hierzu —, „was Sittlichkeit und Religiosität erzeugen und befördern
kann. Ein leidender Zustand, der aber durch lange Gewohnheit und
durch das fast allgemeine Mitleiden anderer gemildert wird; ein durch
das Gefühl steter Hilfsbedürftigkeit erzeugtes Bestreben, sich dieser
Hilfe würdig und andere dazu geneigt zu machen; Mangel an Sinnenreiz
und Verführung und die bei der Abgezogenheit und Einsamkeit veranlaßte häufige Gelegenheit zum Nachdenken und zu ernsthaften Betrachtungen; am meisten aber die lebhafte Überzeugung von der Unvollkommenheit, Schwäche und Hinfälligkeit des Menschen und die
daraus entstehende Sehnsucht nach einem besseren vollkommneren Zustande zur Vergeltung unverdienter Leiden. Im Gegenteile aber ist die
Blindheit, in einigen Beziehungen, für Moralität und Religiosität nicht
günstig. Ein hoffnungsloses Leiden stumpft das Gefühl ab, macht kalt
und gleichgültig gegen andere Menschen. Die Hilfe, welche man Blinden
leistet, wenn es auch kein Almosen ist, wird doch gewöhnlich mit zu
wenig Schonung und Delikatesse geleistet und erzeugt um so mehr
einen demütigenden Begriff, da dieses überhaupt bei jedem geschieht,
der immer empfängt und nie selbst wiedergeben kann. Vorzüglich aber
entbehrt der Blinde die meisten vorteilhaften Wirkungen auf das Herz,
welche aus rührenden Auftritten und Erscheinungen entstehen und die
oft durch das Auffallende und den ersten Eindruck moralische Ent-
schlüsse und edle Handlungen erzeugen. Glückliche Augenblicke, die
oft mehr Gutes stiften, als langes Nachdenken und mühsame Belehrung.
Auch das Rührende des feierlichen Gottesdienstes, die Andacht anderer
Menschen und das Erbauliche der Kirchenzeremonien geht für den
Blinden größtenteils verloren; die sichtbare Welt verkündet ihm nicht
die Größe und Güte des Schöpfers, er muß ihn durch eigenes Nachdenken und durch zweckmäßige Belehrung kennenlernen."

Auch neuere Fachleute und Blinde selbst bestätigen die in der
Blindheit liegenden hemmenden und fördernden Erscheinungen und
neigen zu der Ansicht, daß die Stellungnahme der Blinden zur Religion
eine ähnliche ist wie bei den Sehenden.

Moldenhawer (Handbuch, 1900) findet den Blinden zur Religiosität geneigt, und wie er meint, „scheint es, daß die Religion gewöhnlich das beste und zuverlässigste Mittel ist, um ihn in seinem
dunklen Dasein Zufriedenheit zu lehren. Hier ist ein Gebiet, auf
welchem er sich dem Sehenden vollständig gleichgestellt fühlt und wo
er ebenso genau und klar unterscheiden kann wie der Sehende. Bigot-
terie wird unter Umständen bei Blinden gefunden, welche in der
ganzen Richtung ihrer Erziehung zu übertriebener, formelhafter und
gedankenloser Religionsübung angehalten werden. Sie ist somit nicht

etwa als hervorstechender Zug im Charakter Blinder, sondern nur als Resultat falscher Erziehung derselben anzusehen."

Javal (1904) erklärt die Gläubigkeit der Blinden daraus, daß sie sich in einer für sie unsichtbaren Welt bewegen; „deshalb sind sie leicht dazu zu bringen, an die unmittelbare Gegenwart eines unsichtbaren Gottes zu glauben und neigen zur Mystik".

Die blinde Schmittbetz (1917) erklärt eine größere Hinneigung des blinden Kindes zur Religion nicht daraus, daß diese Neigung in jedes blinde Kind hineingelegt wäre als Ausgleich für die aus der Blindheit sich ergebenden Beschränkungen. „Wo diese Empfänglichkeit vorhanden ist, da wird sie allerdings durch die Blindheit und ihre Folgen, durch vermehrtes Angewiesensein auf sich selbst, tieferes Erfassen und allseitigeres Beziehen, stärkeres Nachempfinden oder Miterleben alles Gehörten wesentlich gefördert. Freilich auch die andere Seite, die bewußte Ableugnung — die geistig und geistlich Gleichgültigen scheiden hier zunächst aus — tritt früher in Erscheinung. Jedenfalls herrscht unter den Blinden die gleiche Mannigfaltigkeit der Stellungnahme wie unter den Sehenden: Die gleiche Entschiedenheit oder auch Abstufung bezüglich Zustimmung und Ablehnung, Gleichgültigkeit oder einer nur gewohnheitsmäßigen, aber nicht praktischen Stellung zur christlichen Religion, in der er mehr oder minder erzogen und unterrichtet worden ist. Wenn trotzdem bei so vielen Sehenden die Erwartung vorliegt, beim Blinden ein besonders lebendiges und vertieftes Verhältnis zu Gott zu finden, so ist das entweder auf den Gedanken an einen Ausgleich zurückzuführen oder auf die Annahme, daß ein außerordentliches Leiden eine besondere Frucht bringen müsse. Insofern bei dieser Erwartung die Blindheit, die doch nur eines der möglichen Mittel zur Verwirklichung jener Annahme werden kann, überschätzt, und die ausschlaggebende, zwar bestimmte, aber doch allgemein menschliche Veranlagung des betreffenden Blinden zu hoch veranschlagt wird, insofern hat der Sehende kein Recht, beim Blinden ein besonderes Verhältnis zur Religion zu erwarten."

Die stärksten Rückwirkungen zeigt der Blindheitszustand auf die Eigengefühle. Am wenigsten werden die hemmenden derselben bei früherblindeten Kindern bemerkbar, welche die Größe ihres Verlustes nicht abzuschätzen wissen, da ihnen jeder Begriff von der Wichtigkeit des Sehvermögens fehlt. Erst allmählich entsteht in ihnen das Gefühl des Verkürztseins und der minderen Leistungsfähigkeit gegenüber den Sehenden und bedrückt ihr Gemüt. Je später die Erblindung eintritt, desto tiefer ist die damit verbundene Depression. „So mannigfach von den Lebensverhältnissen sowie von Bildung und Temperament die Intensität und die Ausdrucksformen auch bedingt sein mögen, in welchen diese

Depression hervortritt, so ist sie doch ihrem Wesen nach immer in dem
Gegensatze zwischen dem Leben und Wirken in der Fülle des Lichtes
und der Selbstbestimmung einerseits und dem Leben in der Umnach-
tung und der Hilflosigkeit andererseits begründet." (S. Heller, 1915.)
Bei dem Früherblindeten ergibt sie sich in dem Alter tieferer Einsicht
aus dem Vergleiche der eigenen Lage mit jener der Sehenden.

„Die allmähliche Erkenntnis und das ständige Bewußtsein von der
Unmöglichkeit, es dem Sehenden völlig gleich zu tun, führt bei den
meisten Blinden zu einer stillen Zurückhaltung und Resignation in
ihrem Benehmen, manche auch zu einer ihnen sehr wohl stehenden
Satire über begangene Ungeschicklichkeiten und Verstöße, einzelne
freilich nicht selten zu einem verhaltenen Ingrimm oder offenbaren Zorn
über die eigene Hilflosigkeit, wie über die Rücksichtslosigkeit anderer."
(Hecke in Handbuch, 1900.) Als weitere Folgeerscheinungen nennt
Matthias (1869) Trauer, Hang zur Einsamkeit, Reizbarkeit.

„Empfindlichkeit ist nicht selten selbst bei sehr gebildeten Blinden zu finden, indem sie manche Handlung oder Äußerung als gegen
sich gerichtet ansehen, wo dies gar nicht der Fall ist. Sie ist stets
bei Blinden vorhanden, wenn sie, und zwar in gerechtfertigter Weise,
eines etwa begangenen Fehlers wegen hart angelassen werden, und
Blinde beanspruchen nicht selten, selbst im Falle des Unrechtes ihrerseits, eine milde, ja man könnte sagen, zarte Behandlung." (Bl. in
Handbuch, 1900.)

Sind Blinde im allgemeinen empfindlich? fragt Kull (1917) und
antwortet darauf: „Man kann sagen, ja, mehr als andere. Das mag wohl
daher kommen, daß Blinde von Jugend auf mit mehr Liebe und Zärt-
lichkeit behandelt und erzogen werden, als dies gewöhnlich bei Sehenden
der Fall ist. Die große Empfindlichkeit bei Blinden mag ferner darin
ihren Grund haben, daß Blinde bei ihren sehenden Lebensgefährten
selten ein richtiges Verständnis für sich, für ihr Können, Denken und
Wollen nicht voraussetzen können. Immer ist es Unwissenheit und
Unerfahrenheit von seiten der Vollsinnigen, wohl nie dagegen sind
es Boshaftigkeit oder irgend welche kränkenden Absichten, die hier
ihr Spiel treiben, und das ist für den Blinden das versöhnende Moment
dabei und muß es schließlich sein."

„Sehr empfindlich sind Blinde gegen Äußerungen, welche ihren
Zustand betreffen. Bemitleiden ihres Zustandes wegen ist ihnen stets
sehr lästig und wird von ihnen nach Möglichkeit abgelehnt. Schon die
darin enthaltene Erinnerung an ihr Gebrechen ist ihnen, sofern sie nicht
ganz abgestumpft sind, recht unangenehm, und sehr empfindliche Blinde
sind nicht imstande, von ihrem Unglücke sprechen zu hören, ohne ein
Gefühl des Unbehagens zu empfinden. Gewöhnlich sind in Blinden-

anstalten auch Plakate angeschlagen, welche die Besucher mahnen, sich aller noch so gut gemeinter Äußerungen des Mitleids mit den Zöglingen zu enthalten." (Bl. in Handbuch, 1900.)

Jede Störung der Gesundheit empfindet — nach Blessig (Handbuch, 1900) — der Blinde lebhafter als der Sehende, das subjektive Krankheitsgefühl ist bei ihm, auch in Fällen leichter Erkrankung, immer sehr ausgesprochen. Seine vielen Klagen stehen oft nicht im Verhältnis zu den objektiv nachweisbaren Störungen und lassen ihn dadurch oft hypochondrisch erscheinen. Er hat eben ein sehr feines Gefühl für die Vorgänge in seinem eigenen Körper; der sogenannte „innere Sinn" (Allgemeingefühl) ist bei ihm sehr stark entwickelt.

Wie schon Baczko (1807) anführt, ist dem Blinden im Zusammenhange mit seinem Zustande Vorsicht in hohem Maße eigen. „Durch oft recht unangenehme Erfahrung klug gemacht — sagt Bl. (Handbuch, 1900) — vermeidet er alle Übereilung und gebraucht Vorsicht, die ihm im Verlaufe des Lebens zur zweiten Natur wird. Die Vorsicht wird um so genauer beobachtet, je fremder die Umgebung dem Blinden ist. Es ist auch nicht als Ängstlichkeit auszulegen, die kennen Blinde tatsächlich viel weniger als Sehende. Daher kommt es, daß man so selten von einer Verunglückung eines allein auf der Straße verkehrenden Blinden hört. Die Vorsicht äußert sich auch noch im Verkehre mit Bekannten und besonders mit Fremden. Gegen diese tritt der Blinde noch mit mehr Vorsicht auf und man kann sehr genau bemerken, wie sich der Blinde zunächst beobachtend verhält, die Stimme genau taxiert und von dem Resultate der ihm gewordenen Eindrücke sein weiteres Verhalten abhängig macht. Ebenso kann man bei Blinden große Vorsicht in ihren Unternehmungen, besonders wenn dieselben geschäftlicher Natur sind, beobachten."

„Zur Furcht, der Empfindung von Unlust infolge Erwartung eines kommenden Übels neigen Blinde weniger als Sehende; es scheint dies mit der geringeren Erregbarkeit der Vorstellung von Gefahren bei ihnen zusammenzuhängen, die wieder ihrerseits vom Mangel an den Eindrücken des Gesichtssinnes als Hauptwahrnehmungsmoment herstammen. Daß Blinde den minderen Grad von Furcht, Besorgnis empfinden können, ist sicher, denn es sind Blinde nicht selten sowohl für sich selbst, als auch wegen anderer Personen besorgt. Da überdies Blinde sehr empfindlich gegen körperliches Unbehagen, besonders aber gegen wirkliche Schmerzen sind, wird ihnen die Erwartung solchen Übels meistens Besorgnis, häufig aber wirkliche Furcht einjagen, was sich sodann oft sehr drastisch äußert."

Wie Krieger (1923) bemerkt, bestehen bei den Blinden keine Angstgefühle bei einbrechender Dunkelheit und während der Einsam-

keit der Nacht. „Für uns gibt es keine Täuschungen des Zwielichtes,
der Dämmerung und der Schatten der Nacht. Für uns ist die Nacht
sehr viel harmloser und trauter als für Sehende, wir lieben sie unendlich.
Uns beengt nur die Angst vor bösen Menschen."

Den angeführten Herabminderungen steht eine Reihe von
Erscheinungen gegenüber, die zu einer Hebung und Stärkung, ja sogar zu einer Überspannung der Eigengefühle
führen können.

„Solange das Leben dem Blinden den Platz des Almosenempfängers
anwies, konnte sein Selbstgefühl nicht zu seinem Rechte gelangen;
wo der Blinde aber für sein Brot arbeiten und überhaupt ein nützliches
Mitglied der Gesellschaft zu sein gelernt hat, da entwickelt sich auch
naturgemäß das Selbstgefühl in ihm." (Moldenhawer in Handbuch,
1900.)

Befriedigung über vollbrachte Leistungen spornt das Selbstgefühl
des Blinden zu vermehrter Anstrengung. „Wenn man den Blinden bei
seiner Arbeit betrachtet, namentlich wenn dieselbe produktiver Art ist
oder die Ausbildung zu solcher zum Zwecke hat, erhält man gewöhnlich
den Eindruck, daß er sich durch Arbeit bzw. Beschäftigung beglückt
fühlt. Was ist dann natürlicher, als daß er fleißig ist. Der Blinde ist
seinem ganzen Wesen nach — wenn nicht besondere Umstände hindernd
auftreten — zum Fleiß veranlagt, da er bald erkennt, welch gutes
Mittel er in der Entwicklung desselben gegen die Langeweile besitzt,
die den körperlich und geistigen Blinden außerordentlich quälen kann."
(Derselbe.)

Bl. (Handbuch, 1900) betrachtet die Blinden auch als mit vielem
Pflichtgefühl ausgestattet. „Die Erfahrungen über die Lebensführung
Blinder geben genügende Anhaltspunkte hierfür. Wenn auch vielleicht hier prinzipielle Verschiedenheiten im Verhalten Blinder und
Sehender nicht bestehen, so ist mindestens eine Neigung, in Erfüllung
der Pflicht strenge mit sich selbst zu sein, bei moralisch veranlagten
und wohlerzogenen Blinden sicher eine hervorstechende Charakter-
eigenschaft."

In den verschiedensten Lagen, in welchen der Blinde mehr Gefahren ausgesetzt ist als der Sehende, findet er Gelegenheit, Mut zu
zeigen. Mut, der sich bis zur Tapferkeit erheben kann, äußert der
Blinde natürlich nicht in jenen Taten, die wir als Zeichen des Helden-
tums rühmen. Seine Tapferkeit liegt vor allem im Widerstande gegen
sein Unglück und die Drangsale des Lebens, denen er so vielfach ausgesetzt ist.

Von den Ausartungen des Selbstgefühls berührt Klein (1819)
in erster Linie den Eigensinn. „Alle Blinden haben einen Anstrich

von Eigensinn oder vielmehr von Beharrlichkeit bei dem einmal Gewohnten, welches sich sehr natürlich daraus erklärt, daß ihnen jede
Veränderung ihrer Lage und Handlungsweise weit schwerer fällt und
sie mehr Mühe und Zeit brauchen, sich in neuen Verhältnissen zurecht zu finden als ein Sehender. Hierzu kommt noch, daß der Blinde,
welcher in so manchen Beziehungen auf sich allein beschränkt ist und
nur aus sich selbst schöpfen kann, dem Seinigen, was er so mühsam
erworben hat, sei es nun körperliches oder geistiges Eigentum, einen
besonderen Wert beilegt und daß es ihm schwer ankommt, etwas
davon aufzugeben."

„Es ist sicher nicht unrichtig — bemerkt hierzu Bl. (Handbuch,
1900) —, den Eigensinn als zum Teil dem Zustande der Blindheit ent-
springend zu betrachten, indem man berechtigt ist, eine gewisse unrichtige Auffassung der zum Eigensinn reizenden Verhältnisse anzunehmen. Dieser kann sogar zu Starrsinn ausarten, und es ist ein
solcher in vielen Fällen weder im guten noch mit Strenge zu brechen."

„Rechthaberei im engeren Sinne des Wortes ist kaum als etwas
dem Blinden Eigentümliches nachzuweisen." (Moldenhawer in Handbuch, 1900.)

Als den hervorspringendsten Fehler der Gesichtslosen bezeichnet
Guillié (1817) ihre Eigenliebe. Und Stumpf (1860) äußert dazu:

„Die Eigenliebe ist der vorherrschende Charakterzug der Blinden
und eine Folge der Zuversicht in die Unfehlbarkeit ihres Urteiles. Es
lassen sich verschiedene Ursachen angeben, welche die Entwicklung
der Selbstsucht begünstigen. Mit einem Gebrechen behaftet, das sie
in der menschlichen Gesellschaft isoliert und andererseits in beständige
Abhängigkeit von anderen versetzt, werden sie bald gewahr, daß sie
ein Gegenstand des allgemeinen Mitleids sind und daß die Erregung
dieses Gefühls für sie von großer Wichtigkeit ist. Kennern des menschlichen Herzens wird nie entgehen, daß die traurige Lage des Blinden
in demselben eine geheime Regung erzeugt, die gegen diese von der
Natur auferlegte Demütigung ankämpft, und daß er sich infolgedessen selbst zu erheben sucht. Dazu kommt noch, daß, sobald er es
durch seinen beharrlichen Fleiß zu irgend einem Grade von Geschicklichkeit gebracht hat, sein Stolz und seine Einbildung durch die Weg-
räumung so außerordentlicher Hindernisse und durch übertriebenes
Lob noch mehr genährt und bestärkt werden."

„Daß durch ungemessenes, übertriebenes Lob der Anlaß zur Entwicklung eines schädigenden Ehrgeizes geboten wird, begründet Bl.
(Handbuch, 1900), und dies geschieht um so leichter, als eben der Blinde
nicht selten zum Stolze auf das von ihm Erreichte hinzeigt, einem Stolze,
der nicht immer im richtigen Verhältnisse zur tatsächlichen Leistung steht."

„Übrigens kann der junge Blinde durch unvernünftige Bewunderung seiner Persönlichkeit zur Überschätzung derselben verleitet und hochmütig werden. Daß die Blindheit unter besonderen Lebensverhältnissen die Möglichkeiten des Hochmutes nicht ausschließt, ist selbstverständlich." (Moldenhawer in Handbuch, 1900.)

„Eigennutz und Eitelkeit sind — wie Javal (1904) meint — die mächtigsten Triebfedern des menschlichen Handelns; bei den Blinden nehmen sie zuweilen einen bedenklichen Umfang an. Es ist aber ganz natürlich, daß der Blinde, der sich seines wichtigsten Schutzmittels beraubt sieht, besonders viel an sich selbst denkt und an den Beistand, den er von anderen erwarten oder verlangen kann, daß er mehr für sich selbst sorgt als für die anderen, die besser zum Daseinskampf ausgerüstet sind als er."

Wie andere führt Moldenhawer (Handbuch, 1900) Selbstüberschätzung, Selbstbewunderung, Eitelkeit und Überhebung, wie sie nicht selten bei Blinden beobachtet werden, auf übertriebenes Lob und Schmeichelei seitens der Sehenden zurück, die sich darin gegenüber den von ihnen früher als leistungsunfähigen Menschen betrachteten Gesichtslosen nicht genug tun können. In bezug auf die äußere Erscheinung findet er Blinde, insbesondere blinde Mädchen, nicht selten sehr eitel. „Es ist auffallend, wie solche Personen das körperliche Gebrechen durch eine überaus reiche Toilette und das Anhängen von Schmuck und Tand auszugleichen suchen und sich so in ein noch weniger günstiges Licht setzen. Von Eitelkeit wohl zu unterscheiden ist die Sorgfalt, mit welcher Blinde auf eine nach Möglichkeit günstige Erscheinung bedacht sind, was sich durch große Akkuratesse in Reinlichkeit und Kleidung ausdrückt." Auf der Neigung, sich auch äußerlich von den Sehenden wenig zu unterscheiden und ihr Gebrechen nicht gar zu augenfällig erscheinen zu lassen, beruht der Gebrauch von dunkeln Brillen, um dadurch manche verletzende oder unangenehme Bemerkung über ihr Gebrechen hintanzuhalten.

Von den sympathetischen Gefühlen, die in Mitfreude und Mitleid am Wohl und Wehe des Fremden sich erschöpfen, sprach Diderot (1749) den Blinden in schroffer Weise das Mitgefühl ab und bezichtigte sie sogar der Grausamkeit. Den Grund hierfür sieht er in dem Unvermögen der Gesichtslosen, den Schmerz anderer in genügender Weise zu erfassen.

Baczko (1807) läßt dieses Urteil teilweise gelten, indem er sagt: „Was die Gefühlsseite betrifft, erscheint diese Fähigkeit bei den Blinden weniger lebhaft, weil sie durch äußere Kundgebungen weniger gerührt werden, weil sie Weinen und Klagen brauchen, um den Schmerz zu erraten und mitfühlen zu können."

Guillié (1817) findet hierzu folgende Begründung: „Unglücklich in jeder Beziehung gegen andere Menschen, kennen die Blinden diejenigen Gemütsbewegungen, die uns einen zu dem andern hinziehen und über unsere Neigungen und Anhänglichkeit entscheiden, nur sehr unvollkommen. Die teilnehmende Empfindsamkeit hat für sie nicht eben den Reiz, der uns derselben den Rang unter den sanftesten und liebenswürdigsten Tugenden einräumen läßt. Ihre Lage, die sie immer nötigt, gegen alle Welt auf ihrer Hut zu sein, verführt sie oft, sogar ihre Wohltäter mit ihren Feinden in eine Reihe zu setzen und sich, ohne es zu wollen, vielleicht undankbar zu zeigen. Dies sind auch zugleich die Gründe, warum die Blinden den Verbindungen mit ihresgleichen den Vorzug vor denen mit Sehenden, die immer als Wesen einer besonderen Gattung von ihnen betrachtet werden, geben."

Klein (1819) beschränkt die angeführte Anschauung noch weiter: „Da der Blinde so manchen rührenden Auftritt nicht sieht und die Kraft des augenblicklichen Eindruckes auf ihn nicht wirkt, da er bei seinem leidenden Zustande sich von Jugend auf an Entbehrungen aller Art gewöhnt, mithin fremde Gebrechen ihm weniger auffallend sind, so ist es kein Wunder, daß die meisten Blinden mehr kalt als gefühlvoll erscheinen, was ihnen manchmal den Vorwurf der Unempfindlichkeit zuzieht."

Mitleid und sonstige Teilnahme äußert sich beim Blinden eben in anderer Art als beim Sehenden, meistens nicht in lauter, aufdringlicher Form, wie er ja auch sein eigenes Mißgeschick gewöhnlich mit stiller Ergebung trägt. „Es ist wahr," führt Stumpf (1860) aus, „daß sie selten Tränen vergießen und daß sie den Schmerz anderer nicht in den Gesichtszügen, noch in den Augen, am Munde u. dgl. zu beobachten imstande sind; aber deshalb darf man ihnen doch nicht Fühllosigkeit zum Vorwurf machen."

„Eine mehrmals an Blinden gemachte Beobachtung dürfte ebenfalls hierher gehören. Es geschah nämlich, daß blinde Zöglinge den Leichnam eines verstorbenen Mitzöglings nach allen Seiten ohne irgend ein Zeichen peinlichen Eindruckes neugierig betasteten, was die vollsinnigen Zeugen mit Recht befremdete."

„Man hat unzweideutige Beweise, daß die Blinden Gefühle haben für menschliches Leiden und bei der Erzählung edler Handlungen gerührt werden; die Äußerungen dieser Empfindungen sind aber von unserer Ausdrucksweise sehr verschieden. Empfindelei ist ihnen ganz unbekannt; was sie fühlen, spricht sich nicht in Ausrufungen, Seufzern und Mienen aus, ihre Rührung ist stumm und verrät sich selten in den ernsten Zügen ihres Gesichts, da sie nur für sich fühlen. Ihre Empfindungen spiegeln sich nicht im Auge ab, wo sie ihre Mitmenschen zu

enträtseln vermöchten. Weil die Blinden von Natur nicht sehr leut-
selig sind und sich nur an einige Personen mit jenen zärtlichen Liebkosungen anschließen, die im allgemeinen so unwiderstehlich für Kinder
einnehmen, so erscheinen sie uns kalt und teilnahmslos; genauer beobachtet, bemerken wir aber an ihnen eine herzliche Anhänglichkeit an ihre Eltern und Angehörigen. Diese Gefühle äußern sich
zwar auf eine eigentümliche Art, ebenso wie bei einem Kinde, das
seine Mutter nie lächeln gesehen, aber es ist nichtsdestoweniger lebhaft
davon durchdrungen. Ein Beweis davon ist ihre tiefe Betrübnis und
die oft der Gesundheit so nachteilige Melancholie, die sich ihrer bei
der Trennung vom häuslichen Kreise bemächtigt, sowie nicht minder
ihre freudige Erregtheit bei unverhoffter Wiederkehr."

Heimweh, das sicherste Zeichen der Elternliebe, äußert sich bei
blinden Kindern tatsächlich oft in der heftigsten Weise. Moldenhawer
(Handbuch, 1900) sieht einen Grund für die Liebe zur Familie auch
darin, daß das Bedürfnis der mütterlichen und väterlichen Pflege länger
dauert als bei sehenden Kindern und daß die Neigung der Eltern zur
Leistung solcher Hilfe größer und anhaltender ist, wo es sich um ein
blindes Kind handelt, ja sogar weit über die Grenzen der Notwendigkeit
hinaus fortgesetzt wird.

„Familienliebe ist bei verheirateten Blinden meist eine sehr mäch-
tige. Insbesondere kann man auf den Einfluß des blinden Mannes in
dieser Richtung hinweisen. Verheiratete blinde Frauen lassen ihre
Liebe zur Familie schon an der Art und Weise, wie sie bemüht sind,
ihre Pflichten als Mütter und Hausfrauen zu erfüllen, deutlich erkennen. Es ist sicher, daß ein prinzipielles Verhalten des Blinden als
solchen, bezüglich der Liebe zur Familie, nicht hervorzukehren ist,
doch ist sicher, daß die Liebe zur Familie bei Blinden verhältnismäßig
seltener zur Betätigung gelangen kann, dann aber einen schönen Ausdruck findet, und daß die zahllosen Fälle, wo Familienliebe bei Sehenden
kaum zu bemerken ist, denselben prozentualen Satz bei Ehen der
Blinden nicht aufweisen." (Bl. in Handbuch, 1900.)

Mehr noch als liebevolle Worte erscheinen dem blinden Kinde fühlbare Zeichen der Zuneigung, Liebkosungen, die es zuteil werden
läßt, wie es nach ihnen verlangt. „Wie oft sieht man — bemerkt Bl.
(Handbuch, 1900) — die jüngeren Zöglinge, Knaben und Mädchen, sich
zärtlich an den Vorsteher oder Lehrer anschmiegen, und ein sanftes
Streicheln des Kopfes oder der Wangen wird von jenen gar wohl verstanden. Eine freundliche Berührung der Schulter wird gar wohl aufgefaßt und richtig gedeutet, und es dient eine angemessene Liebkosung
in vielen Fällen sicher dazu, das Verhältnis des Schülers zum Lehrer
inniger zu gestalten. Allerdings hat auch die liebkosende Berührung

eines Schülers ihre Grenze, und es spielen hier so manche Verhältnisse, wie Alter und Stand des Lehrers, Alter und Geschlecht des Zöglings eine wichtige Rolle, so daß es vonnöten ist, Liebkosungen durch Berührung nur in genau abgewogenem Maße zu gebrauchen."

Nach Schneider-Hell (1921) geht das Bedürfnis in dieser Hinsicht aus dem Blindheitszustande direkt hervor: „Weil der Blinde von Liebe, Freundschaft oder Abneigung seiner Mitmenschen vorwiegend auf dem mehr körperlichen Wege Kenntnis erlangt, wird er auch dazu gedrängt, sich derselben Hilfsmittel zu bedienen, wenn er seinerseits eine persönliche Stellungnahme dokumentieren will. Freilich vergißt er dabei vollkommen, daß diese Methode Vollsinnigen gegenüber nicht nur überflüssig, sondern häufig sogar unangebracht erscheint, denn diese sind, soweit es sich um Fremde handelt, mit dieser Art der Gefühlsäußerung nicht vertraut und neigen unter Umständen dazu, das Benehmen des Blinden als überschwänglich, zudringlich oder ähnlich zu beurteilen. Es liegt eben in der Natur der durch das Nichtsehen hervorgerufenen Besonderheiten, daß der Blinde alle sensitiven Regungen und Empfindungen gewissermaßen in körperliche, konkretere umwertet und gleichzeitig stillschweigend verlangt, die umgebenden Menschen möchten sich dieser Veränderung anpassen."

Zu Vertrauen ist der Blinde in seiner Vorsicht nicht leicht geneigt. „Dem Sehenden gegenüber ist er eher verschlossen, und es ist nicht leicht, das volle Vertrauen des Blinden zu gewinnen. Dies steht größtenteils damit in Verbindung, daß der Blinde sich dem Sehenden gegenüber etwas unsicher fühlt, weil er fürchtet, mißverstanden oder seines Mangels wegen in irgend einer Weise übervorteilt zu werden." (Moldenhawer in Handbuch, 1900.) Täuschung weckt im Blinden tiefes und kaum mehr zu besiegendes Mißtrauen, um so mehr, als oft die Leichtgläubigkeit Blinder mißbraucht wird. „Da Leichtgläubigkeit teils im Charakter, teils in den Lebenserfahrungen ihre Ursache hat, sind die Blinden in dieser Beziehung von den Sehenden in der Hauptsache nicht verschieden. Man kann indes nicht davon absehen, daß der Blinde, der in so manchen Dingen von den Wahrnehmungen anderer — Sehender — abhängig ist, gewissermaßen zur Leichtgläubigkeit geführt wird, indem er nicht immer imstande ist, selbst zu urteilen. Dieser Umstand muß ein entsprechendes Vertrauensverhältnis zwischen dem Blinden und seiner sehenden Umgebung entwickeln. Wo jedoch das Vertrauen — weniger die Leichtgläubigkeit — häufigeren Täuschungen ausgesetzt war, macht sich leicht ein Umschlag, und zwar das Gefühl des Mißtrauens beim Blinden geltend." (Derselbe.)

Nach der Meinung Baczkos (1807) ist den Blinden das Gefühl

des Mißtrauens durch ihre Lage aufgenötigt. „Sie verlassen sich nie
auf eine einzige Person, und da sie einen feinen moralischen Spürsinn
haben, entdecken sie eine Lüge leicht, und der sie einmal betrügt, verliert für immer ihr Vertrauen."

„Vertraulichkeit, diese Äußerung eines freundschaftlichen Ver-
kehres, ist Blinden nicht fremd, doch zeigen sie meistens nur einem
höheren Grad der Vertraulichkeit gegen Schicksalsgenossen, zu denen
sie sich aus irgend einem Grunde hingezogen fühlen. Auch darin ist
eine Eigentümlichkeit zu sehen, daß blinde Mädchen viel häufiger ver-
trauliche Verhältnisse zu Schicksalsgenossinnen eingehen wie blinde
Männer untereinander, so daß man unter blinden Mädchen wirklich
sehr freundschaftliche Vereinigungen findet, bei denen Vertraulichkeit
zu beobachten ist. Selten sind derartige Bande bei Blinden Sehenden
gegenüber zu finden, da merkwürdigerweise der Blinde nicht leicht
einem Sehenden mit solcher Zuneigung entgegenkommt, daß daraus ein
vertrauliches Verhältnis erwachsen könnte." (Bl. in Handbuch, 1900.)

Das gleiche gilt von den Gefühlen der Freundschaft. „In der
Wahl ihrer Freunde sind blinde Kinder weniger als sehende geneigt,
sich vorzugsweise jenen anzuschließen, die gleichen Alters sind. Man
sieht sehr häufig, daß ältere sich mit jüngeren befreunden und daß
diese sich jenen mit Freude anschließen. Die Sympathie rücksichtlich
des Charakters und der Persönlichkeit, welche in dieser Beziehung
stets von Bedeutung ist, zeigt sich bei Blinden so hervortretend, daß
manche andere Momente, die bei Sehenden sich geltend machen, dagegen zurücktreten. Der Drang der jüngeren nach Belehrung, die
Neigung der älteren, jene zu beeinflussen, spielen bei den begabten
Naturen und besseren Elementen unter den Zöglingen ebenfalls eine
gewisse Rolle." (Moldenhawer in Handbuch, 1900.) Die in der
Jugend geschlossenen Freundschaften sind unter Blinden meistens
dauernde.

„Soziales Gefühl hat sich in früheren Zeiten bei Blinden nur
einer ganz geringen Entwicklung erfreuen können, weil sie sich meist
außerhalb der Gesellschaft fühlten. Erst nachdem man in Anerkennung
der Befähigung Blinder zu einer sozialen Stellung ihnen eine dem-
entsprechende Ausbildung zuteil werden ließ, erst dann hat sich bei
denselben auch wirklich soziales Gefühl entwickeln können. Ein bestimmter Ausdruck sozialen Gefühls macht sich bei Blinden häufig
dadurch bemerkbar, daß sie besonders gern unter ihren Schicksalsgenossen leben bzw. gern mit ihnen verkehren." (Moldenhawer in
Handbuch, 1900.) Ein Zeichen hierfür ist der Zusammenschluß Blinder
zur Selbsthilfe in eigenen Vereinen und Arbeitsstätten.

Vom Mitgefühl Blinder sei noch ihre Liebe zu Tieren erwähnt.

Sie ist fast allgemein zu finden. „Es ist ein ganz begreifliches Bedürfnis nach Gesellschaft, das den Blinden veranlaßt, sich einen tierischen Freund zu gewinnen. Unter den Haustieren ist es der Hund, dem gegenüber der Blinde sich sehr sympathisch verhält; nicht selten ist jener ja ein unermüdlicher und anspruchsloser Führer, manchmal auch ein verläßlicher Hüter und Verteidiger. Man wird sehr selten hören, ein Blinder habe sich roh oder grausam gegen ein Tier benommen. Nicht nur die Erziehung, sondern auch das ursprüngliche Gefühl der Liebe zu Tieren sind der Grund hierfür." (Bl. in Handbuch, 1900.)

Sowenig zugänglich dem Gesichtslosen auch das weite Gebiet der Natur ist, entbehrt er doch nicht der Naturliebe. „Man findet so oft bei Sehenden die irrige Meinung vertreten, als ob ein Blinder wenig oder gar keinen Genuß an der freien Natur haben müsse, weil ihm bei dem Fehlen des Augenlichts ja alles Schöne und Erhabene gänzlich verschlossen bleibe, was einem Sehenden mit empfänglichem Gemüt bei Streifen durch Wald und Feld, durch Tal und Gebirge in so reichem Maße zuteil wird. Dem ist jedoch nicht so. Wenn ein Blinder in Begleitung eines Freundes oder in kleiner, ihm vertrauter Gesellschaft einen Ausflug unternehmen kann, bietet sich ihm viel Schönes und Anregendes, das er mit dankbarer Freude in sich aufnimmt." (Gerhardt, 1917.)

Das Vorhandensein und die Stärke mancher Gefühle, namentlich auch solcher, die bei Sehenden durch Affektzustände besonders deutlich werden, lassen sich bei Blinden schwerer feststellen. So der Neid. „Sollte man der Behauptung Baczkos Glauben schenken, daß der Neid neben anderen Fehlern vorzüglich durch das Gesicht geweckt werde, so müßte man sagen, daß Blinde keinen oder nur wenig Neid empfinden. Es scheint dies auch wirklich der Fall zu sein, doch werden wohl auch noch andere Umstände, besonders Anspruchslosigkeit und Bescheidenheit des Blinden ihren Teil dazu beitragen, neidische Empfindungen weniger intensiv auftreten zu lassen. Ob nicht in der Tat das Gefühl, das wir als Neid bezeichnen, sich in ihnen doch regt, läßt sich eben nicht feststellen." (Bl. in Handbuch, 1900.) Ähnlich verhält es sich mit den Gefühlen des Hasses und der Rache. Affekte von Begeisterung, Zorn und Wut treten wohl auf, erscheinen jedoch ebenfalls nicht mit der gleichen Heftigkeit wie bei den Sehenden.

Damit stehen wir bei den Ausdrucksbewegungen der Gefühle, die beim Blinden nur zum Teile vorhanden sind und durch die krankhaften Veränderungen im Gesicht des Blinden überdeckt und verwischt erscheinen.

Es ist von vornherein verständlich, daß die Blindheit mit einem gänzlichen oder auch nur teilweisen Ausfall des Sehvermögens schon

im Zustande der Ruhe eine tiefgehende Veränderung des Gesichtsausdruckes hervorrufen muß, und zwar nicht nur dadurch, daß beim
Gesichtslosen die Ausdrucksfähigkeit des Augenspieles überhaupt wegfällt, sondern auch durch die Mißbildungen des Sehorganes, welche das
Krankhafte besonders hervortreten lassen und den noch möglichen Ausdruck verwirren und oft ins Gegenteil verkehren. Wohl tritt auch
beim Blinden in der unteren Gesichtshälfte noch das gleiche Mienenspiel wie beim Sehenden auf, aber auch dies ist viel weniger ausgeprägt als beim Sehenden, da beim Gesichtslosen, und zwar hauptsächlich beim Jugendblinden, die Möglichkeit der Nachahmung fehlt.

Wollen wir also den Gesichtsausdruck des Blinden näher betrachten, so müssen wir uns vorerst mit den Veränderungen befassen,
welche sich an seinen Augen und deren Umgebung vollzogen haben
und seinem Gesicht ein dauerndes Gepräge geben.

Bisher hat der Gesichtsausdruck des Blinden eigentlich nur die
Künstler in Malerei und Plastik beschäftigt. Die reiche Zahl der Blindendarstellungen dieser Art aus allen Zeiten vermögen uns aber durchaus
keinen richtigen Aufschluß zu geben, denn der Künstler bildet aus einer
Summe von Beobachtungen stets einen Idealtypus heraus und läßt sich
selten an einer realistischen Darstellung genügen. Wir finden daher
an den Bildwerken von Blinden die Augen meistens in ihrer normalen
Gestalt erhalten, einerseits mit wie im Schlafe gesenkten Lidern geschlossen, andererseits die Augen geöffnet und ins Leere blickend. In
der Wirklichkeit treten diese Fälle bei weitem seltener auf als man darnach annehmen möchte. Es ist daher notwendig, das Gesicht des lebenden Blinden zu betrachten, wollen wir seinen Ausdruck kennenlernen,
und wir beschäftigen uns daher hauptsächlich mit Bildern, wie sie uns
der photographische Apparat nach dem Leben wiedergibt. Wir wählen
bei dieser Betrachtung eine solche Anordnung, daß wir allmählich von
geringen zu immer deutlicher werdenden äußeren Veränderungen des Gesichtsausdruckes weiterschreiten. (Siehe Tafel III, „Gesicht des Blinden"!)

Es gibt Blindheitsfälle, in denen die Augen äußerlich ihre normale
Gestaltung aufweisen. Aber selbst wo die Augen des Blinden äußerlich
unverändert geblieben sind, finden sich in der Blickrichtung Anhaltspunkte für sein Gebrechen. Abgesehen von dem mitunter auftretenden
Augenzittern, ist die Blickrichtung bei Blinden von jener der Sehenden
abweichend. Im Gespräch hält der Sehende seine Augen gewöhnlich auf
sein Gegenüber gerichtet, der Blinde blickt ins Leere, wendet die Augen
zur Seite oder nach oben. Der Blick ins Leere ist besonders Spätererblindeten eigen, wie man dies bei der bekannten Büste Homers
beobachten kann, der wohl nur als Spätererblindeter gelten kann.

Dieser Blick ins Leere nach verschiedenen Richtungen hin vermag

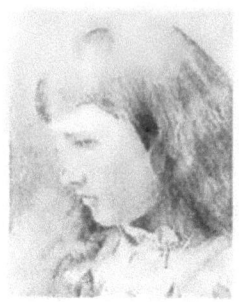

1. Total blind.

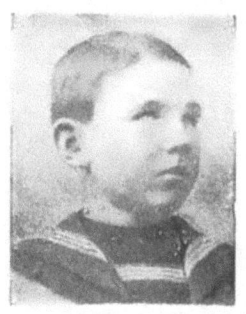

2. Total blind.

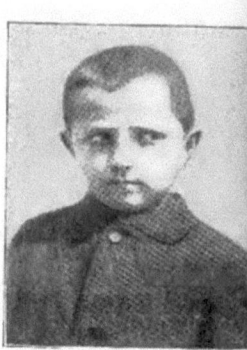

3. Mit Lichtschein.

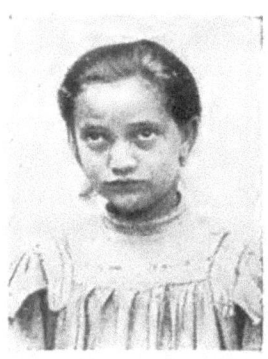

4. Total blind.

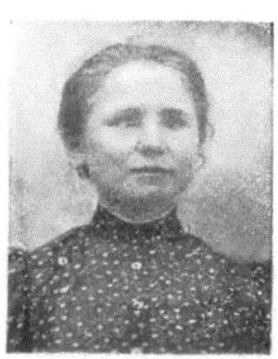

5. Mit sehr geringem
Sehvermögen.

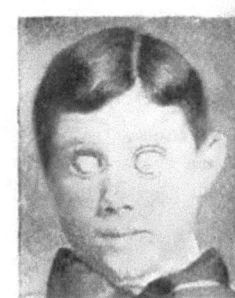

6. Total blind.

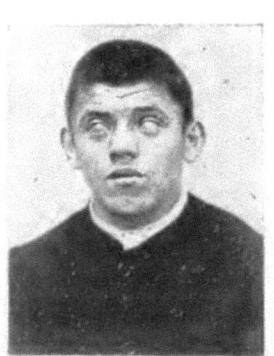

7. Mit Lichtschein.

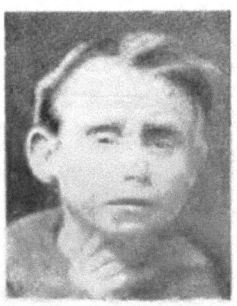

8. Mit sehr geringem
Sehvermögen.

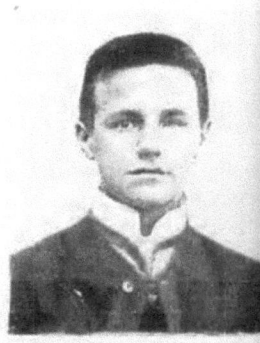

9. Ein Auge schwachsicht
das andere total blind.

Verlag von Johann Ambrosius Barth in Leipzig.

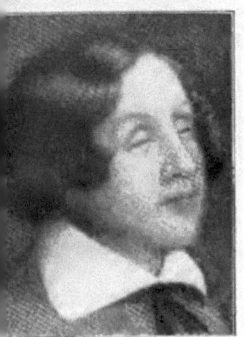
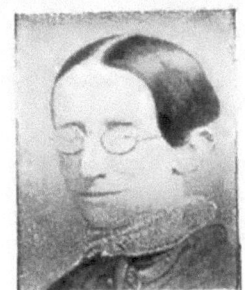
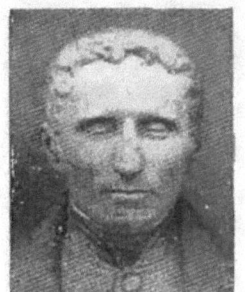

10. Total blind.      11. Total blind.      12. Total blind.

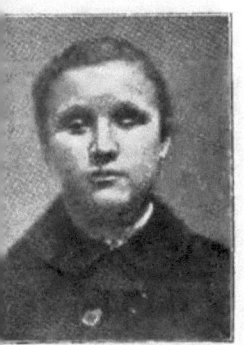
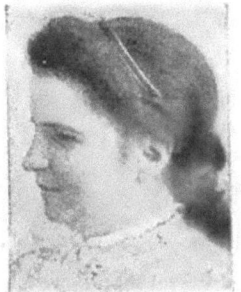
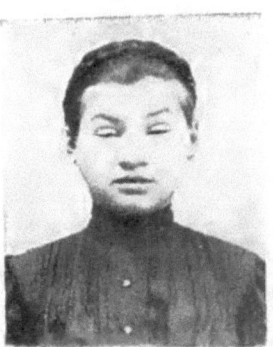

13. Total blind.      14. Total blind.      15. Mit sehr geringem Sehvermögen.

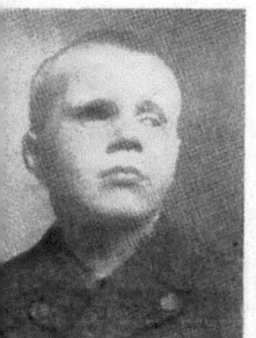
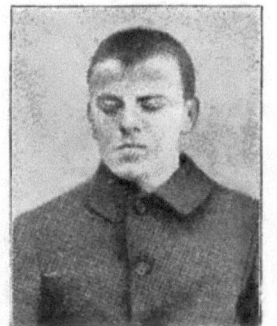
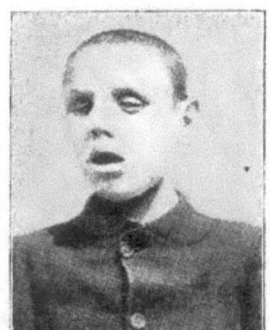

16. Total blind.      17. Mit sehr geringem Sehvermögen.      18. Total blind.

dem Gesichte des Blinden einen Ausdruck zu geben, der zu ganz irrigen
Deutungen Anlaß geben kann. Wer vermöchte z. B. dem hübschen Kinde
in Abb. 1 anzusehen, daß sein ruhig und seelenvoll blickendes Auge
keinen Lichtstrahl mehr empfängt und wiedergibt? Der Knabe in Abb. 2
wendet die Augäpfel nach oben und erweckt damit den Eindruck der
Andacht, während jener in Abb. 3 mit den seitlich gestellten Augen den
versteckten Blick des Mißtrauens zeigt, ohne daß die eine oder andere
Ausdeutung irgend eine andere Begründung als die einer pathologischen
Erscheinung hätte. Desgleichen könnte man aus den total erblindeten
des Mädchens in Abb. 4 Schuldbewußtsein, aus jenen in Abb. 5 heftige
Erregung herauslesen, wobei das Spielen der Augäpfel noch zu weiteren
Mißdeutungen führen kann.

Bei Sehnervenschwund bleibt das Äußere der Augen unverändert.
Die Starrheit der Pupillenöffnung, verbunden mit einer starken Verenge-
rung derselben, kann den Blick des Blinden unbeabsichtigt zu einem
kalten und stechenden machen. Andererseits kann durch eine starke und
bleibende Pupillenerweiterung das Auge Blinder ganz seelenvoll ver-
schönt erscheinen. Aber weder Kälte noch Wärme solcher Augen haben
eine tiefere Bedeutung. Wer näher zusieht, wird bald wahrnehmen, daß
diesen Augen die natürliche Blickrichtung fehlt, daß sie auf starken Licht-
einfall weder durch eine Pupillenreaktion noch durch Liderverengung
antworten.

Auch die verschiedenen Veränderungen der Augäpfel bei Blinden
sind in der gleichen Weise zu werten. Der erloschene Blick getrübter
Augen, die mannigfachen Verunstaltungen der Augäpfel, das teilweise
oder gänzliche Fehlen derselben geben dem Blinden ein Aussehen, das
sein Gebrechen sofort erkennen läßt, ohne daß damit aber bestimmte
Züge seiner Innerlichkeit zum Ausdruck kämen. Am besten zeigt uns
dies der mit Buphthalmus behaftete blinde Knabe in Abb. 6, dessen
Augen uns in Erstaunen oder Schreck anzustarren scheinen. Besonders
deutlich tritt dies in Erscheinung, wenn man sich auf diese weißen Augäpfel von ungewöhnlicher Größe die Iris und Pupille in entsprechender
Größe einzeichnet.

Die Augen des jungen Mannes in Abb. 7 machen den Eindruck
mühseligen Schauens, während von jenen des Knaben in Abb. 8 durch
die nahezu geschlossenen Lider wenig zu sehen ist. In Abb. 9 ist ein
Beispiel dafür gegeben, zu welch tiefgehender Veränderung des Gesichtsausdruckes die Blindheit führt. Der junge Mann ist auf dem rechten
Auge wohl schwachsichtig, doch hat diese Gesichtshälfte noch immer
volle Lebendigkeit, während die linke mit dem fehlenden Auge in Leb-
losigkeit erstarrt ist.

Schrumpfung oder gänzliches Fehlen der Augäpfel bedingen ein

Einfallen der Augenlider in die Augenhöhlen. Beispiele dafür sehen wir in den Abbildungen 10—16 und 18. Häufig tritt diese Veränderung an den Augen ein und derselben Person verschieden auf (Abb. 12, 13, 16, 18). Je tiefer die leeren Augenhöhlen sind, wozu oft die üble Angewohnheit des Augenbohrens beiträgt (rechtes Auge in Abb. 16), desto mehr verstärkt sich der Eindruck des Totenkopfähnlichen, welcher auf den Beschauer besonders schreckhaft wirkt.

Bei Sehenden ergibt sich der Zustand geschlossener Augenlider im Schlafe, aber auch wachend bei der Abwendung von allem Irdischen, im Zustande tiefen Schmerzes oder der Verzückung. Sind bei Blinden unter den Augenlidern noch die Augäpfel zu erkennen, so kann leicht einer dieser Eindrücke erweckt werden, besonders aber jener der Weltentrücktheit. Der für diese Eindrücke erforderliche Ruhezustand der Augenlider und deren vollkommene Geschlossenheit ist jedoch bei Blinden selten vorhanden, so daß wir diesem typischen Bilde der Blindheit, wie es uns die darstellende Kunst meistens darbietet, in der Wirklichkeit wenig begegnen. Es sind vielmehr bei solchen Blinden immer noch mannigfache Bewegungen der Augenlider zu bemerken, an denen auch die nächstliegenden Muskeln um das Auge teilnehmen. Wir werden noch hören, welche Ursachen für diese Erscheinungen vorhanden sind.

Bisher beschäftigten wir uns lediglich mit dem durch die krankhaften Veränderungen der Augen hervorgerufenen Ausdruck bei Blinden und versäumen nicht, nochmals zu betonen, daß dieser nicht wie bei Sehenden aus bestimmten Ursachen (imaginäre Sinneserregungen und psychische Reize) entsteht, sondern rein pathologisch ist. Der dadurch dem Gesichte des Blinden so deutlich aufgeprägte Stempel des Gebrechens beschränkt sich in der Überzahl der Fälle auf die Augäpfel und die Augenlider, während die um das Auge gelagerten Muskelpartien der Augenbrauen, des Nasenrückens und der Stirn den gleichen Gesetzen der Physiognomik und Mimik wie bei Sehenden folgen.

Allerdings ergibt sich auch für diese Gesichtsteile aus der Blindheit wenn auch keine Abänderung, so doch eine bedeutende Abschwächung der Ausdrucksbewegungen. Krukenberg (1913) sagt darüber: „Wenn unsere Annahme richtig ist, daß das ganze Mienenspiel ursprünglich durch Sinnesreize hervorgerufen wird, so müssen bei Fehlen eines Sinnesorganes, sofern es an der Entstehung des Mienenspieles beteiligt ist, auffällige Ausfallserscheinungen entstehen. Es muß also z. B. bei angeborener Blindheit das Mienenspiel, soweit es durch das Sehorgan hervorgerufen wird, ausfallen, und zwar nicht nur bei spezifischen Reizen auf das Auge, sondern auch bei ideellen Reizen." Daß der Ausfall des Gesichtssinnes tatsächlich dauernde Folgen für die Entwicklung des Mienenspieles hat, wurde bereits von zwei Forschern

(Birch-Hirschfeld [1880] und Sante de Sanctis [1906]) berührt. Sie fanden, daß bei Blinden die Mimik des Stirnmuskels, des Augenringmuskels und des Augenbrauenrunzlers erheblich geringer entwickelt ist, als bei normalen Personen. Krukenberg bestätigt im wesentlichen diese Behauptung. Nach ihm fehlt bei angeborener Blindheit die Mimik am Auge und besonders an der Stirn vollständig, denn diese Teile sind mimisch tot.

In dieser Allgemeinheit bestätigt sich jedoch die Annahme eines gänzlichen Fehlens einer mimischen Ausdrucksfähigkeit der oberen Gesichtshälfte bei Blinden nicht. Krukenberg selbst ist es nicht entgangen, daß auch bei gänzlich Blinden, vornehmlich aber noch bei solchen mit geringer Lichtempfindung, sich trotzdem mimische Ausdrucksbewegungen zeigen. „Solche Bewegungen sind aber — nach seiner Ansicht — nicht mehr als gesetzmäßige, eine Stimmung oder einen Sinneseindruck charakterisierende Bewegungen aufzufassen, es sind von anderweitigen Reizen abhängige Krampfzustände der Muskulatur, die als Störungen des Mienenspiels zu deuten sind; sie sind vielleicht der letzte Rest eines der Erblindung voraufgehenden oder sie begleitenden mit Schmerzen und Lichtscheu verbundenen Entzündungsprozesses. (Spatische Bewegungen.) Hierher gehört das Liderzukneifen des Knaben in Abb. 8, das sicher auf Lichtempfindlichkeit zurückzuführen ist, sowie das Aufreißen der Augen bei dem jungen Manne in Abb. 8 aus Lichthunger. In beiden Fällen treten starke Bewegungen des Stirnmuskels und des Augenbrauenrunzlers auf. Mildere Formen ähnlicher Ausdrucksbewegungen treten in den Abb. 3, 4, 12, 13, 15 und 17 auf.

Also auch die von Krukenberg bezeichneten Krampfzustände gestatten keine Rückschlüsse auf Empfindungs- und Affektzustände, geben aber dem Gesichte des Blinden einen charakteristischen Leidens- und Schmerzenszug. Nun sei aber auch darauf verwiesen, daß ähnliche Ausdrucksbewegungen in der Augen- und Stirnmuskulatur auch durch Aufmerksamkeit und Konzentration der Denktätigkeit hervorgerufen werden können (siehe Kapitel „Aufmerksamkeit"!) und solche hauptsächlich bei Spätererblindeten unabhängig von spatischen Bewegungen auftreten können, auch tatsächlich auftreten. Manches Gesicht älterer Blinder erhält dadurch einen dauernden Ausdruck.

Ein getreueres Abbild der Gemütszustände vermag uns gegenüber der oberen durch Krankheit entstellten und beeinflußten Gesichtshälfte der untere Teil des Gesichtes beim Blinden zu geben. Wie wir bereits hörten, sind die Ausdrucksbewegungen dieser Gesichtshälfte, an denen Mund, Wangen und Nasenflügel beteiligt sind, bei Blinden im allgemeinen die gleichen wie bei Sehenden, jedoch hauptsächlich infolge der Erschwerung nachahmender Mimik abgeschwächt und beschränkt. Wenn

wir die vorliegenden Abbildungen der Reihe nach betrachten, so finden
wir am Munde der Blinden meistens einen ernsten Zug, der sich mitunter zum traurig-leidenden, ja auch bitteren und verbissenen steigert.
Andererseits findet sich vor allem bei weiblichen Blinden auch der
süßliche Zug um den Mund vor (Abb. 11), der sich namentlich im Verkehre mit Sehenden und vor der Kamera des Photographen deutlich
ausprägt. Bei angestrengtem Horchen öffnet sich häufig der Mund der
Blinden, wie wir dies bei dem Blinden in Abb. 18 sehen. Hierzu können
auch Schwerhörigkeit und behinderte Nasenatmung beitragen.

Unter den Ausdrucksbewegungen treten die besonderer Heiterkeit,
das L a c h e n , und des heftigen Schmerzes, das W e i n e n , noch am kräf-
tigsten in Erscheinung.

„Daß Blinde lachen, wenn Ursache dazu gegeben ist, erscheint
wohl verständlich, und unter den mimischen Ausdrucksweisen im Gesichte des Blinden ist es eben das Lachen, welches am wenigsten von
der Art der Sehenden abweicht. Wenn auch der Blinde das Lachen
und den hierbei im Gesichte sich zeigenden Ausdruck nicht sehen und
darum nicht nachahmen kann, so ist doch der Ton des lauten Lachens
von ihm wahrzunehmen, die Gehörswahrnehmung regt zur Nachahmung
an, und ganz ungezwungen folgen die Gesichtsmuskeln der gegebenen
Anregung; dadurch eben, weil doch ein Verbindungsglied geboten ist,
erscheint das Lachen des Blinden als ein ganz natürliches. Nur wenn
man Blinde veranlaßt, ein lachendes Gesicht zu machen, so findet man
sehr häufig ein unnatürliches Verzerren der Muskeln des Mundes, was
beweist, daß der Blinde sich über die Bedeutung des Mienenspiels beim
Lachen ganz unklar und die Tätigkeit der Muskeln hierbei ihm ganz
unbekannt ist. Alles deutet darauf hin, daß die Fähigkeit zum Lachen und
das dabei auftretende Muskelspiel sicherlich ererbt und in ursprünglicher
Anlage vorhanden sind, da ja ein Blindgeborener nicht mit dem Gesichte zu lachen vermöchte, wenn er nur auf die Beobachtung und Nachahmung anderer angewiesen wäre."

„Weinen vollzieht sich bei Blinden ähnlich wie bei Sehenden, doch
scheint es, daß Blinde überhaupt weniger dazu neigen und daß sich der
ganze Prozeß viel ruhiger abspielt. Bei Anlässen, wo Sehende sicher
heftig weinen würden, bleiben die Augen des Blinden trocken, und
selbst, wenn sie weinen, versiegen die Tränen meist rasch. Die Bewegungen der Muskulatur des Gesichtes sind wie überhaupt, so auch
beim Weinen bedeutend geringer als bei Sehenden, und oft rinnen die
Tränen aus den Augen, ja, es tritt sogar heftiges Schluchzen ein, ohne
daß im Gesichte eine auffällige Veränderung zu beobachten wäre. Bei
blinden Kindern ist übrigens noch mehr Bewegung zu finden als bei
erwachsenen Blinden, und man bemerkt eher noch das Verziehen des

Mundes, als daß die charakteristischen Gramfalten auf der Stirne sich zeigen würden. Daß weinerliche Personen auch unter Blinden sich finden, ist wohl selbstverständlich, allein sie sind verhältnismäßig selten zu treffen." (Bl. in Handbuch, 1900.)

Was von der verminderten Ausdrucksfähigkeit des Gesichtes gesagt wurde, gilt noch mehr von den die Gefühlsbewegungen begleitenden Gebärden der Hände und des Körpers. Am häufigsten sind noch Abwehrbewegungen wahrzunehmen. Bei starker Furcht können Muskelzittern und lähmungsartige Erscheinungen auftreten, wie in solchen Fällen auch ein Erbleichen festzustellen ist. Die Atem- und Pulstätigkeit würden uns bei Blinden ein viel zuverlässigeres Bild ihrer Gemütsbewegungen geben als die äußerlich wahrnehmbaren Ausdrucksbewegungen, wenn sie nicht erst in umständlicher Weise festgestellt werden müßten. Dahingehende Untersuchungen sind bisher nicht bekannt geworden.

Lediglich Peiser (1923) berichtet von mancherlei Ausdrucksbewegungen, die er beim Punktschriftlesen an Blinden beobachten konnte. Die Bewegungen traten bei den Blinden wohl weniger deutlich hervor als bei den Halbblinden, konnten aber kaum entgehen. „Die mimischen Bewegungen fielen bei den Totalblinden fast ganz aus, dafür verriet die Haltung des Kopfes, die Art, wie ein Körper (bei Gewichtsversuchen) gehoben, wie ein gelesenes Wort ausgesprochen wurde, bei einem blinden Knaben auch gesteigerte unwillkürliche Bewegungen der Augäpfel, wie derselbe bei den Betätigungen beteiligt war."

Je weniger äußere Faktoren das Gefühlsleben des Gesichtslosen zu beeinflussen imstande sind, desto notwendiger ist die erziehliche Pflege des Gemütes. Die Anstaltserziehung, welche fast allen Blinden zuteil wird, vermag in dieser Hinsicht leider das Elternhaus nicht zu ersetzen. Immerhin ergibt sich im Zusammenleben von Bediensteten und Zöglingen wie im Unterrichte mannigfache Gelegenheit hierzu. Als der Gemütsbildung besonders dienlich, zählt Brandstaeter (1917) von den Unterrichtsdisziplinen den Religionsunterricht, den Sprachunterricht, aber auch die Realien, selbst den Rechenunterricht und die Formenlehre auf, so weitab letztere Stoffe auch von dem zu liegen scheinen, was aufs Gemüt wirken kann, schließlich den Gesang und die Instrumentalmusik.

# Vom Willen.

„Insoweit Triebe begründet liegen in dem Zustande des Leibes und sich richten auf Selbsterhaltung — Nahrung, Erwerb, Verteidigung — und auf Geselligkeit und Geschlechtserhaltung, können wir einen Unterschied zwischen Blinden und Sehenden nicht entdecken; soweit die Triebe

aber geistiger Art sind und sich richten auf geistige Tätigkeiten und
Beschäftigungen, wie Nachahmungstrieb, Spieltrieb, Beschäftigungstrieb,
Trieb zum Schönen und Guten, steht der Blinde hinter dem Sehenden
zurück, weil die Blindheit ein Hemmnis ist, daß diese schlummernden
Triebe entfacht werden und sich zur Begierde steigern. Die Begierden
und Neigungen richten sich stets auf einen bestimmten Gegenstand
oder eine Art von Gegenständen durch die Tat des Willens. Fehlt nun
der äußere Anstoß zur Erwachung des Triebes, muß notgedrungen auch
das Willensvermögen beeinträchtigt werden. Wo wie beim blinden
Kinde der Nachahmungstrieb so wenig geweckt ist, da kann auch kein
Begehren vorhanden sein, das gehabte Lustgefühl zu erneuern, die Kraft,
zu wollen, der Wille fehlt und wird nicht gebildet." (Krage, 1897.)

Mit diesen Sätzen ist im allgemeinen die Rückwirkung des Blind-
heitszustandes auf das Triebleben des Gesichtslosen gekennzeichnet.
Im einzelnen wurde bereits an mehreren Stellen auf Erscheinungen des
Trieblebens hingewiesen. Soweit Material hierfür vorliegt, sei nun des
Näheren darauf eingegangen.

Von den Selbsterhaltungstrieben sind Nahrungs- und Schutz-
trieb in gleicher Weise wie bei den Sehenden vorhanden. Die Eßlust
ist trotz der geringen Leibestätigkeit oft gesteigert, Gefräßigkeit findet
sich aber hauptsächlich nur bei idiotischen Blinden. Die körperliche
Entwicklung schreitet bei alledem jedoch nicht in normaler Weise vorwärts. Es wäre gewiß von großem Interesse, den Unterschied gegenüber den Vollsinnigen durch Messungen und Wägen festzustellen. Das
Ergebnis wäre sicher der Nachweis eines ungünstigen Einflusses des
Gebrechens. Läßt sich diese Tatsache doch schon durch die bloße Beobachtung erkennen.

„Die Blindheit prägt sich — wie dies treffend Blessig in Handbuch, 1900, darstellt — sowohl im äußeren Habitus des Blinden, wie
auch in seiner Konstitution aus, und je früher der Mensch erblindet,
desto charakteristischer wird das Gepräge, welches die Blindheit ihm
gibt. Unverkennbare Eigentümlichkeiten bestehen in erster Linie in
charakteristischen Veränderungen des Blickes (siehe ‚Gesicht‘ in Kapitel
‚Gefühlsleben‘!), der Haltung (siehe Kapitel ‚Orientierung‘!) und der
Bewegungen."

„Die Haltung des Blinden ist charakteristisch. Sich selbst überlassen, bevorzugt er eine hockende Stellung, welche der Untätigkeit und
Teilnahmslosigkeit am meisten entspricht. In aufrechter Stellung fehlt
ihm die stramme Haltung; die Arme hängen schlaff herab, die Hände
sind lässig übereinandergelegt, der Kopf ist nach vorn geneigt, genau
so, wie wir es sonst bei geschwächten und deprimierten Menschen zu
sehen gewohnt sind. Der Grund hierfür liegt beim Blinden einerseits

in der durch Mangel an Übung bedingten Schlaffheit der Muskulatur, andererseits in dem Fehlen von Impulsen zu straffer Anspannung derselben. Die Unsicherheit und das Ungeschick, welche alle Bewegungen des Blinden auszeichnen, erklären sich gleichfalls sowohl aus dem Mangel des alle unsere Bewegungen kontrollierenden Auges, als auch aus der ungenügenden Übung und Entwicklung der Muskulatur. Besonders sind es die Muskeln der Hände und Beine, welche bei vielen Blinden durch lange Untätigkeit verkümmern und erst ordentlich geübt werden müssen, bis sie zur Arbeit geschickt genug werden."

Ebenso weist Stumpf (1860) in bezug auf die Leibesentwicklung auf die körperliche Untätigkeit der Blinden und die bei ihnen vorherrschenden Krankheitserscheinungen hin: „Man sieht häufig junge Leute im blühendsten Alter viertelstundenlang in absoluter Regungslosigkeit verharren, ihre Augen geschlossen, ihre Stirn ernst und streng; ihre Züge ohne Seele und Leben geben das Bild des tiefsten Schlafes. Leidenschaften erscheinen nach außen wenig bemerkbar, sondern innerlich zurückgedrängt. Die Neigung zur Untätigkeit bei Blinden wird nicht nur durch das Gebrechen, sondern auch durch verschiedene Krankheitszustände und die herabgedrückte Gemütsstimmung erklärt."

Die Behinderung des Bewegungsdranges führt beim Blinden zu den typischen Angewohnheiten, mit dem Kopfe zu wackeln, den Körper zu wiegen, mit den Armen zu schlenkern oder sich auf einem Flecke herumzudrehen. Einige andere derselben, die ebenso ungünstig auf das Benehmen mancher Blinder zurückwirken, schildert Bl. (Handbuch, 1900). „Einer weiß vor Verlegenheit kaum ein Wort zu sagen, räuspert sich, bringt einige Worte brockenweise hervor, spielt mit den Händen, mit einem Rockknopf oder mit der Uhrkette, zupft sich am Zeuge, schneuzt sich, errötet und verstummt wieder; ein anderer spricht in seiner Bescheidenheit so leise, daß er nur mit Mühe zu verstehen ist, und mag sich vor keinem hören lassen, obgleich er gut Klavier spielt; ein Dritter hat die üble Gewohnheit, sich die Hände wund zu kratzen, die Fingernägel abzukneifen oder abzubeißen; ein Vierter wiegt sich beim Stehen oder Sitzen, schnalzt mit den Fingern, flötet sich eine kurze Strophe und klatscht gelegentlich mit den Händen. Sehr verbreitet ist der sogenannte ‚Lichthunger‘, der sich hier in dem Bohren der Finger in den Augenhöhlen, da in dem schnellen Bewegen eines blitzenden Gegenstandes vor den Augen, dort in dem anhaltenden Hineinstieren in eine Lichtflamme äußert."

Den Ernährungszustand des Blinden erklärt Blessig (Handbuch, 1900) gewöhnlich als einen schlechten, der — auch unter sonst gleichen Verhältnissen — hinter dem des Sehenden zurücksteht. „Wohl ist an diesem schlechten Ernährungszustande nicht immer die Blindheit als solche, sondern oft genug die Not und sonstige Ungunst der Verhältnisse schuld. Aber selbst unter den günstigsten Bedingungen, bei reichlicher Kost und guter Körperpflege, macht der Blinde fast nie den Eindruck eines blühend Gesunden. Die Gründe hierfür sind wiederum: einerseits die durch die Blindheit bedingte ungesunde Lebensweise, der Mangel an freier Bewegung u. dgl. m., andererseits aber auch die direkte Schädigung der vegetativen Vorgänge des Körpers, insbesondere des Stoffwechsels, durch die Beeinträchtigung der Sinnestätigkeit, durch den Ausfall eines Teiles der zum gesunden Leben unentbehrlichen Sinnesreize."

„Die herabgesetzte Lebensenergie des Blinden zeigt sich aber auch in geringerer Widerstandsfähigkeit gegen Krankheiten, besonders in der großen Empfänglichkeit für Infektionskrankheiten. Unter diesen steht an erster Stelle die Tuberkulose. Die verhältnismäßig große Sterblichkeit unter den Blinden ist zu einem beträchtlichen Teile gerade auf Rechnung der Tuberkulose zu setzen."

Von 500 Zöglingen der Blindenanstalt in Purkersdorf wurden 105 Sterbefälle (21%) bekannt, und zwar 49 von 295 männlichen Zöglingen (13,2%) und 56 von 205 weiblichen Zöglingen (27,3%). Die Sterblichkeit unter den weiblichen Blinden erscheint daher doppelt so hoch als unter den männlichen. Von 100 Verstorbenen waren im Alter von:

|  | männlich | weiblich | zusammen |
|---|---|---|---|
| 7—10 Jahren | 8 | 7 | 15 |
| 10—20 | 21 | 32 | 53 |
| 20—30 | 9 | 10 | 19 |
| 30—40 | 3 | 2 | 5 |
| 40—50  „ | 5 | 3 | 8 |

Die größte Sterblichkeit erscheint im Alter von 10 bis 20 Jahren; dies hängt mit den Todesursachen zusammen, von denen die Lungentuberkulose mit 38 Fällen (14 männliche und 24 weibliche) mehr als die Hälfte der verzeichneten Todesursachen ausmacht, während in zweiter Linie Gehirnleiden (zum Großteil ebenfalls auf tuberkuloser Grundlage) mit 20% stehen.

„Die allgemeine Schwächlichkeit und Kränklichkeit der Blinden spricht sich deutlich in ihrer durchschnittlich kurzen Lebensdauer aus. Ein Früherblindeter erreicht, auch unter günstigen Verhältnissen, fast nie ein hohes Alter. Die blinden Greise, die wir sehen, sind fast alle erst im mittleren oder höheren Alter erblindet." (Blessig in Handbuch, 1900.)

Von den Art- oder Gattungserhaltungstrieben ist noch der Geschlechtstrieb ausführlicher zu behandeln, während elterliche und soziale Triebe bereits im Kapitel „Gefühlsleben" berührt wurden.

Die Geschlechtsliebe der Blinden wurde früher unter dem Gesichtswinkel der traurigen Gemeinschaftsverhältnisse, in denen sie untereinander oder mit Sehenden lebten, vielfach in schiefer Weise beurteilt.
Selbst der blinde Knie (1821) bezeichnet die Geschlechtsliebe bei Gesichtslosen, besonders aber bei denen weiblichen Geschlechtes, welche
durch ihre Beschäftigungen weniger abgelenkt erscheinen als männliche Blinde, als außerordentlich heftig. Dagegen meint Bl. (Handbuch,
1900), es könne nicht gesagt werden, daß der Geschlechtstrieb bei Blinden stärker sei als bei Sehenden, obwohl der Geschlechtstrieb bei ihnen
etwas zeitiger erwacht, da die Geschlechtsreife früher eintritt als bei
Sehenden, was besonders bei blinden Mädchen beobachtet werden
könne. „Es ist begreiflich, daß auch Blinde jenes starke Bedürfnis, das
in seiner Intensität wohl dem Verlangen nach Luft und Nahrung gleichkommt, in derselben Weise empfinden wie Sehende. Wie sich dies
äußert, ist wohl ebenso verschieden wie bei Sehenden, wenn auch
einzelne Veränderungen im Einflusse auf die Wahl der zu liebenden
Person als typisch bei Blinden zu erkennen sind. Während bei Sehenden die Liebe, wie man sagt, bei den Augen einzieht, fehlt beim Blinden
dieses Tor, und man kann häufig genug beobachten, daß körperliche
Schönheit am wenigsten den blinden Mann sowie das blinde Mädchen
zu bestechen vermögen; vielmehr sind es jene Eigenschaften, welche
vom Blinden erkannt werden können, die also hauptsächlich durch das
Ohr Eingang in die Seele finden. Daß äußere Vorzüge wenig Gewicht
bei der geschlechtlichen Liebe der Blinden besitzen, geht auch daraus
hervor, daß Blinde sich untereinander verlieben ohne Rücksicht auf die
Entstellung des Gesichtes durch die Blindheit; allerdings wird das
gleiche Gebrechen an einer anderen Person ebensowenig als belastend
angesehen wie bei sich selbst. Blindheit ist in der Anschauung der
Blinden kein Liebe ausschließendes Gebrechen. Daß Blinde sich z. B.
auch in eine schöne Stimme verlieben, ist sicher kein Märchen, und die
erste sympathische Regung wird gewiß durch die Empfindung des
Gehörs lebendig. Männer mit schöner Stimme werden von blinden
Mädchen bewundert und geliebt, und umgekehrt."

„Es ist etwas ganz Eigentümliches, daß Blinde im allgemeinen eine
stark riechende Ausdünstung haben und sich dies bei blinden Mädchen,
die strengste Reinlichkeit vorausgesetzt, stärker zeigt als bei Männern.
Eine Tatsache ist nun — manche Beobachtung in Anstalten für erwachsene Blinde erhärtet es —, daß der auch für Geruch sehr empfindliche Blinde an dem Geruche eine Person, insbesondere eine Person
seiner Neigung genau erkennt, und daß der Geruch derselben auf die
Liebesgefühle sicher nicht ohne Einfluß ist."

„Da ältere Blinde meist sehr scharf beobachten und urteilen, so ist nicht selten der Verstand derjenige, der recht behält, wenn auch, wie schon erwähnt, häufiges und leidenschaftliches Auflodern der Liebe vorkommt, und zwar zumeist auf Seite des weiblichen Teiles."

Ein Beispiel für letztere Tatsache tritt uns zum ersten Male in dem Erlebnis des blinden Fräuleins M. Th. v. Paradis mit dem Arzte Dr. Mesmer entgegen, welcher sie im Jahre 1773 durch den Magnetismus von ihrem Gebrechen geheilt haben will. Der Umgang während der angeblichen Heilung, wie ihn Mesmer selbst schildert, mag den Grund zu den weiteren Vorkommnissen gelegt haben, welche ohne eine tiefe Neigung, vielmehr Liebesleidenschaft der Blinden nicht zu erklären sind. Auch der Mordversuch, den der blinde Béranger im Jahre 1805 in Paris aus verschmähter Liebe unternahm, ist um so mehr von psychologischem Interesse, als die Liebesleidenschaften der Blinden sonst gewöhnlich ein ruhigeres Ende in stiller Ergebung finden.

Die Frage, ob der Blinde überhaupt ein besonderes, ihm eigentümliches Liebesleben besitzt, verneint der blinde Reuß (1917) im Prinzipe mit folgenden Darlegungen: „Die Sexualphysiologie des Nichtsehenden ist keine abnorme. Wie aber die Äußerungen des Geschlechtstriebes sich auch beim Vollsinnigen unter verschiedenen Voraussetzungen verschieden gestalten, so macht sich infolge des mangelnden Sehvermögens beim Blinden eine Verschiebung oft recht deutlich bemerkbar, welche sich in den mancherlei psychischen Ausstrahlungen des Sexualtriebes äußert. Pathologische Verkümmerung oder gänzliches Fehlen des Geschlechtstriebes findet sich bei Nichtsehenden in ganz derselben Weise und unter denselben Bedingungen wie bei Vollsinnigen. Dagegen findet sich unter Blinden häufig eine pathologische Hyperästhesie, eine krankhafte Steigerung der Funktionen des Geschlechtstriebes, eine Erscheinung, welche in gerader Linie die Fortsetzung des bei Nichtsehenden im allgemeinen gesteigerten Erotismus bildet. Die Grenze, wo hier der Blinde aufhört, normal zu empfinden und wo er beginnt, Psychopath zu sein, läßt sich mit Sicherheit kaum feststellen, doch glaube ich behaupten zu dürfen, daß die meisten Erscheinungen der pathologischen Hyperästhesie bei Nichtsehenden erworbene Eigenschaften sind, die bei vernünftiger Lebensweise und verständnisvoller Behandlung, bei durchgehender körperlicher Beschäftigung usw. durchaus nicht einzutreten brauchten. Doch ist zu beachten, daß das abgeschlossene Leben in Blindenheimen auf die erwachsenen Blinden ungünstig einwirken kann. Als Beispiel gebe ich folgende Zusammenstellung, die sich auf ein Heim mit 30 männlichen Insassen bezieht. Zugleich war eine größere Anzahl weiblicher Blinden vorhanden, ein Umstand, der auf den Erotismus der Insassen im allgemeinen ungünstig einwirkte. Unter diesen 30 blinden Männern fanden sich: 3 asexuelle Anästhetiker, 8 Onanisten,

1 Exhibitionist, 1 (hysterischer) Masochist, 1 pathologischer Fetischist, 1 Blinder mit homosexueller Veranlagung (nicht völlig ausgebildet). Die Veranlagung von vier weiteren Personen (Notonanie oder nicht?) war fraglich, der Rest normal. Gleichzeitig fanden sich weibliche Blinde, welche der Onanie, und andere, welche der lesbischen Liebe ergeben waren. Drei blinde Männer waren nachweislich durch venerische Krankheiten erblindet. Zwei männliche Blinde, welche allerdings dem angeführten Kreis schon längere Zeit nicht mehr angehörten, betätigten sich homosexuell. Unter den acht Onanisten waren wohl alle Notonanisten, einer (nach persönlicher Mitteilung) in einer selteneren hysterischen Form, indem seine Einbildungskraft ihm vorspiegelte, sein Oberbett bzw. Kopfkissen sei der Leib einer Frau, an dem er einen regelrechten Geschlechtsakt vornahm. Der Exhibitionist, welcher nicht ganz blind war, hatte die Angewohnheit, bei der Annäherung von Dienstmädchen und Putzfrauen unter den Kleidern zu onanieren, jedoch so, daß er von jenen bemerkt wurde. Der Blinde mit homosexueller Anlage erlangte geschlechtliche Befriedigung dadurch, daß er sich hinter einen ihm ergebenen Freund stellte und seinen Mund auf dessen Kopfhaar preßte, ihn aber sonst nicht berührte. In gleicher Weise liebte er es, das Kopfhaar von Kindern zu küssen. Das interessanteste Beispiel (für die allgemeine Betrachtung) war jedenfalls der sexualpathologische Fetischist, der seinen Erotismus an Frauenkleidern erregte und befriedigte. Wie er mir persönlich mitteilte, mußte ihm schon in früheren Jahren seine Mutter fast allabendlich die Kleider seiner Schwester aus dem Bette nehmen. Sein größtes Stück war es, in der schmutzigen Wäsche ein Mädchenhemd zu finden und es zu betasten; umgekehrt empfand er körperliche Übelkeit bis zum Brechreiz, sobald er in der Nähstube hörte, daß ein weibliches Kleiderstück in irgend welcher Art geschnitten wurde."

„Die Geschlechtsphysiologie des Nichtsehenden unterscheidet sich also in nichts von derjenigen des Vollsinnigen. Sie unterliegt zwar einzelnen kleineren Modifikationen, bedingt durch das Fehlen des Sehsinnes, doch lassen sich diese bei richtiger und verständlicher Behandlung ausgleichen, wenn dies überhaupt nötig erscheinen sollte. Die Mittel aber, die den Blinden davor bewahren, in geschlechtlichen Dingen auf Abwege zu geraten, sind: Gute Erziehung, verständige Aufklärung auch in Fragen des Sexuallebens, regelmäßige körperliche Betätigung, Einführung des Blinden in das normale Leben der Sehenden und ständiger Umgang mit diesen, möglichste Einschränkung der Unterbringung der Nichtsehenden in Heimen usw. Sind diese Bedingungen erfüllt, so wird auch das Liebesleben der Blinden sich in normalen Bahnen bewegen. Und selbst der Verzicht auf Liebesglück wird ihm nicht so schwer fallen als dann, wenn kranke Lebensbedingungen bei ihm einen krankhaften Sexualtrieb erzeugen und fördern."

Schneider-Hell (1921) behandelte ebenfalls das Sexualleben des Blinden und führte dabei aus: „Wenn sich der Blinde schon bei den alltäglichen Äußerungen seines physischen Lebens eine gewisse Zurückhaltung auferlegt (er befindet sich stets in dem Zustand aufgezwungener Rücksichtnahme auf die verschiedensten Umstände) und seiner Empfindung nach auferlegen ‚muß', so geschieht dies hinsichtlich seines erotischen und sexuellen Triebes in noch ganz erhöhtem Maße. Die Grundursache dieser besonderen Scheu muß fraglos darin erblickt werden, daß der Blinde in völliger Unkenntnis geschlechtlicher Dinge aufwächst und daß seine Erziehung so gehandhabt wird, daß für ihn das Sexuelle gewissermaßen überhaupt nicht existiert. Das blinde Kind lernt ausschließlich nur den eigenen Körper kennen, ohne in die Lage zu kommen, sich über den abweichenden Bau und die Organe des anderen Geschlechtes Aufschluß zu verschaffen. Es weiß nur, daß sich die Personen des anderen Geschlechts von ihm durch die Kleidung unterscheiden. Schon früh gelangt der Blinde zu der Überzeugung, daß es mit dem Geschlechtsunterschied eine eigene Bewandtnis haben müsse, die um so geheimnisvoller und rätselhafter erscheint, je weniger es ihm möglich ist, befriedigende Aufklärung zu erlangen. Bis dahin nimmt er zu seiner Phantasie Zuflucht, die durch gelegentliche Unterhaltungen mit älteren Spielkameraden ihre Nahrung erhält. Dadurch werden dem blinden Knaben meist übertriebene, meist idealisierte Vorstellungen beigebracht. Das bleibt so bis in die späteren Jahre, oft bis zu dem Tag, wo er selbst zum erstenmal ein Weib berührt. Daher kann als ‚typisch' und durchaus folgerichtig gesagt werden, daß der blinde junge Mann erfahrungsgemäß bei der ersten Kohabitation eine gewisse Enttäuschung erlebt. Zwar findet er nun die Antwort auf manche jahrelang gestellte Frage, aber diese ist anders, nüchterner, als sie ihm seine rege Phantasie ausmalte."

„Die geringe Körperbetätigung, die entgegengesetzten Wirkungen der Anstaltserziehung und das Zusammenleben vieler in verschiedenem Alter, die scharfe Abgrenzung der Geschlechter bringt es mit sich, daß die jugendlichen Blinden sich mit sexuellen Gedanken weit mehr beschäftigen als die sehenden Altersgenossen. Meist ist jedoch die Neigung zu Personen des anderen Geschlechts nur eine platonische."

„Den Liebe weckenden und vermittelnden Sinn bildet zunächst das Gehör, das Ohr, das einzige Organ, das ja dem Nichtsehenden die Verbindung mit der Außenwelt offen hält. Welche Stimmen — nach Tonfall und Klangfarbe — auf den Blinden in der Regel eine magnetische Kraft auszuüben vermögen, läßt sich nicht in eine feste Formel fassen,

doch handelt es sich meist um eine Klangfarbe, die schon bei dem
ersten Ton das ‚typisch Weibliche' verrät. Eine typische Mädchen-
stimme erzeugt in dem Blinden die Vorstellung von einem ‚schönen'
Mädchen, obwohl er kaum in der Lage sein dürfte, diese ‚Schönheit'
zu charakterisieren. Darauf kommt es ihm aber auch gar nicht an:
Gesichtseindrücke existieren für ihn nicht und vermögen damit auch
in seiner Ideenwelt keinerlei Rolle zu spielen. Ist es dem Blinden möglich, mit dem ‚geliebten' Mädchen in nähere Berührung zu kommen,
so treten allerdings noch einige Schönheitsmerkmale hinzu, so die Beurteilung der Hand. Die Hand kann ihm ja so vieles sagen, was andere
durch einen einzigen Blick zu erkennen vermögen. Form, Größe und
Höhe der Hand lassen ihn auf die Körpergestalt seines Gegenübers
und auch auf dessen Geschlecht schließen. Daß auch der ‚Odor di
Femina' im Sexualleben des Blinden einen wichtigen Faktor bildet,
kann man auf Grund aufmerksamer Beobachtungen unschwer erkennen.
Trägt doch schon die Kleidung dazu bei, den Personen verschiedenen
Geschlechts etwas Typisches zu verleihen. Gegenüber den Gerüchen
verhält sich nun der Blinde meist ebenso, wie gegenüber den Stimmen,
indem er stets das ‚typisch Männliche' oder ‚typisch Weibliche' bevor-
zugen wird."

„Im Vorstellungsleben des Nichtsehenden wird die ‚Schönheit'
eines Mädchens oder einer Frau durch andere Faktoren bestimmt als
bei dem Normalsinnigen. Daher mag es kommen, daß der Geschmack
des Blinden von dem Sehenden nicht immer verstanden, oft sogar für
verkehrt gehalten wird. Berührt eine weibliche Person einen blinden
Mann ‚sympathisch', so wird er sie für ‚schön' halten, wenn sie auch
nach dem Urteil des Sehenden häßlich ist. Dem Blinden ist es an sich
vollkommen gleichgültig, ob sein ‚Ideal' ein schönes Gesicht besitzt."
(Dies gilt wohl nur soweit, als nicht eine Beurteilung durch den Tastsinn oder das Gutachten eines Sehenden über die Schönheit oder Häßlichkeit der Betreffenden mitspielt.)

„Auch der Geschlechtstrieb des Blinden bewegt sich in normaler
Richtung, woran gelegentliche Abweichungen nicht das mindeste zu
ändern vermögen, da diese ja auch bei Sehenden, die unter ähnlichen
äußeren Verhältnissen leben, in gleicher Weise zu verzeichnen sind.
Aus Unkenntnis der maßgebenden Gründe hat man vielfach behauptet,
die Mehrzahl der Nichtsehenden sei in gewissem Sinne pervers, ein
summarisches Urteil, das leicht zu Mißdeutungen führen kann. Als
erstes Ausfluchtmittel des starken Sexualbedürfnisses wird allerdings
zur Masturbation gegriffen, die unter guten Freunden gelegentlich
gegenseitig betrieben wird, woraus sich nur zu leicht weitere Handlungen ergeben, die in das Gebiet der Homosexualität gehören. Doch

bietet sich kein Anhaltspunkt dafür, daß zwischen Blindheit und Homosexualität irgend welcher innerer Zusammenhang besteht. Fälle von
Sodomie sind bei Blinden bisher nicht bekannt geworden, denn im
Umgang mit Tieren ist der Blinde außerordentlich vorsichtig. Verschiedene Handlungen des Blinden beim Geschlechtsverkehr, die sonst
schlechthin als Zeichen höchster Perversion anzusprechen wären, ergeben sich aus der Betastung und aus der Mitwirkung von Gehör und
Geruch. Die seltene und erschwerte Gelegenheit des unverheirateten
Blinden verleitet ihn zur Übertreibung, die aufgezwungene Passivität
mitunter zum Masochismus."

„Wenn sich dem Blinden keine oder nur unzureichende Gelegenheit
bietet, seinen Sexualtrieb zu befriedigen, so wird er in vielen Fällen
zu Surrogathandlungen greifen. In dieser Hinsicht dürfte wohl der
Fetischismus jeder Art eine Hauptrolle spielen, wie Handberührungen,
Tändeln und Spielen auch mit Kindern, Haarduft und Kleidungsstücke.
Die Fälle von Vergehen an Minderjährigen beschränken sich meistens
auf das Betasten, um sich in Ermangelung eines anderen geeigneten
Objektes Aufschluß über das Geheimnis des Geschlechtsunterschiedes
zu verschaffen."

Bei Beurteilung von Blindenehen begegnete man lange vielfachen
Meinungen. Die Gefahr erblicher Übertragung, das Unvermögen weiblicher Blinder, die Pflichten als Mutter und Hausfrau entsprechend zu
erfüllen und die meistens traurigen sozialen Verhältnisse führten viele
Begutachter — so auch Knie (1821) — dahin, der Blindenehe zu widerraten und die Errichtung von Zufluchtsorten zu befürworten, wo dem
Blinden die Ehelosigkeit erleichtert werden kann.

„Bei Beantwortung der Frage: Soll der Blinde heiraten oder nicht?
hat man jedoch wohl zu unterscheiden, welcher Teil der Ehe der blinde
ist, ob der Mann, die Frau oder beide und ob es sich um bemittelte
oder vermögenslose Blinde handelt." (Riemer in Handbuch, 1900.)

Die Hilflosigkeit des blinden Mannes bedingt seine Abhängigkeit
von irgend einem Menschen, der ihn nicht nur auf seinen Wegen leiten
und ihm in der Sorge um das leibliche Wohlergehen hilfreiche Hand
bieten, sondern ihm auch ein Leitstern in geistiger und moralischer Hinsicht sein soll. Wie not tut es einem blinden Manne, einen Menschen
zu besitzen, durch dessen Seele er das zu empfangen vermag, was ihm
sonst unerbittlich verloren ginge, das innerlichste Wesen von Wahrheit,
Schönheit und Liebe. Und kann der Blinde dies Wesen in jemand
anderen finden als in seiner Frau? (Bürklen, 1915.)

Als Lebensgefährtin empfiehlt sich für den blinden Mann am besten
das sehende Mädchen. „Die Behauptung, der man zuweilen begegnet,
Blinde könnten wegen ihres Gebrechens überhaupt wirklich gute Ehe-

gatten nicht bekommen, weil ein sehendes braves Mädchen einen sehenden Bräutigam finde und dem Blinden immer vorziehen werde, ist eine oberflächliche und beruht auf Unkenntnis der tatsächlichen Verhältnisse." (Büttner, 1888.) Die große Zahl solcher Ehen ist der beste Beweis dagegen, denn von Liebeswerken der Frau ist die treue Hingabe an einen blinden Mann wohl eine der größten, aber durchaus keine seltene.

Der Verheiratung blinder Mädchen mit einem sehenden Manne wird allseits widerraten. „Solche Ehen gestalten sich leider nur zu oft zu unglücklichen, und zwar ist die Erklärung hierzu auf beiden Seiten zu suchen. Sie werden von ähnlichen Gefahren bedroht, wie die Ehen blinder Männer mit sehenden Frauen; es kommt aber noch hinzu, daß die aus Mitleid entstandene Liebe des Mannes schließlich erkaltet, ohne daß Achtung und Verehrung an ihre Stelle tritt. Und leider sehr oft versteht es die blinde Frau nicht, den sehenden Mann an sich zu fesseln, es fehlt ihr nicht selten die dauernde Hingabe, das Anschmiegen an den Gatten; ihr Gebrechen und ihre Erziehung hat sie von Jugend auf isoliert, sie hat sich gewöhnt, zu empfangen und nicht zu geben; sich für andere aufzuopfern, für andere zu leben, diese Kunst zu lernen, dazu bot sich ihr wenig Gelegenheit, und doch werden diese Eigenschaften gerade von der blinden Frau erwartet, und der sehende Mann verlangt sie gewissermaßen als Zeichen der Dankbarkeit." (Büttner, 1888.)

„Der Verehelichung von Blinden untereinander ist, wenn auch manche dieser Ehen glücklich ausgeschlagen sein mögen, entschieden dann zu widerraten, wenn die zu Beratenden unbemittelt und auf den Erwerb ihres Unterhaltes an ihrer Hände Arbeit gewiesen sind. Reiche, von niemanden abhängige Blinde mögen, wenn sie durchaus wollen, heiraten; ihrer Vereinigung stehen, sofern bei keinem Teile die Blindheit aus erblicher Anlage herrührt, wesentliche Bedenken nicht entgegen. Sehr schwierig aber pflegt sich meist das Eheleben vermögensloser Blinder zu gestalten. Das Elend, das in solchen Blindenehen einreißt, kann oft grenzenlos groß werden." (Riemer in Handbuch, 1900.)

Der sich in Blindenehen einstellende Kindersegen vermehrt das Eheglück. „Mit besonderer Liebe pflegt der Blinde an seinen Kindern zu hängen. Die Erziehung der blinden Kinder wird durch die Blindheit des Vaters nicht beeinträchtigt, wenn nur beide Eltern durch treue Pflichterfüllung, gegenseitige Achtung, durch Einfachheit und Liebe zum heimischen Herde ein gutes Beispiel geben. Die Befürchtung, daß aus der Ehe mit einem Blinden wieder blinde Kinder hervorgehen könnten, ist nur da begründet, wo die Blindheit des Erzeugers ererbt wurde; bei erworbener Blindheit ist ein derartiger Nachteil in der Regel nicht zu erwarten." (Derselbe.) Eine Zählung des „Reichsdeutschen Blindenverbandes" im Jahre 1922 ergab allerdings 15 blinde oder sehschwache Kinder aus 193 Blindenehen.

Wünsche, Neigungen und Leidenschaften bewegen sich bei den Gesichtslosen in der gleichen Richtung wie bei Sehenden, wenn sich auch im einzelnen wieder Besonderheiten ergeben. Allgemein geht ihr Verlangen wohl dahin, sich am Leben in gleicher Weise beteiligen zu dürfen wie die Sehenden. Diese Bestrebungen wurden bereits mehrfach gekennzeichnet. Die Sehnsucht nach der Welt des Lichtes und nach der Möglichkeit, sehen zu können, besteht wohl nur nach dem Grade der Erkenntnis, obwohl sie allgemein vorhanden sein mag. Diesbezüglich gibt die Antwort zu denken, welche Diderot (1749) von dem Blinden von Puisaux erhielt, als er diesen fragte, ob er wohl das Gesicht haben möchte: „Wenn mich die Neugierde nicht plagte," antwortete er, „so möchte ich lieber lange Arme haben; es scheint mir, daß meine Hände mich besser von dem unterrichten würden, was im Monde vorgeht, als ihre Augen und Fernrohre; überdies hören die Augen eher auf zu sehen, als die Hände zu tasten. Es wäre also besser, daß man in mir den Sinn vervollkommnete, den ich habe, als mir einen gäbe, der mir fehlt."

Einen Hinweis auf die Neigungen jugendlicher Blinder gibt uns die Untersuchung Waneceks (1923) über die Beliebtheit und Unbeliebtheit der Lehrfächer bei den blinden Schülern. Dieselbe wurde mit verschiedenen Gruppen der Zöglinge an der Blindenanstalt in Purkersdorf vorgenommen, und zwar:

1. Stufe des vorherrschenden Anschauungsunterrichtes (1. und 2. Schuljahr, 5 Knaben und 5 Mädchen = 10 Zöglinge).

2. Stufe der vorherrschenden Realien (3., 4. und 5. Schuljahr, 18 Knaben und 12 Mädchen = 30 Zöglinge).

3. Stufe des vorherrschenden Handwerksunterrichtes (Fortbildungsklassen, 12 Knaben und 8 Mädchen = 20 Zöglinge).

Das Ergebnis auf der 1. Stufe zeigte folgende Reihung der Gegenstände: Schreiben, Lesen, Religion, Vorlesen, Gesang und Anschauungsunterricht als beliebt. Bemerkenswert sind die Stellungen der auf manueller Betätigung beruhenden Lehrgegenstände Schreiben und Lesen. Hierin erkennen wir, daß auch das kleine Kind schon auf den praktischen Wert fürs Leben Bedacht nimmt. Zwischen den Geschlechtern ergeben sich Unterschiede in Religion (vor allem bei Mädchen beliebt), Anschauungsunterricht und Turnen (nur bei Knaben beliebt). Sie erklären sich aus der größeren Tat- und Forscherlust der Knaben sowie aus dem Hinneigen der Mädchen zur Innerlichkeit.

Auf der 2. Stufe zeigte sich die Beliebtheit in folgender Abstufung: Erdkunde, Musik, Naturgeschichte, Religion (bei den Mädchen), Naturlehre, Vorlesen, Handfertigkeit, Rechnen, Turnen. Gegen die erste Gruppe macht sich hier ein Zurücktreten des Religionsunterrichtes bei den Knaben bemerkbar, der bei den Mädchen dagegen zum weitaus beliebtesten Gegenstand wird, eine Tatsache, die sich auch bei den Sehenden gezeigt hat. Sehr schön spiegelt die Erdkunde in ihrer großen Beliebtheit den Übergang vom Vorherrschen der physischen Funktionen auf das der geistigen wider. Das Rechnen findet bei den Mädchen eine bessere Wertung, Lesen und Schreiben treten zurück, ebenso das Turnen bei den Knaben, während es bei den Mädchen an Beliebtheit steigt.

Die 3. Stufe zeigt folgendes Bild der Beliebtheit: Musik, Vorlesen, Rechnen, Religion, Bürgerkunde, Turnen. Bezeichnend ist die Stellung der Musikgegenstände, von denen nur der Violinunterricht durch die damit verbundene körperliche Anstrengung eine Einschränkung erfährt. Das Vorherrschen der geistigen Funktionen auf dieser Altersstufe tritt sehr bestimmt hervor, namentlich kennzeichnen es die rein abstrakten Gegenstände Musiktheorie und Rechnen. Die Unlust an körperlicher Bewegung drückt sich in der geringen Beliebtheit des Turnens und aller Arbeit aus, bei welcher der ganze Körper tätig sein muß.

Der Wille im engeren Sinne als äußeres und inneres Wollen geht bei Blinden durchschnittlich über die Maximal- und Minimalgrenzen bei Sehenden hinaus, denn unter denselben finden sich Individuen mit größter, aber auch stark verminderter Willenskraft.

Krause (1883) sagt diesbezüglich vom blinden Kinde: „Dem Streben des blinden Kindes ist vorzüglich Ausdauer, Entschiedenheit, Energie eigen. Unter den Naturtrieben und Begehrungen ist namentlich der Wissenstrieb, die Wißbegierde, bei dem blinden Kinde stark ausgebildet. Dem blinden Kinde ist der Unterricht fast alles: Wecker und Bildner seines Begriffsvermögens, Bringer geselligen Wesens und gefälliger Sitten, Erzeuger und Kräftiger seiner Moralität, Verbesserer seiner äußeren Lage. Seine Lernbegierde ist oft so groß, daß man eher an ein Einhalten, als an mehr Anspornen denken möchte. Oft tritt daher bei demselben geradezu eine Sucht nach Wissen, eine Hast im Erlernen mechanischer Fertigkeiten ein, die seiner gründlichen Durchbildung oft hinderlich werden. Eigentümlich ist dem blinden Kinde ferner eine hartnäckige Ausdauer und zähe Beharrlichkeit in Verfolgung eines vorgesetzten Zieles, welche seine Bestrebungen so oft mit glücklichem Erfolge krönen, aber auch leicht in unbeugsamen Starrsinn und Eigensinn ausarten können."

Nach der negativen Seite findet Textor (1888) bei blinden Kindern

Trägheit und Willenlosigkeit, als deren Ursache er Beschäftigungs-
mangel angibt.

„Bezüglich des Willens treten also bei den Gesichtslosen sehr
große Kontraste hervor. Einerseits kann man finden, daß die vermehrten
Schwierigkeiten, die der Blinde zu bekämpfen hat, um ein sich gesetztes
Ziel zu erreichen, seine ganze Energie, seine Willenskraft in Wirksamkeit setzen und daß sein Willen dadurch gestählt wird; andererseits
geschieht es auch, daß der Wille und die ganze geistige und physische
Kraft schon ursprünglich so schlaff sind, daß jede Anspannung aus-
bleibt und der Wille ein schwacher ist. Unter Blinden gibt es eben in
dieser Beziehung weit größere Kontraste als unter Sehenden." (Moldenhawer in Handbuch, 1900.)

Die Willensbildung des Blinden ist daher als eine der Haupt-
aufgaben seines Unterrichtes und seiner Erziehung anzusehen. Textor
(1888) sieht die besten Mittel zur Willenskräftigung in der Gewöhnung
zur Arbeit, besonders aber auch in religiösen Unterweisungen und
Übungen, Krage (1897) nennt zur Bekämpfung der Mängel in dieser
Hinsicht: „Einführung des Schulzwanges für blinde Kinder, ihre Unterweisung in besonderen Vorschulen, Bekämpfung der Langweile durch
Spiel und Beschäftigung, möglichste Beschränkung der freien Zeit,
gründlicher Anschauungsunterricht, Pflege der Musik und Poesie,
Körperpflege, Ausbildung des Selbstgefühles, Erziehung zu Mitgefühl,
Anstand und Sitte."

Hindernisse und Hemmnisse sind dabei natürlich mannigfaltige.
Wie Schmittbetz (1917) anführt, „ist es oft so, daß durch die Blind-
heit gesteigerte Zähigkeit des Wollens sich in Fällen betätigt, wo vom
Standpunkte des vernünftigen sittlichen Wollens aus anders gehandelt
werden sollte. Da verleitet also die erworbene gesteigerte Kraft zu
ihrem falschen Gebrauche", wie z. B. zu Eigenwille und Starrsinn.
„Eine andere Gefahr kann darin liegen, daß die Anforderungen des
Lebens, die erschwerten Leistungen, die Verzichte, die Abhängigkeit
von anderen und die vielleicht ungenügende Unterstützung des eigenen
Strebens auf einen von Natur aus schwachen und nicht ausreichend entwickelten Willen lähmend, immer mehr entmutigend und abstumpfend
wirken. Man traut sich immer weniger zu, fordert immer weniger von
sich und empfindet deshalb jedes Verlangen, wie es Menschen oder
Verhältnisse an einen stellen, nicht nur als Last, sondern oft als un-
berechtigte Zumutung. Was die Erziehung einer solchen Gefahr gegenüber vorbeugend tun kann, beschränkt sich wohl darauf, das Kind zu
ermutigen, ihm niedrigere Ziele zu stecken und das Erreichen des ge-
steckten Zieles mit besonderer Freude anzuerkennen."

Schmittbetz weist auch auf die Notwendigkeit der Willensbildung durch Selbsterziehung des Blinden hin, indem sie sagt: „Der sicherste Schutz allen genannten Gefahren gegenüber, zu denen sich unter Umständen noch Mißtrauen und Verbitterung gesellen können, liegt in der richtigen Stellung zur Blindheit: Wer sie als gottgewollte Beschränkung ansieht, der wird Kraft finden für seine eigenen Leistungen und Verzichte, und er wird es lernen, für das Verhalten der Sehenden ihm gegenüber nicht den Maßstab des von ihm selbst Erforderten anzulegen. Darunter verstehe ich ein Frohwerden über jede geleistete Hilfe und erst recht über die Gesinnung, aus der heraus der Sehende diese Hilfe im kleinen und großen leistet. Wo aber ein Blinder kein oder wenig Verständnis für seine Lage und darum wenig oder keine Unterstützung findet, da sage er sich, daß die Blindheit eben, wie alles Schwere und Tiefgehende im Leben, ein Prüfstein für die Menschen ist, so daß ihr Wesensgehalt offenbar werden muß, so oder so. Mit anderen Worten heißt das hinsichtlich des Blinden: Er versuche es, den Mangel an Verständnis und Unterstützung möglichst unpersönlich zu nehmen. Auch das ist eine Willensleistung, und keine kleine, denn dem steht als Hindernis nicht nur die allgemein menschliche Empfindlichkeit entgegen, sondern auch die durch ein Gebrechen fast stets gesteigerte Neigung, alles persönlich zu nehmen.“

Eine Beeinflussung der Willentätigkeit läßt sich bei Blinden um so eher erreichen, als sie in der Urteilsbildung vielfach von den Sehenden abhängen. „Von frühester Kindheit an ist der Blindgeborene — auch Früherblindete zum großen Teil — darauf angewiesen, den Schlüssel zum Verständnis der Außenwelt aus der Hand der Sehenden zu empfangen. Ihr Wille ist der für ihn allein maßgebende, soweit nicht instinktive Regungen mitsprechen, ihre Ansicht ist für ihn die ‚richtige‘, der er lange Zeit hindurch — ja vielleicht überhaupt nur selten — etwas Ebenbürtiges oder gar Überlegenes entgegenzustellen vermag. Wir meinen dies natürlich in Hinblick auf die Beobachtungen und Schlußfolgerungen, die sich aus ihnen ergeben. Bei rein seelischen gedankenmäßigen Vorgängen und Feststellungen mögen die Dinge anders liegen, wenn auch hier eine wesentliche Beeinflussung keineswegs ausgeschlossen sein dürfte.“ (Gerhardt, 1917.)

In dem pädagogischen Experiment „Das Verhör“ zeigt Bürklen (1917), wie suggestionsfähig Blinde sind und wie sich ihre Urteilsbildung bei einer unverstandenen Frage beeinflussen läßt.

Der Blinde ist übrigens auch der Hypnose zugänglich, jedoch sind die Mehrzahl der Methoden zur Hervorrufung des hypnotischen Schlafes für sie ungeeignet, da sie alle sich des Auges bedienen. Doch nennt Bernheim einen Vorgang, den er mit bestem Erfolg bei Blinden angewendet hat. Er besteht in der Möglichkeit, den natürlichen Schlaf in

einen hypnotischen überzuführen. Bernheim beschreibt diese Art
wie folgt:

„Nähern Sie sich dem Schläfer mit Vorsicht, prüfen Sie die Tiefe
des Schlafes und vertiefen Sie diesen nötigenfalls durch mesmerische
Striche. Sodann sprechen Sie halblaut zum Schläfer (am besten gegen
die Magengrube), doch sanft und mit Ruhe, damit nicht ein spontanes
Erwachen hervorgerufen werde. Vorher suggerieren Sie den Schlaf
etwa so: ‚Sie schlafen ruhig und tief. Der Schlaf ist fest, Sie können
nicht erwachen, aber Sie hören ganz deutlich meine Stimme.‘ Erfolgt
nicht gleich ein ‚Ja‘, so wiederholen Sie die Suggestion, vermeiden
indessen, den Namen des Schläfers zu nennen.‘‘

Auch Gerling nennt diese Methode in seinen hypnotischen Unter-
richtsbriefen (S. 66) sehr zuverlässig, empfehlenswert und namentlich
wegen ihrer Anwendbarkeit bei Blinden wichtig.

Nicht nur unterrichtlichen, sondern namentlich Heilzwecken soll
und kann die Hypnose dienen. Die wunderbaren Erzählungen von der
Heilung Erblindeter durch sie (in Bromberg wurde ein Kriegsblinder
auf diese Art geheilt) werden so des Märchenhaften entkleidet.

## V. Teil.
# Der Zusammenhang der seelischen Vorgänge und die Bildung der Persönlichkeit.

Die Persönlichkeit des Menschen gründet sich auf sein Temperament als jene Summe angeborener Gefühlsdispositionen, die für die Art und Weise maßgebend sind, wie die Menschen die Ereignisse des Lebens auffassen und auf seinen Charakter, das stets gleichbleibende, einheitliche, nach sittlichen Grundsätzen sich richtende Wollen und Handeln. Dabei ist der Charakter das Produkt dessen, was wir von Natur sind, und dessen, was Erziehung, Umgebung, Gesellschaft, mit einem Wort das Leben aus uns gemacht hat. (Ziegler.)

In diesem Sinne wollen wir als Abschluß unserer Betrachtungen die Persönlichkeit des Blinden darstellen, insoweit sich ein solches Bild nach dem gegenwärtigen Stande der Forschung überhaupt geben läßt.

Wollen wir Sehende den Blinden in dieser Hinsicht richtig beurteilen, so müssen wir uns vor Augen halten, daß dieser mit seinen von Natur verminderten Anlagen und Kräften in der Gesellschaft von Vollsinnigen steht, welche ihm durch einen so wertvollen Sinn wie das Gesicht überlegen sind. Der Blinde lebt nicht in einer Welt der Blinden, sondern in jener der Sehenden und unterliegt der Beurteilung nach dem Gesichtswinkel der letzteren. Der an sein Leben und Streben angelegte Maßstab erscheint daher als ein besonders hoher, ebenso wie es jener wäre, der an uns Fünfsinnige von einer Gesellschaft von höher entwickelten sechssinnigen Menschen angelegt würde.

In die Persönlichkeit des Blinden einzudringen und sie zu verstehen, dazu mangeln uns heute noch viele Voraussetzungen, wovon Steinberg (1917) treffend folgendes sagt: „Der Ausfall des wichtigsten Sinnes bestimmt die Gestaltung des Seelenlebens so entscheidend und

zugleich so eigenartig, daß man sich von jeher mit der Blindheit und
den durch sie bedingten Lebensformen beschäftigt hat. Entsprechend
ihren geistigen Einstellungen steigerte das Altertum in mystischen Erwägungen richtig beobachtete psychische Gesetzmäßigkeiten, wie die
durch verminderte Reizzahl erhöhte Konzentrationsfähigkeit, ins Ungeheure und schuf so einen Ansatzpunkt für Mythenbildung, während
das Mittelalter vorzüglich erbauliche Betrachtungen an die Blindheit
knüpfte. Erst in der zweiten Hälfte des 19. Jahrhunderts wurde sie zum
Gegenstande wissenschaftlicher Fragestellungen, und die methodische
Beschränkung der damals allein gepflegten Sinnespsychologie brachte
es mit sich, daß man nur die seelischen Funktionen der Blinden untersuchte, die dem Experimente zugänglich sind. Man richtete also sein
Augenmerk ausschließlich auf die Leistungen der Sinne und beschränkte
sich hierbei des weiteren auf ihre rein quantitativen Verhältnisse. Die
Persönlichkeit des Blinden blieb bei all diesen Untersuchungen un-
berührt. Die Frage, inwieweit das Fehlen des Auges der Gestaltung
der Persönlichkeit eigenartige Wege weist, hat die moderne Psychologie nie getan. Wir müssen die Schriften der ältesten Blindenpädagogik
aufschlagen, um ausführliche Angaben über das Innenleben der Nichtsehenden zu finden. Sie bringen eigene Beobachtungen zum Ausdruck,
die sich meist einfach aneinanderreihen, höchstens nach dem herkömm-
lichen Schema der Vermögenspsychologie geordnet. Wir haben hier
ein reiches Material für wissenschaftliche Arbeit vor uns, das in seiner
Bedeutung noch lange nicht genügend gewürdigt ist, eine wertvolle
Sammlung zart abgelauschter Einzelzüge, in keinem Falle aber auch nur
den Versuch einer systematischen Darstellung, deren Geschlossenheit
der alle ihre besonderen Äußerungen einheitlich umfassenden Persönlichkeit. Will man dieser Aufgabe gerecht werden, dann darf man sich
nicht vorzugsweise auf die Beobachtungen Sehender stützen, die stets
Gefahr laufen, wahrnehmbare Zeichen falsch zu deuten, sondern muß
Blinde in viel weiterem Umfange zu Worte kommen lassen, als das
bisher geschah. Dabei muß man die seelischen Differenzen zwischen
Blindgeborenen, Späterblindeten und Blinden mit Sehresten berücksichtigen, welch letzteren im allgemeinen leider nur gelegentlich Beachtung geschenkt wird, obwohl gerade sie als Übergangsform von
zwiefachem Interesse sind. Auch die Entwicklung der Persönlichkeit ist
in den Bereich der Untersuchungen zu ziehen, so gewiß sie nichts
ursprünglich Gegebenes, sondern ein Gewordenes ist, das im Grunde
stets ein Werdendes bleibt. Man darf sich freilich nicht auf die unmittelbaren Äußerungen weniger Blinder beschränken; denn eine einzelne Aussage kann uns nie darüber belehren, ob das Erlebnis in seiner
Eigenart durch das Fehlen des Auges oder, ganz unabhängig hiervon,

durch irgend eine rein individuelle Besonderheit bedingt wurde, wie sie mit der Einzigartigkeit der Persönlichkeit gesetzt ist. Das schlechthin Einmalige ist aber hier wie stets kein mögliches Objekt einer Wissenschaft. Wie daher die differenzielle Psychologie nur die Aufgabe haben kann, die Beziehungen zwischen den Besonderheiten einmal ein und desselben Individuums und alsdann einer Reihe von Individuen klarzustellen, die gegeben ist durch allen Gliedern gemeinsame eigenartige, doch eindeutig bestimmbare Bedingungen, so will die Blindenpsychologie nur die aus dem Fehlen des Auges folgenden, darum typischen spezifischen Formen des Seelenlebens erforschen, deren einzigartige Verflechtungen mit den mannigfachsten psychischen Faktoren die Blinden zu Persönlichkeiten machen."

In wandelnder Erkenntnis steht also die Persönlichkeit des Gesichtslosen zu verschiedenen Zeiten vor unseren Augen. Die hervorstechendsten Eigenheiten sowie die soziale Lage des Blinden verdichten sich im Volksmunde zu Redensarten und Sprichwörtern, die sich natürlich nicht immer von Übertreibungen fernzuhalten vermögen. Der Blinde ist da vor allem der „arme, unglückliche" Mann. Der Dichter Logau scherzt: „Ein blinder Mann ist arm und blind ein armer Mann, weil jener keinen sieht und keiner den sieht an." Blindheit, Armut und Unglück sind eng verbundene Begriffe. Im „Freidank" heißt es: „Dem Blinden ist im Traume wohl, wachend ist er leidensvoll." Die Hilflosigkeit des Blinden kennzeichnen die Redensarten: „Ein Blinder stößt überall an. Der Blinde tappt so lang, bis er fällt. Dem Blinden hilft kein Licht, keine Brille." Vor seiner Führerschaft — „Der Blinde wirft sich gern zum Führer auf" — wird gewarnt. „Es leitet kein Blinder den andern recht. Wenn ein Blinder führt den andern, werden beide nicht weit wandern." Auf sein beschränktes Auffassungsvermögen beziehen sich die Sätze: „Mit einem Blinden muß man nicht vom Glanz des Diamanten reden. Wer blind ist, paßt schlecht zu einem Sternseher. Der Blinde kann wohl schießen, aber nicht treffen. Ein Blinder kann nicht klären, was verworren. Ein Blinder schluckt manche Fliege hinunter." Der Blinde genießt wenig das Vertrauen der Sehenden: „Befehlen die Blinden, so wird sich viel zu tadeln finden. Unter Blinden verlernt man das Sehen." Schwächen der Blinden werden in folgenden Redensarten gegeißelt: „Der Blinde trägt die Nase hoch. Wir wollen sehen — hat der Blinde gesagt. Der Blinde will alles sehen. Ein Blinder muß nicht von der Farbe reden. Ein Blinder hofiert auf dem Dache und glaubt, die Leute sehen ihn nicht." Der geringen Einschätzung der Fähigkeiten Blinder steht die Anerkennung einer gewissen Überlegenheit gegenüber: „Die Blinden sehen zuweilen mehr als die Sehenden. Geistesklarheit ward den Blinden (Vasantasena). Salomon fand bei den Blinden Weisheit, denn sie tun keinen Schritt ohne den Grund, auf dem sie wandeln, untersucht zu haben."

Wie die Phantasie des Volkes den Blinden sieht, zeigt Wanecek (1919) in dem Aufsatze: „Der Blinde in der Sage, im Märchen und in der Legende." „Die dichterische Beachtung, die die Blindheit findet, äußert sich nicht nur in der mehr oder minder glücklichen Schilderung des alltäglichen Lebens der Lichtlosen. Häufig ist es das wirklich oder vermeintlich verwickelte Seelenleben solcher Menschen, was den Dichter zum Schaffen anreizt. Nicht zuletzt wird der Blinde rein gefühlsmäßig zu einem Träger tiefsinniger Ideen und Symbole gemacht. Dies alles ist aber nur der Ausdruck des in der Volksseele tief wurzelnden Empfindens, das mit der äußeren Abgeschlossenheit, wie sie die toten Augen bringen, ein Erwachen des inneren Auges, ein den andern verschlossen bleibendes geistiges Erkennen gegeben glaubt. Darum ähnliche Motive wie die oben angedeuteten dort, wo das Volk als Dichter auftritt, in den Sagen, Märchen und Legenden; darum die vielen Gestalten in den frühesten Erzählungen aller Völker von blinden Dichtern, Sängern und Sehern." Wanecek liefert eine lange Reihe von Beispielen hierfür.

Der Blinde stellte sich mithin der Allgemeinheit teils als „trübsinniges, in sich gekehrtes, verschlossenes, gleichsam halbtotes Wesen dar, dem die Außenwelt unzugänglich ist, und welches eben dadurch zur körperlichen wie geistigen Untätigkeit von der Natur selbst verurteilt zu sein scheint" (Klein, 1819), teils wurde er als ein mit ganz besonderen geistigen Kräften begabter Mensch hingestellt und ihm unmögliche Eigenschaften angedichtet. Erst als man dazu kam, Einsicht in den wahren Blindheitszustand zu nehmen, erfolgte allmählich eine Berichtigung dieser Urteile. So zeichnete bereits Fricke (1715) den Blinden — allerdings nur den der gebildeten Klasse ohne Berücksichtigung der Masse — als bildungsfähigen Menschen mit einem vertieften Geistesleben, einem treuen Gedächtnis und erhöhter Tätigkeit einzelner Sinne, wofür er von Gott „eingeschaffene" Fähigkeiten annahm. In ähnlicher Weise führte Diderot (1749) seinen Blinden von Puisaux vor (siehe „Einleitung"!), und eine Reihe von geistig hochstehenden und auch manuell leistungsfähigen Blinden bewies die Richtigkeit dieser Anschauung.

Mit der Aufnahme der Blindenbildung, der Erziehung der Gesichtslosen für die Welt der Sehenden, zeigten sich immer deutlicher die ihnen von Natur aus gegebenen Voraussetzungen, die Möglichkeiten ihrer Entwicklung, andererseits aber ihre Eigenart und die Grenzen ihrer Bildung.

Den wichtigsten Dienst leistete in dieser Hinsicht die Blindenpädagogik. „Was den Schleier lüftet" — sagt Roesner (1866) — „und die Welt des Blinden uns erschließt, sind weniger die Schilderungen seitens solcher Blindgeborenen, die durch eine glückliche Operation in die Welt des Lichtes eingeführt werden, auch nicht die Mitteilungen Späterblindeter: es ist vielmehr und hauptsächlich die Summe übereinstimmender Erfahrungen, welche von Lehrern und Erziehern der Blinden auf Grund sorgfältigster und mühsamer Beobachtungen gewonnen werden." Und aus seiner Beobachtung heraus charakterisiert er den Blindheitszustand folgendermaßen:

„Die Entwicklungsphasen im Leben eines blinden Kindes ergeben in der Gesamtheit ihrer charakteristischen Eigentümlichkeiten ein psychologisches Gesetz, nach welchem eigentümliche Äußerungen des Seelenlebens aus einem eigentümlich seelischen Sein resultieren. Es wird keineswegs, wie man anzunehmen versucht sein könnte, die ursprüngliche geistige Wesenheit durch den Mangel des Augenlichtes so erheblich modifiziert, daß eine den Vollsinnigen abnorm gegenüberzustellende Individualität zur Erscheinung käme. Aber es müssen notwendig bei dem Blinden Anlagen und Kräfte in anderer Weise und durch andere Mittel als bei Vollsinnigen Anregung und Ausbildung empfangen."

„Die Blindheit stört und hemmt nicht bloß die physische und intellektuelle Entfaltung und die Heranbildung zur Brauchbarkeit für das praktische Leben; sie umschattet mit ihren dunklen Schwingen auch das Herz und drückt als ein Bleigewicht auf die Pulsschläge des Gemütslebens. Denn wie die Seele sich fröhlich regt und aufjauchzt unter dem Reiz der freundlichen Bilder, die die Schönheit der sichtbaren Welt im klaren Augenstern malt, so bildet sich unter der Decke der langen, lichtlosen Nacht in des Blinden Seele, der mit ihrem Leben auch die Sehnsucht nach Licht eingeboren ist, jene trübsinnige Stimmung, welche bei dem natürlichen Hange des Blinden zur Zurückgezogenheit in sich selbst — sich zur Schwermut gestalten kann; letzteres freilich seltener bei Blindgeborenen als bei Blindgewordenen. Tritt nun von außen noch hinzu, daß er häufig wohl- oder übelgemeinten Erinnerungen an sein leibliches Gebrechen in unzarter Bemitleidung begegnet, so wächst dadurch leichtlich seine trübe Stimmung zum düsteren Schmerz, der durch rauhe Berührung, Verkennung, argwöhnische oder gar gehässige Beurteilung zur Bitterkeit wird, die am Mark des eigenen Lebens zehrt. — Das ist das Bild des Blinden, wie es beim ersten Blick in die Welt seines Lebens sich uns darzustellen pflegt; es ist kein falsches, aber ein einseitiges."

„Die Welt des Blinden hat auch ihre Freuden, ihren Frieden, ihr Licht. Denken wir an den Blinden, der, mit besonderen geistigen Befähigungen ausgestattet, eine sorgfältige Erziehung, einen gründlichen,

Geist und Herz befruchtenden, selbst wissenschaftlichen Unterricht genießen durfte: — ihm wird jeder Fortschritt in seinem Bildungsgange
ein Schritt heraus aus trauriger Dunkelheit in eine lichte Welt, die er
sich selbst gestaltet. Seine für das Wort des Lebens offene und empfängliche Seele wendet ihren Blick auf die Unsichtbarkeit, ringt sich der
Blindheit des Lebens wegen leicht los von den Fesseln und den störenden Einflüssen der sinnlichen Welt, und aus seinem inneren Leben
sprossen als Geistesblüten Gedanken und Gefühle eines höheren Seins.
Das ist in allgemeinen Zügen die andere Seite des Bildes von der Welt
des Blinden. Eine eigentümliche Welt ist und bleibt sie: farblos, aber
klangvoll, arm an äußeren Anschauungen, aber desto reicher an innerlichstem Leben; klein, engbegrenzt und räumlich unerbittlich fest geschlossen, aber in jeder Peripherie ihrer Kreise den Himmel und die
Ewigkeit berührend."

Zur Charakteristik der Blinden lieferte Sekac (1870) wertvolle
Beiträge, indem er ihre mannigfachen Besonderheiten aus ihrer eigenartigen Lage zu erklären versuchte: „Wir müssen uns den Blinden in
harmonischer Einigung seines ‚Viersinnes' als anders individuell tätig
und schaffend vorstellen und nicht glauben, daß er einseitig handelt,
wenn es auch uns oft so scheint. Er handelt nach seiner ‚ihm eigenen'
Weise und wird sich mit der Art eines Sehenden um so weniger einigen,
als ihm solche unnatürlich, zuwider erscheint. Er wäre genötigt, aus
sich selbst herauszutreten und würde in eine Sphäre gelangen, die ihm
ganz fremd ist, in der er sich nicht zurechtfindet. Deshalb, weil die
Handlungsweise des Blinden von der des Sehenden in vielem abweicht,
muß sie nicht unrichtig sein. Wir müssen bekennen, daß der Blinde,
uns fremde Wege verfolgend, zu dem von ihm beabsichtigten Resultate
nicht selten in einer Weise gelangt, welche oft die Bewunderung des
Sehenden erweckt und des letzteren vollkommen würdig wäre. In dem
scheinbar leblosen Dunkel ruht oft eine wohlgeordnete schaffende Kraft,
welche ganz ruhig und kaum bemerkbar ihre Zwecke bis zur Erreichung des beabsichtigten Zieles verfolgt."

Über das Verhältnis der Blinden zu Sehenden führt Sekac an, daß
sie letzterem gegenüber nur schwer aus sich herausgehen und sich nur
selten mit jener Aufrichtigkeit, Innigkeit und Liebe anschließen, wie es
die wahre Freundschaft erfordert. „Geht die Bestimmung eines Sehenden ausschließlich dahin, dem Blinden nützlich zur Seite zu stehen und
ihm einen Pflichtdienst zu leisten, so sind die Anforderungen und Bedürfnisse des letzteren in solch einem Maße berechnet, daß der ganze
Kräfteaufwand des ersteren zur genügenden Versehung kaum ausreicht.
Selten wird die Leistung eines Sehenden für vorteilhaft oder gut befunden, da die Ansicht des Blinden hierüber aus Mangel an Orientie-

rung eine unzulängliche ist, und der Blinde seine Umgebung in allen
Fällen nach Maßgabe seiner Bequemlichkeit eingerichtet haben will.
Ob die Pflichtleistung von seiten des Sehenden eine materielle oder
geistige, in beiden Fällen ist seine Aufgabe schwer."

Hierzu treten noch Schwierigkeiten, welche die erzieherische Einwirkung auf den Blinden bedeutend behindern und in der Anwendung
der Erziehungsmittel von Lohn und Strafe zu besonderer Vorsicht
mahnen. Besonders gegen letztere zeigen sich die Gesichtslosen äußerst
empfindlich. „Es ist in der Natur des Blinden gelegen" — sagt Sekac —,
„einen begangenen Fehler zumeist keiner Bestrafung wert zu halten,
und in allen Fällen erscheint ihm die Strafe über alle Maßen groß be-
messen zu sein. Tritt aber der Fall wirklich ein, daß ein grober Verstoß
gegen das gerechte Strafausmaß begangen wird, zum Nachteil des
Blinden, dann hat man einen Anlaß zu der bittersten Gehässigkeit und
Anfeindung gegeben. Man hat alle Gemüter tief aufgereizt und gegen
sich erbost. Dieser Umstand tritt um so mehr zutage, wenn man weiß,
daß der Blinde die verdiente und unverdiente Strafe nicht so auffaßt
wie der Sehende. Er unterlegt derselben eine viel höhere Deutung, da
er einen großen Teil der Anschauungen aus Menschen- und Tierleben
entbehrt, wo dem Unrecht die Strafe auf dem Fuße folgt. Hierzu tritt
das Bewußtsein der Machtlosigkeit und Abhängigkeit, weil er tief-
gekränkt glaubt, der Sehende verabsäume nichts, seiner Laune um so
größere Genugtuung zu verschaffen, anstatt im Gegenteil an ihm Milde
und Langmut zu üben. Es liegt nicht im Charakter des Blinden, ein
aufgeregtes Gemüt zu beschwichtigen, im Gegenteil sucht er es in
solchem Zustand zu erhalten, wo nicht noch mehr zu reizen. Dem
Sehenden gegenüber kombiniert er, daß das vermeintliche Faktum, vom
ersteren stets verkürzt zu sein, ihm ein Anrecht hierzu gewähre, und er
hierdurch den Gesetzen der Moral und Nächstenliebe nicht zuwider
handle. Die Grundbasis seiner Rechtfertigung bildet ja stets sein Unglück und das hieraus hervorgehende schuldige Mitleid und die pflicht-
gemäße Teilnahme des Sehenden."

Nicht immer tritt der Blinde dem Sehenden in klarer Offenheit entgegen, sondern glaubt sich verschiedenartigen Verhältnissen anpassen
zu müssen. „Äußere Höflichkeiten in den verschiedenartigsten, oft
lächerlichen Formen bilden den gewohnten Charakterfirnis des Blinden,"
meint Sekac. „Dies kann natürlich bei den ersten Berührungen nur zu
seinem Vorteil sprechen. Der Blinde weiß gar wohl, daß die Welt zumeist nach äußeren Formen zu urteilen gewohnt ist. Nach dieser oder
jener trügerischen Weise, mit dem Streben nach Erlangung der ge-
dachten Vorteile, ändert der Blinde sein Wesen. Wie sollte er auch
anders?"

In Beziehung des Blinden zu seinesgleichen erwähnt Sekac, daß sein natürliches Vorurteil gegen den Sehenden ihn immer wieder in die Arme seiner Mitbrüder zurückführt. Untereinander finden sie Trost und Zerstreuung. „Ihre Seelen sind am ähnlichsten. Ihre Begierden, seien diese nun intellektuell oder materiell, einigen sich auf dem Gipfelpunkte eines egoistischen Selbstbefriedigtseins ohne Rücksicht auf den Sehenden. Alle vereinigen sich zu gleichem Anteil bei Tragung ihrer Lasten sowie zur Teilung der Annehmlichkeiten. Es bilden sich aber auch unterschiedliche Gruppen, deren Verschiedenheit so bedeutend ist, daß nicht selten Überhebung stattfindet," welche bis zur gänzlichen Abneigung führen kann. Eine andere Gruppierung ergibt sich aus Beschäftigung und Vergnügen. „Ist Unglück, harte Prüfung oder Züchtigung der unbillige Gast, durch welchen einer der Schar fühlbar betroffen, ja nur bedroht wird, dann hört jedes Separieren auf. ‚Alle für einen und einer für alle.' Vom gleichen teilnahmsvollen Gefühle für den hartbedrängten Schicksalsgenossen durchdrungen, wird in allen das Pflichtgefühl einer zu gewährenden Hilfeleistung erweckt. Ein gemeinschaftliches Streben verfolgt mit ungewöhnlicher Rastlosigkeit die Mittel zur Abwendung des bevorstehenden oder schon eingetretenen Schlages."

Ist der Charakter des Menschen neben den natürlichen Anlagen auch ein Produkt der Umwelt, so ist — wie uns dies Gerhardt (1917) vorhält — für die Persönlichkeitsentwicklung des Blinden das Verhalten der Sehenden ihm gegenüber von der größten Bedeutung.

„Die Zahl derjenigen Menschen, die mit Blinden in nähere Berührung kommen, ist im allgemeinen nicht groß, woraus sich die Tatsache zur Genüge erklären mag, daß man sich nur in den seltensten Fällen veranlaßt fühlt, über das Leben, Wesen und Streben der Nichtsehenden einmal tiefer nachzudenken. Unser sozial stark empfindendes Zeitalter hat zwar auch hier nicht versagt und Blindenanstalten sowie Heime ins Leben gerufen, die den Nichtsehenden den Daseinskämpfen entrücken oder diese wenigstens erleichtern sollen, aber man hat sich gleichzeitig daran gewöhnt, in jenen nur Fürsorgeobjekte zu erblicken, deren subjektiven Regungen kaum eine flüchtige Beachtung geschenkt wird. Das sagt indessen nicht mehr und nicht weniger, als daß man über der sozialen die rein menschliche Seite des Blindenproblems fast völlig vergessen hat, wodurch ein Zustand geschaffen wurde, der nicht nur allen einschlägigen Maßnahmen den Stempel gewisser Einseitigkeit aufdrückt, sondern auch in der Mehrzahl der Blinden ein Gefühl des Nichtbefriedigtseins, des Nichtverstandenwerdens erzeugte, das sie je nach ihrer individuellen Veranlagung schmerzlich niederdrückt oder verbittert. Gerade aber weil dieses Ergebnis mit allen seinen bedauerlichen Begleiterscheinungen von Staat und Gesellschaft nicht bewußt und nicht gewollt herbeigeführt wurde, sollten diese den inneren Drang verspüren, begangene Fehler nach Kräften wieder gutzumachen und künftigen Irrungen ähnlicher Art rechtzeitig vorzubeugen. Wie ein Gärtner die Entwicklungsbedingungen und die für eine Pflanze speziell geeignete Bodenart genau kennen muß, wenn sie gedeihen und Frucht bringen soll, in dem gleichen Maße müssen wir mit den Voraussetzungen und Bedürfnissen des Blinden vertraut sein, um ihm den richtigen Platz im Leben anzuweisen, an dem er das leisten und alles dessen teilhaftig werden kann, worauf ein Mensch als solcher Anspruch erheben zu dürfen glaubt. Sozialpolitischer Schematismus vermag hier keine günstigen Resultate zu erzielen, wie uns die bisherige Erfahrung lehrt. Die Blinden sind nicht Menschen, die sich darauf beschränken wollen, zu empfangen, die zufrieden sind, wenn die äußerste Not von ihnen ferngehalten wird, sondern sie möchten auch geben von dem, was ihnen verblieben ist, sie streben danach, in den seelischen und körperlichen Austauschverkehr der Allgemeinheit aktiv einzugreifen und als selbständig handelnde Subjekte anerkannt und gewertet zu werden. In dieser Richtung betätigt sich ihr Denken, Fühlen und Wollen; von dieser Lebensauffassung aus betrachten sie die Umwelt und ihre Mitmenschen, die ihnen feindlich oder freundlich gesinnt erscheinen, je nachdem sie von diesen in ihren Plänen gehemmt oder gefördert werden. Es ist nicht die Sucht, die durch die Blindheit errichteten Schranken zu übersteigen, die lästigen Fesseln zu sprengen, sondern das tief innerliche Sehnen nach dem Menschsein unter anderen Menschen, ihre Leiden und Freuden zu teilen und als Glied der großen Familie zu fungieren, das Pflichten übernimmt und Rechte genießt, ohne aus dem Rahmen der anerkannten Ordnung herauszutreten. Der gesunde Selbsterhaltungs- und Schaffenstrieb ist es, der auch den Blinden beseelt, und dessen Eindämmung oder Unterdrückung von ihm weit schmerzlicher empfunden wird als die Tatsache selbst, daß sein Auge geschlossen und nicht in der Lage ist, das bunte Bild zu erfassen, das die Außenwelt dem Vollsinnigen bietet. Ja, es können Stunden und Tage kommen, in denen der Nichtsehende sein Leiden gewissermaßen vollständig vergißt, wo er sich nur als Mensch fühlt, als ganzer, gleichberechtigter und gleichverpflichteter Mensch, und diese Zeitspannen sind für ihn die schönsten, die gesegnetsten seines Lebens. Ein solches seelisches Gleichgewicht, oder besser gesagt, ein solch innerer Ausgleich, tritt jedoch immer nur dann ein, wenn der Blinde sich verstanden weiß und dazu berufen wird, ein Werk fördern zu helfen, das seinen Leistungen und Fähigkeiten entspricht."

„Je inniger die Verbindung ist, in der ein Blinder mit der Außenwelt

steht, je reichhaltiger somit das Material wird, das er seinem Gehirn
zur Verarbeitung zuführt, um so höher wird seine Lebensfreudigkeit
und sein Selbstvertrauen steigen, die ihn wiederum ihrerseits anspornen,
seine sämtlichen Kräfte einzusetzen, um das höchstmögliche Ziel zu
erreichen. Umgekehrt aber führt der Mangel an Anregung, an geistiger
Nahrung mit der Zeit zu einer gewissen Stumpfheit, die das ganze
Dasein des Blinden wie eine düstere Wetterwolke überschattet und
jedes kräftigere Fühlen und Wollen bereits im Keim erstickt."

In gleicher Weise stellt die blinde Poetsch (1893) die Verantwort-
lichkeit der sehenden Gesellschaft für die Charakterentwicklung der
Blinden fest: „Unstreitig ist die Blindheit unter allen Gebrechen dasjenige, das auf die Charakterentwicklung am wenigsten nachteilig oder
hemmend einwirkt. Alle Charaktereigenschaften, wie sie uns bei Sehenden entgegentreten, kann man auch je nach Verhältnissen und Individualität stärker oder schwächer ausgeprägt in den Reihen Blinder vor-
finden. Auf der anderen Seite ist es aber wieder ganz natürlich, daß
durch die Blindheit eine Seelenerregung mehr begünstigt wird als die
andere, und daß die Seelenwelt des Nichtsehenden in mancher Hinsicht
von Eigenart nicht vollständig frei ist."

„Es wird in unseren Tagen soviel gesprochen und geschrieben über
die soziale Frage, und allenthalben macht sich das edle Streben bemerkbar, die Lage der Unglücklichen und Notleidenden zu bessern. Auch
die Blindensache ist ein Teil dieser großen sozialen Aufgabe, denn der
Nichtsehende hat wie jeder andere ein heiliges Recht auf Bildung,
Arbeit und eine seinen Kenntnissen und Talenten entsprechende Stellung in der menschlichen Gesellschaft. Er braucht nicht um Mitleid zu
betteln, sondern er darf die Teilnahme seiner Nebenmenschen fordern
mit dem unverbrüchlichen Rechte aller Leidenden. Die leibliche Blindheit muß der des Augenlichtes Beraubte tragen, vor jener härteren des
Geistes und der Seele dagegen kann und sollte ihn die Menschenliebe
bewahren. Wie aber die soziale Frage nur dann gelöst werden wird,
wenn jeder Stand das Seinige dazu beiträgt, so ist auch die Förderung
der Blindensache nicht nur abhängig von dem Interesse der Regierungen
und berufener Fachmänner, sondern vielmehr von dem jedes einzelnen,
den sein Lebensweg mit einem Nichtsehenden zusammenführt."

Aus den Tiefen der Selbsterkenntnis weist endlich Steinberg (1917)
auf den wenig aussichtsreichen Kampf vieler Blinder zur restlosen Angleichung an die Welt der Sehenden und die Wege zur Entwicklung
einer glückbringenden Eigenart hin.

„Schon an der Schwelle der Kindheit", sagt er, „tritt das Leben
dem Blinden mit doppeltem Ernste entgegen. In dieser Zeit entdeckt
der Mensch, dessen Blick bisher vorwiegend nach außen gerichtet war,

eine Welt in sich, die ihm in ihrer Einzigartigkeit unerschöpflich reich
erscheint. Schlummernde Kräfte beginnen sich zu regen und drängen
nach Betätigung; unübersehbare Möglichkeiten zu wirken und zu genießen tun sich auf, und wenn uns auch das Leben gar bald viel be-
scheidener werden läßt, so macht doch die Gewißheit, daß uns die
ganze Welt offen steht, das eigentliche Glück dieser Jahre aus. Auch
der Blinde entdeckt mit bebender Ehrfurcht sein Selbst — auch er fühlt
tausend Kräfte in sich wach werden; ihrer Auswirkung aber setzt sein
Gebrechen unüberschreitbare Schranken. Die Erkenntnis macht die
Entwicklungsjahre oft zur schwersten Zeit in seinem Leben, da seine
Blindheit als äußeres Hemmnis mannigfache innerlich angelegte Möglichkeiten vernichtet. Seinem bitterernsten Bildungsstreben kann er
wegen rein technischer Schwierigkeiten nicht Genüge tun; zahllosen
Dingen, die anderen zu Gegenständen reinsten Genusses werden, steht
er fremd gegenüber; Berufe, denen er seine Neigung schenkt, sind ihm
verschlossen. Er fragt sich bitter, was er denn eigentlich im Leben soll,
und die Erschütterung seines Zweckbewußtseins bedroht zugleich sein
ganzes Weltbild. Er fühlt sich ohne seine Schuld in unausgleichbarem
Grade benachteiligt und wird an der Güte eines allmächtigen Leiters
der Geschicke irre. Sein Weltschmerz ist berechtigter und darum ge-
fährlicher als dergleichen Stimmungen, die in diesen Jahren auch bei
Sehenden üblich sind."

„Dem Blinden, der also unter seinem Gebrechen leidet, muß das
Auge als das Köstlichste, ja als das einzig wahre Gut erscheinen, das
Leben der Sehenden als das Paradies auf Erden. An ihm teilzunehmen,
soweit es sein Mangel irgend ermöglicht, gerade ihm zum Trotz doch
so zu leben, als wenn er gar nicht vorhanden wäre, das wird sein
leidenschaftliches Bemühen. Er will ein Sehender unter Sehenden sein,
will gern die gleichen Pflichten auf sich nehmen wie sie, dafür aber
auch die gleichen Ansprüche stellen dürfen. Der einzige Unterschied,
daß er nicht sieht, hat ganz zurückzutreten, da ihm der Blinde selbst
keine Bedeutung einräumt. Dieses unkritische Streben nach unbedingter
Angleichung entspringt aus dem Bewußtsein seiner Sonderstellung
und ist im Grunde eine Flucht vor sich selbst. Es ist ein verzweifelter
Versuch, die Auseinandersetzung mit der Welt des Lichtes, die sein
Anderssein notwendig macht, dadurch zu umgehen, daß er dieses aufhebt. Form und Leidenschaftlichkeit seines Bemühens sind verschieden,
je nach den Lebensverhältnissen und der Zeit der Erblindung. Der
Blindgeborene ahnt seine Besonderheit als Kind nur dann, wenn sie
ihn andere schmerzlich fühlen lassen. Sobald er anfängt, über sich
nachzudenken, wird er sich der ganzen Schwere seines Gebrechens
bewußt. Er ist in seinen Entwicklungsjahren meist noch nicht stark

genug, um den Kampf, den ihm seine Ausnahmestellung aufzwingt, derart sieghaft zu bestehen, daß er sein Leben seinen andersartigen Bedürfnissen und Glücksmöglichkeiten entsprechend gestaltet. So setzt
er seine ganze Kraft daran, sich trotz alledem den Zugang zu der Welt
des Lichtes zu erringen, die ihm seine Phantasie zum Paradiese aus-
schmückte. Für den Späterblindeten ist sie die Heimat, aus der ihn ein
hartes Geschick verstieß; kein Wunder, wenn er auch ferner an ihrem
Treiben teilzunehmen sucht, soweit es irgend möglich ist, und seiner
neuen Daseinsform nicht Rechnung tragen will."

„In der Zeit des unkritischen Strebens nach Angleichung um jeden
Preis legt der Blinde allem Äußeren und Äußerlichen unangemessene
Bedeutung bei und läßt den Wert der Dinge von dem Grade abhängig
sein, indem er sie sich in gleicher Weise zu eigen machen kann wie
jeder Sehende. Vor allem muß die Wurzel alles Übels, die Blindheit,
möglichst verborgen werden. Dies glaubt man am besten dadurch zu
erreichen, daß man ihre Folgen tunlichst einschränkt. Der peinigende
Eindruck, den sie auf das Auge macht, soll ausgeglichen werden durch
überladene Kleidung, ein Streben, das sich nicht selten, zumal bei
Mädchen, bis zur Eitelkeit steigert. Die Abhängigkeit wird um jeden
Preis vermindert; selbst Gefahr nimmt man gern in Kauf, wenn man
sich dadurch diesem heiß ersehnten Ziele nähert. So legt der Blinde
großen Wert auf Fertigkeiten und mißt Handlungen hohe Bedeutung
bei, die für den Sehenden ganz selbstverständlich sind und jeden
inneren Wert entbehren. Dieses leidenschaftliche Bemühen kann so
weit führen, daß er seinen besten, seinen eigensten Besitz, seine Persönlichkeit preisgibt, nur um sich äußerlich anzugleichen, da er oft den
normalen Zustand mit dem alltäglichen verwechselt. Er will in seiner
Arbeit vor den Sehenden nichts voraus haben, doch ihnen darum auch
in nichts nachstehen, keinem Genusse entsagen. Er geht in Gemälde-
galerien und glaubt ein Bild durch Beschreibung in gleicher Weise,
ja noch verinnerlichter zu genießen als sein Begleiter, deshalb auch
nicht mit seinem Urteil in falscher Bescheidenheit zurückhalten zu
müssen. Er unternimmt neuerdings gefahrvolle Wanderungen ins Hoch-
gebirge und ist überzeugt, die Fernsicht, die sich seinem Führer nach
für beide unsäglichen Mühen erschließt, in dessen Schilderung nicht
weniger unmittelbar und darum durchaus gleichartig zu erleben. Die
Freuden, die auch dem Blinden zugänglich sind, will er sich auf demselben Wege wie der Sehende erschließen. Ihm genügt nicht ein ge-
selliger Verkehr mit wenigen Nahestehenden, bei dem Persönlichkeits-
werte entscheidend sind, so daß auch er etwas zu geben vermag; er
sehnt sich nach glänzenden Gesellschaften, bei denen die Form alles
ist. Vor plastischen Kunstwerken läßt es der Blindgeborene nicht bei

der Freude an Formen sein Bewenden haben, soweit sie seinem tastenden Finger überhaupt zugänglich sind, sondern versucht, weil dies die
Sehenden tun, die Züge zu deuten, ohne daß er ihren Wechsel als
Ausdruck seelischer Vorgänge je hätte erleben können. Die Gaben, die
auch ihm die Natur mühelos gewährt, sind ihm zu gering, da der vollsinnige Mensch schwerlich auf Berge stiege, wenn ihm das Tal genug
der Freuden böte. Dieses unkritische Streben nach unbedingter Angleichung läßt den Blinden seines Lebens nicht froh werden, ermöglicht bestenfalls ein Scheinglück. Denn es ist nur möglich, wenn er seine
seelische Eigenart verkennt. Durch dieses Nichtverstehen hält er selbst
ihre wertvolle Ausgestaltung hintan, ohne die Hemmungen vermindern
zu können, die nun einmal mit ihr gesetzt sind. Sie machen sich gerade
in Äußerlichkeiten geltend. Kleine Mißgriffe und Ungeschicklichkeiten
begegnen dem Blinden fast täglich. Seine Abhängigkeit beschränkt sich
ja nicht darauf, daß er auf unbekannten Wegen nicht allein gehen kann,
sondern ist viel entscheidender in seiner geringen Nachahmungsmöglichkeit begründet. Sie zwingt ihn, sein ganzes Leben hindurch nach
Dingen und Verhaltungsweisen zu fragen, die der vollsinnige Mensch
anderen absieht. Jede mögliche Situation läßt sich nicht voraussagen
und selbst der Eintritt einer erwarteten Lage beim Fehlen des Auges
nicht immer sogleich erkennen. Daher ist der Blinde im Verkehr mit
Sehenden ohne ihre freundliche Anweisung oft ratlos. Wenn ihm solche
peinliche Auftritte zu Katastrophen werden, dann reibt er sich in einem
vergeblichen Kampfe gegen Äußerlichkeiten auf und behält keine Kraft,
um die unabwendbaren Schwierigkeiten zu überwinden und dort zu
entsagen, wo er unüberschreitbare Grenzen erkennen muß.‘‘

„Das unkritische Streben nach unbedingter Angleichung hat ein
zwiefaches Ergebnis: Entweder ist sein Mißerfolg so unverkennbar, daß
er dem Blinden sein Gebrechen doppelt schwer fühlen läßt und ihm
die Freude am Leben nimmt, oder er ist weniger handgreiflich und
ermöglicht ihm so Illusionen und ein Scheinglück. Wir wollen gewiß
nicht wegen jeder Grenzüberschreitung mit ihm rechten. So gänzlich
andersartig ist sein Leben zum Glück nicht, daß keine Pfade hinüber
und herüber führten. Aber er muß sich dessen bewußt bleiben, daß es
sich stets nur um Freiheiten handeln kann, die sich der innerlich ge-
festigte Mensch einmal erlauben darf. Wenn er vergißt, daß er in jener
Welt nur Gast ist, daß seine besten Kräfte in einem anderen Boden
wurzeln, dann verleugnet er seine Eigenart; und was er auch im Leben
der Sehenden an Gütern erraffen mag, sein unaufhebbares Anderssein
macht es für ihn zu Scheinwerten.‘‘

„Gerade die positiven Faktoren seiner Besonderheit ermöglichen
dem Blinden innerhalb seiner Grenzen ein gesegnetes und glückliches

Leben. Er kann arbeiten und darf sich darum sagen, daß sein Dasein
für ihn und auch für andere nicht wertlos ist. Wenn es ihn bedrückt,
daß er sich häufig nicht in einem Berufe betätigen kann, der seinen
Fähigkeiten voll entspricht, so soll er bedenken, daß viele Sehende
in der gleichen Lage sind. Größer sind die Schwierigkeiten, die er im
Kampfe ums Dasein zu überwinden hat; sie suchen die Blinden neuerdings durch sozialen Zusammenschluß mit Erfolg zu mindern. Es ist
überdies nicht zu verkennen, daß gerade die Hemmungen, die ihnen
auf allen Gebieten der Betätigung hindernd entgegenstehen, das Beste
in ihnen zur Entfaltung bringen. Sie erklären, weshalb wir unter den
Nichtsehenden so vielfach Extreme finden: Ein schwacher Wille sinkt
vor einer schweren Aufgabe völlig in sich zusammen, ein starker wächst
mit ihrer Überwindung. Die mangelhafte Kenntnis, die der Blinde
durch seine Sinne von entfernteren Objekten erhält, zwingt ihn, sich
über die Eindrücke und ihre gegenständliche Bedeutung in viel weiterem
Umfange Rechenschaft zu geben, als dies der Sehende nötig hat; er
nimmt ja die Dinge selbst mit all ihren Eigenschaften wahr, von denen
jenem nur sein Ohr und allenfalls der Geruchssinn dürftige Kunde gibt.
Die Notwendigkeit, sich vieles geistig zu erarbeiten, was dem Vollsinnigen mühelos zufällt, macht den Lichtlosen oft zu einem bewußten
Menschen, der seinen Verstand auch dort zu Rate zieht, wo sich andere
allein ihrem Gefühle hingeben. Daß hierdurch sein Gemüt wohl
weniger zutage tritt, doch nicht verarmt, das beweist die Innigkeit,
mit der er in Freundschaft und Familie lebt. Freundschaft mit Sehenden
ist ihm vielfach von Nutzen und darum ursprünglich sehr ersehnt; doch
seine Daseinsbedingungen sind so andersartig, daß dieser Wunsch nur
ausnahmsweise erfüllt wird, und er nach mancherlei Enttäuschungen
Verständnis und Teilnahme vorwiegend bei seinen Schicksalsgefährten
sucht. Wenn er eine Frau findet, die in opferfreudiger Liebe sein Leben
mit ihm teilt, dann erschließt sich ihm in der Familie ein Quell stärken-
der Kraft und reinsten Glückes; denn hier setzt sein Gebrechen dem
Drange, anderen etwas zu geben, im Grunde keine Schranken. Musik
und Poesie sind ihm treue Freunde, die ihn in schweren Stunden über
sein eigenes Leid emporheben. Sein inniges Leben mit der Natur kann
sich bis zur religiösen Weihe steigern, und so mancher Blinde findet
seinen Gott in ihr. Religiösen Betrachtungen, Allgemeinfragen der
Weltanschauung folgt er oft mit leidenschaftlicher Hingebung. Hier
fällt ja zugleich mit der Ausschaltung der Sinne jede trennende Schranke,
und wenn er sich eine unerschütterliche Lebensanschauung erarbeiten
kann, dann verleiht sie ihm in schweren Stunden die Kraft, sein Schicksal mit Würde zu tragen."

„Das Leben der Blinden ist trotz aller Einschränkungen reich, es

kann reich werden. Darin sind sie ihm gegenüber in der gleichen Lage
wie die Sehenden: Es ist im Grunde doch stets das, was sie aus ihm
zu machen wissen. Diese Aktivität prägt sich bei ihnen in der besonderen Form aus, daß sie sich ihrer Grenzen bewußt werden. Der
Nichtsehende mache sich klar, daß er unter besonderen Bedingungen
steht, darum sein Leben, soll es ihnen gerecht werden, auch anders
gestalten muß. Denn nur wenn sich die Persönlichkeit ihren unauf-
hebbar gegebenen Entwicklungsbedingungen gemäß heranbildet, kann
sie zu einem echten Werte werden; das unkritische Streben nach völliger Angleichung führt bestenfalls zu einem Scheinwerte und einem
Scheinglücke, die keiner ernstlichen Prüfung standhalten. Er soll die
Sehnsucht nach der Welt der Sehenden nicht dadurch verdrängen, daß
er sich einredet, er habe im Grunde nichts zu entbehren; er muß sie
überwinden. Dies vermag er in der Gewißheit, daß sein Gebrechen
nicht nur einen Mangel bedeutet, sondern zugleich gestaltende Kräfte
erschließt, die es ihm ermöglichen, sich zu einer Persönlichkeit von
stark ausgeprägter Eigenart, doch auch von unbestreitbarem Eigen-
werte heranzubilden."

„Gerade unter den tüchtigen Blinden erfreut sich das Wort großer
Beliebtheit: Wir sind nicht blind, wir können nur nicht sehen. Entspringt es dem Wunsche, das peinigende Gefühl zu vermeiden, welches
das Wort ‚blind' fast stets auslöst, wenn es von Sehenden selbst bild-
lich gebraucht wird, so ist natürlich nichts dagegen einzuwenden. Doch
es will meist mehr; es will zum Ausdruck bringen, daß die Blinden
wohl mit einem kleinen, einem verschwindend kleinen Mangel behaftet
sind, im übrigen aber den Sehenden in allem gleichen, dieselben Pflichten
haben und darum auch dieselben Forderungen an das Leben stellen
dürfen. Demgegenüber kann nicht genug betont werden, daß der Blinde
ebensowenig ein Sehender ist, der nichts sieht, wie der Sehende ein
Blinder ist, der sieht. Der Ausfall des wichtigsten Sinnes schafft nun
einmal so besondere Bedingungen, daß sich das gesamte Seelenleben
eigenartig gestalten muß. Sein Anderssein macht es dem Blinden unmöglich, sich zu einer wertvollen Persönlichkeit heranzubilden, solange
er ihm nicht in seiner Stellung zum Leben Rechnung trägt. Entschließt
er sich aber zu innerer Umkehr, die ihn lehrt, sein Dasein nach seinen
besonderen Bedürfnissen und Glücksmöglichkeiten einzurichten, dann
findet er für die mannigfachen kleinen Mißgeschicke, die ihm unver-
meidlich begegnen, ein Lächeln, das ihn über sie erhebt, dann gewinnt
er die Seelenstärke, ernste Schwierigkeiten zu überwinden und dort
zu entsagen, wo er seine Grenzen erkennen muß; dann kann sein
Leben für ihn und andere ein Segen werden. Er soll sich nicht vor der
Welt der Sehenden verschließen, sondern dankbar empfangen, was sie

ihm zu bieten hat, und so manche Bereicherung vermag er aus ihr zu
schöpfen. Er lebt mitten unter normalen Menschen und muß sich in
vielem nach ihnen richten. Nicht nur äußeres Benehmen kann und soll
er von ihnen lernen, auch wahre Güter haben sie ihm zu geben. Sein
Dasein ist viel zu innig mit dem ihren verflochten, als daß er jede
Grenzüberschreitung vermeiden könnte. Ohne Schaden mag er sich
auch gelegentlich tröstlichen Illusionen hingeben; frei von Schwächen
— und Illusionen sind Schwächen — ist ja keiner. Dann aber werden
sie zu einer Gefahr für die Echtheit seiner Persönlichkeit, wenn er den
Wert seines Lebens von ihnen abhängig macht. Denn in die Mauer,
die ihn von den Sehenden trennt, legt wohl Liebe und Treue manche
Bresche, gänzlich fallen aber kann sie nie. Es hilft ihm nichts, sich
über diese Tatsache hinwegzutäuschen; er muß sich seiner Besonderheit und ihres Eigenwertes bewußt werden und so die Schranken, die
ihm ein unerbittliches Schicksal setzte, in freier Tat der Persönlichkeit
als Grenzen achten lernen."

Das Werden der Persönlichkeit liegt nach Petzelt (1923) in der
nie abgeschlossenen Wissensaneignung durch die Konzentration. Als
Konzentration bezeichnet er den Inbegriff logischer und psychischer
Relationen im Ich. Sie ist Gestaltung des Wissens, ihre Theorie ist
daher die Lehre vom Verstehen, Lernen, Urteilen, Umordnung, Erweiterung oder Neugliederung von Wissensbeständen im Ich. Das
Problem der Konzentration liegt in der Gestaltung eines Geltungs-
bestandes im Verhältnis von Aufgabe und Lösung. Alles Wissen ist
Gegenstandswissen, ist ein Wissen um Aufgaben. Dies gilt auch für
den Blinden. Blindheit ist nur ein Sonderfall des Problems der Konzentration. Der Blinde gliedert sich in die Gemeinschaft Sehender ein,
weil sie die Gemeinschaft der um Gültiges Wissenden darstellt. In das
Wissen des Blinden muß aber eine Beziehung eingehen, die das ihm
Fehlende betrifft, den Bezug auf mögliches Gesehenwerden. Mit diesem
Bezuge nur tastet der Blinde, unter diesem Kriterium vollzieht sich
letztlich sein gesamtes Dasein. Petzelt nennt dies den Visualisationsbezug. Durch denselben entreißt er sich seiner Isolierung und erweitert sein Wissen und erlangt eine Verständigung mit den Sehenden.
Die Restsinne verwirklichen den Blinden, soweit sie in Frage kommen,
den Bezug auf die Gestaltung der Sehenden, sie dienen dem Blinden
immer wieder dazu, den Forderungen des Reiches der Vollsinnigen gerecht zu werden. Dabei kennt der Blinde die Nichtwahrnehmbarkeit
gewisser Relationen, die mit der Lichtlosigkeit gegeben sind. Diese
werden für ihn Bedeutungsgegenstände, nicht Wahrnehmungsgegen-
stände. Da das Wissen unanschaulich ist und auf alle Sinnesgebiete
beziehbar ist, ist das Wissen des Blinden wie das des Sehenden ein

„Alles-wissen-können". Dadurch wird der Blinde in seinem Wissen wie in seiner Persönlichkeit den Sehenden gleichwertig.

So finden wir denn unter den sich zur Persönlichkeit durchgerungenen Blinden fast alle Arten der Weltanschauung vertreten. Gerhardt (1921) unterscheidet hierin zwei Hauptgruppen, und zwar solche Blinde, die einem ausgesprochenen Optimismus Ausdruck verleihen, und solche, die von pessimistischen Wolken tief beschattet werden.

„Fast mag es paradox erscheinen, Blinde als Verfechter optimistischer Weltanschauung zu sehen, um so mehr noch, wenn wir hinzufügen, daß es sich hierbei gerade mit unbedeutenden Ausnahmen durchweg um vollkommen Lichtlose handelt, die entweder ohne Sehvermögen geboren wurden oder dieses im zartesten Kindesalter verloren. Der optimistische Blinde hat sich mit seinem Schicksal abgefunden oder, besser gesagt, er betrachtet dies durchaus nicht als ein Unglück, sondern fühlt sich froh und zufrieden in der Welt, wie sie ihm erscheint oder wie er sie sich konstruiert. Durch angestrengte Schulung hat er die ihm verbliebenen Sinne zu höchster Leistungsfähigkeit erzogen und entbehrt das nicht, was allein mit dem Auge wahrgenommen werden kann. Durch Gefühl und Verstand sucht er die Welt der Sehenden auch für sich zu erobern und ist überzeugt, diese schwierige Aufgabe lösen zu können, so daß ihm die Empfindung einer auch nur partiellen Inferiorität völlig unbekannt bleibt." Darin liegt allerdings die Gefahr einer ungerechtfertigten Selbstüberschätzung."

„In den schroffsten Gegensatz zu dieser Kategorie stellen sich jene Blinden, die frei von jeder Illusion, die Verhältnisse würdigen, wie sie ihnen unmittelbar entgegentreten. Sie täuschen sich keinen Augenblick über die Tragweite ihres Leidens und dessen unvermeidliche Folgen, und führen alles etwaige Ungeschick auf ihre Blindheit zurück. Ihr Hauptkontingent rekrutiert sich aus Spätererblindeten und solchen Personen, die noch über größere oder geringere Sehreste verfügen. Sie werden dauernd daran gemahnt, daß ihr sensueller Konnex mit der Außenwelt ein gestörter ist und daß der Vollsinnige einen uneinholbaren Vorteil vor ihnen voraus hat. Sie wissen, was ihnen fehlt, im Gegensatz zu den Früherblindeten. Sie unterschätzen daher auch nicht den Wert unmittelbarer visueller Perzeption, sondern empfinden ihr Fehlen oder ihre Lückenhaftigkeit dauernd mit gleicher Schwere. Deshalb werden sie auch die schärfsten Gegner jenes Illusionismus sein, den wir bei vielen Jugendlichen antreffen."

„Zwischen dem ‚restlos glücklichen Blinden' und dem ‚Stiefkind der Natur' gibt es aber auch eine Mittellinie, von der aus nach beiden Seiten ein objektiver Ausblick möglich ist. Die Blindheit an sich recht-

fertigt weder einen uneingeschränkten Optimismus noch sein aus-
gesprochenes Gegenteil, sie fordert vielmehr von dem einzelnen ein
scharfes kritisches Prüfen, damit er einen Lebensweg finde, der gang-
bar ist und an den Mitmenschen nicht vorüber, sondern neben denselben herführt."

Gerhardt weist auch darauf hin, daß es unter den Blinden kaum
einen ausgesprochenen Anhänger der rein materialistischen Weltauf-
fassung gibt. „Selbst diejenigen, die die Religion ablehnen, glauben in
der Regel an die Dualität der menschlichen Natur und sind weit davon
entfernt, das Vorhandensein von Geist in der Welt zu bezweifeln. Beruht doch ihre Irreligiosität nicht auf vernunftmäßigen Erwägungen,
sondern entspricht vielmehr dem Gefühl des Trotzes und der Verbitterung. Erziehung und natürliche Vorbedingungen führen den Nichtsehenden zu einer tiefinnerlichen Religiosität, die er sich jedoch nicht
lediglich aus dem Gehörten aneignet, sondern die er sich in manch
heißem Seelenkampf erwirbt. Die Lehre von der allmächtigen Liebe
eines Gottes, der sich in erster Linie der Mühseligen und Beladenen
annimmt, übt einen anziehenden und versöhnenden Einfluß auf ihn aus,
dem allerdings auch so manches bittere „Warum" entgegengesetzt wird,
wenn jene unausbleiblichen Stunden der Verzagtheit und des Selbst-
bedauerns über ihn kommen. Aber in den Stunden der Anfechtung
kommt ihm gerade sein hart angeklagtes Schicksal mit seinen Begleiterscheinungen zu Hilfe, indem er die ihn umgebende Fürsorge und
Liebe der Menschen als einen Teil jener Urliebe erkennt, die ihn hegt
und leitet, selbst wenn er versuchte, sie zu leugnen. Auch die mannigfachen göttlichen Wunder, die einen Teil des christlichen Glaubens ausmachen, erscheinen ihm meist möglicher und einleuchtender als dem
Vollsinnigen. Ja wir möchten sogar behaupten, daß es gerade das
Wunder ist, das den Blinden mit besonderer Macht an die Religion
fesselt. Es verleiht ihm einen gewissen Trost, an die gelegentliche
Durchkreuzung der sonst unerbittlichen Naturgesetze glauben zu können, weil ihn dies mit seinem Schicksale versöhnt, selbst, wenn er nicht
einmal die verborgene Hoffnung in sich trägt, gegebenenfalls persönlich
in den Mittelpunkt eines Wunders zu treten. Den Segen der Religiosität
kennt die Blindenpädagogik sehr wohl und weiß daher auch, welchen
Dienst sie den Blinden im allgemeinen durch eine religiöse Erziehung
leistet."

Aus dem Menschenrechte der Persönlichkeitsentwicklung und dem
Anteile an dem Leben der Allgemeinheit ergibt sich für die Blinden
der Anspruch auf Bildung und Eingliederung in die soziale Gesellschaft. In beiden Punkten ist die Allgemeinheit bisher kaum den
bescheidensten Anforderungen gerecht geworden. In der Blinden-

erziehung, die als Voraussetzung für die Persönlichkeitsentwicklung und soziale Betätigung der Gesichtslosen betrachtet werden muß, gab es weite Um- und Irrwege, ehe halbwegs fester Boden gewonnen wurde. Die Geschichte des Blindenunterrichtes und der Blindenbildung im allgemeinen zeigt dies deutlich genug.

Die Anschauung, als habe die Blindenbildung erst mit der Errichtung der ersten Blindenunterrichtsanstalten gegen Ende des 18. Jahrhunderts begonnen, ist nur teilweise gerechtfertigt, denn tatsächlich waren bis dahin mehrfach allerdings vereinzelt gebliebene Versuche gemacht worden, Blinde sowohl wissenschaftlich als auch beruflich zu unterweisen. Es ist auch leicht einzusehen, daß für die Aufnahme des Massenunterrichtes mit Blinden Vorbedingungen gegeben sein mußten, welche den Boden für diese Neueinrichtung bereiteten. Die Erfolge dieser vorbereitenden Epoche der Blindenbildung wurde bisher nicht in entsprechender Weise gewertet, denn bei einer näheren Betrachtung derselben findet man, daß bei der Gründung der ersten Blindenanstalten die Methode der Blindenunterweisung wenigstens zum Teile festgelegt war und auch spezifische Hilfsmittel für diesen Zweck erfunden waren und angewendet wurden.

Wenn wir von den Spätererblindeten absehen, deren Bildungsgang bei ihrer Erblindung ganz oder teilweise abgeschlossen war und lediglich die Nachrichten über erwiesenermaßen Jugendblinde in Betracht ziehen, so läßt sich erkennen, daß schon in den ältesten Zeiten die Erkenntnis vorhanden war, durch das Verständigungsmittel der Sprache und die Schulung des Gedächtnisses den Blinden ein auf seinen individuellen Anlagen fußendes Maß von Bildung vermitteln zu können. Unter Beihilfe von Sehenden vermochten Blinde durch fleißige Schulung und innerliche Konzentration ein reiches Wortwissen sich anzueignen, wie dies ja auch heute noch in Ägypten und in der Türkei geschieht, wo Blinde, ohne lesen und schreiben zu können, in den religiösen Schriften besonders bewandert sind. Diese Art der Blindenbildung kannte bereits das Altertum und hat es auch in späteren Zeiten gegeben. Dasselbe gilt von gewissen Handbetätigungen, welche Blinde infolge ihrer Geschicklichkeit und günstiger Gelegenheit sich aneigneten und damit die Bewunderung ihrer sehenden Mitmenschen erregten. Für die große Masse der Blinden kam allerdings weder die eine noch die andere Art der Blindenbildung in Frage.

Aber auch die Bemühungen, die Bildungsmöglichkeiten der Blinden durch Ausnützung der Tastempfindung zu erweitern, sind uralt. So ist bereits von dem Kirchenlehrer Didymus aus dem 4. Jahrhundert n. Chr. bekannt, daß er an tastbaren Holzbuchstaben die Schrift der Sehenden kennen lernte. Die im Altertum üblichen Wachstafeln, auf welchen

mittels eines spitzen Griffels geschrieben wurde, legte bereits das Tastlesen für Blinde nahe, und bald nach Erfindung der Buchdruckerkunst
fehlte es nicht an Versuchen, eine tastbare Druckschrift für Blinde herzustellen. Wenn diese Versuche auch nicht zu einem Erfolge führten, so
lag die Ursache hierfür in verschiedenen ungünstigen Verhältnissen, vor
allem an den großen Druckkosten und dem geringen Absatze solcher
Blindenbücher. Tatsächlich war jedoch die Möglichkeit des Relief-
druckes bereits Ende des 16. Jahrhunderts gegeben, und man erwies
schon damals die Möglichkeit des Tastlesens bei Blinden. Andere Versuche, die Schriftzeichen durch Knoten in Bindfaden oder auf Holzstäbchen (Kerbschrift) fühlbar darzustellen, erlangten keine Bedeutung.
Die Schriftzeichen der Sehenden standen aus leicht begreiflichen Gründen auch für die Unterweisung Blinder im Vordergrund des Interesses.
Da es, wie gesagt, bis in die neueste Zeit herein an Blindendruck-
büchern fehlte, wurde die Schrift für Blinde auf Wachstafeln oder durch
Holz und Draht tastbar gemacht, auch mittels Nadeln in Papier gestochen, so daß die Buchstaben auf der Vorderseite in Punktrelief
hervortraten. Ebenso wurde bereits dickflüssige Tinte zur Herstellung
erhabener Schrift verwendet. Diese Hilfsmittel blieben bis zur Erneuerung des Blindenbuchdruckes gegen Ende des 18. Jahrhunderts
bei Blinden in Gebrauch.

In ähnlicher Weise wie um die Herstellung einer tastbaren Leseschrift bemühte man sich auch bereits frühzeitig um das Schreibenlernen durch Blinde. Wenn wir über derartige Versuche auch erst aus
der Mitte des 17. Jahrhunderts Kenntnis besitzen, so muß doch das
Schreiben durch Blinde auf Wachstafeln schon viel früher Anwendung
gefunden haben. Zur Erlernung der Schreibbuchstaben kamen Holz-
oder Blechtafeln in Gebrauch, auf welchen die Buchstaben vertieft ein-
geschnitten waren. Der Blinde fuhr mit einem Griffel diese vertieften
Schriftzüge so lange nach, bis er sie auf dem Papiere mittels Bleistift
oder Feder wiederzugeben vermochte. Zur Erzielung einer halbwegs
leserlichen Schreibschrift bedurften die Blinden aber besonderer Schreibtafeln, auf welchen die Zeilen durch gespannte Drähte oder Bindfaden
markiert waren und die mit der Zeit mancherlei Verbesserungen er-
fuhren. An Stelle der Feder und des Bleistiftes trat später der stumpfe
Griffel und die Unterlage eines abfärbenden Papiers.

Wir sehen also im Lesen wie im Schreiben schon vor Errichtung
der ersten Blindenanstalten eine besondere Methode begründet. Neben
der Verwendung des gesprochenen Wortes war die Erschließung der
Schriftsprache ein bedeutender Schritt vorwärts auf dem Bildungswege
der Blinden, wenn auch ihre Verwendung infolge des Büchermangels
noch immer sehr beschränkt blieb. Auch jetzt noch waren die Blinden

zur Erlangung ihrer Bildung an die Hilfe von Sehenden angewiesen, und daher erklärt sich auch die verhältnismäßig geringe Zahl gebildeter Blinder in dieser Zeit.

Die Beschaffung der Hilfsmittel für die Blindenunterweisung blieb jedoch nicht auf die Herstellung einer tastbaren Schrift und der verschiedenen Schreibmittel beschränkt. Bereits der blinde englische Mathematiker Saunderson schuf sich eine vielfach verwendbare Rechentafel, welche auch der Deutsche Weissenburg benutzte. Lehrsätze aus der Geometrie, Optik usw. wurden letzterem durch Drahtkonstruktionen erläutert, und er erhielt seine Kenntnisse in der Erdkunde durch Kartenskizzen vermittelt, die, auf Brettchen erhaben, aus Schnüren, Drähten, Knöpfen und Nadelköpfen verfertigt waren. Damit war bereits die anschauliche Vermittlung in einzelnen Unterrichtsdisziplinen begründet und erfuhr diese mit der Zeit eine immer weitere Ausgestaltung.

Schließlich fehlte es vor Aufnahme des Massenblindenunterrichtes auch nicht an gedruckten Anleitungen für diese Aufgabe, wenigstens für einige Gebiete derselben. Besonders über den Schreibunterricht bei Blinden sind mehrfache Hinweise in verschiedenen Werken zu finden (Alfr. Mell, 1919). Auch für das Rechnen und die musikalische Unterweisung erschienen Anleitungen, die sich wohl stark an den Unterricht für Sehende anlehnten, aber doch bereits Hinweise auf besondere Methoden für Blinde enthielten.

Wie bezüglich der geistigen Bildung wurden in der Vorepoche des Blindenunterrichtes auch Bemühungen um die berufliche Schulung der Blinden gemacht. Allerdings blieben diese Fälle ebenfalls noch vereinzelt, aber es wird bereits mehrfach berichtet, wie Blinde sich in verschiedenen Arbeiten betätigten und sich durch dieselben sogar Lebensstellungen errangen.

Für den Beginn der allgemeinen Blindenbildung waren die Erfahrungen an den genannten Autodidakten nicht nur dadurch von unschätzbarem Werte, daß sie den Nachweis der Bildungsmöglichkeit Blinder lieferten, sondern dem ersten Blindenunterricht waren durch sie Mittel und Wege gezeigt worden, ohne die auch Männer wie Haüy und Klein eine Verallgemeinerung der Blindenbildung nicht in Angriff hätten nehmen können.

An der Wiege der Blindenbildung stand neben der Erkenntnis der Bildungsfähigkeit Blinder und den Wegweisern nach deren intakt gebliebenen Sinnen als ideales Vorbild das Bildungsziel Vollsinniger, wie es schon den Blinden mit Selbstbildung vorgeschwebt war. Als Zweig der allgemeinen Unterrichts- und Erziehungswissenschaft, von der die Blindenbildung ausging, übernahm sie Ziel und Methode von jener, und es darf daher nicht wundernehmen, daß sie eine Zeit-

lang in die Um- und Irrwege der allgemeinen Pädagogik verstrickt
wurde.

Versuchen wir das Bild der ersten Halbjahrhundertperiode
der Blindenbildung festzuhalten, so läßt sich dasselbe in groben Umrissen folgendermaßen zeichnen: Die Bildungsfähigkeit der Blinden im
allgemeinen Sinne erscheint außer Frage, wenn die Grenzen derselben
auch noch nicht festgelegt sind. Die Erforschung des Sinnes- und
Geisteslebens der Blinden nimmt ihren Anfang. Als Bildungsziel gilt
jenes der Normalsinnigen. Die Unterrichtsmethoden für Vollsinnige
werden, dem Gebrechen angepaßt, in den Blindenunterricht zu
übertragen versucht. Die Bemühungen um die Sprache in Wort und
Schrift bilden die Hauptsache des Blindenunterrichtes. Aus der über-
nommenen Schrift der Sehenden entwickelt sich eine spezifische Blindenschrift. Die technischen Fragen des Tastlesens und des Schreibens erscheinen in den Grundprinzipien gelöst. Für feste Grundsätze in der Berufsbildung mangelt es an Erfahrung. Im ganzen beherrschen Äußerlichkeiten, wie sie jedem neuen Unternehmen anhaften, das System der Blindenbildung dieser Zeit, und in ihnen wird das Wesen derselben gesucht.

Die Mängel einer derartigen Blindenbildung traten allmählich so
deutlich zutage, daß sie nicht übersehen werden konnten. Wohl war
es, wenn auch unter schwerem Bemühen, glücklich gelungen, dem
Blinden das dünne Bildungsmäntelchen Vollsinniger umzuhängen und
ihm deren Wort- und Buchstabenwissen anzueignen, aber es war der
realen Grundlage nicht gedacht worden, auf der allein eine Bildung
sich aufbauen ließ, die nicht wie ein Kartenhaus vor den Forderungen
des Lebens zusammenbrechen mußte. Bewegte sich der gebildete
Blinde dieser Zeit doch allein schon mit der Sprache der Sehenden,
in die er unter Vernachlässigung alles anderen als dem Universal-
bildungsmittel eingeführt wurde und mit deren Bilderreichtum man
selbst das Gebrechen zu übertünchen versuchte, auf einem ihm größtenteils unbekannten Boden, fehlte dieser Sprache doch ihr innerstes Wesen,
der Gehalt. Und so im ganzen. Es mangelte eben vorläufig an jenem
tieferen Einblicke in das Innere des Blinden, das wohl von dem durch
das Tor des Gehörs eingedrungenen Worte widerhallte, aber dennoch
leer und unausgefüllt blieb von einer aus sinnlichen Wahrnehmungen
aufgebauten Vorstellungs- und Begriffswelt, welche allein lebenstaug-
liche Bildung bedeutet, es fehlte an der Erkenntnis, daß nicht das,
worüber der Blinde zu sprechen wisse, seinen Bildungswert ausmache,
sondern das, was er an Realitäten aufgenommen, geistig verarbeitet
habe und in Arbeitsenergie umzusetzen verstehe. Das sicherste Zeichen
jener verfehlten, dem Bildungsideale Vollsinniger entnommenen Auffassung war die Tatsache, daß die meisten der gebildeten Blinden im

Kampfe ums Dasein scheiterten und es nur den wenigsten gelang, sich im Leben selbständig zu behaupten.

Neue Wege mußten sich auftun und neue Mittel gefunden werden, da mit den bisher begangenen und gebrauchten trotz sonstiger großer Errungenschaften weder eine gedeihliche Lösung der Unterrichts- noch der Bildungsfrage im allgemeinen zu erhoffen war. Als hochragender Grenzpfahl steht das Prinzip der Anschauung am Beginne der zweiten, bis in unsere Zeit dauernden Periode der Blindenbildung.

Im Blindenunterrichte zeitigte das Fundamentalprinzip der Anschauung, wie es sich vorerst im Elementarunterrichte durchrang und zur Forderung nach Anschaulichkeit in allen anderen Gegenständen führte, die ersten wahren Erfolge der Blindenbildung. Unter Ausschließung aller Voraussetzungen in bezug auf die Vorstellungs- und Begriffswelt, mit der sehende Kinder in den ersten Unterricht eintreten, wurde die Aufgabe der Blindenbildung dahin erfaßt, im blinden Kinde vorerst die fehlenden Grundlagen der Erkenntnis zu schaffen, um weiterhin Sprache und Anschauung in engster Verknüpfung parallel zu entwickeln, der Armut an Vorstellungen und der Gehaltlosigkeit der Sprache, den auffallendsten Fehlerscheinungen des bisherigen Unterrichtes, abzuhelfen.

Begann damit der Blindenunterricht allmählich von der Oberfläche in die Tiefe zu gehen, so wirkte diese Vertiefung auch auf die weitere Ausbildung bestimmend ein; der Wert manueller Betätigung und des Handwerkes wurde im Gegensatze zu der bisher bevorzugten Ausbildung in vorwiegend „geistigen" Berufen und in der Musik, welche sich nur für die dafür Veranlagten von reinem Nutzen erwiesen hatten, erkannt und eine Reihe von, für die Masse der Blinden möglichen und halbwegs dankbaren Berufsarten erschlossen. Wie im ersten Abschnitte die Bildungsfähigkeit der Blinden in geistiger Hinsicht, erschien dadurch in der zweiten Periode ihre Ausbildungsmöglichkeit zur Erwerbstätigkeit nachgewiesen, wenn auch bis in die Gegenwart die praktische Durchführung dieser Aufgabe zu keinem allseitig befriedigenden Abschlusse gediehen ist.

Überblicken wir die Errungenschaften der zweiten Periode der Blindenbildung, so stellen sie sich, kurz angedeutet, in folgendem dar: In das Innenleben des Blinden ist ein erster Einblick gewonnen. Die Grenzen der Bildungsfähigkeit sind in den Umrissen erkannt, und das Bildungsziel wird allgemein der Bildungsmöglichkeit anzupassen versucht. Aus der Erfassung der Blindenbildung als soziale Frage ergibt sich die Notwendigkeit zur Ausgestaltung in den besonderen äußeren Verhältnissen. Schul- wie Berufsbildung suchen ihre eigenen Wege zu gehen und abseits von der Bildung Normalsinniger eigenen

Boden zu gewinnen. Das Unterweisungsprinzip der Anschauung tritt in Geltung. Die technischen Fragen des Lesens und Schreibens und zum Teile auch die Beschaffung besonderer Unterrichtsmittel erscheinen gelöst. Das Wesen der Blindenbildung wird auf realer Grundlage zu erfassen gesucht.

Th. Heller (1895) trennt die Geschichte der Blindenpädagogik ebenfalls in zwei Abschnitte. Nach ihm umfaßt der erste die Zeit von der Begründung derselben bis zur Erfindung und Einführung der Brailleschrift. Der zweite reicht von der Einführung der Brailleschrift bis auf unsere Tage. Der Trennungspunkt ist jedoch dadurch ungenau, daß das System der Brailleschen Punktschrift im Jahre 1825 fertig vorlag, während dessen allgemeine Durchführung erst nach weiteren fünfzig Jahren zu verzeichnen ist.

„Die erste Periode der Blindenpädagogik" — führt Th. Heller aus — „ist bestimmt durch zwei psychologische Dogmen, nämlich die Lehre vom Sinnenvikariat und die Anschauung, daß zwischen Tast- und Gesichtssinn ein fast durchgängiger Parallelismus bestehe. Diesen beiden Theorien entsprechend hatten sich die Begründer der Blindenpädagogik im wesentlichen damit begnügt, die Methoden des Elementarunterrichtes der Sehenden gleichsam ins Tastbare zu übersetzen. Die Lehrbehelfe, welche hierbei zur Anwendung kamen, waren die in den Schulen der Sehenden gebräuchlichen, wesentlich vergrößert und tastbar gemacht. Der Optimismus, welcher die erste Periode der Blindenpädagogik kennzeichnet, mußte nach den hierdurch veranlaßten mannigfachen Irrtümern und Enttäuschungen bald in sein Gegenteil umschlagen. Erst langsam gelangte man dazu, die Irrtümer der bisher vornehmlich befolgten Methoden einzusehen und der Tatsache Rechnung zu tragen, daß das psychische Verhalten Blinder sich infolge Ausfalles des höchsten Sinnes von Grund auf anders gestalten müsse als das Seelenleben der Sehenden. Der wichtigste Anstoß hierzu ging wieder von einem Blinden aus, der den Bedürfnissen seiner Schicksalsgenossen entsprechend ein Schriftsystem entworfen hatte, das völlig von den bisher gebräuchlichen tastbar gemachten Schriftsystemen der Sehenden verschieden war. Die Einführung der Brailleschrift gab den Anlaß, die bisherigen Methoden des Blindenunterrichtes in mehrfacher Hinsicht zu revidieren. Nicht in der Transformation der Methoden des Unterrichtes Vollsinniger, sondern in der Schaffung neuer Methoden für den Unterricht Blinder wurde nunmehr die Hauptaufgabe der Blindenpädagogik erblickt. Die Notwendigkeit, die Raumauffassung Blinder, welche früher als ursprünglich gegeben vorausgesetzt wurde, an geeigneten Objekten zu entwickeln, führte zur Einführung des Formen-(Modellier-) Unterrichtes, der seither eine Grundlage des Blindenunterrichtes bildet. In der ersten Periode wurde das Prinzip der Anschauung hintangesetzt oder in einer Weise verwirklicht, die den seelischen Eigentümlichkeiten der Blinden nicht entsprach. Nunmehr wurde die Herstellung geeigneter Modelle als unabweisbares Bedürfnis erkannt und in dieser Hinsicht Mustergültiges geschaffen. Als in den nordischen Ländern der Handfertigkeitsunterricht als neuer Lehrgegenstand in den öffentlichen Schulen zur Einführung gelangte, erkannten die Blindenpädagogen alsbald die ungeheure Bedeutung desselben für die Blindenschulen; durch die Ausgestaltung des ersteren wurde nicht bloß die Vorstellungswelt der Blinden bereichert, dieselben erlangten auch in Hinblick auf praktische Zwecke von früh an eine Ausbildung, die in der ersten, theoretisierenden Periode der Blindenpädagogik gefehlt hatte. Die moderne Blindenpädagogik begnügt sich nicht mehr mit der Beibringung von Kenntnissen und Fertigkeiten nach rein äußerlichen Gesichtspunkten; sie sucht das gesamte seelische Verhalten der Blinden zu beeinflussen, sie zur Selbständigkeit zu erziehen und in diesem Sinne für das praktische Leben geeignet zu machen."

In viel weitgehender Weise, als dies bislang geschehen war, verlangte der blinde Hitschmann (1895), daß der Blinde durch den Unterricht in seiner eigenartigen Besonderheit so vollkommen als möglich gemacht werde. Aus seinen nachstehenden Ausführungen ist zu ersehen, daß er hierzu nicht den geeigneten Weg vorschlug.

„Trotz der mannigfachen zum Teil überraschend günstigen Erfolge, die man im Laufe unseres Jahrhunderts in der Heranbildung blinder Zöglinge erzielt hat, gibt es noch keine eigentliche Wissenschaft der Blindenpädagogik, ja nicht einmal die Prinzipien, von welchen eine solche auszugehen hätte, sind allgemein anerkannt. Und doch wäre es unzweifelhaft von hohem Wert, wenn das reiche Tatsachenmaterial, welches von den einzelnen Fachmännern in ihrer Praxis gesammelt und durch den befruchtenden Gedankenaustausch auf den Blindenlehrerkongressen der Öffentlichkeit zugänglich gemacht wird, von berufener Hand einer sorgfältigen, theoretischen Durcharbeitung unterworfen, und so zur Grundlage einer wissenschaftlich systematischen Blindenpädagogik erhoben würde. Eine solche Arbeit käme nicht bloß den blinden Kindern zustatten, denen sie die Wohltat einer in sich geschlossenen, durch einheitliche Grundsätze geregelten Erziehung verschaffte, ihre Untersuchungen erwiesen sich im weiteren Verlaufe auch höchst fruchtbar für die Pädagogik und Psychologie überhaupt, da sich, wie ich fest überzeugt bin, aus den psychischen Phänomenen des Lichtlosen, wenn dieselben planmäßig studiert würden, dankenswerte Schlüsse auch auf manches ziehen ließen, was in dem Seelenleben der Vollsinnigen der Forschung bisher dunkel geblieben ist."

„Der Standpunkt, welchen der Pädagoge in der Frage der Menschenbildung überhaupt einzunehmen vermag, ist ein doppelter. Entweder es schwebt ihm ein allgemeines, gleichsam typisches Menschenideal vor, das er nach Kräften in seinem Zögling zu verwirklichen suchen müsse, und dann ist sein Streben vorzugsweise darauf gerichtet, daß die Anlagen des jugendlichen Geistes sich möglichst genau in den Gleisen der durch jenes Ideal zum voraus normierten Entwicklung halten, oder er geht umgekehrt gerade von diesen Anlagen aus, sucht zu erkennen, zu welcher Art der Entwicklung in dem Schüler die natürlichen Tendenzen vorhanden sind und paßt sein Verfahren diesen natürlichen Tendenzen an, um so den Zögling zu dem Höchsten auszubilden, was er mit Hilfe und innerhalb der Schranken seiner Beanlagung zu werden vermag. Wendet man diese beiden entgegengesetzten Prinzipien mit den nötigen Modifikationen auf die Blindenpädagogik an, so sieht man leicht, daß sie für die letztere von ganz besonderer Bedeutung sind."

„Fassen wir zunächst den ersten Fall ins Auge. Die erdrückende Mehrzahl der Blindenpädagogen argumentiert folgendermaßen: Die Blindheit ist ein Defekt, dessen unheilvolle Wirkung darin besteht, daß er den mit ihm Behafteten einen großen Teil der den anderen Menschen zugänglichen Sinneseindrücke verschließt und ihn so zu seinem Nachteile von dem Normalmenschen unterscheidet. Die Anstrengungen des Heilpädagogen müssen demgemäß in erster Linie darauf gerichtet sein, diese Lücke nach Kräften auszufüllen, den Abstand zwischen dem Blinden und dem Sehenden nach Möglichkeit zu verringern, mit anderen Worten, den Lichtlosen dem Vollsinnigen so ähnlich als möglich zu machen. Wer dagegen von dem zweiten der oben angeführten Gesichtspunkte ausgeht und sein Hauptaugenmerk auf die eigentümliche Art der geistigen Entwicklung richtet, auf welche die in dem psychischen Organismus des Blinden wirksamen natürlichen Tendenzen hindrängen, gelangt zu völlig anderen Resultaten, indem er fordern muß, daß der Lichtlose nicht dem Sehenden so ähnlich als möglich, sondern in seiner eigenartigen Besonderheit so vollkommen als möglich gemacht werde. Suchen wir diesen Gegensatz konkret zu fassen, so ergibt sich, daß die Vertreter des ersten Grundsatzes dem Pestalozzischen Anschauungsprinzip auch in der Blindenschule unbedingt Geltung zugestehen, während ihre Gegner, zu deren Ansicht auch ich mich mit voller Überzeugung bekenne, dasselbe zwar nicht geradezu verwerfen, ihm aber in Anbetracht der hier gegebenen exzeptionellen Verhältnisse nur geringe Wichtigkeit beimessen."

„Über die Frage, worin im wesentlichen der Unterschied zwischen der Beanlagung des Blinden und Sehenden besteht, darf ich hier kurz sein, da ich mich an anderer Stelle hierüber so ausführlich ausgesprochen

habe, als es mir bei dem Mangel fast aller Vorarbeiten auf diesem Gebiete überhaupt möglich war. Ich habe dort versucht zu zeigen, daß
der Blinde nur äußerst selten in Bildern denkt, auch in solchen nicht,
welche ihm die Erfahrungen des Tastsinnes an die Hand geben könnten,
sondern daß er sich fast immer eigenartiger Surrogatvorstellungen bedient, die so unanschaulich sind, daß sie in dieser Hinsicht an die abstrahierten Begriffe des Sehenden erinnern, mit denen er jedoch gleichwohl so vortrefflich auszukommen vermag, daß er bereits eines sehr
geschärften Unterscheidungsvermögens bedarf, wenn er sich dieser
eigenartigen Natur seiner Vorstellungen überhaupt bewußt werden soll.
Der naive Blinde nimmt die letzteren gleichsam in gutem Glauben, für
treue Abbilder der Dinge selbst und bestreitet wohl gar die Tatsache,
daß sie bloße Surrogate sind. Nebenbei bemerkt, mag dieser Umstand
es erklären, daß das in Rede stehende wichtige psychische Phänomen
selbst in Fachkreisen noch nicht allgemein bekannt und noch weniger
gebührend beachtet ist. Zugleich aber liefert die Festigkeit, mit welcher
der in philosophischen Unterscheidungen ungeübte Blinde an die Ab-
bildlichkeit, oder wenn ich so sagen darf, an die Leibhaftigkeit seiner
Vorstellung glaubt, einen zuverlässigen Beweis dafür, daß sich diese
Surrogate den Anforderungen des praktischen Lebens gegenüber vollkommen brauchbar und ausreichend zeigen, und daß demnach auch der
Pädagoge berechtigt ist, sie unbedenklich zur Grundlage seines Systems
zu machen."

„Es leuchtet ein, daß man unter dem angedeuteten Gesichtspunkt
auf die Anschaulichkeit der durch den Unterricht vermittelten Vorstellungen nur geringes Gewicht zu legen hat. Freilich halte auch ich
es für notwendig, daß die letzte Basis allen Denkens eine konkrete sei.
Aber diesen Grundstock an konkreten Vorstellungen bietet die tägliche
Erfahrung ganz von selbst, oder wenigstens ist es ausreichend, die Erweiterung dieser unerläßlichen Grundlagen bloß gelegentlich, besonders
wenn es sich um die Anfangsgründe eines Unterrichtsgegenstandes
handelt, eintreten zu lassen. Die ungeheure Ersparnis an Zeit und
Mühe, welche man auf diese Art erzielt, verwende man dazu, dem
Blinden eine um so größere Fülle von Vorstellungen zuzuführen, und
wenn dies nur in zweckmäßiger, der jeweiligen Fassungskraft des
Schülers angepaßter Weise geschieht, mag man es dem letzteren ge-
trost überlassen, sich mit diesen neuen Vorstellungen in seiner Weise
abzufinden. Das vortreffliche Gedächtnis des Lichtlosen setzt ihn in
den Stand, weit größere Mengen von Eindrücken in sich aufzunehmen
und zu verarbeiten, als dem Sehenden unter gleichen Umständen möglich wäre, und wenn man zudem der Tätigkeit dieses Gedächtnisses
durch Regel und planmäßige Wiederholung zu Hilfe kommt, so sehe

ich nicht, was für Hindernisse sich der Durchführung der von mir empfohlenen Methode entgegenstellen sollten. Die Vorteile dagegen, welche dieselbe bietet, sind augenscheinlich. Sie befriedigt zunächst in reicherem Maße die Wißbegierde, welche überall da, wo sie nicht unter dem Einfluß besonders ungünstiger Verhältnisse verkümmert ist, einen charakteristischen Zug im Wesen des Blinden bildet; sie erleichtert dem letzteren ferner das Verständnis für zahlreiche Vorgänge und Erscheinungen der Außenwelt und sogar den Verkehr mit seinem vollsinnigen Mitmenschen, denn er wird sich, wie gesagt, nur der Vorstellungsinhalte bewußt, die er mit diesem gemein hat, nicht aber des fundamentalen Unterschiedes, die zwischen seiner Art des Vorstellens und jener des Sehenden besteht."

Den Forderungen Hitschmanns hielt Lembcke (1902) entgegen, daß die Natur und tiefsten Bedürfnisse beim Blinden dieselben sind wie beim Sehenden, und meint, Hitschmann würde die Unzulänglichkeit und Unhaltbarkeit seines Standpunktes wahrscheinlich selbst gemerkt haben, wenn er in seiner Arbeit den Blick nicht ausschließlich auf die intellektuelle Bildung der Blinden gerichtet, sondern seine Auseinandersetzung auch auf die sittliche und praktische Seite der Blindenbildung ausgedehnt hätte. Wenn Hitschmann die geistige Ausrüstung des Blinden auf Surrogatvorstellungen gründen will, so mag das in unserem Zeitalter der Surrogate als modern erscheinen, hat aber nichts für sich als den Vorzug der Billigkeit und führt nach Hitschmann selber zu einer Kultur des Gedächtnisses, die in der neueren Pädagogik mit dem Ausdruck „Memorier-Materialismus" treffend gebrandmarkt ist. So stellt sich schließlich in einem seltsamen Widerspruch der Gedanken die Tatsache heraus, daß Hitschmanns Prinzipien der Blindenbildung zu dem Gegenteil dessen führen müssen, was er selbst erstrebt: zu einer Lösung des Blinden von der natürlichen Basis alles, auch seines geistigen Seins. Also — entscheidet Lembcke — nicht einseitig: Bildung des Blinden für die Welt des Blinden! Aber auch nicht einseitig: Bildung des Blinden für die Welt der Sehenden in dem von Hitschmann dargelegten Sinne! Die Blindenpädagogik hat den Blinden unter Berücksichtigung seiner eigenartigen Besonderheiten, aber auch, indem sie ihn möglichst über diese zu erheben sucht, durch die Weisheit und Kunst einer tüchtigen Lehrerpersönlichkeit dem der allgemeinen Pädagogik vorschwebenden Ideal entgegenzuführen.

Dieses Erziehungsideal kennzeichnet Lembcke (1901) als die „in Gott gegründete, sittlich tätige Persönlichkeit". Die Entwicklung zur Persönlichkeit beruht auf der Individualität, und der Durchführung derselben stellt sich das Unglück der Blindheit auf das empfindlichste eingreifend entgegen.

„So gewissenhaft wir auch bemüht sein mögen, den Grundsatz der Anschaulichkeit im Blindenunterrichte zur Geltung zu bringen, so stoßen wir doch mit diesem Bemühen immer wieder auf unüberwindliche Schranken, vor denen wir bekennen müssen: Hier hört trotz all unserer Anschauungsmittel und all unserer methodischen Künste in anschaulicher Vermittlung die Möglichkeit auf, dem Blinden die Vorstellungen zu vermitteln, die denen der Sehenden entsprechen."

Um den Blinden über die Beschränktheit, Eigentümlichkeit und Abnormität seines Wesens hinwegzuheben, hält Lembcke die Entwicklung zur sittlich-tätigen Persönlichkeit für notwendig. „Für keinen Menschen in der Welt steht mit so entscheidender Bedeutung im Mittelpunkt der persönlichen Lebensbetätigung der Beruf und die Berufsarbeit als für den Blinden. Der Beweis dieses Satzes wird uns zu dem Ideal und den Prinzipien der Blindenbildung führen: Arbeit. Es erweist sich theoretisch und praktisch die Berufsarbeit zum Zwecke der Erwerbsfähigkeit und wirtschaftlich selbständigen Lebensstellung als der Stern, der verheißungsvoll über unserem Bildungsstreben steht und als der Kern unserer Aufgabe, woraus als gesegnete Frucht der Lebensbaum wachsen kann, unter dessen Schatten die Blinden befriedigt und beglückt wohnen und sich nähren können."

Bezüglich der Schulbildung stellt Lembcke das Können über das Wissen, denn „allein das Können kann dem Blinden zur Betätigung seiner sittlichen Persönlichkeit, zu einer erwerbsfähigen selbständigen Lebensstellung verhelfen. Ein Wissen ohne Können kann gerade des Blinden größtes Unglück werden, indem es ihm den Blick in die ganze Tiefe seines Leides öffnet".

„Über Wissen und Können aber steht das Sein. In der religiös-sittlich ausgereiften Persönlichkeit kann auch jener Blinde noch Freuden und innere Befriedigung seines Lebens finden, der es zu voller Erwerbsfähigkeit und zur beruflichen Selbständigkeit nicht bringt; ohne diese fehlt es auch dem beruflich tüchtigsten Blinden an dem höchsten Halt und Hort des Lebens."

Mittel und Wege zur Erreichung dieses Zieles müssen sich im Hinblick auf den Blindheitszustand eigenartig gestalten. „So verschieden sich auch das Seelenleben der Blinden gemäß der einzelnen Kategorien gestaltet — sagt Steinberg (1920) —, es bedingt doch der Mangel des Augenlichtes in jedem Falle eine grundsätzliche Differenz, die sich in den Beziehungen des Nichtsehenden zu seiner Umwelt geltend machen muß." Steinberg sieht die Ursachen hierfür in einer durch das Überwiegen der Gehöreindrücke hervorgerufenen einseitigen Ausbildung des Gefühlslebens, die nur durch planmäßige Anregung des Tastsinns vermieden wird; wie vor allem in der geringen Nachahmungsmöglichkeit des Blinden, die ihn in seiner Kindheit und während seines ganzen Lebens in so hohem Grade von der Unterweisung seiner Mitmenschen abhängig macht.

„Nach alledem hat eine Untersuchung über die Stellung der Lichtlosen zur Welt der Normalsinnigen folgenden methodischen Forderungen gerecht zu werden: Auszugehen ist stets von der durch den Mangel des Auges bedingten spezifischen Struktur der elementaren psychischen Faktoren und ihrer Bedeutung für die komplexen Funktionen. Es ist alsdann im einzelnen zu zeigen, wie hierdurch die Akte, in denen der Blinde auch ihm zugängliche Werte erfaßt, modifiziert werden. Erst auf Grund dieser Feststellungen kann man die Frage in Angriff nehmen, in welchem Grade er sich dem Sehenden anzugleichen vermag. Ein solches methodisches Verfahren führt folgerecht zu dem Problem, ob nicht ihr grundsätzliches Anderssein den Lichtlosen nur in sekundären Momenten eine wirkliche Anpassung an ihre Umwelt ermöglicht, ob deshalb nicht das Ziel ihrer Entwicklung viel mehr eine ihren spezifischen Elementen entsprechende Persönlichkeit von ausgeprägter Eigenart sein sollte als eine tunlichst weitgehende Angleichung an die Lebensformen der Normalsinnigen, die den Nichtsehenden selbst ganz überwiegend als Ideal erscheint, weil sie sich über ihre seelische Besonderheit und deren unaufhebbare Konsequenzen meist nicht klar sind.“

Steinberg berührt damit die bereits von Hitschmann aufgestellte Forderung nach Entwicklung der Eigenart des Blinden, ohne jedoch zu sagen, in welcher Richtung dieses Ziel zu verfolgen wäre. Die harte Welt der Tatsachen wird vom Blinden stets die Anpassung an die Überzahl der Sehenden verlangen und der Entwicklung seiner Eigenart nur geringen Raum lassen. Nichtsdestoweniger ist es eine ernste Pflicht der Blindenpädagogik, diesem an Blinden selbst sichtbar werdenden Streben Rechnung zu tragen. Keineswegs darf jedoch diese Entwicklung in jenem Zustande haltloser Träumerei gesucht und gefördert werden, den uns S. Heller (1901) mehrfach darstellt.

„Den inneren Reichtum des Blinden macht nicht eine Summe von Illusionen oder Phantasien aus, welche eine Selbsttäuschung bedeuten, weil sie in keiner Weise der Wirklichkeit entsprechen, welche nur äußerlich und vorübergehend den Gegensatz zur realen Welt verdecken und dem Blinden neben der notwendigen noch eine verschuldete Ausnahmestellung bereiten. Der innere Reichtum des Blinden wird nur durch seinen Bewußtseinsinhalt bestimmt, aus welchem ihm aller Trost, alle Befreiung und Erhebung erwächst. Denn nur jene geistigen Erwerbungen, die voll und ganz in unser Bewußtsein übergegangen sind, bilden unseren geistigen Besitz, nur sie allein sind richtunggebend für unsere Strebungen, bestimmend für den Grund und den Erfolg unserer

Handlungen. Diesen Tatsachen gegenüber erwächst der Blindenpädagogik, will sie sich als heilpädagogische Wissenschaft vollwertig erweisen, die Aufgabe, den Bewußtseinsinhalt nur mit wirkungsreichem, d. h. mit solchem Material zu erfüllen, welches zur Begründung und zur Gestaltung einer wahren, zur Selbsttätigkeit und Selbstbestimmung führenden Bildung verwendet werden kann. Deshalb stehen allen Bildungsstoffen jene voran, welche als reale, aus der Anordnung der Tastempfindungen im Raume entstanden sind, und welche die Verstandestätigkeit bestimmend beeinflussen, während die Gehörswahrnehmungen als das Ergebnis zeitlich angeordneter Empfindungen vorzugsweise auf die Phantasie wirken. Die Schwierigkeiten, welche sich der Erfüllung jener Aufgabe mannigfach entgegenstellen und die überwunden werden müssen, erwachsen nicht zuletzt daraus, daß der Blinde naturgemäß geneigt ist, der Phantasie die Führung seines Geisteslebens zu überantworten. Die abstrakten Begriffe, welche aus der Umbildung realer Vorstellungen sich ergeben, sind für die Reflexion und die ihr verwandten psychischen Vorgänge die wertvollsten Stoffe; sie können durch Phantasievorstellungen in keiner Weise ersetzt werden."

S. Heller will die Methode des Blindenunterrichtes so gestalten sehen, daß die Kenntnisse der Blinden durch Selbsttätigkeit und auf Gebieten erworben werden, welche wahre Werte für den Bewußtseinsinhalt des Blinden liefern. Nicht Maß und Zahl, sondern die Funktion der Erwerbung ist es, was die Selbständigkeit des Denkens, die Sicherheit der Selbstbestimmung und der Entschließung des Blinden herbeiführt, und will die Blindenschule ihren Zögling befähigen, seine Interessen einst im Leben selbst zu vertreten, so muß ihre Meisterschaft sich in weiser Beschränkung zeigen. Wissensgebiete, welche dem Blinden infolge seines Mangels nicht zum Bewußtsein gelangen können, müssen als solche bezeichnet und behandelt werden, weil auf jede andere Weise Scheinbildungen entstehen, welche die Wirkungen von Scheinwerten ausüben. Zeit, Kraft und Unbefangenheit, die durch solche Beschränkung erhalten bleiben, sind auf die Erzielung der höchsten Intensität von Erkenntnisfunktionen zu konzentrieren, die der Blinde auf Grund von Wahrnehmungen wirkungsvoll auszuüben ebenso geneigt als geeignet ist. Wenn der Blinde schließlich noch angeleitet wird, diese Funktionen in ihrem Fortgang und ihrer Wirkung zu beobachten, so führt diese Verstärkung des Bewußtseins sicher zu einem bedeutenden Grad der Leistungsfähigkeit.

Und vom Blindenbildner und den Bildungsstätten der Gesichtslosen sagt er (1882):

„Darum ist es für den Lehrer des Blinden mehr als für jeden anderen eine unabweisbare Pflicht, die Erziehung seiner Schüler so zu gestalten, daß sie nicht bloß die Sitten und Gewohnheiten regelt, sondern die jugendliche Seele tief und nachhaltig ergreift und jene Klarheit in dieselbe ergießt, welche es dem Erzieher erlaubt, bis auf den Grund zu blicken und die Regungen zu erkennen, die in ihrer Entstehung so leicht geleitet werden können und die als herrschende Richtung selten zu überwinden sind. Aber auch die Verhältnisse, unter welchen das Erziehungswerk vollbracht wird, müssen so gestaltet und geordnet werden, daß der Keim verfrühter und darum unnatürlicher Bestrebungen nicht in die in der Entwicklung begriffene Seele falle und daß daselbst nicht Hoffnungen und Wünsche erzeugt werden, welche zu dem von den Anlagen bedingten Erziehungszwecke in Gegensatz treten müssen."

Als Konzentrationskern des Blindenunterrichtes stellt Petzelt (1923) die „Erfassung der Räumlichkeit" hin. „Räumlichkeit erschließt sich dem Blinden vornehmlich in der Tasthandlung. Sie stellt in der Funktion der Präsenz keine Sonderleistung dar, sondern ist Gestaltung in eigener Gliederung. In die Tastabsicht des Blinden geht immer die Aufgabe ein, sie so zu gliedern, daß eine Verständigung zwischen ihm und dem Sehenden erfolgen kann. Der Blinde muß um die räumliche Gliederung der entsprechenden Aufgabenlösung durch Sehende wissen können. Alle Tastvorgänge bei Blinden sind zeitlich stark auseinandergezogen und technisch schwer durchführbar. Darum erreicht der Grad des Verstehens seinen Höchststand mit der technisch vollkommensten Durchführung des Anschauungsunterrichtes als räumlicher Determination. Für den Betrieb des Blindenunterrichtes ist räumliche Determination die Kernbestimmung aller Aufgabenordnung. Ausgeschlossen ist daher für die Blindenschule eine Art Angleichung an den Schulbetrieb Sehender. Der Blinde ist nicht wie ein Sehender zu behandeln, wie Klein (1819) bemerkt, man kann aus ihnen auch keine Sehenden machen, also das, was er am schwersten zu werden vermag. Blindheit ist ihrer Struktur nach unabänderlich. Sie stellt einen Zustand sui generis dar, ihr Träger aber steht den Aufgaben Vollsinniger gegenüber. Darum fordert der Zustand der Blindheit für den Schulbetrieb ein Wissen um die Aufgaben der Sehenden und den Grad ihrer Lösungsfähigkeit unter den spezifischen Bedingungen der Lichtlosigkeit. Die Frage nach der Lösungsfähigkeit der Aufgaben durch den Blinden ist aber die nach dem Konzentrationskern der Blindenschule: nach der Erfassung der Räumlichkeit."

Betrachten wir die Wandlung, welche das Bildungsideal für Vollsinnige in den letzten Jahrzehnten durchgemacht hat, so sehen wir neben der früher so sehr bevorzugten Geistesbildung die Erziehung zum allseitig gebildeten schaffenden Menschen als wirkenden Teil der All-

gemeinheit immer deutlicher in den Vordergrund treten. Der Arbeits-
mensch — im umfassendsten Sinne genommen — ist das Ziel geworden,
nach dem unsere Volksbildung mit Einsicht und Energie auf neuen
Bahnen und mit neuen Mitteln hinzustreben beginnt.

Wir haben mithin für die Zukunft die wesentliche Aufgabe der Blindenbildung in der psychologischen Anwendung
der dem Blindheitszustande angepaßten Bildungsmittel mit
dem Endziele der sittlichen Charakterentwicklung und einer
nach Anlagen und dem Gebrechen erreichbaren allseitigen
Ausbildung zum Arbeitsmenschen zu suchen, wenn es gelingen
soll, den Blinden im Kampfe ums Dasein annähernd gleiche Lebensbedingungen wie den Normalmenschen zu sichern.

In welcher Art eine derartige Erfassung des Wesens der Blindenbildung das heutige System der Blindenbildung äußerlich und innerlich
zu beeinflussen und zu wandeln vermag, läßt sich heute bereits in
einigen Punkten absehen.

Mit Rücksicht auf das Gebrechen, das eine Selbstbildung, wie sie
bei Vollsinnigen eintreten kann, gänzlich ausschließt und die Ausbildung ungemein erschwert, erscheint vor allem eine Erweiterung
der Bildungszeit über das für Vollsinnige festgesetzte Maß hinaus
notwendig. Ein Teil davon wird auf das vorschulpflichtige Alter entfallen, ein Teil über die gesetzliche Schulpflicht hinaus zugegeben
werden müssen. Auch der Berufsbildung, welcher notgedrungen wohl
eigene Bildungsanstalten gerecht werden müssen, wobei eine schärfere
Trennung von Schul- und Berufsbildung sehr zu empfehlen wäre, wird
eine angemessene Zahl von Jahren zuzuwenden sein, soll die Kon-
kurrenzfähigkeit der Blinden mit den Sehenden auch nur einigermaßen
gesichert werden.

Auch sonst dürften mit der Ausgestaltung des Bildungswesens die
äußeren Verhältnisse manche Änderung erfahren.

Innerlich wird das Bildungssystem vollständig von dem Grundsatze
der anschaulichen Unterweisung zu durchdringen, eine organische Verbindung sowohl von Anschauung und Unterricht, als auch von Wirklichkeit und sonstiger Bildung zu schaffen sein und Unterrichts- und
Erziehungspraxis auf das Prinzip der natürlichen selbsttätigen Entwicklung gestellt werden müssen.

Mit dem tieferen Einblick in das Wesen des Blinden und die Folgeerscheinungen seines Gebrechens werden sich neue Bahnen erschließen,
Methoden ausbilden und Hilfsmittel geschaffen werden, die der besonderen Entwicklung, welche das Sinnen- und Geistesleben des Blinden
nimmt, besser entsprechen, als die heute in Anwendung gebrachten.

Je weiter die Blindenbildung in ihrer Bildungsvermittlung von der für Normalsinnige abrücken, der Welt des Blinden sich annähern und damit eigenen Boden gewinnen wird, dürfte sich eine Beschränkung, aber dafür Vertiefung des Bildungsstoffes, die möglichst weitgehende Schulung und Ausnützung der intakten Sinne ergeben, das Wissen gegenüber dem Können, die Schulbildung gegenüber der Erziehung, die heute alles überwuchernde Fürsorge gegenüber der Bildungsfrage langsam zurücktreten und damit auch die soziale Frage hinsichtlich der Stellung der Blinden in der Gemeinschaft der Sehenden zum großen Teile ihre Lösung finden.

# Literaturverzeichnis.

Abkürzungen: Organ = Organ der Taubstummen- und Blindenanstalten, Blfr. = Blindenfreund, Ztschr. = Zeitschrift für das öst. Blindenwesen, Hdb. = Handbuch des Blindenwesens, Mat. = Materialen zur Blindenpsychologie von Gerhardt, Ber. = Berichte der Blindenlehrerkongresse.

Albrecht, W., Kann der Blinde zu genauen Kenntnissen gelangen? Blfr. 1907.

Ansaldi, L.*), Die psychologische Analyse der Zustände des Blinden. 1896. Deutsche Übersetzung in Eos, Wien 1905.

— Die Psychologie des blinden L. Ansaldi. In Mat. 1917.

Appia, Dr., Über die psychologische Wechselbeziehung der Sinne nebst Anwendung auf die Erziehung der Blinden. Blfr. 1881.

Asmis, E.*), Bedürfnisse und Befähigungen der Blinden. Charlottenburg 1863. Besprechung in Organ 1864.

Baczko, L.*), Über mich selbst und meine Schicksalsgenossen, die Blinden. Leipzig 1807.

Baum, O.*), Der Zusammenhang der Sinne. In Mat. 1917.

— Das Leben im Dunkeln. Berlin.

— Uferdasein. Berlin.

Binder, E.*), Die Raumvorstellung der Blinden. In Eos, Wien 1905.

— Besprechung von Th. Hellers „Studien" in Eos, Wien 1905.

Binder, W., Das Sinnenvikariat. In Ber. 1885.

Birch-Hirschfeld, Über den Ursprung der menschlichen Mienensprache. In Deutsche Rundschau 1880, 4. Heft.

Bl., Gehör des Blinden. In Hdb. 1900.

Bodmer, J., Empfindungen eines Blindgeborenen. In Reich der Natur und Sitten. Halle 1757. Abdruck in Blfr. 1893.

Böckel, Dr. O., Psychologie der Volksdichtung. Leipzig 1922.

Brandstaeter, A., Nochmals F. Hitschmann. Blfr. 1899.

— Etwas von den Blinden. Blfr. 1905.

— Lehrplan für den Raumlehreunterricht in der Blindenschule. Blfr. 1912.

— Der Nachahmungstrieb und der Blinde. Blfr. 1915.

— Irrtümer und Schlagwörter. Blfr. 1916.

— Pflege des Gemüts in der Blindenanstalt. Blfr. 1917.

— Eigenart in der Apperzeption der Blinden. Blfr. 1917.

— Besprechung von Gerhardts „Seelenleben des Blinden". Blfr. 1917.

— Kinderwünsche, Kindergedanken. Blindenschule, Danzig 1918.

— Besprechung von Chlumetzkys „Kritische Betrachtungen". Blfr. 1918.

---

*) Blind.

Brandstaeter, A., Zur Würdigung des Mitleids. Blfr. 1918, 1919.
— Schülerurteile über Lebensberufe. Blindenschule 1919.
Branky, F., Sprichwörter und Redensarten über „blind", die Blinden und die Blindheit. Blfr. 1898.
Burdach, K. F., Blicke ins Leben. B. III. Leipzig 1844.
Burde, M., Die Plastik der Blinden. Ztschr. f. ang. Psych. Bd. 4, 1910.
— Der erste Anschauungsunterricht in der Blindenschule. Blfr. 1912.
— Grundunterricht. Blfr. 1915.
Bühler, Dr., Intelligenzprüfungen an Blinden. Ber. 1913.
Bürklen, K., Das Wesen der Blindenbildung. In Jahresber. der Blindenanstalt Purkersdorf, 1910.
— S. Heinickes Gespräche mit Blinden. Blfr. 1910.
— Untersuchungen über die Lesbarkeit der Brailleschen Punktschriftzeichen. Blfr. 1913.
— Zur Kritik der Brailleschen Punktschrift. Blfr. 1913.
— Die Frau des Blinden. Ztschr. 1915.
— Bedeutung der experimentellen Psychologie für die Blindenpädagogik. Ztschr. 1916.
— Die Druckstärke beim Tastlesen der Punktschrift. Ztschr. 1916.
— Das Raumerfordernis der Punktschrift. Ztschr. 1916.
— Die Körperhaltung beim Punktschriftlesen. Ztschr. 1916.
— Untersuchung über die Schreibflüchtigkeit der Brailleschen Punktschriftzeichen. Ztschr. 1916.
— Zierformen der Punktschrift. Blfr. 1916.
— Entwicklung der Blindenschrift. Ztschr. 1917.
— Das Tastlesen der Blindenpunktschrift. Beiheft zur Ztschr. f. ang. Psych. 16, Leipzig 1917. Besprechung durch S. Heller in Ztschr. 1918.
— Die Größenverhältnisse der Punktschrift. Ztschr. 1918.
— Die Anwendung der Binet-Simon-Methode zur Intelligenzprüfung blinder Kinder. Ztschr. 1918.
— Die Kritik meines Buches: „Das Tastlesen der Blindenpunktschrift." Ztschr. 1918.
— Das Gesicht des Blinden. Ztschr. 1919.
— Ein Tastsystem. Ztschr. 1921.
Büttner, F., Die Blindenehe. Ber. 1888.
Chlumetzky, H.*), Kritische Betrachtungen über das Tastlesen. Brünn 1918.
Churchill, Philosophische Studien. Leipzig 1903.
Cohn, Dr. L., Beiträge zur Blindenpsychologie. In Beiheft zur Ztschr. f. ang. Psych. 16, Leipzig 1917.
— Ein sechster Sinn. In Tag, Berlin 1904.
Czermak, Sitzungsbericht der Akademie der Wissenschaften, B. 15 u. 17. Wien 1855.
Czyperrek, H., Lesen und Tastsinn. Blfr. 1913.
— Mitteilungen über psychologische Untersuchungen an Blinden und Sehenden. Blfr. 1913.
— Zu Lesen und Tastsinn. Blfr. 1913.
Demal, F.,-Wanecek, O., Der erste Schreibunterricht auf der Punktschrifttafel. Ztschr. 1917.
Diderot, D., Lettre sur les aveugles. London 1749. Deutsche Übersetzung in Blfr. 1884.

Dufau, P. A., Essai sur l'état physique, moral et intellectuel des aveugles-nés. Paris 1837. Deutsche Übersetzung von Knie, Berlin 1839. Deutsch bearbeitet von Stumpf, Augsburg 1860.

— Des aveugles. 2. Ausgabe des vorigen. Paris 1850.

— Souvenirs et impressions d'une jeune aveugle-née. Paris 1850. Deutsche Übersetzung von Knie, Breslau 1852.

Dufour, Dr., Psychologische Studien über die Blindheit. Blfr. 1895.

Erfindung. Eine segensreiche —. Blfr. 1902.

Erinnerungen aus meiner Kindheit. Blfr. 1901.

Fischer, Die Raumvorstellungen der Blinden. Ber. 1907.

Frankl, Dr. A., Blindheit und Poesie. Wien 1873.

— Maria Th. von Paradis. Linz 1876.

Fricke, H. A., De caecis eruditis. Leipzig 1715. Deutsche Übersetzung in Jahresber. des Blindenerziehungsinstitutes Wien 1890.

Froneberg, G., Systematischer Lehrgang für die Gehörübungen in der Vorschule. Blfr. 1899.

— Die Exkursionen im Dienste des Blindenunterrichtes. Blfr. 1892, 1893.

Gärttner, O., In Ztschr. f. Biologie 1881.

Gerhardt, Dr.*), Aus dem Seelenleben des Blinden. Frankfurt a. M. 1916. Besprechung durch Brandstaeter in Blfr. 1917.

— Materialien zur Blindenpsychologie. Langensalza 1917. Besprechungen durch Zech und Brandstaeter, Erwiderung von Gerhardt in Blfr. 1918.

— Der Blinde und die Poesie. In Mat. 1917.

— Zur Urteils- und Entschlußfähigkeit. In Mat. 1917.

— Sehübungen in den Blindenanstalten. In Ztschr. „Die Kriegsbeschädigtenfürsorge", Nr. 5, Berlin 1917.

— Das Ferngefühl des Blinden. In „Schweiz. Blindenbote", Nr. 11 u. 12, Zürich 1920.

— Die Weltanschauung des Blinden. In „Deutsche Psychologie", B. III, Heft 4, Langensalza 1921.

— Die Raumvorstellung der Blinden. In „Schweiz. Blindenbote", Nr. 4 u. 5, Zürich 1921.

Gigerl, E., Handgymnastik. In Jahresber. des Blindenerziehungsinstitutes, Wien 1893/94.

— Die Hand, ihre Kräftigung und Schulung durch Finger- und Handgelenkgymnastik im Dienste des Blindenunterrichtes. Blfr. 1895.

— Das Handturnen in der Blindenschule. Blfr. 1914.

Goltz, Dr., De spatii sensu cutis. Dissertation. Königsberg 1858.

Grasemann, P., Der Raumlehrunterricht und seine psychologische Grundlegung. Blfr. 1913.

— Eine Untersuchung über das Lesen der Blinden. In Beiheft zur Ztschr. f. ang. Psych. 16, Leipzig 1917.

— Experimentelle Psychologie und Blindenlehrer. In Blindenschule, Danzig 1919.

Griesbach, Dr., Vergleichende Untersuchungen über die Sinnesschärfe Blinder und Sehender. In Pflügers Archiv 1899.

Guillié, D., Essai sur l'instruction des aveugles. Paris 1817. Deutsche Übersetzung von Knie, Breslau 1821.

Hartmann*), Zum Tastlesen der Blindenpunktschrift. Blfr. 1918.

Haun, E.*), Lächelnde Erinnerungen. Leipzig 1910.

— Die Blindenschriften, wie sie sind und wie sie sein könnten. Blfr. 1913.

Haun, E.*), Jugenderinnerungen eines blinden Mannes. Stuttgart 1918.

Hauptvogel, R.*), Das Ferngefühl der Blinden. Blfr. 1906.

— Das Ferngefühl der Blinden. In Mat. 1917.

— Die Farbenidee der Blinden. In Mat. 1917.

— Das Gedächtnis der Blinden und ihre Methode, Ideen zu bilden. In Mat. 1917.

— Das Orientieren der Blinden. In Mat. 1917.

Haüy, V., Essai sur l'education des aveugles. Paris 1786. Deutsche Übersetzung in Blfr. 1883.

Hebold, E., Schreibschule für Blinde. Berlin 1859.

— Das Schreiben und Lesen der Blinden. In Ber. 1876.

Heinicke, S., Wichtige Entdeckungen und Beiträge zur Seelenlehre und menschlichen Sprache. Leipzig 1784.

Heller, Dr. Th., Studien zur Blindenpsychologie. Leipzig 1895 u. 1904. Besprechungen durch Binder, E., in Eos, Wien 1905 und Blfr. 1896.

— Antwortschreiben zu den „Studien". Blfr. 1905.

Heller, S., Das Prinzip der Unmittelbarkeit in der Blindenschule. In Ber. 1876.

— Psychologische Fragen. Blfr. 1882.

— Die Blindenbildung in ihrer Beziehung zum Leben. In Ber. 1882.

— Das Modellieren und Zeichnen in der Blindenschule. Blfr. 1884 u. 1885.

— Das Prinzip der Wechselwirkung in der Blindenschule. In Ber. 1885.

— Psychologische Grundlegung in der Blindenpädagogik. In Ber. 1888.

— System der Blindenpädagogik. In Ber. 1892.

— Die Blindenbildung und ihre Bedeutung für die Erziehung des Menschengeschlechts. Blfr. 1892.

— Die Bildungselemente der Blinden. In Ber. 1895.

— Heilpädagogische Momente der Blindenbildung. In Ber. 1898.

— Das Bewußtsein als Bildungsfaktor. In Ber. 1901.

— Entwicklungsphänomene im Seelenleben der Blinden und ihre Konsequenzen für die Blindenbildung. In Ber. 1904.

— Erfolge der pädagogischen Sehübungen bei Sehstörungen. Berlin-Wien 1906.

— Die sittliche Erziehung der Blinden. Blfr. 1909.

— Die soziale Stellung der Blinden. In Ber. des öst. Blindenfürsorgetages 1909.

— Zur Einführung in die Lehre vom Tasten. Blfr. 1909.

— Die Akkomodationsfähigkeit der Blinden in ihrer Bedeutung für das Leben. In Ber. 1910.

— Die Arbeit des Blinden. In Ber. des öst. Blindenfürsorgetages 1914.

— Die Depression der Späterblindeten. Ztschr. 1915.

— Das Tastlesen der Blindenpunktschrift. (Besprechung von „Tastlesen" v. Bürklen.) Ztschr. 1918.

Hirsch, B.*), Vorstellungs- und Genußfähigkeit der Blinden. In Mat. 1917.

Hitschmann, F.*), Über Begründung einer Blindenpsychologie. Langensalza 1892.

— Der Blinde und die Kunst. In „Vierteljahrsschrift f. wissensch. Philosophie", XVII, Leipzig 1893.

— Über die Prinzipien der Blindenpädagogik. Langensalza 1895. Besprechung durch Lembcke in Blfr. 1899 u. 1902.

Hocheisen, P., Der Muskelsinn Blinder. Berlin 1892.

Hörter, Beiträge zur Anatomie usw. des Ohres von Passow u. Schäfer, B. VI, 1913.

Holländer, E., Plastik und Medizin. Stuttgart 1912.

Javal, E.*), Entre aveugles. Paris. Deutsche Übersetzung von Türkheim, Hamburg 1904. Besprechung durch Kunz in „Geschichte der Blindenanstalt zu Illzach", Leipzig 1911.

— Physiologie des Lesens und Schreibens. Leipzig 1907.

Katz, D., Die Erscheinungsweisen der Tasteindrücke. Rostock 1920.

Klein, J. W., Lehrbuch zum Unterrichte der Blinden. Wien 1819.

— Briefwechsel zwischen zwei gebildeten Blinden. In „Geschichte des Blindenunterrichtes", Wien 1837.

Knie, J.*), Versuch über den Unterricht der Blinden. Breslau 1821. Deutsche Übersetzung von Guilliés „Essai    ."

— Pädagogische Reise durch Deutschland, 1835. Stuttgart 1837.

— Versuch über den leiblichen, sittlichen und geistigen Zustand der Blindgeborenen. Berlin 1839. Deutsche Übersetzung von Dufaus „Essai    ."

— Erinnerungen einer Blindgeborenen. Breslau 1852. Deutsche Übersetzung von Dufaus „Souvenirs    ."

Krage, A., Der Einfluß der Blindheit auf das Gefühls- und Willensvermögen des blinden Kindes. Blfr. 1897.

Krause, K., Geistige Eigentümlichkeiten des blinden Kindes. Blfr. 1883.

Kremer, Zur Methodik des Schreibleseunterrichtes. Blfr. 1923.

Krieger, J.*), Unterricht, Bildung, Schicksal und Psychologie der Blinden. Wien 1923.

Krogius, Dr. A., Über einige Eigentümlichkeiten des Seelenlebens der Blinden. Petersburg. Besprechung in Archiv f. d. ges. Psych., B. IV, 1904.

— Zur Frage vom sechsten Sinn der Blinden. Ztschr. f. exp. Päd., B. V, 1907.

— Weiteres zur Frage vom sechsten Sinn der Blinden. Exp. Pädagogik, B. VII, 1908.

Kruckenberg, Dr. H., Der Gesichtsausdruck des Menschen. Stuttgart 1913.

Kull, E., Dichtende Blinde. In Mat. 1917.

— Sind Nichtsehende im allgemeinen empfindlich? In Mat. 1917.

Kunz, M., Über den geographischen Unterricht in der Blindenanstalt. In Ber. 1882.

— Das Bild in der Blindenschule. In Ber. 1892.

— Zur Blindenpsychologie (Das sogenannte „Sinnenvikariat"). Wien 1902.

— Das Orientierungsvermögen und das sogenannte Ferngefühl der Blinden. Leipzig 1907. Ebenso in Ber. 1907.

— Neue Versuche über das Orientierungsvermögen und das Tastgefühl Blinder, Taubblinder und Sehender. Ztschr. f. exp. Päd., Leipzig 1908.

— Nochmals der sechste Sinn der Blinden. Ztschr. f. exp. Päd., B. VII, 1908.

— Nochmals das „Ferngefühl" als Hautsinn. Ztschr. f. exp. Päd., Bd. IX, 1909.

— Über H. Kellers „Fernsinn". Blfr. 1910.

— Der Hochdruck für Blinde. In „Geschichte der Blindenanstalt zu Illzach", Leipzig 1911.

— Lesen und Tasten. Blfr. 1913.

— Ferngefühl und Orientation. Blfr. 1913.

— Lesen und Tastsinn. Blfr. 1914.

— Ferngefühl, Fernempfindung oder Fernsensibilität. Blfr. 1915.

Lang, P.*), Den Kopf hoch. Würzburg 1918.

Lay, Dr. W., Ein auf den Tast- und Bewegungssinn gegründeter Unterricht. Exp. Pädagogik, B. III, 1906.

Lembcke, K., Besprechung von Hitschmanns „Prinzipien". Blfr. 1899.
— Der Blindenbildung Kern und Stern. In Ber. 1901.
— Zweiter Beitrag zu Hitschmanns „Prinzipien". Blfr. 1902.
— Neuzeitliches auf dem Gebiete des Blindenwesens. Wie neuzeitlich Blindenpsychologie betrieben wird. Blfr. 1918.
Lenk, Dr. E., Über das Traumleben der Blinden. In „Umschau" 1922.
Levy, W. H.*), Blindness and the blind. London 1872.
Licht und Farbe. Der Blinde und seine Kenntnis von —. Organ 1879.
Lochte, Dr., Beitrag zur Kenntnis des Vorkommens und der Bedeutung der Spiegelschrift. Archiv f. Psychiatrie, B. XXVIII, 1896.
Lusardi, Psychologische und metaphysische Erfahrungen rücksichtlich blinder Kinder. Erfurt 1830.
Mahner, Dr. P., Unterscheidungsfähigkeit im Gebiete des inneren und äußeren Tastsinnes, Geschmacks- und Geruchssinnes. Dissertation, Bern 1909.
Matthias, Dr. L. Ch., Die verschiedenen Neigungen der Blinden. Organ 1869.
Matz, Dr. W., Eine Untersuchung über das Modellieren sehender Kinder. Ztschr. f. ang. Psych., B. VI, 1912.
— Zeichen- und Modellierversuch an Volksschülern, Hilfsschülern, Taubstummen und Blinden. Ztschr. f. ang. Psych., B. X, 1915.
Mecker, W., Die ästhetische Bildung der Blinden. In Ber. 1885.
Mell, A., Über den Kontakt des blinden Kindes mit der Natur. Blfr. 1896.
— Enzykl. Handbuch des Blindenwesens. Wien 1900.
— Der Blindenunterricht. Wien 1910.
Mell, Dr. A., Zur Entstehungsgeschichte der Blindenschrift. In Mells „Mitteilungen aus dem Gebiete des Blindenwesens", Wien 1919.
Merle, H., Der Anschauungsunterricht in der Blindenschule. In Ber. 1892.
Messner, A.*), Die Orientierung der Blinden. In Jahresber. des Blindenerziehungsinstitutes, Wien ˙890.
Metzler, J., Zum Farbenfühlen der Blinden. Organ 1869.
Meumann, Dr. E., Vorlesungen über experimentelle Pädagogik. Leipzig 1911, 1913, 1914.
Moudry, H., Wie ich als Blinder Modelleur wurde. Ztschr. 1914.
Müller, G. E., Zur Analyse der Gedächtnistätigkeit. Leipzig 1911, 1913, 1917.
Müller, H., Psychologische Analyse einiger Rechenvorgänge. Blfr. 1908.
Naegeli, Lebensfahrten des Jakob Birrer. Luzern 1840.
Oehlwein, K., Die psychologischen Basen zum Blindenunterricht. In Ber. 1882.
— Erfahrungen und Ansichten über das Wesen der Vier- und Schwachsinnigen. Weimar 1883.
Oppel, J., Die Sprache der Blinden. In Ber. 1888.
— Untersuchungen der Idee über eine eigentümliche Blindensprache. In „Jahresber. des Blindenerziehungsinstitutes", Wien 1890.
Pablasek, M., Die Trennung der Geschlechter in Blindeninstituten. Organ 1875.
— Die Blindenehe. Organ 1875.
Peiser, Dr. A., Untersuchungen zur Psychologie der Blinden. Dissertation. Königsberg 1923.
Petkoff, W., Untersuchungen über den Raumsinn der Haut. Jahrbuch der Hamb. wissensch. Anstalten 31, 1913, 9. Beiheft, Hamburg 1914.
Perry*), Die Erziehung blinder Kinder. Blfr. 1888.
Petschke, Historische Nachrichten von dem Unterrichte der Taubstummen und Blinden. Leipzig 1793.

Petzelt, Dr. A., Zum Problem der Konzentration bei Blinden. Dissertation, Breslau 1923.

Poetsch, A.*), Wahrheit und Dichtung über Blinde. Blfr. 1893.

— Die Farbenvorstellungen der Blinden. Blfr. 1899.

Puls, H., Das Arbeitsprinzip im Anschauungsunterricht der Blindenschule. Blfr. 1915.

Rappawi, A., Geistesleben der Blinden. In Eos, Wien 1914.

— Angewandtes Modellieren in der Blindenschule. Blfr. 1914.

Rennefeld, O.*), Regina. Des Lichtes Melodie. Gedichte. Berlin 1912, 1913.

Reuß, A.*), Die Sehvorstellungen der Blindgeborenen. Blfr. 1914 u. Mat. 1917.

— Das Liebesleben des Blinden. In Mat. 1917.

Richard, J. F.*), Klänge durch die Nacht. Hamburg 1830.

Rodenbach, M.*), Lettre sur les aveugles. Brüssel 1828.

Roesner, Die Welt des Blinden. Organ 1866.

— Die Bildung der Hand des Blinden. Organ 1874.

Rotermund, H. W., Nachrichten von einigen Blindgeborenen. Bremen 1815.

Sachse, F. A.*), Leben des blinden F. A. Sachse. Leipzig 1805.

Sanctis, Die Mimik des Denkens. Halle 1906.

Schäfer, K. und Mahner, P., Vergleichende psycho-physiologische Versuche an Taubstummen, blinden und normalen Kindern. Ztschr. f. Psych., B. 38, 1905.

Scherer, F.*), Die Zukunft der Blinden. Berlin 1863.

— Eine Botschaft der Blinden an die Sehenden. 1871.

— Wanderungen eines Blinden. Stuttgart 1874.

Schlüter*), Einige mnemonische Bemerkungen für Blinde. Blfr. 1890.

Schmidt, W., Möglichkeit und Grenzen der ästhetischen Bildung der Blinden. Blfr. 1920.

Schmittbetz, H.*), Das Hauptinteresse der Blinden. In Mat. 1917.

— Die Blinden in ihrer Stellung zur Religion. In Mat. 1917.

— Notwendigkeit, Gefahren und Hindernisse der Willensbildung beim Blinden. In Mat. 1917.

— Unter welchen Gesichtspunkten kann man von Blindenpsychologie sprechen? In Mat. 1917.

— Was ist davon zu halten, daß sich der Blinde der Sprache des Sehenden bedient. In Mat. 1917.

Schneider-Hell, Dr., Vom Sexualleben des Blinden. Deutsche Psychologie, B. III, 4. Heft, Langensalza 1921.

Schneider, P.*), Das Sehen der Blinden. In Mat. 1917.

Schuster, F., Über die Sinneswahrnehmung des Blinden. Berlin 1880.

Sekac, St., Zur Charakteristik der Blinden. Organ 1870.

Sergel, R. E.*), Das Ferngefühl der Blinden. Organ 1867.

Singer, Dr. C., Das Geistesleben der Blinden. Wien 1876.

Soret, Ästhetik bei Blinden. Blfr. 1897.

Sinnestätigkeit der Blinden. Über die —. Blfr. 1895.

Steffan, Dr., Wie kommt der Mensch zum vernunftmäßigen Gebrauch seiner Sinnesorgane. Blfr. 1897.

Steinberg, Dr. W.*), Der Blinde als Persönlichkeit. In Beiheft zur Ztschr. f. ang. Psych., 16, Leipzig 1917.

— Die Raumwahrnehmung der Blinden. München 1920.

Stern, A., Zur ethnographischen Untersuchung des Tastsinnes der Münchener Stadtbevölkerung. Dissertation. München 1895.

Struve, Dr. C. F., Kurzer Unterricht für Eltern und Lehrer der Blinden. Leipzig 1810.

Stumpf, J., Der Blinde in seinem körperlichen, sittlichen und geistigem Zustand. Augsburg 1860. (Bearbeitung von Dufaus „Essai      .")

Textor, E., Der Einfluß der Blindheit auf das Gefühls- und das Willensvermögen des blinden Kindes. Blfr. 1888.

Traumleben der Blinden. Aus dem —. Schweiz. Blindenbote 1923.

Träume der Blindgeborenen. Organ 1863, 1870, 1880. Blfr. 1889.

Treves, Z., Beobachtungen über den Muskelsinn bei Blinden. Archiv f. d. ges. Psych., B. 16, 1910.

Trinkhaus, Dissertatiuncula de caecis sapientia atque eruditione claris. Gera 1672. Deutsche Übersetzung von Roscius in Jahresber. des Blindenerziehungsinstitutes Wien 1894.

Truschel, L., Der sechste Sinn der Blinden. Exp. Pädagogik, B. III, IV, V, 1906, 1907. Besprechung durch Zoth in Eos, Wien 1907.

— Nochmals der sechste Sinn der Blinden. Exp. Pädagogik, B. VII, 1908.

— Der 12. Blindenlehrerkongreß. Zugleich Stellungnahme zu den neuen Veröffentlichungen über den sog. sechsten Sinn der Blinden. Exp. Pädagogik, B. VII, 1908.

Uhthoff, W., Untersuchungen über das Sehenlernen eines blindgeborenen Knaben. Hamburg 1891.

— Beiträge zum Sehenlernen blindgeborener Menschen. Ztschr. f. Psych. u. Phys., B. 14, 1897.

Vértes, Dr. J. O., Das Gedächtnis der Blinden. Archiv f. d. ges. Psych., B. 39, 1920.

Vock, M., Zur Geschichte, Stellung und Methode des Anschauungsunterrichtes bei Blinden. In Jahresber. des Blindenerziehungsinstitutes, Wien 1890.

Vorstellungen der Blinden und die Anschauung im Blindenunterrichte. Blfr. 1901.

Voß, W., Über Farbenhören. Blfr. 1914.

— Die Beurteilung der Testleistungen. Berlin-Wilmersdorf 1922. Besprechung durch Zech in Blfr. 1923.

Waidele, Zur Frage des sechsten Sinnes. Blfr. 1905.

Wanecek, O., Untersuchungen über die Lesbarkeit der Brailleschen Punktschriftzeichen. Blfr. 1915.

— Über den Gebrauch der Farbennamen bei den Blinden. Ztschr. 1917.

— Der Blinde in der Sage, im Märchen und in der Legende. Ztschr. 1919.

— Provozierte Aufmerksamkeitsmimik bei Blinden. Ztschr. 1919.

— Die Beliebtheit und Unbeliebtheit der Lehrfächer bei den blinden Schülern. Blfr. 1923.

Washburn, Philosophische Studien, B. II, 1895.

Watzel, R., Die Bedeutung des Raumlehrunterrichtes in der Blindenschule. In Ber. 1904.

Weissenburg, R.*), Aus alter Zeit. Briefe von und an Weissenburg. Blfr. 1897.

Wölfflin, Dr. E., Fernsinn. Ztschr. f. Psych. u. Phys. 1909.

Wundt, Dr. W., Grundzüge der physiologischen Psychologie. Leipzig 1910.

Zech, F., Das Zeichnen in der Blindenanstalt. Blfr. 1894.

— Erziehung und Unterricht der Blinden. Danzig 1913.

Zech, F., Das Problem der Arbeitsschule in seiner Bedeutung für die Blindenanstalt. In Ber. 1913.

— Der blinde Schüler als Hilfsobjekt bei der Veranschaulichung. Blfr. 1917.

— Zur Lehre vom Tasten. Blindenschule 1918.

— Besprechung von Gerhardts „Materialien". Blfr. 1918.

— Bürklens Dauerleseversuche und die experimentelle Psychologie. Blindenschule 1918.

— Anschauung und Darstellung. Blindenschule 1919.

— Grundunterricht. Blindenschule 1919.

— Nachbemerkungen zu Grasemanns „Exp. Psychologie und Blindenlehrer". Blindenschule 1919.

Zell, Th., Die Blinden und der sechste Sinn. Blfr. 1905.

Zeune, Dr. A., Belisar. Über den Unterricht der Blinden. Berlin 1808.

— Über Blinde und Blindenanstalten. Berlin 1817.

Ziehen, Dr. Th., Experimentelle Untersuchungen über die räumlichen Eigenschaften einiger Empfindungsgruppen. Fortschritte der Psychologie, B. I, 4./5. Heft, 1913. Besprechung durch Czyperrek in Blfr. 1913.

— Die ästhetischen Gefühlsbetrachtungen taktil-kinästhetischer Empfindungen bei blinden Kindern. Archiv f. Pädagogik, B. II, Leipzig 1913. Besprechung durch Czyperrek in Blfr. 1914.

Zoth, Dr., Griesbachs neue Untersuchungen über die Sinnesschärfe Blinder und Sehender. Blfr. 1899.

— Muskelsinn. Tastsinn, physiologisch. In Hdb. 1900.

— Besprechung von Truschels „Der sechste Sinn" in Eos, Wien 1907.

# Sachregister.

VERLAG VON JOHANN AMBROSIUS BARTH IN LEIPZIG

# Das Tastlesen der Blindenpunktschrift

von

## Karl Bürklen

Nebst kleinen Beiträgen zur Blindenpsychologie
von P. Grasemann, L. Cohn, W. Steinberg

93 Seiten mit 16 Abbildungen im Text und 6 Tafeln. 1917. Gm. 6.—

(Bildet „Beiheft 16" zur Zeitschrift für angewandte Psychologie, herausgegeben von William Stern und Otto Lipmann.)

### Zeitschrift für Pädagogische Psychologie:

Das vorliegende Beiheft zur Zeitschrift für angewandte Psychologie, das eine Reihe von Beiträgen zur Blindenkunde bringt, wird sicherlich von den Blindenlehrern und wohl auch den Augenärzten, von den psychologischen Forschern und den Vertretern des Psychologieunterrichtes willkommen geheißen werden. In den Büchereien der Berufsberatungsstellen wird es nicht fehlen dürfen.

Nach einleitenden Ausführungen über die Punktschrift in ihrer Kennzeichnung und geschichtlichen Entwicklung, über das Leseorgan und den Lesevorgang, über frühere Untersuchungen zur Lesbarkeit und zum Lesetempo stellt der Verfasser eigene Versuche dar, in denen einer Reihe scharf herausgestellter Fragen nachgegangen wird.

Eine Ergänzung zu den Untersuchungen bildet die kleinere Arbeit von P. Grasemann, gegenwärtig Leiter der Blindenanstalt in Frankfurt. Sie prüft vorwiegend die Frage, welche Aufgabe im Lesen der Blinden dem linken und dem rechten Zeigefinger zufällt.

In anderer Richtung bewegen sich die beiden Aufsätze, die Dr. Ludwig Cohn in Breslau und stud. Wilhelm Steinberg in Hamburg beisteuern. Beide sind Blinde mit akademischer Bildung und geben, während bisher die Psychologie der Blinden vorwiegend von Sehenden bearbeitet wurde, nach ihren Selbstbeobachtungen und nach den Erfahrungen an Schicksalsgenossen ein Gesamtbild über die psychische Eigenart des Blinden.

### Archiv für Augenheilkunde.

Von den Ergebnissen des Autors sei hier kurz folgendes aufgeführt: Das Tastleben von Worten und Sätzen weist bis auf die Langsamkeit des Vorganges große Ähnlichkeiten mit dem Augenlesen auf. Es erfolgt in zusammenfassender Weise durch die Auffassung von Wortbildern. Je größer die Aufmerksamkeit des Lesers und je größer sein Wortschatz, um so schneller erfolgt die Auffassung. Unbekannte Worte erschweren den Lesevorgang um ein bedeutendes, da sie eine Zerlegung des Wortbildes notwendig machen. Der Übergang von einer Zeile zur anderen führt zu einer das fließende Lesen störenden Pause. Die Möglichkeit zum Tastleben ist bei allen Fingern gegeben. Wenn hauptsächlich die Zeigefinger, ausnahmsweise auch Mittelfinger, zum Lesen gebraucht werden, so liegt das in ihrer bevorzugten Stellung, größeren Beweglichkeit und der erlangten Übung. Als beste Lesefinger sind die Zeigefinger anzusehen. Vergleicht man die Lesetüchtigkeit der beiden Hände miteinander, so findet man, daß nur bei einem Viertel der blinden Leser rechte und linke Hand gleichmäßig verwendet werden, während bei drei Viertel die linke Hand der rechten merklich überlegen ist.

Eine Goldmark = 10/42 Dollar. Lieferung nach dem Ausland in effektiver Währung.